羲黄医学密码

郭玉臣　温用祥　著

中医古籍出版社

图书在版编目（CIP）数据

羲黄医学密码/郭玉臣，温用祥著．－北京：中医古籍出版社，2018.1
ISBN　978－7－5152－1602－7

Ⅰ.①羲…　Ⅱ.①郭…②温…　Ⅲ.①中医医学基础　Ⅳ.①R22

中国版本图书馆 CIP 数据核字（2017）第 258591 号

羲黄医学密码

郭玉臣　温用祥　著

责任编辑　朱定华
特约编校　王志兰
封面设计　陈　娟
出版发行　中医古籍出版社
社　　址　北京东直门内南小街 16 号（100700）
印　　刷　北京市泰锐印刷有限责任公司
开　　本　787mm×1092mm　1/16
印　　张　27.75　彩插 8 页
字　　数　680 千字
版　　次　2018 年 1 月第 1 版　2018 年 1 月第 1 次印刷
印　　数　0001~3500 册
书　　号　ISBN　978－7－5152－1602－7
定　　价　98.00 元

先祖的启示

　　从黄帝开始华夏有五千年有字文明，还有一段更为久远的文明，就是上古文明，通过现代考古发掘和历史文献的深入探索，上古文明和古代文明直到今天的现代文明都是连续的，按照每一阶段历史特点可以分为渔猎时代、农耕时代、青铜时代、铁器时代，我们现在是工业信息时代，每一阶段都有伟人出现，把重要哲学思想留给我们后人，代表性人物有伏羲、神农、黄帝、老子、毛泽东，他们的哲学思想对本书形成都有极其重要的启示。

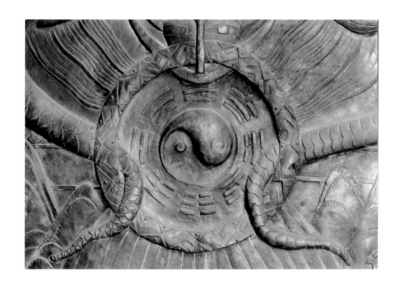

伏羲的启示

伏羲所处时代约为旧石器时代中晚期（距今约10000年前后）。是中华民族敬仰的人文始祖，也是医药鼻祖，居三皇之首。他根据天地万物间阴阳的变化之理创立八卦（称先天八卦），在中华民族追求文明和进步的进程中，具有奠基和启蒙之功。本书受到伏羲画卦远取诸物、近取诸身的启示，将人体与伏羲先天八卦原理联系在一起，找到了细胞是中西医学的共同基础，在此基础上重新确定人体结构，构建以脑脏、卵脏、肝脏、胸脏、肾脏、心脏、胰脏、肺脏为核心的八脏系统，全面揭示了人体运行规律，实现中西医学的全面融合，将医学理论提升到新的高度。八脏理论是中华先祖伏羲对人类贡献在万年以后的又一次发现。

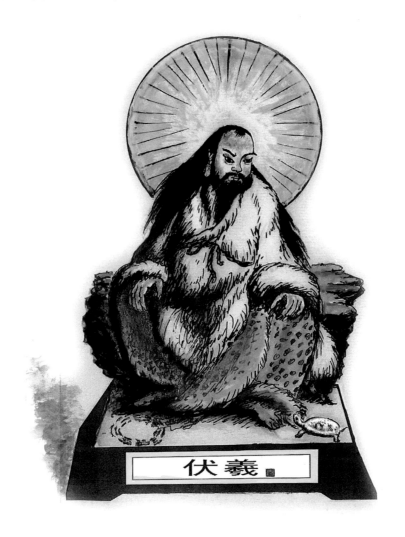

神农的启示

神农是中国上古时期姜姓部落的首领，擅长用火所以称为炎帝，所处的年代是新石器时代早期（距今约7000年前），发明农业，结束了一个饥荒的时代。人们普遍熟知神农尝百草，创立中医中药人类最早的著作《神农本草经》就是依托神农而著。本书则是从另一个角度发现他对人类伟大贡献，神农八卦后人称为中天八卦，因有图无文人们分析出多种卦序却不知道哪一种是正确的，是几千年来一大谜团，本书从人体结构中发现神农八卦、中天八卦、人体清窍结构具有一致性，也就肯定了神农八卦的结构，这一结构与《说卦》里面八卦的家庭关系一致，说明家庭关系在炎帝时代已经成为非常重要的社会关系，是人类从杂居时代进入到家庭社会的有力证据，于是找到了华夏文明的脉络。炎帝文明与黄帝文明共同成为中华文明的主体，也就可以更深刻理解我们是炎黄子孙的含义。人体内部很多规律都与神农中天八卦有密切关系，神农中天八卦是本书思想的又一来源。

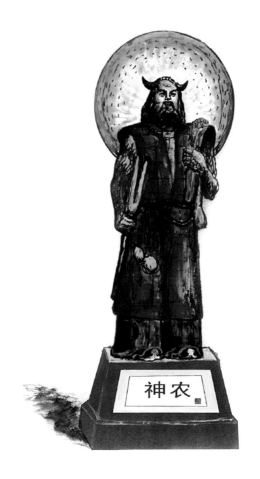

黄帝的启示

  黄帝是中国远古时期部落联盟首领（公元前2717-公元前2599年），为人类文明做出巨大贡献，被尊为中华"人文初祖"。黄帝年代已经有了金属冶炼技术，进入金属工具时代，至此五行齐备。黄帝岐伯等人所著《黄帝内经》是最重要的中医书籍，黄帝命容成作历，大挠作甲子，构建了天干、地支、五行的宇宙时空观念，奠定华夏文明的基础。几千年后的今天，本书发现黄帝宇宙时空观念与人体规律有着惊人的一致性，八卦天干模型不仅是人体八脏构成的模板，更是动物、植物、微生物以及自然界的构成模板；地支不仅反映了人与自然的关系，还是人体构成的重要原理；五行更是中医理论魅、力源泉。黄帝等人开创的天干、地支、五行理论是本书的又一重要文化源泉。

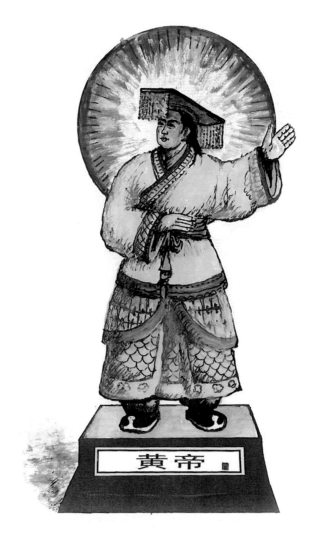

黄帝

老子的启示

　　老子，姓李名耳，字聃，约生活于公元前571年至公元471年之间。是我国古代伟大的哲学家和思想家、道家学派创始人，存世有《道德经》（又称《老子》）。阴阳观点是老子思想精华，现代人则将阴阳转化规律说成是辩证法，主张无为而治，其学说对中国哲学发展具有深刻影响，是古代哲学思想的巅峰。八脏理论中老子阴阳观点随处可见，脏腑、气血、阴阳是人体最普遍的法则；道生一，一生二，二生三，三生万物的思想不仅是宇宙原理，更是人体形成和发育的原理，本书运用老子这一原理成功破解了人体形成、器官演化的规律。

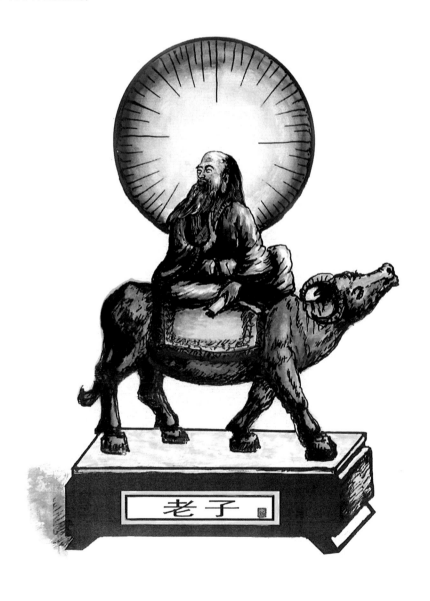

毛泽东的启示

　　毛泽东作为中华人民共和国伟大的缔造者，开创了世界上绝无仅有的独特而伟大的社会主义制度，毛泽东思想对医学发展同样做出巨大贡献。本书在毛泽东唯物论、实践论、矛盾论等思想指导之下，对古代哲学思想进行深刻剖析，发现古人的河图洛书、阴阳、三才、五行、八卦等哲学思想来源于实践。本书在中西医结合基础上，将现代医学成果和古代哲学思想相结合，推演出人体生命结构与现代医学的关系、与传统中医的关系、与自然环境之间关系、与宇宙之间关系，从理论上实现中西医学的统一，发现人与自然、宇宙、社会结构具有同样的规律。本书是毛泽东中西医结合思想的结晶。

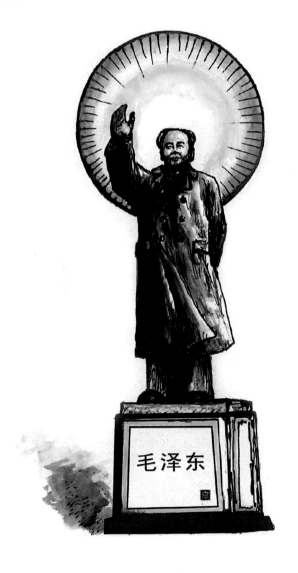

编　委　会

序　一

接触本书之前与好友富铁东先生谈论中医未来，期间富先生提到了《超级中医学》一书，很感兴趣，经过认真研读发现该书从哲学、中医、西医、民族医学等多个角度对人体进行深入细致剖析，找到人体生命结构与古代哲学的联系，实现中医与现代医学的完美结合，为未来中医发展指出了新的思路。

现应邀为本书作序，再次研读书稿发现又有新的更大突破。首先是感念华夏先祖的伟大功绩，伏羲、神农、黄帝、老子、毛泽东思想是本书的灵魂；第二部分从太阳系开始到地球生物形成、演化、生态圈等，为人类找到了自然基础；第三部分从历史唯物主义角度剖析古代哲学思想的形成和发展，丰富了古代哲学的内涵，为探讨人体规律找到哲学基础；第四部分则是从人的物质属性出发对人体构成的物质基础进行解读，为营养学提出了新的发展方向；第五部分对人体生命结构进行剖析，指出了人体生命结构是由组织器官和环境两部分构成的，对脏、腑、窍等中医概念进行剖析，找到了人体与先天八卦的关系，也就找到了开启人体奥秘之门；第六部分和第七部分从系统角度对人体进行剖析，提出基础系统、功能系统、微观系统的概念，发现了人体基础系统的层次关系，组合原理，使传统中医理论更清晰的呈现在人们面前，功能系统是人体与外界进行交流的系统；第八部分运用古代哲学原理对人体规律进行深刻剖析；第九部分对病因病机提出了新的思路；第十部分则是本书的升华，将古代哲学和人体规律都推向新的高峰。

书中浓缩中医学、现代医学、古代哲学、天文学、生态学等多学科精华，对人体组成和生命运行规律进行科学的阐释，是一本综合性医学书籍，是用现代语言对《黄帝内经》天人同构思想的表达，为中医回归世界医学前沿打开新的大门。

蔡顺利

2017 年 6 月

序　二

　　医学本质是服务于人，按照人体规律治病是医学的根本，在数千年医学发展历程中涌现出以中医为代表的很多传统医学，随着现代科学的发展在西方率先出现了现代医学，与传统医学的区别是借助科学仪器，换言之传统医学是在正常视力范围内看到的人体基础上形成的科学，现代医学则是超越了人们的视觉，对人体的研究更深入，但是视野的开阔只是看到的多，不等于对人体规律掌握的更全面，资料少不等于研究成果错误。该书将传统中医和现代医学有机融合在一起，形成以现代医学为基础、以古代哲学为理论、以传统中医为骨架的全新人体科学体系，实现中西医学的大融合。

　　提起中医人们自然想到古代哲学，中医用哲学观点看病，认为天人同构，这样科学吗？是非常科学的，作者的第一大发现就是人体结构与古代哲学思想一致，既找到了人体结构的理论基础，也验证了古代哲学思想的正确性，是双向证明。所以本书不只是人体理论书籍，更是宇宙和自然规律的书籍。书籍从第二部分开始首先从太阳系写起，用古代哲学思想破解太阳系结构，与《黄帝内经》中古人宇宙观点进行比较，肯定了古人宇宙和自然规律的正确性。接下来从地球生物进化的过程出发找到了人类与动物、植物、微生物、自然环境共同点，提出八卦天干模型。之后从考古发现的仰韶文化遗址中一块彩陶片上三角形图案开始，运用历史唯物主义思想剖析古人遗存，找到生产力发展推动古代哲学发展的思路，为古代哲学体系形成找到历史基础；为人体生命结构理论构建打下哲学基础。

　　现代科学认为人是物质的产物，人体科学离不开物质基础。现代营养学是研究人体物质基础的科学，但并不全面。本书重新剖析营养物质结构，将氧气纳入人体构成的基础，提出八种营养物质的观念。现代营养学理论发现中医的五味与碱基、酸根等化学基团有关，味道是人味蕾感知出来的，也就是说人体对物质选择性吸收不只是与分子有关，还与离子和官能团有关系，于是中医五味理论也被纳入人体物质基础之中。这就是说营养学和传统中医五味理论是在分子和离子两个水平研究人体物质基础。营养物质从体外运动到体内成为身体组成部分，与生态环境的密切关系，使人体科学融入自然之中，实现了真正的回归自然，是人类生存发展的环境基础。

　　在找到物质基础和哲学基础后，作者从纵横两个方面对人体进行深入细致的剖析，横向剖析相当于藏象理论，提出人体生命结构概念，包括脏、腑、窍、系、体、体液、八脏循环、经络循环、精微物质九个部分，其中脏符合先天八卦的分布规律、腑符合后天八卦规律、窍符合中天八卦规律；纵向剖析相当与脏腑理论，把人体分成脑系统、胎系统、肝系统、胸系统、肾系统、心系统、胰系统、肺系统八个系统，按照八卦和五行关系匹配出人体各个系统五行属性，中医五行理论纳入人体科学之中。经过这样的整合，人体真正成了有机的整体，让人们看到中医不是玄学，是有深刻人体基础、哲学基础、物质基础的学科。

将古代哲学思想纳入人体规律研究以后，就有了对人体生命结构和各个系统的深刻剖析，知道为什么我们长成这个样子，为什么下肢有髌骨而上肢没有，为什么肝脏在右侧中医却说左肝右肺，为什么肝脏是女性先天之本，为什么脑主神明，为什么中医说心为君主之官，为什么肾主骨，为什么《黄帝内经》有开阖枢理论，为什么中医既有六经论又有五脏理论等。将中医谜团一个个解开，证明了中医人体观是正确的，只是中医人体观还过于简单，也就是这简单成就了中医的伟大。书中构建了更加符合人体实际规律的模型，使中医的模糊性变得更加精准，使中医理论成为既有辨证又有精准的全方位医学体系，也为中医找到了根，中医必将重新回到世界医学前沿。

人体构成和运行规律符合古代哲学原理，也就找到了古代哲学思想的实物模型，对中天八卦的肯定；天地循环、天地结构、八卦天干模型的建立极大丰富了古代哲学思想。尤其八卦天干模型揭示了物质世界的同一性，六十甲子模型体现了物质世界的时间规律，河图洛书模型揭示了世界的空间分布，是古代哲学思想的高度凝结。通过人体实物模型，突破古代哲学思想纳入科学领域的瓶颈，为现代西方医学找到了新的研究方向，必将实现传统哲学与现代医学的伟大融合。

杨建宇

2017 年 6 月

前　言

　　世界上最大的秘密莫过于人体的奥秘，探索人体奥秘几乎是与人类文明同步开始的，由于受到历史和文化的限制，世界上出现中医、藏医、壮医、维医、印度医学、阿拉伯医学等众多的民间医学，这些医学都能治好病，但是对人体结构的认识却都不是很透彻。随着现代科学的发展在西方率先建立起以解剖、组织、生理为基础的现代医学（习惯称为西医），并且取得了辉煌的成绩，使人类寿命不断延长。各种医学都在自己的思维世界里探索人体奥秘，很难得到有效的统一。人体除了男女有别以外结构都是相同的，也就是说人体规律只应该有一个，各种医学都不能对人体规律做出让人满意的解释，应该说各种医学都只是从不同角度解释人体规律，所以都不是完全正确的医学理论，找到人体规律，全面揭开人体奥秘是医学工作者的重要使命。

　　传统中医从《黄帝内经》开始，发展的脚步从来没有停止过，到了近代更是如此，从王清任的《医林改错》到张锡纯的《医学衷中参西录》，再到现在的中西医结合无不催动中医的发展。凌国枢老先生是广西著名老中医，曾担任广西北海市中医院院长等重要职务，临床一辈子，经验极其丰富，著有《创立中国新医学》一书，提出中医发展的新观点；王全年是江西中医学院中医理论研究生，山东中医药大学博士，宁夏医科大学模型中医学研究所所长，有着20多年临床经验，与李秀美合著《模型中医学》一书；提出了中医新思路，出身于中医世家的袁冰1983年毕业于北京中医药大学中医系，香港现代中医药研究发展中心主任，中医研究员，教授，著有《整体医学》一书，这些新思想告诉我们中医发展要与现代医学接轨。2015年郭玉臣先生在现代医学基础上，运用古代哲学思想对人体结构进行剖析，完成了集西医、古代哲学、中医、营养于一体的《超级中医学》，但是鉴于水平有限，不能全面阐释人体规律，遂与对古代哲学中医学有很深造诣的温用祥先生合作写出本书，使医学理论更加符合人体运行规律，能够更好的破解人体奥秘。

　　严格地说本书不是中医理论书籍，而是人体理论书籍，在现代医学的解剖学、组织学、生理学、分子生物学基础上对人体结构进行研究，发现中医、西医和营养学研究的共同基础都是细胞（细胞是人体的生命基础），脏腑器官按照八卦规律在体内分布，进而发现阴阳五行也是人体重要规律，这时才步入中医的殿堂，这个过程反过来就是中医的发展方向，与现代科学实现对接。在中医和现代科学之间起到桥梁纽带作用的是最古老的东方哲学，阴阳、三才、五行、八卦、天干、地支以及老子宇宙思想，这些思想在人体结构中发挥了巨大的作用，在各个器官功能方面发挥巨大作用，在各个器官之间相互关系上发挥巨大作用，在人与自然关系上也发挥了巨大作用。本书揭示这些秘密的同时改写了现代医学理论的基础，在解剖、组织、生理学基础上有机的融入中医脏、腑、窍、体的人体结构，将中医理论正式纳入现代医学体系。使中医与现代科学对接，可以实现中医现代化，也把现代科研成果运用于中医，为中医学发展找到新的正确出路。

本书贡献主要分成六部分：首先，人体生命结构的划分是形成人体模型的基础，通过划分把人体结构清晰的展现在世人面前。微观系统、基础系统、功能系统的划分是对人体功能的高度概括。其次，提出了八脏理论，使人体生理功能更加清晰的呈现在世人面前，为中医理论找到了科学基础，实现传统与现代的对接，为中医走向医学前沿打下坚实基础。第三、功能系统的建立找到人与自然的联系，尤其是信息系统和肢体结构模型的建立使人与自然的关系更加清晰。第四、通过对人体器官和太阳系天体的运算，对太阳系天体进行八卦定位，使太阳系与人体密切关系得到准确肯定，用现代科学证实天人同构的存在。第五、运用八脏理论对传统中医理论进行深刻剖析，找到八脏理论与传统中医的更多密切关系，这是两个独立建立起来的医学理论之间亲密握手，为传统中医与现代科学搭建了新的桥梁，使传统中医成为真正的科学，更加贴近人们的生活。第六、通过古代哲学理论的推演可以透彻的了解人体运行奥秘，这是人体理论与古代哲学高度融合的部分，是双向证明、双向纠偏，将中医、中国传统哲学研究推向新的高峰。

本书的另一个重大发现就是肯定了古代哲学思想的科学性，从最原始的一个三角形出发揭开华夏文明的发端，对阴阳、三才、五行、八卦、天干、地支进行重新解读，提出了八卦天干模型、八卦地支模型，天道循环、地道循环、三阴三阳等模型，将人与自然更紧密联系在一起，是天人同构的有力证据，是人体结构对古代哲学的一大贡献。通过对古代哲学思想的深刻剖析发现传统文化发展的脉络，将华夏文明从黄帝年代上升到更早期的伏羲年代。

本书在撰写过程中得到北京中西医慢病防治促进会针灸会长、中央机关老干部康乐指导中心副主任、拉法堂（北京）国际医学研究院院长富铁东（教授），以及中西医双博士学位的陈宜明（教授）的大力支持，在此表示深深感谢，感谢他们对本书的支持，感谢他们对中医事业的无私奉献。

郭玉臣　温用祥
2017 年 5 月 26

目　　录

上卷　自然与哲学基础

中卷　人体生命结构与系统

上　卷

自然与哲学基础

第一部分　医学发展

医学作为人体科学伴随着人类的出现而诞生，为人类的生存繁衍做出巨大贡献，然而，直到今天人们在医学上仍然存在巨大分歧，尤其中西医学理论存在明显差异，西医虽然成为医学主流，而中医的成就却无法抹杀，并且越来越多的研究成果告诉我们中医的许多论断是正确的，中医虽缺乏准确的人体解剖学基础，却能创造出科学的医学体系，是西医学工作者百思不得其解的谜团。分子生物学的出现似乎找到了这方面的答案，其实不然，分子生物学只是让我们找到了中医存在的科学依据，仍然不能对中医系统进行完美的阐释，也就不能全面揭示中医现象。本人经过多年探索体会到人体是由细胞构成的是一个非常普通的常识，更是人体非常重要的生命基础，"细胞构成人体，人体满足细胞需要"这一辨证关系就很少有人能够注意，本书正是基于这一关系找到了中西医学的共同基础，同时也发现中国古代的阴阳、五行、八卦、天干、地支等哲学思想是非常科学的，是自然界普遍原理，是建立人体模型的理论基础，进而构建起以西医成果为证据，以中医为骨干，以营养为基础，以古代哲学为理论的全新医学体系，使现代医学模式（身体、心理、社会）有机的融入到人体科学之中，使中医思想得到发扬光大，找到了人是自然产物的科学依据，为人体科学的发展指明了方向。

第一章　源远流长的中医

中医是华夏大地上诞生的拥有数千年历史的传统医学，在人类还没有发明文字以前就已经出现了传统中医学的萌芽，可以说中医是与华夏文明同时形成的。今人知道记载华夏文明最早的符号是八卦，伏羲画卦"远取诸物，近取诸身"。近取诸身就是我们的身体，如果我们就此无法判断中医是否已经出现，看一个记述：华夏文明进一步发展出现了神农尝百草，一则以食一则以药。这句话就很明确，古人已经有了食物和药物的区分，没有医学哪里来的药呢，说明中医已经出现了。《黄帝内经》记载中国最早的医生是僦贷季（是岐伯的祖师），为上古神农氏时期医学家。神农氏年代距离现在已经有 7000 年历史，后来文字出现以后就到了医学大发展时期。可见中医至少有 7000 年历史。

中医称为岐黄之学，医生为岐黄传人。"昔者岐伯以授黄帝，黄帝历九师以授伊尹……历经汤、太公、文王、医和，秦越人始成章句，以授华佗。"指《黄帝内经》经历几千年无数代医家丰富完善，在战国年间由秦越人正式成书。由此可见，岐伯应为《黄帝内经》的实际首创者，后人感念岐伯的首创之功，将其置于黄帝之前，称中医为"岐黄之术"，彰其功，以示不忘。据考证我国最早的医书《黄帝内经》成书年代大约在秦汉时期，可见，这段中医传承的叙述基本是可靠的。

中医曾经是帝王之学。在中医漫长的传承过程中，岐伯、黄帝、伊尹、汤、太公、文王，都是古代的名臣贤君，医和是秦国医官，秦越人和华佗则是平民百姓，反映了医术从宫廷走向民间的过程。医和为晋平公看病的时候说，"上医医国，其次疾人，固医官也。"说明古代把治理国家和为人治病看成一个道理，治国大法《洪范·九畴》中重点讲述的五行理论成为中医重要理论，也说明古人认为治国和治病是一个道理，这就不难理解这些明君贤臣为什么都是医学传人。从《黄帝内经》的书写形式可以知道是春秋战国时代的著作，问答形式到汉朝《史记》出现以后，几乎就没有这种写作形式出现。而"秦越人始成章句"反映出，即使不是秦越人汇集成书也是那个年代人所为。"以授华佗"之后就不记述了。则说明华佗以后《黄帝内经》的思想已经成为中医文化的主流，是中国人的国医。

除了传统中医以外，很多少数民族都有自己的民族医学，藏医、傣医、维医、蒙医、壮医等都是我国医学中优秀理论，西南少数民族医学很多都是几千年来口传心授流传下来的，壮医就是其中的代表，壮医与中医和藏医有着明显的区别，没有中医的五行理论，也没有藏医地水火风空的理论，说明没有更多的受到中医和藏医的影响，应该在中医和藏医等医学理论形成之前就已经出现了，可见壮医流传之久远，贵州省《水书·连山易》的发现证明在夏朝前后的一段时期中原文明已经到达西南地区了。殷商时期《洪范》记载的五行没有出现在壮医理论而出现在中医理论中，也可说明壮医很可能是夏朝或者更早时期文化的结晶。

中医在几千年发展历程中，不断丰富完善和发展，在商周时期五行理论的形成才出现了巨大发展，秦汉时期出现《黄帝内经》、《难经》、《伤寒论》等指导性医学巨著，隋唐时代出现了《诸病源候总论》等一批著名医学典籍，尤其是《诸病源候总论》把气功纳入中医体系，是中医学的又一大进步。宋金元时期道家与医学进一步融合，丰富了中医天人合一思想，张元素创立的脏腑理论是中医对人体器官认识的一次飞跃。明时期命门理论则超越了《黄帝内经》的思想，为中医理论增加新的血液，及至明清时期，温病学说的形成和发展，标志着中医理论的又一次大发展。而王清任著《医林改错》，注重实证研究，纠正了中医典籍中关于解剖知识的某些错误，肯定了"脑主思维"，发展了瘀血理论，标志着中医在取得巨大成就的同时，也暴露了自身理论的致命弱点（解剖基础不牢固），在西医涌入中国的大趋势下必然遭受重大打击，从晚清到民国中医一步步走入低谷，上世纪50年代开始，在新中国政府的大力支持下，中医才逐步发展起来。西医对于复杂疾病治疗出现瓶颈的今天，回头看看中医还有一定的优势，但是中医必须解决医学最基础的解剖上的错误，《医林改错》的思想突破了传统理论的束缚，为今天的大变革指出了方向。毛泽东中西医结合思想为新中医理论的出现积累了大量的原始素材，使中西医融合成为可能。

一、中医优势

在中医几千年的发展历程中，经历了无字文明到今天的整个人类发展历程，阴阳、五行等古代哲学理论运用到中医以后，中医就从经验医学过渡到理论医学。

1. 阴阳五行理论的运用揭示了各个脏器之间的关系。中医对脏与脏、腑与腑、脏与腑之间的关系叙述的非常明确。西医学发现各个器官之间存在相互制约、相互协调关系，但是很难用西医语言表达清楚，在疑难杂症的治疗过程中显得力不从心。中医通过五行相生相克关系则取得了较好的效果，这一点是西医无法比拟的。

2. 器官分类上有明显优势。心脏、肝脏、肺脏、肾脏这些器官是人体非常重要的器官，缺一不可，有些器官（如眼睛、胆囊等）即使缺失也不会危及生命，可见器官对人体的重要程度并不相同，应加以区分。中医把器官分成脏、腑、窍，非常明确的告诉人们器官的不同层次，进而能有的放矢的进行治疗。

3. 对脏器功能的表述更精炼。比如肝脏的凝血、抗凝血、调节血量等功能，西医这样叙述一下就完成任务了，中医则描述成木（肝）生火（心）；肝脏调节雌激素的功能对女性健康非常重要，中医称为肝是女性先天之本，准确到发挥作用的器官和系统，这些都能有的放矢的指导人体健康。

4. 中医把人类的喜怒哀乐等生命现象纳入医学范围，使医学体系更加符合人体客观实际，比西医的生理、心理、社会健康模式有着无法比拟的优势。

总之，随着医学的不断发展，人们越来越认识到人是自然界的一份子，与自然保持和谐才能使人类长久繁衍下去。这一观点与传统中医几千年来的天人合一思想越走越近，所以中医理论是人类医学发展中应该完善而不能抛弃的宝贵遗产。

二、中医的缺陷

1. 中医对人体解剖还不是完全了解。胰腺、卵巢、胸腺这些都是非常重要的器官，但在中医典籍里没有明确指出，甚至根本不清楚还有这些器官，这是一个优秀理论不应该出现的巨大缺陷。

2. 器官功能混淆。脾脏和胰腺是两个不同的器官，中医只有一个脾的概念，而对脾功能的描述很多是胰腺的功能；人们都知道大脑是人类用来思维的，是人体司令部，中医却说心主神明，分明是错的却还在沿用；肾藏先天精气也是错误的，应该是生殖腺藏先天精气，这些都是应该更正的错误。

3. 中医理论缺乏属于自己的实验体系。很多在中医里已经成熟的经验却需要现代医学去证实，比如，肾主骨是肾的一个重要功能，直到人们发现肾脏合成的活性维生素 D（1，25 二羟基钙化固醇）是形成骨骼必不可少的激素时才被更多人认可。还有各个器官之间的关系是中医最基础的东西，肝是女性先天之本也是中医重要论断，直到研究发现肝脏在调节女性内分泌过程中，发挥重要作用后才认可这个论断。中医理论与现代医学几乎是各自沿着自己的道路去发展，但是中医总要到西医体系去验证自己论断的正确与否，是中医的悲哀。

4. 中医在传承过程中出现严重缺失现象。伏羲画卦过程中有"远取诸物，近取诸身"的描述，近取诸身就是我们身体的各个部位和器官，但是传承下来的中医并没有与八卦出现结合，只有与阴阳五行的结合，说明中医从《黄帝内经》开始就是不完整的医学体系，后世中医学者都以《黄帝内经》为神圣，或补充、或解析、或发展，没有哪一位敢于指责《黄帝内经》的缺憾，以至于发展到今天虽然体系庞大，但也出现了基础不牢固的瓶颈，在西方医学大力发展的今天中医举步维艰。

5. 中医有时候会臆造出一些莫名其妙的名称。中医对人体认识还不是很具体，有些医学现象无法解释清楚，比如胸腺是人体重要的免疫器官在中医没有找到踪迹，却多出一个心包，心包是不是胸腺也说不清楚。比如膏是什么器官？肓是什么器官？关元是什么器官？五脏有藏精气的功能，这些精气是什么呢？还是不确切。现代医学根本找不到这些器官，更没有发现精气的存在，中医给人玄而又玄的感觉。

6. 中医推动人体器官功能发挥的机制表述过于简单，气和血。血可以理解，气究竟为何物，中医只能用只可意会不可言传来解释。

中医是一个正确却不完善的理论体系，这一点不能怪古人，那时候没有现代的科学仪器和手段，古人能够建立经过几千年考验仍然能熠熠生辉的伟大理论体系已经非常不容易了。我们不能因为其不完善而否定中医，相反，我们看到中医的这些优点和缺憾以后，也就为我们丰富发展中医带来曙光，等待中医的将是更加辉煌灿烂的明天。

第二章　现代医学的发展

现代医学的发展起始于欧洲文艺复兴时期，这一时期科学迅猛发展，随之而来的是现代医学的不断发展。现代医学习惯称为西医，借助先进仪器设备能够对宏观的器官、系统，微观的组织、细胞进行全方位的研究，尤其是细胞被发现以后人们对身体的认识有了质的飞跃，建立起以解剖学、组织学、生理学为基础庞大的西医学体系。尤其现代分子生物学的发展已经研究到细胞内部的基因水平和分子水平，无疑，西医必将在未来医学发展上发挥更大的作用。

一、西医优点

1. 西医采用现代先进科学技术手段对人体进行研究，能够详尽的了解人体宏观和微观结构、生理功能等，是现代医学的坚实基础。

2. 手段多样，手术、介入疗法、物理疗法等都具有非常好的效果，是实用医学的典范。

3. 对细菌病毒等引起的疾病有着中医无法比拟的优势，疫苗的出现对控制传染病的传播发挥了巨大的作用，更是中医无法企及的。

4. 分子生物学的发展使人类对人体微观结构认识更加透彻，尤其对激素、神经递质、免疫因子、酶类等的研究，使人体各个器官功能的发挥有了更具体的触发机制。

5. 营养学是在西医基础上发展起来的新兴科学，营养素是人类赖以生存的物质基础，无论是中医还是西医都需要营养素的支持，没有营养素的支持任何医学都将失去自己的辉煌。

6. 遗传学的发展是人类医学史上的大事，找到了人类延续后代的物质基础，更是人类优生优育、健康发展的遗传基础。

西医的优势很多，但是西医也有缺陷，比如说骨质疏松造成的颈椎病、腰间盘脱出等疾病是营养方面的问题却用医药、手术去解决，这实质就是背本逐末的治疗方法，需增加骨密度才能解决根本问题，西医拿不出一个更加有效的办法增加骨密度，是西医分科过细导致的割裂现象。实例：有一位病人到一所全国著名的大医院看病，是一位著名老教授为其诊病，病人忽然问一句"我是不是上火造成的"？老教授很犀利的反问一句"什么是火"？令病人哑口无言，这句话让人感到西医的可悲，当一个人受到生活或者工作压力后，代谢系统工作就会加快，需要的营养素就会增加，当营养贮备不足压力又大的时候，人体就会出现营养缺乏，导致功能下降，个别器官还会出现疾病。中医用上火这个词汇表述这个过程可谓言简意赅，西医却不知道这个"火"为何物，西医应该知道自己的不足。

二、西医的缺陷

1. 西医划分系统方法过于简单，呼吸系统、消化系统、循环系统等都按照实用性进行划分，对各个器官之间的内在联系考虑的很少，缺乏器官功能的兼容性，比如肝脏有调节内分泌和助消化的功能，西医把肝脏划分在消化系统，知道肝脏对内分泌调节非常重要也不能把肝脏划分到两个系统之中。

2. 西医对健康的定义表达在生理、心理、社会三个方面，但是，缺乏深刻的理论基础。比如：肝脏不好的人往往脾气暴躁，受到外界刺激肾上腺素分泌会显著增加，西医能发现这些现象，却无法形成科学体系，根源就是缺乏正确的理论。

3. 西医对组织结构的过度依赖导致无法认可经络，这方面西医祝总骧教授领导的团队却证实了经络的存在，《针灸经络生物物理学——中国第一大发明的科学验证》（1989 年），证实《黄帝内经》中医传统经络学说，提出了 12 经络锻炼法。然而经络不像血管那样有固定的组织结构，仍然无法纳入到西医体系之内，是西医缺陷，是西医理论需要突破的地方。

4. 很多器官之间的相关性没有考虑，比如：心脏和小肠之间有没有联系呢？心脏和肾脏又是如何关联的呢？等等。它们都是相互关联的，但是西医缺少这方面的理论研究与思考。

5. 西医学与营养学的分离是西医的悲哀。西医虽然也用营养素治病，但是总体缺乏对营养的认可，营养学反而与西医区别开来成为一门独立的学科，营养学和西医成为解剖学、组织学、生理学三大基础学科上的两个分支。

6. 西医研究方法的缺陷，现代医学的研究方法越来越依靠数学、物理、化学方法，而数学、物理和化学都是研究无生命的科学，其研究方法对于生命体的人类是不是完全适合呢？不一定，比如，压力对人健康的影响该如何解释呢？在危机时刻人体爆发出的惊人能量如何解释呢？生命产生时候的原动力是什么呢？这些就很难用数学、物理和化学方法解释清楚。

以上只是部分描述西医的缺点，目的是说明西医不是一个完备的医学，需要改进和完善，作为未来医学的基础，西医必须摒弃错误的观点和方法，吸收其它医学的优秀成果。

第三章　医学归宿

无论是中医还是西医在人类健康领域都取得了巨大的成就，中医有肾主骨，西医就发现肾脏与骨骼形成有直接关系；中医有肝生心，西医就发现肝脏的凝血功能、抗凝血功能、肝藏血功能等都是保护血管的功能；中医有肝是女性先天之本，西医就发现肝脏在调节女性内分泌方面具有非常重要的作用；中医有真火在肾，西医就发现下丘脑—垂体—肾上腺系统。中医和西医这种相互印证例子很多，但是两种理论却不能调和，原因是两种理论的构成基础不同，在目前的背景下无法统一到一个理论之上，也就是中医和西医还不能成为真正科学的理论，这句话无论是中医还是西医同仁都不愿意听到，但是我们还是要触及这个问题。因为我们人类除了男女有别以外，其他器官都是相同的，也就是说指导人们健康的理论应该只有一个，在目前中医和西医都存在严重缺陷的情况下，那些想用一种理论取代另一种理论的做法都是不科学的，也是不可能成功的。新的医学体系要有更高的高度，既是中医的归宿，也是西医的归宿，更是其他民间经验医学的归宿，这才是真正科学的医学理论，才能更好地为人类健康服务。为了把医学理论上升到新的高度中医和西医应该突破自己的模式。

一、中医需要突破五脏理论的模式

伏羲画卦时候远取诸物近取诸身，近取诸身应该是我们的身体，那就应该有八个脏器，在商代有巫咸擅长占卜，同时又是名医，说明远古时代巫医并存医易同源，中医流传下来的是五脏，五脏理论应该是在五行出现以后才能形成的，比八卦的出现晚很多，这时候的中医就缺了三个脏器，缺了的三个脏器哪去了呢？人体有一个脏器被摘除就会没命，一下子丢了三个脏器岂不是地球人都没命了！总之流传下来的就是现在这个样子的中医。找到那三个脏器，恢复八脏系统功能将是中医理论的巨大突破，也就能实现中西医学的大融合。《超级中医学》在中西医学比较时候发现胸腺、胰腺、卵巢这几个器官在中医里面没有记载，是不是中医理论缺失的脏器呢？把这几个器官正确定位到中医理论是当务之急。重新定位人体脏器的功能，提升中医理论，使之纳入到科学的轨道上来。

二、西医需要重新定义各个系统

西医将人体分成运动系统、消化系统、呼吸系统、泌尿系统、生殖系统、内分泌系统、免疫系统、神经系统和循环系统这九大系统。但是还没有反映出人体全貌，眼睛属于什么系统？耳朵属于什么系统？说明西医的人体系统也不是很完美的。我们仔细分析西医系统就会发现存在很多问题，骨骼的重要作用是支撑、保护和运动，属于运动系统，那么骨骼的造血功能在运动系统该如何解释呢？又属于哪一个系统呢？肝脏是人体最大的消化腺，在消化系统中起着举足轻重的作用，肝脏灭活激素的功能对内分泌调节也同样起着举足轻重的作用，也可以视为内分泌系统的器官，肝脏是人体最重要的核酸制造者，核酸是人体细胞生长发育最重要的物质，不知道肝脏合成核酸的功能应该属于哪一个系统？所以西医对人体系统的划分是粗略的，科学性并不强，需要重新定义各个系统。

三、钱学森

徐匡迪院士 2011 年 1 月 22 日在中国科学院纪念钱学森百年诞辰座谈会上的讲话中对钱老构建系统的思想进行精辟阐释："钱老对系统科学最重要的贡献是他发展了系统学和开放的复杂巨系统的方法论。在后来的研究工作中，他赋予这一方法论更广泛的含义：处理复杂行为系统的定量方法学，是半经验半理论的，提出经验性假设（猜想和判断），是建立复杂行为系统数学模型的出发点。他特别指出，当人们寻求用定量方法处理复杂行为系统时，容易注重数学模型的逻辑处理，这样的数学模型看起来"理论性"很强，其实不免牵强附会、脱离实际。与其如此，倒不如从建模一开始就老老实实承认理论的不足，而求援于经验判断，让定性的方法与定量的方法结合起来，最后定量。"我们比较中西医学的思想就会发现中医定性问题多，肝阴虚就是一个定性论断，到底虚到什么程度没有具体数字，西医定量问题多，血压超过 140mmhg 就是高血压，定义的多么精确。两种医学体系都在自己的极端上行走，两者结合构建新的更实际的人体系统模型不仅是实现中西医学的融合，也是钱学森科学思想的又一重大实践，必将实现人类医学的重大突破。

中西医学的融合在西医引进我国的时候就已经开始探索，但是一百多年没有取得突破性成果，根本原因就是在基础理论和分析方法上没有统一，在众多新中医理论中，大多数都是引进西方科学的思维和方法，用场论、群论、系统论等方法去阐释中医，就像一个人心里想什么让另一个人去猜一样，是根本不能的，只有让他打开心扉自己说出来。本书就是这种情况，中医人士都知道医易同源、天人合一，但是只用一些简单现象轻描淡写的描述一下，没有进行深刻研究（古人无法用现代科技手段研究人体），我们要在现代科学中找中医论断的证据，丰富中医的理论基础，当量变累积到一定程度就会发生质变，实现中西医学的真正融合。本书在古代哲学思想和现代医学基础上，找到了中西医学共同的基础，建立以八脏为核心的人体系统，为未来医学发展打下科学的基础。

第四章 本书精粹

之所以写这章内容是因为本书的开创性，无论从中医理论还是西医理论在向八脏理论过渡过程中都要通过事实让人信服，本章就是率先拿出一些主要内容计大家在没仔细阅读之前做初步了解。

一、中医理论中，脏的功能指向细胞是本书最重要的发现，也是重新认识中医的前提，通过对中医思想的重新解读，构建出全新的医学体系。

二、将阴阳、三才、五行、八卦、天干、地支等原理运用人体系统，成功揭示了人体奥秘，证实了人的自然属性。

三、第一次构建了人体空间结构模型，让人们知道了自己为什么会长成这个样子，是中医西医都没有完成的。其中的四肢结构模型更是，为运动医学提供了更科学的理论基础。

四、建立了脏、腑、窍、体在人体的空间分布模型，为人体器官和组织空间分布找到理论依据。

五、辅助结构表使人体结构清晰、有规律的展现在人们面前，横行代表人体结构，纵列代表人体各个系统，一张表涵盖了人体所有器官和系统，将是人体科学的一大成就。

六、把环境因素纳入人体系统，是人体构成理论的新突破。

七、将人体宏观系统划分为基础系统和功能系统，准确反映了人体结构和功能的关系。

八、开创性提出八卦天干模型，不但能够解释自然现象，还能够解释各种生命现象，通过八卦天干模型对人体的剖析让人们更加清晰的了解人体系统，对八脏系统的剖析实现了中医和西医在理论上的完全统一。是古代哲学思想的升华。

九、三才与五行共同构建了人体的调节系统，神经—内分泌—免疫网络在八脏理论中找到更加科学位置，中医五行理论展现勃勃生机，是中西医学大融合的标志性成果。

十、拓展了中医经络理论，使中医经络理论与人体结构和功能联系的更加紧密。

十一、通过对宇宙空间的探索揭示了人与自然的对应关系，证实了人是自然产物。

十二、在现代医学和传统哲学基础上重新构建人体生长发育理论。

十三、科学的阐释了人体生殖功能。

十四、在理论上发现语言信息系统与运动系统据有相同规律。

十五、从医学角度阐释了人类行为现象。

十六、通过创立八卦地支模型找到了人与环境之间的关系，增加了人体科学与自然沟通的桥梁，为人是自然一份子提供科学解释。

十七、提出体基概念，建立四肢结构模型完善人体结构。使人体结构更加精确科学。

十八、八脏理论是中医五脏六腑和奇恒之腑人体构成理论的发展。八脏系统中脑系统与胎系统是人体最重要的两个系统，相当于父母系统，其它六个系统相当于子女系统，体现出人体器官重要性的不同。

十九、胸系统与中医实现对接，中医没有发现胸腺这个器官，但是知道心脏外面有一个心包，在八脏理论中胸腺就是中医的心包，三焦是体基结构中的软组织，将千百年来争论不休的三焦进行准确定位。

二十、将胰腺正式纳入中医体系，修正了脾主运化的错误概念，其实，脾主运化不一定是古人的错误，很可能是西医引进中国过程中翻译错误造成的，但是争论了一百多年终究可以得到肯定。

二一、运用古代哲学原理对营养素科学定位，实现羲黄原理与现代营养学的大融合，使营养学进一步得到提升。

二二、对病因病机的重新解读使中医理论更加科学。

二三、对募原、膜原、半表半里的讨论使传统中医理论更加完善。

二四、对人体结构的全面剖析让中医理论与现代医学都得到大幅提升。

二五、借助于人体科学对太阳系天体进行八卦定位，说明人与太阳系之间的密切关系，证明天人同构的正确性。

二六、对光线的剖析让传统中医颜色理论与现代光学理论完美接轨。

二七、家庭结构对接人体结构使中医理论深入人心。

二八、六腑结构的确定使人体与中国古代哲学高度统一。

二九、八脏系统、开合枢、六经相互融合构建了一幅完美的人体功能图。

三十、对人体系统的再组合让我们看到了张仲景《伤寒论》六经理论的科学和完美。

三十一、传统哲学与人体高度融合使人体每一个器官位置的确定、功能的发挥都得到了很好的阐释，呈现真正的人体科学。

总之，本书以人体结构为核心，将中国古代哲学思想、太阳系天体运行规律、地球生物规律、人体生命运行规律融合在一起，形成了新科学体系，真正达到天人合一境界。古代哲学原理运用于人体系统不仅很好的揭示了人体各种生理现象，也为中国传统哲学找到了科学依据，八卦天干模型揭示了人与自然的同一性，八卦地支模型找到八脏系统与自然之间沟通桥梁，这两个模型的开创是古代哲学思想的发展，通过对人体结构的剖析揭开了中天八卦的秘密，解决了中国古代哲学的一大悬案。哲学与医学、现代科学的交融是本书的最大特色，为未来医学发展提供更加广阔的思路。

第二部分　天地人

我们不知道远古人类是从何时开始观察天体运行的，华夏五千年有字文明中记载大量的天文现象，总结出一整套观察宇宙天体的方法，给人们留下了天人合一的伟大哲学思想。古人把茫茫宇宙称为天，我们居住的地球称为地，随着现代科学对自然界认识的不断深入，人们越来越认识到人类只是自然界的一份子，人类在茫茫宇宙中尚不及一粒尘沙，我们已知地球的自转、公转，太阳与月球的周期运动等自然现象给人们带来了有规律的生活，我们还无法准确预知的地震、台风、海啸等也都会给人们生活带来巨大的影响。这些天文地理现象与我们人体有多大关系呢？本部分开始探讨天地人之间的关系。

第一章　人与宇宙的联系

《黄帝内经》发现天与人之间存在对应关系，《灵枢·邪客》说："天圆地方，人头圆足方以应之。天有日月，人有两目。地有九州，人有九窍"，表现出人体结构与天地结构对应规律。《素问·气交变大论》说：善言天者，必应于人。这种对应关系《黄帝内经》称为天人同构，是中医理论的重要支柱之一。

"宇宙"一词最早出自《尸子》一书，"上下四方曰宇，往古来今曰宙。"现代天文学认为，宇宙是所有时间空间物质的总和。宇宙是由行星、恒星、星系、星云、黑洞，以及暗物质等构成的，期间充斥各种引力场。我们人类居住的地球是太阳系八大行星之一，月亮是地球的卫星，太阳系是银河系的一员，银河系又是总星系的一份子，可见我们居住的地球在宇宙中是多么渺小。我们能看到的两个大大的天体，一个是太阳，一个是月亮，不是因为太阳和月亮体积最大，而是因为这两个天体距离地球相对较近的原因，天文观测知道恒星、星系、星云、黑洞等天体的体积十分庞大，比太阳大几百倍、几千倍，但是距离我们地球十分遥远，我们肉眼看起来只是很小的小星星。古人不知道这些天体距离我们究竟有多远，只是看到天上有太阳、月亮和星星，所以古人认为宇宙是由日月星辰（星辰是星星的统称）组成的。古人在对日月星辰的观察中发现很多星星之间的位置关系是恒定不变的，这些星星会随着季节和昼夜变化出现在天空的不同位置。典型例子就是北斗授时，北极星始终在正北方，北斗星围绕北极星旋转，由此人们确定了一天有十二个时辰；随着天气转冷人们可以在天上看到三个连成一条直线、距离相等、亮度也十分接近的星星，被称为寒星，寒星的出现预示着严冬即将到来；天空正中央一个长长的白色的带子称为银河。这些宇宙现象称为天象，古人根据星星之间的位置关系绘制出天宫图，在东西南北各找出七个有代表性的星星群组成一个整体，用以代表这个方向天空对人类的影响，称东面天空的星星群为青龙、南面星星群为朱雀、西面星星群为白虎、北方星星群为玄武，合起来称为二十八星宿。然后用这些星星群为参照物，观察其他星星与这些星星群之间的关系，进而发现星星对人类的影响，古人发现有几颗星星始终按照一定规律出现在天空的不同位置，周而复始，这几个星星就是太阳系的水星、金星、火星、木星、土星，于是我们应该清楚古人是如何发现太阳系的这五颗行星了（古人不知道太阳系，也不知道这几个行星属于太阳系）；还有一类星星出现在天空时候没有规律，并且有一个长长的尾巴，被称为扫掃星，这一类星星出现以后打乱了人们的生活规律，被认为是不吉祥的星星；更多的是人们对太阳和月亮运行规律的观察了。总之，古人在对天象观察过程中总结出很多对人们有益的自然规律。人是自然的产物，必然与天体运行有密切关系，现代医学没有研究出人体与太阳、地球、月亮以及其他天体的明确关系，是现代医学的空白。《超级中医学》发现人体规律与天体运行周期有很大关系，通过对天体运行周期规律的推演找出一组新的数据，暂且命名为关联值（关联值＝周期＊天干＊地支＊2/365），关联值与人体一些生理数据非常接近（见表2－1），下面就分享给读者。

表2－1　太阳系天体关联值

名称	自转周期（天）	会合周期（天）	平均周期（天）	关联值
太阳	25.38－37.63	27.28－39.52	32.468	21.34
地球	0.9973 恒星日	1.0347 太阳日	1.016	0.668
月亮	27.32	29.53	28.425	18.69
水星	58.65	115.93	87.29	57.4
金星	243.02	583.92	413.47	271.9
火星	1.026	779.93	390.48	256.87
木星	0.41	398.88	199.65	131.28
土星	0.44	378.09	189.27	124.45
天王星	0.72	369.66	185.19	121.77

　　注：表中自转周期、会合周期、平均周期是测定值，均来自互联网。

一、与月亮有关的人体数据

　　1. 新生儿骨骼数量：总计305块。新生儿骨骼与太阳和月亮周期有关。天干＊（太阳周期＋月亮周期）/2＝10＊（32.486＋28.425）/2＝304.6。本书不是确定新生儿有305块骨头的来源，但是通过公式计算出304.5与305块骨头非常吻合，说明新生儿有305块骨头是有一定依据的。

2. 儿童骨骼数量：总计249块（包括32颗牙齿）。依据公式计算太阴日 * 天干 * 地支 * 2 = 1.0354 * 10 * 12 * 2 = 248.5，两者非常接近。说明出生以后儿童骨骼数量与月亮运行（太阴日）有关。

3. 成年人骨骼数量：成年以后人体骨骼数量与地球自转（恒星日）有关。总计240块（206块骨骼 + 32颗牙齿 + 2块胸骨（胸骨比传统分类多两块）＝ 206 + 32 + 2 = 240块），恒星日 * 天干 * 地支 * 2 = 0.9973 * 10 * 12 * 2 = 239.35 对应240块，两者非常接近。

4. 基准骨骼数量：244块（成人骨骼数量 + 骶椎视为五块（骶椎比传统分类多4块）＝ 240 + 4 = 244块），这个数值有两方面推测，一个是我们的地球，地球关联值 * 365.24 = 243.98，两者非常接近。人体基准骨骼数量与地球自转和地球围绕太阳运行这两大规律都有关。另一个是与太阳系水星、金星、火星、木星、土星、天王星这六颗行星平均周期有密切关系，六颗行星的平均周期是244.225天。人体骨骼是脑系统的腑，骨骼与太阳有密切关系。六大行星对应人体六脏系统，骨骼具有协助脑髓滋养六脏系统的功能。天体规律与人体规律一致。

人出生以后有些骨骼之间相互融合数量会逐渐减少，从新生儿到儿童再到成年人骨骼变化可以看出，骨骼在先天阶段受到太阳和月亮的影响最强，到了儿童阶段太阳的影响力下降，月球对骨骼发育还有一定影响，到了成年人阶段主要受到地球自身的影响。

5. 骨骺线闭合：男性骨骺线完全闭合时间在25岁，与太阳最小自转周期值25.38相符。按照男八女七原则女性骨骺线闭合时间是21.88岁（与实际相符），与太阳关联值21.96十分接近。说明骨骺线闭合与太阳周期运行有关。

6. 情绪周期：情绪周期是28天，与月亮平均周期28.45天非常接近。说明情绪与月亮周期有关。

7. 月经周期：女性月经周期28天与月球平均周期28.45天非常接近。

8. 怀孕时间：女性怀孕时间是280天，月球平均周期 * 天干 = 28.45 * 10 = 284.5天。两者数值非常接近。

9. 乳腺发育：女性乳腺发育成熟时间是18岁，与月球关联值18.69非常接近。

10. 人体经络：奇经八脉和十二正经总计二十条，月球会合周期 * 天干 * 地支 * 2/365 = 19.42，两者非常接近。说明人体经络与月亮周期有关。

以上这些数据都与月亮围绕地球周期运动有关，骨骼与月亮的关系则是本书发现的。

二、与太阳有关的人体数据

1. 新生儿骨骼数量、成人骨骼数量、男性骨骺线闭合时间都与太阳周期有关。前面已有叙述。

2. 人体肌肉：人有639块肌肉，（太阳最小自转周期 + 最小会合周期）* 地支 = 631.8，两者数值也非常接近。说明人体肌肉与太阳周期有关。

3. 智力周期：智力周期 33 天，与太阳平均周期 32.486 非常接近。人体智力与太阳周期有关。

4. 体力周期：体力周期为 23 天，人的体力与骨骼和肌肉关系密切，也就是与脑和胸两个系统关系密切，对应太阳和木星（见《第三章人体节律与太阳系》具体介绍），与太阳和木星周期有关。

以上这些都与太阳周期有关，肌肉运动、智力都属于脑系统的调控范围。脑脏是人体核心器官，太阳是太阳系的核心，说明脑脏与太阳之间或有一种我们未知的对应关系。

太阳为阳，月亮为阴，太阳和月亮的相互作用孕育了地球上的万物，在人体中脑脏为阳，骨骼与胎盘为阴，脑脏与骨骼完成人体结构构建和维持生命活动。脑脏与胎盘共同完成人类繁衍后代和对身体的调控。这些关于骨骼和女性生理规律的数据是对自然规律最好的印证。

三、其它天体与人体数据关系

1. 人体细胞寿命 120 天，与天王星关联值 121.77 非常接近。

2. 在没有疾病、不缺乏营养、没有意外事故等特殊制约因素情况下，人类自然寿命可能与太阳系几大行星的关联值有关，天王星关联值 121.77、土星关联值 124.45、木星关联值 131.28、火星关联值 256.75、金星关联值 271.9，这些数值形成两个范围，一个是 121.77、124.45、131.28，另一个是 256.75 和 271.9，我们可以把这两个数字组看作人类生命的一个节点，到这个年龄生命就会有各种磨难出现，如果管控不好就会影响寿命。前一组数字与人们统计的世界上很多长寿老人的寿命很接近，后一组数字只有一个例子，也是当今未解之谜，逝于 1933 年的中医师李清云，生年有说是 1677 年，即他活了 256 岁。更详细的说法是在他 100 岁时曾因在中医中药方面的杰出成就，而获政府的特别奖励；200 岁的时候仍常去讲学；还说他曾娶过 24 个妻子，育有 180 位后人；而他的去世也一样传奇据说当天上午仍在山间采药，下午就无疾而终了。果真如此的话，他的一生经历了康熙、雍正、乾隆、嘉庆、道光、咸丰、同治、光绪、宣统清代九个皇帝，直至民国，是极为罕见的超级寿星。它的寿命 256 岁与火星关联值 256.75 如此接近简直令人吃惊，是巧合还是定数需要我们认真探索。

3. 水星关联值 57.4 则与男女生理周期重合的年龄非常接近，我们以太阳和月亮周期除以 4（这样推算比男性生理周期 8 年，女性生理周期 7 年更精确），得到男性生理周期 8.12 年，女性生理周期 7.11 年，两者乘积是 57.7，与 57.4 非常接近，可以说这是人类从青壮年过渡到老年状态的分水岭。

以上这些天文数据与人体数据如此惊人的接近不能不令我们三思，尤其是太阳和月亮对人体结构、生理功能的影响，如果说是偶然，那么太多的偶然就可能汇成一个必然。人类是地球的产物，地球是太阳系一分子，太阳系对人类的进化、生长发育必然产生重要影响。

第二章 人与太阳系

人生活在地球上，地球是太阳系大家庭的一员，地球的变化对我们身体器官的影响可以感知到，太阳系对身体器官的影响知道的还很少，但是古人发现了太阳系有金星、木星、水星、火星、土星影响人们的生活，称为天上五星，却不知道是太阳系的成员。在西方现代天文学进入中国以后五星属于太阳系就得到了确认，但是太阳系（图 2-1）的结构与中国传统天文学观点却不一致，随着气象学的发展人们知道地球上一些灾害性天气与太阳和月亮运行有关，但地球每年绕太阳一周，月亮每月绕地球一周，这些都是固定不变的，灾害天气却不是固定每年都在某一个时间段发生，太阳系与人体有多大关系也没从现代科学中找出准确答案，本章就探讨其中的奥秘。

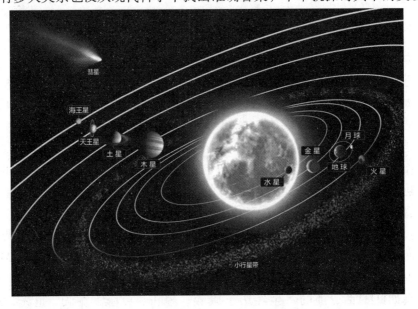

图 2-1 太阳系

第一节 太阳系天体定位

古人认为世界上事物分成八种，符合八卦运行规律，太阳系各个天体也符合八卦规律吗？本书借用人体规律发现太阳系、人体八脏器官、八卦有对应关系（见表 2-2），太阳对应乾卦，水星对应兑卦，金星对应离卦，地球则是阴阳之间的平衡点，火星对应震卦，木星对应巽卦，土星对应坎卦，天王星、海王星、冥王星对应艮卦，月亮对应坤卦。也就是说太阳系结构与人体结构和八卦结构具有对应关系，通过这种关系可以更透彻的了解太阳系。

表 2 - 2　八卦太阳系八脏对应表

八卦	乾	兑	离	震	巽	坎	艮	坤
太阳系	太阳	水星	金星	火星	木星	土星	天王星	月亮
八脏	脑脏	肺脏	心脏	肝脏	胸脏	肾脏	胰脏	卵脏

一、太阳系天体定位

太阳系天体定位是在八卦交感和天干化合（见表 2 - 3）两种规律支配下完成的，太阳月亮、火星和木星都符合八卦交感规律，共同规律是两个天体之间都有天体存在，太阳月亮之间是地球，火星和木星之间是小行星带；水星和金星、土星和天王星都符合天干化合规律，共同特点是二者之间关系通过天文参数运算与人体生理指标具有对应关系。这也回答了一个数学问题，就是为什么十进制能成为世界通用的计算规则，是天干规律支配的结果。

表 2 - 3　天干与太阳系对应表

天干	甲	乙	丙	丁	戊	己	庚	辛	壬	癸
太阳系	火星	木星	金星	土星	海王星	月球	太阳	水星	金星	土星

1. 太阳和月亮定位：太阳是太阳系的中心与脑髓是人体主宰一致，对应乾卦，月亮与女性生理周期一致，对应坤卦。两个天体相互作用形成我们地球阴阳平衡的环境，孕育了丰富多彩的生物世界。

2. 水星和金星定位：是通过人体心脏跳动和肺脏呼吸频率得到确认，水星关联值是 57.4，金星关联值是 271.9，两者的比值是 0.211，按照肺脏一分钟呼吸 16 次和心脏一分钟跳动 75 次的频率（成年人安静状态下呼吸频率是 12 ~ 20 次、心率在 70 ~ 80 次之间）计算出比值是 0.213 次，两者数值如此接近。让我们叹为观止的同时也告诉我们，人体与太阳系行星之间是有密切联系的。在人体胸腔主要器官是心脏和肺脏，太阳和地球之间主要天体就是水星和金星，又是一种对应关系，据此可确定水星对应兑卦肺脏，金星对应离卦心脏。

3. 火星和木星定位：借用古人天象观测和人体八脏规律判断，人体内肝脏是产热的主要器官之一，胸系统最大的器官脾脏产热量也明显没有肝脏产热量多，所以肝脏有火象，火星对应震卦肝脏，脾代表胸系统体现出木的特性，对应木星巽卦。火星和木星相互作用形成了小行星带。

4. 土星和天王星定位：土星和天王星在人体也是可以找到规律的，人体内一个肾脏重量是 130 克，对应土星关联值是 124.45，胰腺重量是 105 克，天王星关联值是 121.77，太阳和地球的平均关联值是 11.00，我们将土星和天王星关联值分别减去太阳和地球的平均关联值乘以天干就得到，土星：124.45 - 11 * 10 = 14.45，天王星：

121.77 − 11 ∗ 10 = 11.77，求出土星和天王星的比值是 14.45/11.77 = 1.23，肾脏重量和胰腺重量的比值是 130/105 = 1.24；两者的比值也是如此接近，说明土星天王星和肾脏胰腺之间存在对应关系。这就与八卦产生对应关系，土星对应坎卦肾脏，天王星对应艮卦胰腺。

5. 通过人体肝脏、脾脏、肾脏、胰腺规律推演出地外行星中火星对应木星、土星对应天王星，进一步分析发现：火星和木星关联值的比值是 1.957，二个土星关联值（对应两个肾脏）和天工星关联值的比值是 1.961，两者比值极其接近，具有规律性，进一步证实火星对应木星、土星对应天王星是正确的。

6. 地球相当于人体横膈膜的位置，是阴阳平衡的平衡点，也就具有孕育万物的功能。

二、重卦与太阳系

太阳系各个天体分布与人体八脏器官一样符合先天八卦规律（见图 2 − 2）。不过，这也不是全部规律，人体热量以离卦心脏和坎卦肾脏为核心进行调节，太阳系的热量是以太阳和月亮为两个极点，乾卦太阳最热坤卦月球最冷，是人体和太阳系之间的差异，我们该如何解释这个现象呢？这就是古代哲学的智慧，都符合八卦运行规律。古人发现先天卦八卦和后天八卦同时对事物发挥作用，也就是说后天八卦也对太阳系各个天体发挥作用，按照后天八卦对太阳系天体定位

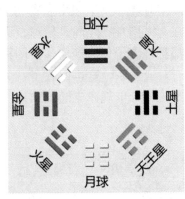

图 2 − 2　太阳系先天八卦图

就得到，太阳居于离位有辐射射向太空，月亮居于坎位为极寒之地（月球极寒温度比太阳系任何一个行星都低），我们把后天八卦图也放在太阳系天体先天八卦图中就得到太阳系重卦图（见图 2 − 3）。

将太阳系天体按照先天八卦和后天八卦规律进行解读，于是就得到了太阳对应乾卦，居于离位，离为火，太阳是整个太阳系的热源；水星对应兑卦，居于巽位，巽卦卦数为 5，所以水星公转两周对应自转三周，2 + 3 = 5，对应巽卦卦数；金星对应离卦，居于震位，震卦对应东方，所以金星每天早晨从东方升起；火星对应震卦，居于艮位，艮卦颜色为橙色，所以火星呈现橙红色；木星对应巽卦，居于坤位，坤卦对应太阳系卫星，坤卦也有数量众多的含义，所以木星有太阳系最多的卫星数量；土星对应坎卦，

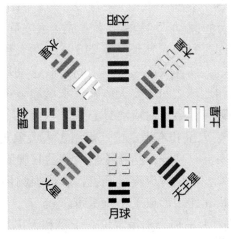

图 2 − 3　太阳系先天后天八卦重叠图

居于兑位，兑卦卦数为2，土星光环分成土星环和隐环两种，土星环又可以分成主环和暗环两部分，都是兑卦卦数；天王星对应艮卦，居于乾位，天王星主要由氢和氦构成，氢占83%，氦占15%，氢的含量比太阳（73.46%）还多，氢只有一个正电荷，对应乾卦卦数一；月亮对应坤卦，居于坎位，是极寒之地（最低气温−233℃），最低气温比太阳系最寒冷的天王星还低，是坎卦特性。这些都表明太阳系天体按照先天八卦规律排序的同时也符合后天八卦的规律。

古代哲学中三易（《连山》、《归藏》、《周易》）都是重卦，什么时候出现重卦却不知道，现在有人考证是舜帝将两个八卦放在一起成为重卦，人们会运用重卦，但是意义却不是很清楚，通过太阳系对应先天八卦和后天八卦可以知道，重卦就是八种事物和它们所在位置的体现，证明古人重卦思想是正确的。

三、太阳系天体五行定位

以上对太阳系天体八卦定位可以知道突破了传统哲学的五星模式，但是也不是现代天文学八大行星模式，而是在古人七曜（太阳、月亮、金星、木星、水星、火星、土星）基础上增加了肉眼很难看到的天王星，这些天体与先天八卦规律进行科学匹配，进而得到八个天体的五行属性（见表2−4）。但是与古人的认识差距非常大，古人对太阳、月亮五行属性认识混乱，其中太阳五行属性有木、火、金三种认识，万物生长靠太阳，所以有人认为太阳五行属木；太阳给人们带来光和热，所以有人认为五行属火；太阳为太阳系的主宰，对应乾卦，有人认为五行属金。古人发现月亮与女性有密切关系，女性为坤，月亮五行自然属土，但是也有人认为月亮五行属水，月亮和太阳都是天上的事物，也应该属金，没有确切答案，而金木水火土五星的定位也只是经验和感觉，也就是说古人在太阳系天体五行属性判定方面是经验判断，本书运用现代天文学和人体规律对太阳系天体重新校正以后，太阳系天体五行属性就有了新定位。

表2−4　太阳系天体五行属性比较

天体	太阳	水星	金星	地球	火星	木星	土星	天王	月球
五行	金	金	火	土	木	木	水	土	土
五星		水	金	土	火	木	土		

1. 太阳：世间万物都是阴阳作用形成的，太阳为乾卦，纯阳，与纯阴坤卦月亮作用，我们地球就是平衡点，于是有地球上万物生机勃勃。在重卦中太阳对应乾卦居于离位，所以太阳向外界辐射光和热，太阳本身对应乾卦五行则属金。

2. 月亮：月亮与女性生理周期有密切关系，对应坤卦女性，坤卦居于坎位也有水的表现，但是坤卦本质五行属性则是土。

3. 地球：地球是太阳和月亮的平衡点，也就有太阳和月亮两种特性，来自太阳的部分是光热和空气，来自月亮方面的是土和水，这就是我们地球上的自然环境，佛家讲地水火风（风是空气流动），太阳月亮相互作用形成地球上八种自然现象

（见图 2 - 10），是地球孕育生命的基础。

3. 木星：木星五行属木，与古人的观点一致。

4. 水星和金星，水星和金星通过关联值与肺脏和心脏的运动规律建立联系，是丙与辛合的体现，且都是地内行星，与心脏和肺脏都位于胸腔对应，所以水星对应肺脏，五行属金，金星对应心脏，五行属火。

5. 土星和天王星：土星和天王星关联值非常接近，人体胰腺在肾脏的高下之间，空间位置也是很接近的，卦位则按照先天八卦次序推理就可以确定，土星对应坎卦、天王星对应艮卦，所以土星五行属水，天王星五行属土。

6. 火星：火星对应肝脏，现代天文学家发现在太阳系天体中除地球以外只有火星具有孕育生命的可能，体现出具有木性，人体内肝脏是热量的重要来源，也可以证明火星与肝脏对应，五行属木。

太阳系天体五行属性的修正是非常必要的，实现人体器官与太阳系天体的对应，为研究人体与太阳系天体之间规律找到客观基础。

四、古人错了吗？

通过人体规律和太阳系之间的关系对太阳系天体定位以后发现，太阳系天体按照先天八卦和后天八卦规律运行，按照八卦和五行关系得到了各个天体的五行属性，并且与现代科学和人体规律符合的很好，但是与古人对这些天体五行属性定位差异非常大，古人错了吗？没有，其中的玄机是什么呢？我们去掉太阳、月亮和很难看到的天王星，剩下的就是我们用肉眼可以看到的金、木、水、火、土五星。传统哲学中后天八卦代表方位，西方为兑卦，先天坎水居住的方位，所以兑卦方位有水的特性，所以古人命名兑卦方位的天体为水星；北方为坎位，先天坤土居住的方位，有土的特性，命名坎卦方位的天体为土星；东方震位是先天离火居住的方位，有离火特性，命名震卦方位的天体为火星；南方离火是先天乾金居住的方位，有金的特性，命名离卦方位的天体为金星；东南巽位是先天兑金居住的方位，兑金白色，像空气一样透明，显示巽木本身特性，命名巽卦特性的天体为木星。古人对五星命名符合八卦规律推演，于是我们可以知道古人对太阳系五星命名是有根据的，也因此可以知道东北艮卦特性的天体天王星有木的特性，天文学家发现天王星是类木行星；坤卦月亮有木的特性，是极寒之地，有水的特性，所以月亮有水、木、土三种特性，乾卦太阳有土的特性，是极热之地，有火的特性，所以太阳有火、土、金三种特

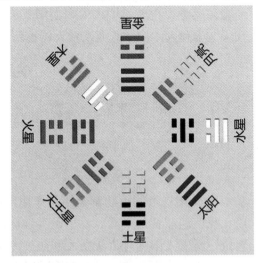

图 2 - 4　太阳系天体特性图

性。古人对太阳月亮五行属性的分析虽然不完全正确，也具有一定道理，至少古人知道太阳和月亮五行属性复杂。太阳和月亮相互作用也就有金木水火土五种特性，是八卦方位五行特性的体现（见图2－4），本书只是参透了其中的奥秘，实现古今合璧。

五、气交变大论

通过前面对太阳系天体分析，我们发现太阳系天体具有八卦属性、居住方位，拥有卦气、五行性质几方面的特质。

太阳对应先天乾卦，五行属金，居于后天离位，藏艮土之气，五行有火土性。

水星对应先天兑卦，五行属金，居于后天巽位，藏坎水之气，五行有水性，称为水星。

金星对应先天离卦，五行属火，居于后天震位，藏乾金之气，五行有金性，称为金星。

火星对应先天震卦，五行属木，居于后天艮位，藏离火之气，五行有火性，称为火星。

木星对应先天巽卦，五行属木，居于后天坤位，藏兑卦之气，五行显示木性，称为木星。

土星对应先天坎卦，五行属水，居于后天兑位，藏坤土之气，五行有土性，称为土星。

天王星对应先天艮卦，五行属土，居于后天乾位，藏震木之气，五行有木性。

月亮对应先天坤卦，五行属土，居于后天坎位，藏巽木之气，五行有水木性。

以上八个天体太阳是恒星，月亮是卫星，两个天体与五星之间差异巨大，不具有比较性，天王星肉眼很难见到，所以古人没有对三个天体进行五行定位；人体表现出脑髓独立于胸腔和腹腔之外，卵巢很小被忽视，胰腺则是与体腔联系最少的器官，表现出太阳系天体与人体规律的一致。另外人体胸腺被肺脏金气压迫体积很小，胸腺巽木之气移动到后天坤卦位置形成脾脏，对应五星之中只有木星显示本星的五行属性。

气交变大论是《黄帝内经》第六十九篇，介绍了五行衰旺、天体五星明暗变化以及人体疾病的对应关系，本书发现这种对应关系与太阳系天体特质有密切关系，也为五运六气学说找到了现代科学的客观基础。现在简述如下。

地上五行之气太旺必应于天（见表2－5），岁木太过应天之岁星（木星）、太白星（金星），岁火太过应天之荧惑星（火星）、辰星（水星），岁土太过应天之镇星（土星）、岁星（木星），岁金太过应天之太白星（金星）、荧惑星（火星），岁水太过应天之辰星（水星）、镇星（土星）。

表2－5　五行应天表

五行	木	火	土	金	水
本星	木星	火星	土星	金星	水星
应星	金星	水星	木星	火星	土星

　　形成这种对应关系是五行木旺太过天上木星明亮，同时金星居于震卦木位，所以金星也明亮；五行火旺太过的时候天上的火星明亮，另外离火位置有乾卦太阳，太阳也会明亮，太阳不属于五星，当太阳明亮必然照在距离太阳最近的水星上面，使水星也一起明亮，于是火旺的时候水星也明亮；土旺太过的时候土星明亮，另外巽卦木星居于坤卦土位，于是土旺太过木星也明亮；金旺太过的时候金星明亮，同时金星居于先天震位，所以对应震位火星明亮；水运太过的时候水星明亮，同时土星对应坎水，所以土星也明亮。

　　通过太阳系的八卦定位我们找到了各个天体相应的五行属性，同时发现五星还有另一种特性，这就明白了古人对太阳系天体命名的正确性，说明在远古时候古人对宇宙变化已经具有非常成熟的经验，气交变大论中气候变化与天上五星之间的关联性也得到了充分的肯定，为《黄帝内经》五运六气理论找到了客观依据。

六、八脏器官与太阳系天体分布对应关系

　　1. 分布规律：在人体先天八卦中各个器官分布是：颅腔有脑髓一个器官，胸腔有肺脏和心脏两个器官，腹腔有肝脏、脾脏（代表胸腺）、肾脏、胰腺四个八脏器官，另外以胎盘为代表的坤卦系统分布在三个体腔之内；太阳系则是太阳一个中心，地内行星有水星和金星，地外行星有火星、木星、土星、天王星四个天体，还有以月球为代表的卫星分布在太阳系天空，体现出太阳系与人体结构惊人的相似，是对天人同构的进一步阐释。也是人体科学与现代天文学的接轨。

　　2. 层次规律：太阳系天体分布有恒星、行星、卫星三个层次，太阳是恒星，月亮是卫星，两个天体之间层次就是行星，在人体八脏器官中脑髓在最上方，卵巢在最下方，两个器官之间就是六脏。

　　3. 特殊对应：太阳为乾卦居于离位，是集乾卦和离卦特性于一身的太阳系核心天体。在人体卵巢为坤卦，在胎儿发育早期就在肾脏坎卦的位置，所以也表现出坤卦居于坎卦的特性。两种特性形成特殊的对应，太阳系以乾卦太阳为中心，人类则是以卵巢坤卦为核心，是人与宇宙之间结构对应的具体体现。

　　4. 有趣的现象：人体胸系统核心是胸腺器官群，木星附近则有一个小行星带在木星影响下围绕太阳运行；胰系统核心也是器官群，天王星与海王星的自转周期极其接近，构成也及其相近；人体胎系统的核心是卵巢器官群，卵巢在骨盆腔内分布，在颅腔、胸腔、腹腔都有内分泌器官分布，太阳系月球是卫星的代表，单独围绕地球运行，其他天体周围也有许多卫星存在。经过人体与太阳系之间的比对，已经确定太阳系与人体规律具有一致性。太阳系的更多谜团则需要天文学家来完成。

第二节　人体节律与太阳系

　　通过人体八脏器官的规律我们确定了太阳系各个天体的八卦属性，找到了太阳系与人体结构之间的对应关系，是对太阳系规律的肯定，本节进一步讲述人体节律与太

阳系的关系。现代科学运用统计学探讨人体规律，发现人体有三个周期，称为生物钟，其中智力周期是 33 天、情绪周期是 28 天、体力周期是 23 天，为什么会有这三个周期规律呢？科学上经常讲的为什么在这里却找不到答案，而且这个三周期与实际情况差异比较大，流行一阶段就结束了，本书根据太阳、月亮、木星规律破解这个谜团。

很多人都把女人比做月亮，就是因为女性生理周期与月亮周期是一致的，胎系统负责内分泌调节，内分泌变化引起人们的情绪变化，于是就有了人们情绪变化周期与女性生理周期一致，也就与月亮周期一致，28.425 天。男性生理周期是多少呢？这个就很少有人知道，男性生理周期与太阳周期也是一致的。男性为阳，阳气与脑髓相通，所以智力周期是 32.452 天。还有一个体力周期，人体结构中体基的好坏决定人的体力，体基是由三焦和骨骼构成的复合器官，三焦是由通常说的肉构成的，也就是说是骨头和肉决定了人的体力，骨骼属于脑系统，肉属于胸系统，太阳系中木星对应胸系统，太阳对应脑系统，于是我们通过太阳和木星周期计算体力周期，（太阳周期 32.452 + 木星周期 199.65）/10 = 23.21。三个数值与统计出的结果非常接近，再一次证实了天体与人体的生命活动规律具有一致性，也就可以依据天体规律推算人体生物钟运行规律。下面介绍人体生物钟规律的运算方法（见图 2 – 5）。

1. 从出生日起算法：

人从出生之日起，便开始有了生物钟节律，所以应从出生日算起，方法如下：

（1）先算出总生活日数：

（计算年 – 出生年）×365 + 润年数（年总数 ÷4）±（出生日至计算日数）。其中，计算日大于出生日，则应加上；计算日小于出生日，则应减去。

（2）再算出各周期的余数：

即把总生活日数分别除以 23.21（体力周期）、28.2425（情绪周期）、32.452（智力周期）将所得余数和周期示意图对照，即可得出该日生物钟状况。

例 1：预测 2012 年 8 月 6 日的生物钟状况。（出生年月日为 1966 年 3 月 4 日）

总生活日数：

2012 – 1966 = 46（总年数）

46 × 365 = 16790

润年数为 46 ÷ 4 = 11

因计算日数大于出生日数，故还应加上。即：

16790 + 11 +（8 月 6 日 – 3 月 4 日 = 155 天）= 16956（总生活日数）

各周期余数：

体力周期：16956 ÷ 23.21 = 13　（余数）为低潮下降期

情绪周期：16956 ÷ 28.425 = 15　（余数）为低潮下降期

智力周期：16956 ÷ 32.452 = 16　（余数）为进入低潮下降期

例 2：预测 2012 年 8 月 1 日的生物钟状况。（出生年月日为 1973 年 4 月 3 日）

总生活数：

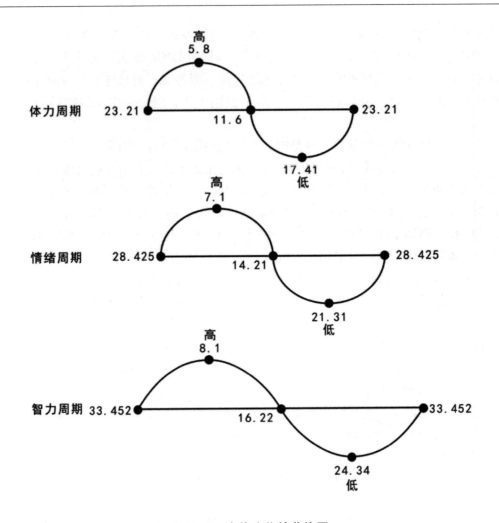

图 2－5　人体生物钟节律图

2012 － 1973 ＝ 39（总年数）

39 × 365 ＝ 14235

闰年数为 39 ÷ 4 ＝ 9

因计算日数大于出生日数，故用加法，即：

14235 ＋ 9 ＋（8 月 1 日 － 4 月 3 日 ＝ 120 天）＝ 14364（总生活日数）

各周期余数：

体力周期：14364 ÷ 23.21 ＝ 20（余数）　　为低潮上升阶段

情绪周期：14364 ÷ 28.425 ＝ 9（余数）　　为高潮下降阶段

智力周期：14364 ÷ 32.452 ＝ 20（余数）　　为低潮下降阶段

例 3：预测 2012 年 8 月 6 日的生物钟状况。（出生年月日为 1975 年 9 月 3 日）

总生活数：

2012 － 1975 ＝ 37（总年数）

37 × 365 ＝ 13505

闰年数为 37 ÷ 4 = 9

因计算日数小于出生日数，故应减去，即：

14235 + 9 − （9 月 3 日 − 8 月 6 日 = 28 天）= 14216（总生活日数）

各周期余数：

体力周期：14216 ÷ 23.21 = 11（余数）　　为高潮下降阶段

情绪周期：14216 ÷ 28.425 = 3（余数）　　为高潮上升阶段

智力周期：14216 ÷ 32.452 = 2（余数）　　为高潮上升阶段

2. 从冬至日起算法

有些人不记得自己的生日，这时候就要按照太阳、地球、月亮三者关系来确定生物钟起算点。也就是应采用阴阳合历的阴历，因为这种历法既包括了太阳周年视运动，又包含了月亮周月视运动，可以较全面地了解对人体生物钟的影响。计算时要从冬至日算起，因为根据太极钟阴阳消长理论，冬至一阳生为一年的阴阳消长起点之故。计算方法：先算出从冬至日到计算日这一天的总天数，然后除以 28.425 所得余数为情绪周期日；除以 23.21 的余数为体力周期日；除以 32.452 所得余数则为智力周期日，对照示意图便可知道是高潮阶段还是低潮时期。例如：2012 年 8 月 6 日的生物钟状况，从冬至日 2011 年 12 月 22 日算起，到 2012 年 8 月 6 日共计 228 天。总数分别除以 23.21、28.425、32.452，所得余数为 19、1、1。对照示意图便知体力周期处于低潮回升交接阶段，情绪周期刚刚进入高潮上升阶段，智力周期刚刚进入高潮上升交接阶段。

3. 应注意下列几种情况：

（1）如余数为零，则为临界日，也就是高低潮交界日。

（2）如有两个低潮日相交叉重复，则为危险日。

（3）如三个周期皆处低潮阶段，则为生物钟低落阶段。

（4）如三个周期皆逢高潮阶段，则为生物钟高潮阶段。

体力周期、情绪周期、智力周期是人体重要的生物钟节律，在生活工作中，要充分利用高潮期，注意低潮期，尤其是临界日，对我们的生活和工作帮助是很大的。

第三章　地　　球

现代天文学认为太阳系是由太阳和水星、金星、地球、火星、木星、土星、天王星、海王星八大行星以及一些矮行星和卫星构成的，地球是太阳系一份子。古人不知道什么叫太阳系，但是发现水星、金星、火星、木星、土星、太阳、月亮这七个天体对人体规律有影响，称为七曜。这是两种思想对一个太阳系的不同认识，他们之间是否有共同之处呢？下面就进行剖析：

古人对太阳系天体认识中没有地球，不知道地球处在太阳系的什么具体位置，恰是不识庐山真面目，只缘身在此山中。地球处在太阳系的阴阳平衡点上，相当于人体横膈膜的位置。需要注意的是平衡点不一定是中心，中心不一定在平衡点上，所以我们说地球在平衡点上。

一、平衡点

1. 阴阳平衡点：中国人对阴阳平衡并不陌生，一年四季的寒热平衡，每天的昼夜平衡，男女平衡等大家都非常熟悉，但是能够推算出阴阳平衡就是一件很新鲜的事情，我在《超级中医学》中对太阳和月亮之间的平衡进行过测算，记录如下：

在宇宙中对地球影响最大的两个星球就是太阳和月亮，地球绕太阳公转一周的时间是365.256天，公历一年12个月，平均一个月就是30.438天，按照阴阳平衡原理，30.438天就是太阳和月亮对地球周期作用的平均值，也就是（月球平均周期 + 太阳平均周期）/2 = 30.438天，我们据此可以推算出太阳的周期。

（1）太阳平均周期：

平均周期 =（自转周期 + 会合周期）/2。月球自转周期为27.322天，月球会合周期为29.53天（就是朔望月周期），所以，月球平均周期 =（27.322 + 29.53）/2 = 28.426天（这也是女性的月经周期），代入公式就推算出太阳平均周期为32.45天，实际测量太阳平均周期是32.486天，二者非常接近，也就证实地球是太阳月亮阴阳平衡的平衡点。

（2）最大自转周期：

由于太阳体积庞大，自转周期和会合周期差异也很大，我们可以用最小会合周期推演出最大自转周期，已知太阳最小会合周期27.275天，推算出最大自转周期为37.627天，实测值是37天，与科学计算的结果非常吻合。

通过太阳周期的认证我们可以确定地球是太阳和月亮的平衡点，这就是阴阳平衡的魅力，是第一次计算出阴阳平衡，也就不难理解为什么古人将阴阳作用放在重要位置了。本书不希望推翻现代天文学成就，但是希望大家知道太阳和月亮对地球的作用导致地球阴阳平衡现象的出现。这种平衡使地球上的物质随太阳月亮的周期变化而变化，出现月亮圆缺、潮汐、飓风、地震等现象。在地球形成初期这种变化更加剧烈，地球上的物质轻者形成大气，重者沉积于地心，地球表面形成了远古的高山和海洋，就是地球冷却下来以后形成的远古地球环境，使地球有了孕育生命的基础，地球上的各种生命形式也就与太阳月亮有密切关系。

二、地球大气

地球在太阳和月亮之间是平衡点，在太阳系中也是平衡点，这也就为地球提供了适宜的环境，能够让地球的气体、液体、固体成份合理的进行分布，比重大的固体物质在中央、液态的水在固体表面、比重小的气体在最外面形成大气层（见图2-6），这就是地球的层次。地球完美的层次结构为生命孕育创造了良好的环境，其中大气是地球的保护层，地表则是生物体存在的空间位置。古人发现气候变化与人体有密切关系，气候变化主要在对流层发生，现代科学则发现臭氧层变薄紫外线辐射增强同样影响人们的健康，地球大气是人们的保护层，这层大气也同样遵守八卦规律。

地球科学发现地球大气可以分成对流层、平流层、中间层、电离层、散逸层五个层次，其中对流层与地面最近的部分称为摩擦层，这一层是自地面到 2 公里高度，随季节和昼夜的不同，摩擦层的范围也有一些变动，一般是夏季高于冬季，白天高于夜间。在这层里气流受地面的摩擦作用的影响较大，湍流交换作用特别强盛，通常随着高度的增加风速增大、风向偏转。这层受地面热力作用的影响，气温亦有明显的日变化。由于本层的水汽、尘粒含量较多，因而，低云、雾、浮尘等出现频繁也应该看做一个独立的层次，所以地球大气就有六个层次，加上外太空和我们地球就可以分成八个层次，这八个层次之间也符合先天八卦的规律。

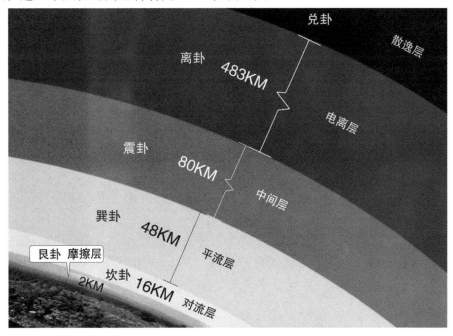

图 2 - 6　大气层

1. 太空：就是宇宙空间，有日月星辰等天体，对应乾卦。

2. 散逸层：散逸层又称"外层、逃逸层"，是地球大气的最外层，距离地表1000千米以上。这层空气在太阳紫外线和宇宙射线的作用下，大部分分子发生电离；使质子和氦核的含量大大超过中性氢原子的含量。逃逸层空气极为稀薄，其密度几乎与太空密度相同，故又常称为外大气层。由于空气受地心引力极小，气体及微粒可以从这层飞出地球引力场进入太空。而宇宙尘埃也可以落入逃逸层而被地球俘获。完成地球与太空进行气体交换。对应兑卦，六气为燥金。

3. 电离层：起于中间层顶部到散逸层底部，距离地面约 85 千米开始一直伸展到约1000千米高度，是受太阳高能辐射以及宇宙线的激励而电离的大气高层，其中完全电离部分称为磁层。能使无线电波改变传播速度，发生折射、反射和散射，产生极化面的旋转并受到不同程度的吸收。大气以正负离子和自由电子形式存在。对应离卦，六气为君火。

现代科学发现地震发生前地球磁场的剧烈变化会干扰电离层，是动于地而应于天的古代哲学思想具体体现。而电离层反射电磁波的功能使得电磁波在地球范围内传播，这就好比血液循环只能在体内运行一样，是天人相应的体现。

4. 中间层：起于平流层顶部到电离层底部，距离地面约 64 千米处到 85 千米之间的大气层。这层气温夏季会比冬季更低。这是因为冬季时，大气重力波在这一层输送向西的动量，如同施加向西的拖曳力，为了平衡这一拖曳力，大气必须朝极地经向运动获得朝东的科氏力，造成了夏极地的大气上升，冬极地的大气则下沉，形成大气环流。这一环流对温度的影响超过了太阳辐射加热，因此中间层顶的温度反而是阳光直射的夏极地最冷，无阳光的冬极地最热。中间层环流对温度的影响超过太阳辐射对温度的影响，在人体肝脏是重要的产热器官，对应震卦。风力的强大，六气为风木。

5. 平流层：起于对流层顶部到平流层顶部（距离地面约 64 千米处）这个区间由于有高浓度的臭氧分子并且其吸收太阳紫外线而增温，到了平流层顶部，这里的温度接近于 0 度。平流层中高温层置于顶部，而低温层置于低部。它与位于其下贴近地表的对流层刚好相反，对流层是上冷下热的。在中纬度地区，平流层位于离地表 10 千米至 30 千米左右的高度，而在极地，此层则始于离地表 8 千米左右。平流层含有臭氧，具有吸收紫外线功能，保护地球上所有生物的生存和地表免于受阳光中强烈的紫外线致命的侵袭，也就是说平流层是地球生物的保护层，相当于人体的胸腺，对应巽卦，六气为相火。

6. 对流层：其下界与为摩擦层，上界高度随地理纬度和季节而变化。它的高度因纬度而不同，在低纬度地区平均高度为 17～18 千米，在中纬度地区平均为 10～12 千米，极地平均为 8～9 千米，并且夏季高于冬季。空气中大部分水都集中在对流层。对应坎卦，六气为寒水。

对流层大气变化主要是地表海洋、河流、湖泊水受热上升以后形成云，在冷空气作用下形成降水而气温下降。水为坎卦，上升到同样是坎卦的对流层就停止上升，之后遇到同样是坎卦的寒冷空气凝结成雨水，重力作用下落回地面，这个循环体现气象学和古代哲学高度统一。地球上水循环是在太阳辐射热量前提下实现的，人体则是肾主水，心脏将水液输送到全身，人体内水液循环是心脏和肾脏两个系统协同作用下完成的。所以地球水循环和人体体液循环具有同样的哲学规律。

7. 摩擦层：位于大气最底层，为自地面到 2 公里高度，随季节和昼夜的不同，摩擦层的范围也有一些变动，一般是夏季高于冬季，白天高于夜间。其中夹杂着灰尘、沙尘，以及一些生物体等可以到达的高度，是雾霾、沙尘暴都在摩擦层出现。本层有湿润土壤之功，古代哲学中艮卦为山泽之气。对应艮卦，六气为湿土。

8. 地面：就是地球表面。对应坤卦。

从以上看出地球层次遵守先天八卦规律，我们扣除太空和地表以下的地球，中间就是大气层，有六个层次，与古人总结的六气形成对应关系，但是六个层次与六气是有区别的，六气可以分成多个方面，地球大气变化、季节变化、人体气机变化等都可以用六气来阐释，大气层只是六气的一种表现形式。

地球大气的六个层次与地表的灰尘、水、空气、动植物形成稳定的循环。地表空气受热上升携带水、灰尘和沙尘，其中地面的灰尘、沙尘上升到摩擦层在下降回地面形成艮卦循环；地面的水上升到对流层重新回到地面形成坎卦循环；空气上升到散逸层被地球引力束缚转而向下形成兑卦循环；电磁波从地表发出到达电离层被反射回地面形成离卦循环；大气循环为地球生物提供了稳定的生存环境，无论动物还是植物都有生老病死的循环规律，最终也都要归于尘土，形成的生态循环对应震巽循环。

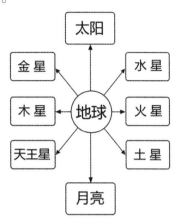

图2-7 太阳系的平衡点

注：太阳系中有的行星没有大气，有的行星虽有大气，但是结构没有地球大气完备，也就无法使星球出现适宜环境，究其原因就是地球在太阳系的平衡点位置（见图2-7），也就有了太阳系的所有特性，也才有了孕育生命的基础，更是蕴育人类文明的基础。

三、生命中心

在古希腊亚里士多德和托勒密则提出地心说，认为地球是宇宙中心，后来哥白尼提出太阳中心说，于是就出现了地心说和日心说的争论，意大利思想家、自然科学家、哲学家和文学家乔尔丹诺·布鲁诺勇敢地捍卫和发展哥白尼的太阳中心说，并把它传遍欧洲，反对地心说，1592年被捕入狱，最后被宗教裁判所判为"异端"烧死在罗马鲜花广场。科学是进步了，却是用生命换来的。随着现代科学发展，太阳中心说被一个更大的宇宙中心所代替。

现代天文学认为，宇宙是所有时间空间物质的总和，然而宇宙一词却是地道的中国货。老子的弟子辛研著《文子》一书，其中有"往古来今谓之宙，四方上下谓之宇"。《尸子》说："上下四方曰宇，往古来今曰宙"。这两部书都是先秦时期作品，说明宇宙概念是华夏先祖智慧的结晶，而老子宇宙思想也就是老子本人对宇宙的认识，而不是嫁接出来的。我国古代哲学思想中天地人三才关系是一种别样的宇宙观，既没有说地球是宇宙中心也没有说不是宇宙中心，但是从北斗授时到对青龙、朱雀、白虎、玄武四象等的观测都给人们地球是中心的印象，其实古人的观点是所有事物都有阴阳两方面，宇宙也不例外，所谓的中心只能是相当于阴阳平衡的平衡点。

三角形有中心、重心、垂心三个心，给我们的启示就是不要用一个中心的思想禁锢自己。我们地球磁场也不是中学教科书上对称形状，而是受到太阳辐射影响出现明显的不对称形状，但是两极之间仍然有一个平衡点。我们人体的神经调节以脑髓为中心，下丘脑是神经内分泌信息的转换器，内分泌器官则是在颅腔、胸腔、腹腔都有分

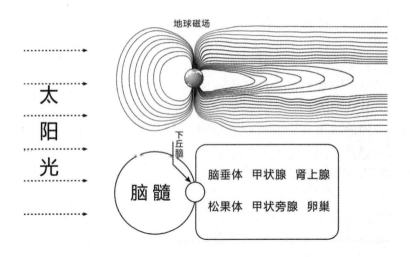

图 2 - 8   地球磁场与人体调解器官比较图

布，神经调节和体液调节两种作用的强度、持续时间、灵敏性等都不相同，但是神经调节和内分泌调节之间有一个平衡，体现出人体调节系统与地球磁场的相似性（见图 2 - 8）。前面计算出来地球是太阳和月亮的平衡点，地球也是太阳系的平衡点，这个点是什么呢？这个平衡点上蕴育了生命，是生命的摇篮，可不可以叫生命中心呢？可以叫太阳系的生命中心，但是太阳只是银河系猎户旋臂上的一颗恒星，其它恒星、星座、星系是否也有生命中心则有待进一步探讨。

第四章 人的自然属性

我们居住的地球有 45 亿年历史，早期的地球上是一片死寂的，没有生命，更没有人类，但是后来地球逐渐演化出生命，出现今天丰富多彩的世界。这一过程是如何演化出来的呢？是不是外星人？是不是神？都不是，是我们的地球自己创造了这一切。地球创造这个奇迹的条件是什么呢？就是我们地球的宇宙环境和自然环境，尤其是太阳、地球、月亮之间形成的平衡状态使地球自然环境向符合生物发生发展的方向迈进。地球上的这种平衡就是阴阳平衡，阴阳平衡决定了地球的一切。

我们应该感谢我们的祖先，华夏始祖伏羲发现自然界是由天、地、水、火、风、雷、山、泽八种物质构成的，这八种物质就是远古的地球环境，伏羲据此做出八卦。黄帝命大挠作甲子，其中甲乙丙丁戊己庚辛壬癸称为天干，用植物生长阶段描绘自然界的运行规律。一个是物质，一个是规律，《超级中医学》将二者结合在一起构成八卦天干模型（见图 2 - 9），是揭开地球生命现象的金钥匙，很好的解释了地球上的各种生命现象。

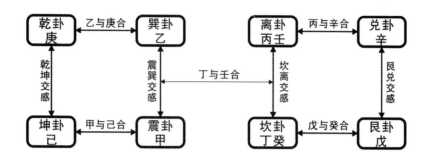

图 2-9　八卦天干模型

第一节　冥古宙地球环境

冥古宙是地质年代中最早的一个时代，从地球诞生到 38 亿年前，是地球的天文演化阶段，其间地球经历了无数次的陨石撞击，火山活动频繁，到处都是奔腾的岩浆，冥古宙后期（大约在 40 亿年前左右），这种碰撞事件开始大幅减少，地球也慢慢冷却下来，有机分子的大量合成也使得生命起源成为可能。考古学发现地球上最古老的沉积岩大约有 40 多亿年的历史，也就是说，地球凝聚几亿年后才形成坚硬的地壳，生命才有了立足之地，冥古宙的开始标志着远古地球环境的形成。

冥古宙时代地球上形成了原始海洋（液态水在地球上已经存在 44 亿年历史）和原始大气。也就有了天、地、雷、风、水、光热、空气和矿物质这八个因素，这八种因素与生命规律结合形成了孕育生命的地球环境（见图 2-10）。

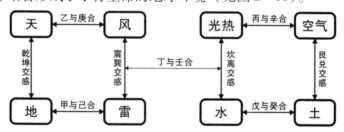

图 2-10　地球环境八卦天干模型

天：乾卦，天干为庚。就是太阳和月亮为代表的宇宙环境。

地：坤卦，天干为己。就是地球。

雷：震卦，天干为甲。实质是地球大气中的云层放电现象。

风：巽卦，天干为乙。由于地表温差形成风，可以平衡地球表面的能量。

水：坎卦，天干为丁、癸。河流、湖泊、海洋都是水的汇聚场所，是孕育生命的基础。

光热：离卦，天干为丙、壬。光热为地球提供适宜的温度是孕育生命的基础，植物更多的依赖阳光，动物更多的依赖热量。

矿物质：艮卦，天干为戊。指物质，是构成生命的物质基础。

空气：兑卦，天干为辛。氧气、二氧化碳是生命体进行能量流动不可或缺的物质。

冥古宙时代的地球创造生命首先是制造出有机物，在地球环境系统图中可以清晰地看到"雷"，"雷"就是创造生命的第一要素，雷电作用下地球首先合成有机物，在实验室模拟原始地球环境用空间放电合成氨基酸、甲烷、氨气等简单有机物是早就被证实了的（雷，五行属木，是孕育生命的第一步），下一步就是制造出更加复杂的有机物蛋白质、核酸等，这个过程是非常漫长的，目前考古界还没有发现冥古宙存在大量有机物的证据，但是，在太古宙中期就已经出现生命了。

第二节　太古宙生命形成

地球的下一个时代是太古宙，38 亿年到距今 25 亿年的这一段时间。持续时间约为 13 亿年。地球在太古宙这段时间，大气的透光性增强，为原始生命的光合作用提供了条件，在太古宙的古太古代（36 到 32 亿年），地球终于创造了宇宙中的奇迹——生命出现了。由于年代久远，确实很难寻觅到化石，人们对这一时期的生命活动了解得很少。但 20 世纪后半期，科学家们陆续在南非和澳大利亚获得了重大收获，在变质程度不太剧烈的沉积岩层中发现了叠层石，这是微生物和藻类活动的产物。此外，人们在这些古老的岩层中还分析出大量的有机物（如苯、烃基苯等）、环形化合物（如呋喃、甲醇、乙醛等）。在南非的一套古老沉积岩中，科学家们借助先进的精密观测仪器，发现了 200 多个与原核藻类非常相似的古细胞化石，这些微体化石一般为椭圆形，具有平滑的有机质膜，是人们迄今为止发现的最古老、最原始的化石，也是在太古代地层中发现的最有说服力的生物证据。从生物界看，这是原始生命出现及生物演化的初级阶段，当时只有种类不多的原核生物，他们只留下了极少的化石记录。

现在已经发现最原始的生物分为原核生物、古核生物和真核生物三种，本书用八卦天干模型对原核生物的结构和功能进行剖析，揭示原始生命。

原核生物是世界上最古老的生物之一，也是最简单的生物，本书构建出原核生物八卦天干模型，可以看到原核生物是非常简单的，但是具备了生物体最基本的构成条件。

原核生物八卦天干模型（见图 2－11）：

1. 细胞膜：乾卦、兑卦、离卦、坎卦、艮卦五个与外界联系紧密的系统都存在于细胞膜结构内，细胞膜完成营养吸收、水分代谢、气体交换以及能量代谢等多种功能，光能细菌在细胞膜内褶的膜系统进行光合作用，化能营养细菌在细胞膜系统上进行能量代谢，大多数原核生物能进行有氧呼吸。

2. DNA：坤卦系统，具有 DNA 双螺旋结构，但是还没形成染色体和细胞核结构，以简单二分裂方式繁殖，就是一个变成两个，还没有性分化。

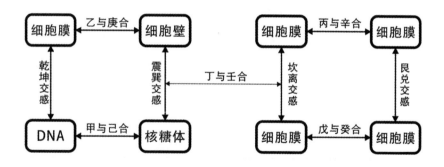

图 2 - 11 原核生物八卦天干模型

3. 核糖体：震卦系统，通过核糖体合成蛋白质。

4. 细胞壁：巽卦系统，大部分原核生物具有细胞壁，是一种在恶劣环境下的保护机制。

另外，乾卦系统还包括细胞骨架属于腑。这就是最原始的生命形态。

二、下面这段文字是科学家对原核生物结构和功能的研究成果。

1. 核质与细胞质之间无核膜因而无成形的细胞核。

2. 遗传物质是一条不与组蛋白结合的环状双螺旋脱氧核糖核酸（DNA）丝，不构成染色体（有的原核生物在其主基因组外还有更小的能进出细胞的质粒 DNA）。

3. 以简单二分裂方式繁殖，无有丝分裂或减数分裂。

4. 没有性行为，有的种类有时有通过接合、转化或转导，将部分基因组从一个细胞传递到另一个细胞的准性行为。

5. 没有由肌球、肌动蛋白构成的微纤维系统，故细胞质不能流动，也没有形成伪足、吞噬作用等现象。

6. 鞭毛并非由微管构成，更无"9 + 2"结构（鞭毛的结构），仅由几条螺旋或平行的蛋白质丝构成。

7. 细胞质内仅有核糖体而没有线粒体、高尔基体、内质网、溶酶体、液泡和质体（植物）、中心粒（低等植物和动物）等细胞器。

8. 细胞内的单位膜系统除蓝细菌另有类囊体外一般都由细胞膜内褶而成，其中有氧化磷酸化的电子传递链（蓝细菌在类囊体内进行光合作用，其他光合细菌在细胞膜内褶的膜系统上进行光合作用；化能营养细菌则在细胞膜系统上进行能量代谢）。

9. 在蛋白质合成过程中起重要作用的核糖体散在于细胞质内，核糖体的沉降系数为 70S。

10. 大部分原核生物有成分和结构独特的细胞壁。

总之原核生物的细胞结构要比真核生物的细胞结构简单得多。这就是地球早期生命，非常简单，毕竟是地球上最早期的生命，不可能太复杂，就是这样简单的生物开启了地球生命的大门。我们可以比较八卦天干模型和科学家对原核生物描述二者之间的区别，体会八卦天干模型的作用。

第三节　元古宙以后生命爆发

　　元古宙是指太古宙到古生代之间的一段，它开始于25亿年前，结束于6亿年前。这一段的地层称为元古宙。科学家认为，元古宙地球的岩石圈、水圈和大气圈都经历了重要的变革。地球早期的小块原始陆地在元古宙开始之前合并成一个或几个大块了。在元古宙岩层中发现的原始生物的遗迹，如细菌、蓝藻、绿藻化石可以知道，元古宙时藻类和菌类开始繁盛，是由原核生物向真核生物演化、从单细胞原生动物到多细胞后生动物演化的重要阶段。叠层石始见于太古宙，而古元古代时出现第一个发展高潮。在中国北部的串岭沟村发现属于16～17亿年前的丘阿尔藻的化石，是已发现的最老的真核细胞生物。元古宙晚期，无脊椎动物偶有发现。古生代初期的寒武纪出现生物大爆发。生物从海洋到陆地一派兴旺的景象。

　　统治海洋：寒武纪，节肢动物。奥陶纪，软体动物。志留纪，节肢动物。泥盆纪，鱼类。石炭纪，鱼类。二叠纪，鱼类。三叠纪，爬行类。侏罗纪，爬行类。白垩纪，爬行类。新生代，鱼类。

　　统治陆地：志留纪，节肢动物。泥盆纪，节肢动物。石炭纪，两栖动物。二叠纪，爬行类。三叠纪，爬行类。侏罗纪，爬行类。白垩纪，爬行类。新生代，哺乳类。

　　现在这些物种大都从统治地位被拉下来，他们都是自然的产物，被自然所驱使，没有一种生物能像人类一样具有如此巨大的改造地球的能力，我们自己也不知道为什么上苍会眷顾人类，在高兴之余还是有一些问题需要解决，为什么人类能成为万物之灵长，而其他动物都不能呢？猴子、大猩猩和我们人类是近亲，与人类有着非常接近的手，为什么猴子和大猩猩不能像人一样制造复杂的工具？他们没有人类发达的大脑。大象和我们人类有同样发达的大脑，为什么大象不能制造工具？大象没有和我们一样灵巧的手。为什么都是在地球上的生物唯独我们人类进化出灵巧的手和发达的大脑呢？这就是我们人类的进化恰好与天地运行规律一致，我们中华文明在很早就发现了这些原理，只是人们还不是很理解，甚至到现在还认为是迷信邪说，本人经过多年探索，将古人智慧与人体科学进行巧妙对接，揭开了人类成为万物之灵长的谜团。

　　瑞典生物学家卡尔·林奈为我们做出了一个非常巨大的贡献，发表了《自然系统》一书，被称为自然系统之父，这部巨著为生物分类学奠定了基础。指出了所有的植物都起源于一个共同的祖先。而达尔文《物种起源》也提出了生物进化论。于是人类有了研究生物进化的准绳，画出一棵树，不断的往树上填各种各样的动物、植物、微生物，但是不知道这些生物是根据什么进化的。遗传是维持物种的稳定，进化是为了更好的适应环境，优胜劣汰就成了自然法则，却不是自然原理。在生物进化这棵大树上我找到了原生动物和植物，并根据他们的生理功能绘出了各自的生命系统示意图。从图中我们可以看到他们就是一个图形的翻版，在回头看看原核生物和地球环境的示意图就会发现还是一个图形的翻版，这就说明一个问题，他们都是一个模型产生的，这就是八卦天干模型。

一、细胞基本结构模型

现代科学对细胞的研究分成显微结构、超微结构不同层次，这就使细胞器官不能再同一水平下进行客观判定，于是就有了细胞是由细胞膜、细胞质、细胞核的三种分类，又进一步分出了线粒体、高尔基体、内质网、核糖体结构。再进一步还有更精细的分类结构。在人体宏观系统剖析中可以发现器官大小差异巨大，功能却是同一个层次的，所以在研究微观结构的时候也应该打破层次限制，从细胞生理功能的完整性确定细胞结构的层次。

原核生物进一步进化就出现了原生动物、植物、后生动物等，这些生物的细胞结构已经很完备了，都有相同的八脏结构，是天人同构在生物界的具体体现，可以称为生命基本结构（见图 2 - 12）。也是把中医思想引进微观细胞的成果。

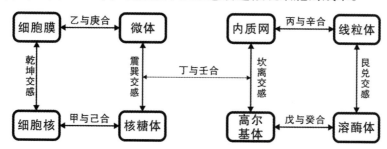

图 2 - 12　生命基本结构模型

1. 细胞组成：由细胞膜、细胞核、核糖体、微体、内质网、高尔基体、线粒体、溶酶体八种结构。

（1）细胞膜：接收外界信息，吸收营养物质、氧气和各种活性物质，与人体信息系统相似，八卦为乾。天干为庚。

（2）细胞核：含有大量遗传物质，是细胞分裂繁殖的基础，八卦为坤。天干为己。

（3）核糖体：核糖体除哺乳类成熟的红细胞外，一切活细胞（真核细胞、原核细胞）中均有，它是进行蛋白质合成的重要细胞器，在快速增殖、分泌功能旺盛的细胞中尤其多。其主要成分为 RNA 和蛋白质，是合成蛋白质的场所。八卦为震。天干为甲。

（4）微体：细胞的防御器官。功能是利用氧化酶和过氧化氢酶将有害物质氧化，具有解毒的作用和对细胞起保护作用。八卦为巽。天干为乙。

（5）高尔基体：细胞代谢器官。高尔基体是完成细胞分泌物（蛋白质）最后加工和包装的场所。从内质网送来的小泡与高尔基体融合，将内含物送入高尔基体腔中，在那里加工、分类与包装，合成新的蛋白质。然后分门别类送到细胞特定的部位或者分泌到细胞外面，高尔基体还合成一些分泌到胞外的多糖和修饰细胞膜的材料。

八卦为坎。天干为癸、丁。

（6）内质网：细胞循环器官。内质网是指细胞质中一系列囊腔和细管，彼此相通，形成一个隔离于细胞质基质的管道系统。它是细胞质的膜系统，外与细胞膜相连，内与核膜的外膜相通，将细胞中的各种结构连成一个整体，具有承担细胞内物质运输的作用。八卦为离。天干为丙、壬。

（7）溶酶体：细胞的消化器官。溶酶体的功能有二：一是与食物泡融合，将细胞吞噬进的食物或致病菌等大颗粒物质消化成生物大分子，残渣通过外排作用排出细胞；二是在细胞分化过程中，某些衰老的细胞器和生物大分子等陷入溶酶体内并被消化掉，这是机体自身更新组织的需要。八卦为艮。天干为戊。

（8）线粒体：细胞的能量器官。线粒体是真核生物进行氧化代谢的部位，是糖类、脂肪和氨基酸最终氧化释放能量的场所。八卦为兑。天干为辛。

2. 细胞结构的交感

（1）细胞膜与细胞核交感：细胞膜提供物质、信息、能量，细胞核提供复制模板，两者决定细胞的结构与功能。

（2）微体与核糖体交感：核糖体合成蛋白质为细胞生长发育提供原料，微体保护细胞生长。

（3）高尔基体与内质网交感：两者共同完成细胞内物质的运输和代谢，实现对细胞环境的调节。

（4）线粒体和溶酶体交感：为细胞提供物质和能量。

3. 细胞结构化合：

（1）细胞核与核糖体化合：完成细胞合成蛋白质功能（现代医学称为中心法则）。

（2）细胞膜与微体化合：完成细胞的感知、防卫、保护，防止有害物质进入细胞，同时让有益物质进入细胞。

（3）内质网与线粒体化合：为细胞工作提供能量。

（4）高尔基体与内质网化合：两者共同完成细胞内物质的运输和代谢，实现对细胞环境的调节。

（5）溶酶体与高尔基体化合：体现消化与代谢的对应关系。

二、原生动物八卦天干结构

原生动物具有完整的八脏结构（见表2-6），八腑八窍也已经齐备，说明随着生物进化的历程，原生动物已经具备了脏、腑、窍这些基本结构，原生动物八脏结构是后生动物身体结构的微缩版，已经具备了系统的层次结构，细胞膜和细胞核调节细胞生长发育，核糖体和微体一个负责生长一个负责保护，内质网和高尔基负责物质运输，线粒体和溶酶体负责物质能量供给，与人体系统的功能如出一辙。从原核生物到原生动物是地球生命体进化的一大步。

表 2 - 6　原生动物结构表

八卦	乾	坤	震	巽	坎	离	艮	兑
八脏	细胞膜	细胞核	核糖体	微体	高尔基体	内质网	溶酶体	线粒体
八腑	细胞骨架	中心体	核糖体	包囊	伸缩泡	内质网	食物泡	细胞膜
八窍	鞭毛	细胞膜	眼点	咽	细胞膜	细胞膜	胞口	细胞膜

三、植物

在进化出动物的同时也进化出植物，动物是异养生物，植物是自养生物，两种生物细胞的基本结构是一样的，但是辅助结构中质体就有很大差异。质体相当于仓库，动物的质体典型的就是脂肪细胞内的脂质泡（贮藏脂肪），植物细胞的质体则具有制造和贮藏淀粉、油、蛋白质、叶黄素、叶绿素、类胡萝卜素等功能。植物细胞的八卦天干模型分为两部分，一部分是植物细胞的八卦天干模型，另一部分是植物细胞与叶绿体组成了复合的八卦天干模型。

1. 植物细胞八卦天干结构：

植物细胞与动物细胞八卦天干结构相同，但是植物细胞的微体中既有过氧化物酶体又有乙醛酸循环体，动物细胞只有过氧化物酶体，这种微小的差异变化证实了动植物都是由原生生物进化来的，说明动物和植物有着共同的祖先，只是因为叶绿体的参与出现了不同的进化历程，叶绿体与植物细胞形成一种复合八卦关系。这种关系导致了动植物之间的巨大差异，动物是异养生物，植物是自养生物。是生物进化的过程。

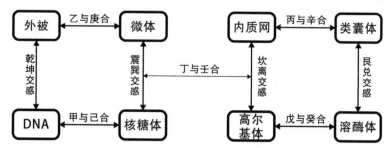

图 2 - 13　叶绿体八卦天干模型

2. 叶绿体八卦天干模型（见图 2 - 13）：类囊体就是叶绿体进行光合作用的地方，外被是叶绿体的包膜，DNA 是叶绿体的遗传物质，核糖体是叶绿体制造蛋白质的地方。他们与植物细胞的微体、内质网、高尔基体、溶酶体组成八脏系统。

有人推测叶绿体与植物细胞的关系是某些真核生物在吞噬蓝藻以后，蓝藻在细胞没有被消化反而在体内存活下来，蓝藻通过叶绿素的光合作用为植物细胞提供能量，植物细胞为叶绿体提供好的环境和营养素，形成共生关系。

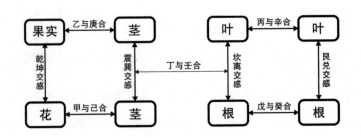

图 2 - 14　植物八卦天干模型

3. 高等植物八卦天干模型（见图 2 - 14）：

高等植物都只有根、茎、叶、花、果实这几个部分，看起来没有动物复杂，也是按照八卦（见表 2 - 7）、天干（见表 2 - 8）规律演化出来的，而且这些器官的形成原理要比动物复杂的多，在八卦天干模型中可以清楚的看到这种复杂性：

表 2 - 7　植物器官八卦对应表

八卦	乾	坤	震	巽	坎	离	艮	兑
器官	果实	花	茎	茎	根	叶	根	叶

（1）根：居于坎、艮两个位值，具有吸收水和营养物质的功能。
（2）叶：居于离、兑两个位置，是吸收能量和物质传输的动力来源。
（3）茎：居于震、巽两个位置，是植物生长的部位。
（4）花：居于坤位，相当于动物的生殖器官，是植物繁殖器官。
（5）果实：居于乾位，好比动物的受精卵，是植物新生命的摇篮。

植物器官功能：实现物质运输、能量流动、营养供给、孕育生命四大功能。

表 2 - 8　植物器官天干对应表

天干	甲	乙	丙	丁	戊	己	庚	辛	壬	癸
器官	茎	茎	叶	根	根	花	果实	叶	叶	根

4. 植物八卦交感：
（1）乾坤交感：孕育新的生命，果实。
（2）震巽交感：构建植物的躯干，茎。
（3）坎离交感和艮兑交感：是根和叶的交感，根和叶一个供给水分和营养，一个供给能量进行代谢。是植物生长的动力。

5. 植物天干化合：
（1）甲与己合：茎和花的连接，供给营养。
（2）己与庚合：茎和果实的连接，供给营养。

（3）丙与辛合：形成叶子，通过蒸腾作用为植物运送水和营养物质，吸收二氧化碳产生能量。

（4）丁与壬合：根和叶一个供给水分和营养，一个供给能量进行代谢，是植物生长的动力。

（5）戊与癸合：形成根，吸收水分和营养物质。

由以上可以清楚的看到，植物的根、茎、叶是植物八卦交感和天干化合的结果，形成原理比动物的八脏器官复杂。花和果实是植物生长的结果。

四、人体细胞

人类也是由细胞构成的，我们的细胞也拥有与原生动物相同的八脏结构，但是没有八腑结构和八窍结构，是因为我们身体的八脏器官功能指向就是为细胞提供营养物质和稳定的生存环境，功能已经由我们身体各个系统完成了，而原生动物则需要细胞自身来完成，所以人体细胞没有原生动物复杂。可以认为人体细胞是退化了的原生动物。

我们人类和植物，原生动物，原核生物一样都符合八卦天干模型，在生命的早期我们人类和这些生物是一家，在进化过程中原生动物细胞内建立了自身的腑和窍结构，实现了自身从原核生物到动物的转变；植物细胞则是与叶绿体结合形成了从原核生物到植物的转变；后生动物和我们人类则是通过细胞分化建立了庞大的宏观系统满足微观细胞的需要。所以在我们的基因里也就有他们的成分，我们是他们进化来的，是大自然的产物，我们的生理、心理、行为都是大自然赋予的，我们的一切所作所为都逃脱不了大自然的规律。

第五章　人的社会属性

第一节　人在生态圈

我们在自然环境中生存，环境对于我们的生活质量，身体心理健康的影响乃至子孙后代延续等至关重要。环保已经深入人心，生态环境也是大家耳熟能详的，我们生存的自然环境就是我们的生态环境，简单说植物吸收太阳能合成各种有机物是生产者，我们人类和各种动物、微生物都是消费植物生产的各种物质，是消费者，生产和消费之间的平衡就是生态平衡，人类只是这个平衡中的一份子，我们每天要消费各种食物，要从小长大增加体重，要工作运动释放自己的能力，这些都是我们在生态环境中的表现，完成这些功能则需要信息的传递。人们发现的生态环境中的物质循环、能量流动和信息传递规律也符合人体和自然规律。

一、物质循环

在第四部分生命物质基础中将介绍营养物质进入体内供细胞利用的途径，这个途径就是把营养物质转化成我们身体组成部分的过程，是同化作用，还有一部分就是将我们身体分解的过程，叫异化作用。两部分结合就构成了我们身体的物质代谢。另外还有一部分在肠道没被吸收利用，直接排泄到自然环境之中。代谢出来的垃圾通过微生物分解成无机物融入自然环境之中，再由植物重新合成新的营养物质供人们利用，从而完成人体与自然之间的物质循环。

在人体进行物质代谢过程中，环境因素分成内环境、人工环境、自然环境三部分。其中内环境就是我们组织器官生存的环境；人工环境主要包括整个消化道、呼吸道、泌尿道、生殖道四个部分，其中消化道两端有嘴唇和肛门封闭起来，是人为制造的封闭环境，在这个环境状态下食物按照我们身体意愿可以在需要的器官停留，实现对食物的消化吸收和代谢。呼吸道、泌尿道、生殖道，这三个管道都是一端深入身体组织器官内部，另一端与自然环境相通，完成人体代谢；自然环境是我们的生存环境。自然环境、人工环境、内环境的划分使人体环境与自然环境之间的关系更加明确，也更容易理解中医尤其是六经内容，六经不再神秘，而是完全符合现代科学的优秀理论。

人体物质循环的主要代谢器官是卵脏、肝脏、肾脏、胰脏以及八腑器官。卵脏通过内分泌调节物质代谢，肾脏通过过滤作用调节物质代谢，胰脏通过消化功能实现物质运化，八腑器官则是物质代谢的主要器官。卵脏、肝脏、肾脏、胰脏都是腹腔内器官，八腑器官的重心也在腹部，也就说明腹部是物质代谢的主要场所，与传统中医腹部藏精的观点是一致的。

二、能量流动

在生态系统中，物质流动是可循环利用的，能量流动是单向的、不可逆转的，是人体的动力来源，能量伴随物质进入人体，物质是能量的载体，蛋白质、脂肪、葡萄糖是人体能量的来源。人体各个细胞的蛋白质最终都会被分解成二氧化碳、水和尿素，同时释放出能量，每克蛋白质能释放 4.35 千卡热量；脂肪则是心脏的主要能量来源，也是人体释放热量最多的能源物质，每克脂肪释放 9.25 千卡热量；葡萄糖则是脑髓唯一的能量来源，也是人体最清洁的能源，每克葡萄糖释放 4.2 千卡热量。这些能量通过热量传导、辐射输送到身体各个部位，最后释放到体外，运动则是以机械能形式向外界释放能量，运动是人和动物的基本功能。

人体完成体液运动的系统是心和肺两个系统，热量则是通过体液运行向身体各个部位输送，胸系统负责八体组织的功能，八体组织完成人体运动功能，所以三个系统负责人体能量的释放，三个系统的核心器官都藏在胸腔，与传统中医胸腔藏气的观点是一致的。需要注意的是，肝脏也是热量的主要产生器官，但是肝脏生产的热量都输送到心脏，让心脏来支配。

三、信息传递

　　能量流动是生态系统的动力，物质循环是生态系统的基础，而信息传递则决定着能量流动和物质循环的方向和状态。在生态系统中，种群和种群之间、种群内部个体与个体之间，甚至生物和环境之间都有信息传递。信息流动有利于沟通生物群落与非生物环境之间、生物与生物之间的关系。由于信息流动是双向的交流，生态系统产生了自动调节机制。

　　人体负责信息处理的是脑系统，脑系统调控窍，窍是人们与外界进行信息交流的器官，其中眼和耳是信息感知器官，鼻、口腔、舌、咽、乳腺都具有感知功能，喉则是向外界释放声音的器官，并且与口腔、舌、鼻、咽协同作用将声音变成语言信息释放到体外。通过信息交换完成人与人、人与社会、人与自然之间的交流，使人们具有认识自然、改造自然、征服自然的能力，维持人类社会的稳定发展。脑髓在人体最上方，信息交换工作也主要在头部完成，与传统中医脑为元神之府的观点是一致的。

　　在生态系统中，各组分之间及其与环境之间不断地进行着物质循环、能量流动和信息交换，这是整个生态系统的规律，对于某一个环节则都体现出流动现象，所以称为"流"（物质流、能量流、信息流）。物质、能量、信息从一个环节流向另一个环节，最终形成循环。这种流动维了系统与环境以及系统内各组分之间的关系，形成了一个动态的、可以实行反馈调控和相对独立的体系。系统中的任一组分只要其状态发生了变化，就可以通过"流"的相应改变（路径、方向、强度和速率等）去影响其他组分，最终将波及整个系统。人体内物质、能量、信息都是流动的，流动也就有流动的通道，这个通道就是人体八系器官，八系器官就好比公路、铁路、电线、电话线、电脑网线等，是人体的生命线。八系管道畅通人体各个组织器官就能够正常工作，身体负担也就减轻，发生疾病的可能性就小。另外，能量和信息还可以通过辐射传递。

　　人体五行循环体现出物质、能量、信息的流动，其中物质循环逆运五行，能量循环则是顺运五行，信息则是通过五行相克发挥作用。三个体腔分别负责人体物质、能量、信息的流动，对应人体精气神，可以说精气神的现代表述就是物质、能量、信息。

第二节　人体结构与家庭

　　很多人都喜欢看动物世界，动物种群里面都有一个首领，这个首领拥有与异性交配的权利，其它同类动物则不允许染指这一权利，于是每年的发情季节都会出现一场交配权的争夺战，胜者为王，这样的结果在动物界是普遍现象。但是人类不同，人类有家庭关系，解决了种群繁衍的问题，把更高级的任务交给首领来完成，也就平衡了人类种群内部的社会关系和维护种群的生存发展，使种群的规模不断发展壮大。《齐俗训》云："神农之法曰：丈夫丁壮不耕，天下有受其饥者；妇人当年而不织，天下有受其寒者。故身自耕，妻亲织，以为天下先其导。……奸邪不生，安乐无事而天下均平。"这反映了当时社会天下为公、团结友爱和人民安居乐业的景象。而从发掘出的墓葬来看，当时以从母系氏族社会向父系氏族社会转变，且在婚姻制度上有了缔结和嫁娶之礼，使家庭在原始社会中的作用更加明显，人们对家庭的道德理论有了初步的认识。

现在每个人都生活在家庭之中，对家庭结构非常了解，但是家庭结构和人体器官之间的关系知道的就不多了。本书在探索人体规律的时侯发现三才、五行、中天八卦的结构和人体结构以及家庭之间存在密切关系，也就找到了人体结构与家庭之间的桥梁，建立了新的家庭医学概念，明确了人们在家庭中的位置。

一、三才结构与家庭

三才与人体结构有密切关系，古人认为人是天地所生，天地人形成三才，也就是人是自然的产物，从生物起源发展到今天丰富多彩的世界可以知道人类是从原始生物一点点进化出来的，是天地的产物，敬天敬地是对大自然的尊重，也因此会得到大自然的馈赠，于是有了龙王庙、山神庙、土地庙、城隍庙等，这些是人们敬畏自然的具体体现。在家庭父亲是天，母亲是地，子女是人，是天地人三才在家庭中的体现。父母之间相互协调共同具有约束教育子女的责任也有支持帮助子女的义务，约束教育和支持帮助组合在一起形成对子女行为的调节，使子女的成长路程不至于出现偏差，子女一方面接受父母的生养，另一方面又要孝顺父母。在人体就表现出脑和胎两个系统是人体的调节系统，具有调节子女系统生理功能的作用，子女系统则具有供养父母系统的义务。

二、五行理论与孝道

家庭中有高祖、曾祖、祖父、父亲、自身五个层次世代传承关系，敬老尊老无论多大年纪都要遵守这个原则，是人生不忘本源，感念先祖的恩德。为什么将辈分分成五代呢？我们从弱冠开始讲，古代男子20岁时候称为弱冠，是长大成人的标志，到了这个年龄要举行冠礼，从周朝到清末民初都有冠礼，延续几千年，可惜在西方文化冲击下消失了。冠礼的举行标志这个年龄就要承担成年人应该尽的责任和义务，古代又有不孝有三无后为大的说法，也就是说要娶妻生子繁衍后代，于是我们可以推算出辈分有五代的原因，天年是100岁（出自《黄帝内经》），分成五个档次，每一个档次20岁。这也恰好与五行循环相呼应。五行循环周而复始，人类活到百岁以上则是很少的，这就是规律，有些人会活到120岁(《尚书》指人的寿命120岁)，这时候第六代子孙也已经成人了，也就是人的寿命达到了极限，所以中国人说长大成人，这就意味着第六代先祖到了寿命的极限。我们从五行原理看家庭辈分关系，五行理论有相生关系，父母生子女，也就是父母生养子女，子女要孝顺父母，是天经地义的事情。同理，父母也要孝顺祖父母，一辈辈孝顺上去就是遵守自然规律，也就是我们中国人的孝道。

父母生养子女，相反子女要孝顺父母，这种关系在人体有具体体现，人体系统相生规律是肝→心→胰→肺→肾→肝，这种关系与五行之间的相生形成对应。五行理论被中医运用数千年取得了非常好的效果，是父母养育子女在人体的体现。食物从体外运动到体内最后到达细胞则有不同规律，食物从胃（土）→小肠（火）→肝脏（木）→肾脏（水）→肺脏（金）→胰腺分泌胰岛素（土）→细胞的过程就是逆运五行的过程，是与五行相生相反的逆向过程，是子女对父母的供养，是一种报恩过程。人体是由细胞构成的为细胞供养食物就是一种孝顺行为。给父母出难题、向父母索取、把问题留给父母都是一种不孝行为，不孝就会出问题。在人体糖尿病就是身体的不孝，胃受纳营养过剩导致小肠吸收的就多，引起血脂血糖升高，增加肝脏负担引起脂肪肝等疾病，引起肝功能下降，进一步发展肾脏负担加重，肺脏分解负担也就加重，体内血糖居高不下增加胰岛负担，引起糖尿病。每一个过程都是逆向增加父母器官的负担。可以说是身体器官的不孝而导致糖尿病。

三、八卦与家庭

现代考古学家一直探索家庭出现的年代，大多数是猜测，中天八卦结构告诉人们家庭结构已经成为当时主要社会关系，这就是《说卦传》第十章讲的内容，字数不多道出了人类社会的基础——家庭。但是这段文字是用家庭解说八卦呢？还是用八卦解说家庭呢？都不是，而是互相解释，道理就是天人同构，八卦是各种事物的综合反映，人体规律也就符合八卦原理，家庭是我们最熟悉的社会，懂得家庭规律也就懂得八卦原理，如果没有八卦原理赋予家庭也就没有几千年父慈子孝、夫唱妇随的纲纪，更没有了凝聚一个家庭的力量。

1. 父母：脑系统是父亲，中国有男主外女主内的传统，父亲处理社会和家庭的各种关系，在人体表现出脑系统主窍，窍是人体与外界进行物质信息交流的器官，同时脑系统也通过神经调解完成对脏腑器官的调控，是男主外在人体的具体体现。胎系统是母亲，母亲处理家庭的日常生活（柴米油盐、子女教育都要考虑），在人体表现出胎系统主八腑器官，八腑器官负责营养物质的吸收和代谢，孕育后代也是胎系统的重要使命，是女主内的体现。父母有约束和帮助子女的义务，当子女做错事情的时候要约束，子女遇到挫折的时候要鼓励，在人体则是脑和胎两个系统通过神经调节和内分泌调节完成对脏腑器官的调控。由此我们可以看出脑和胎两个系统在人体是父母非常科学合理，而孝敬父母、夫妻和睦应该是家庭的主旋律。

2. 长男长女：肝系统为长男，是大哥，现实生活中都知道年轻人有闯劲，是震卦长男的作用，人体内肝脏为震卦，负责人体的生长功能，疏通八系通道，使营养物质能够顺利到达细胞，确保细胞生长发育正常进行。胸系统为长女，是大姐，胸腺清理垃圾，杀灭有害病原微生物，维持内环境的稳定，细心呵护细胞的健康，就像一个大姐姐。

3. 中男中女：肾系统为中男，是二哥，经过大哥肝系统解毒以后产生的代谢废物通过肾系统进行代谢，肾系统是二哥。心系统为中女，是二姐，大姐清理干净以后，心系统将营养物质送到身体各个部位供细胞利用。

4. 少男少女：胰系统为少男，是小弟，家里有好东西要给小弟弟吃，在人体把食物消化吸收功能交给胰系统来完成。肺系统为少女，是小妹妹，特娇惯，不做什么重活累活，在人体肺系统只是完成气体代谢就可以了，而且肺系统的呼吸也是被动的呼吸，自己根本不需要用力气，中医也有肺为娇脏的说法。

三才、五行、八卦都反映了家庭内部父母子女之间的生养、教育和孝顺等关系，三才为家庭定下基调，五行理论更是把孝顺提升到敬老敬祖的高度，体现山华夏文明不忘先祖的美德。孝道与人体规律的一致性证明孝顺不只是美德，而是自然规律，孝顺就是在做符合自然规律的事情，也就会得到上天的庇佑。尊敬父母长辈就是尊重大自然规律，调节好我们的身体也是尊重大自然规律。从八脏与家庭关系可以看出人们需求的层次有明显区别，少男少女满足物质需求，是生理需要；中男中女则是乐于助人，给别人排忧解难，开始对社会发挥作用；长男长女则是开始对家庭发展做规划，积极向上。父母则是全程调控，使家庭和乐安康。

用一个家庭来比喻人体八脏器官是很贴切的，人体器官与家庭、社会、自然都有同样的结构，中医称为天人同构。家庭是我们最熟悉的社会，通过家庭与八脏器官关系的类比，我们不但知道八脏器官的关系，也知道自己在家中的位置、社会的位置、自然的位置，也就能知道自己该如何处理各种关系了。是天人同构的具体体现。同样道理人体能做到这一点也就不会有疾病发生。

第六章　感知光线

当上帝说要有光的时候就注定我们生活的世界是光影世界，没有光线的黑夜缺乏生机，用眼睛看到的世界赤橙黄绿青蓝紫绚丽缤纷，给我们清新愉悦、温暖宜人、生机盎然的感觉，这些都是光线带给我们的欢乐，光线是上帝对我们的恩赐。我们人体感知光线的机制是什么呢？光学研究发现光可以分成单色光和复色光，单色光不能再分成其他光线，复色光是由两种以上光线叠加在一起形成的，所以光线透过棱镜时候可以分成多种颜色，最典型的就是太阳光，为白色光，能够分成红橙黄绿蓝靛紫七种颜色。还有一种是全吸收光线，表现为黑色。现代科学研究发现人的眼睛可以感知红、绿、蓝三种光线，眼睛是如何感知其它更多光线的呢，这就是光线的叠加效果，两种光线叠加在一起就可以形成新的颜色，例如红光和绿光组合在一起就是黄光、绿光和蓝光组合在一起就形成青色的光，七种颜色叠加在一起就形成白光等，眼睛将光线拆分成红绿蓝三种光线传入脑髓内部再进行还原，也就看到绚丽缤纷的自然界。

太阳光（见图 2－15）主要来自太阳表面绝对温度约六千度的黑体辐射光谱，可见光的波长范围在 770～390 纳米之间，看不见的红外线在 770～11590 纳米之间。波长不同的电磁波，引起人眼的颜色感觉不同。770～622 纳米为红色，622～597 纳米为橙色，597～577 纳米为黄色，577～492 纳米为绿色，492～455 纳米为蓝靛色，

455～390 纳米为紫色。这就是太阳光谱的次序，是自然形成的次序。

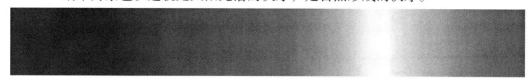

图 2 – 15　太阳可见光谱

来自太阳的光线可以分成七种颜色，与中医五色理论不但颜色存在差异，数量也明显不同，那么中医光线认知理论就应该重新定位，找到太阳光线的真正规律。光线是用眼睛感知的，所以我们从眼睛开始探讨光线，眼睛有感知红绿蓝三种光线的视锥细胞，另外加上全反色的白色和全吸收的黑色加起来是五种，中医认为有青、黄、赤、白、黑也是五种颜色，数量上一致，但是在颜色上明显不同，青色和黄色都不是眼睛里面看到的单色光，是复色光，这就要求对光线重新分析。

按照光线生成原理，青色是绿色和蓝色组合在一起的复色光，绿色是植物的颜色，天空和海洋都是蓝色，黄色是绿色和红色组合在一起的复色光，所以光线就不只是五种。世界上的事物都具有八卦属性，现代科学知道光也具有物质属性，光线是否也具有八卦属性呢？我们看到物体的颜色本质是不吸收的反射光线、折射光线和物体发出的光线，例如黄色是土之色，是土反射太阳光的颜色，赤色是火之色，是火发出的颜色，植物对应的绿色则是反射的太阳光线。

中医对光线的颜色划分只有五种，称为五色，五色配五行，青色五行属木，红色五行属火，黄色五行属土，白色五行属金，黑色五行属水，与实际太阳光线存在明显差异，这是怎么回事呢？青色对应木具有生长功能，现代光学研究发现青色是绿色和蓝色组合在一起形成的光线，我们知道八卦中震卦和巽卦五行属木阴阳交感，绿色和蓝色两种光线作用出青颜色正好符合阴阳交感，绿色是植物之色为震卦，如果蓝色对应巽卦就可以找到青色五行属木的原因，现代科学发现蓝色是植物最喜欢的颜色，蓝色可以促进植物生长，帮助植物杀死有害病原微生物，这一点恰好与巽卦特点一致，所以可以确定蓝色是巽卦的颜色，绿色是震卦的颜色，也说明青色五行属木是正确的。另外，光线是电磁辐射，辐射就释放热量，红色是辐射热量最多的颜色，所以是离卦的颜色，也是为植物提供能量进行光合作用的颜色。有人用七色光分别照射植物，发现红光和蓝光照射的植物生长最快，是植物最喜爱的颜色，也就印证了青色五行属木、红色五行属火是正确的。我们人类生长离不开食物，植物是为我们提供食物的物质，热量也是我们赖以生存的基础，在光线上就是红绿蓝三种颜色，这个时候我们就可以明白为什么眼睛有红绿蓝三种感知光线的细胞，三种光线的属性是绿光五行属木，震卦；蓝光五行属木，巽卦；红光五行属火，离卦。于是三原色的五行八卦属性就确定了。

其它颜色都是通过这三种颜色叠加而来的。橙色是艮卦颜色；黄色是坤卦的颜色；紫色是乾卦的颜色，在晨昏之际天边会泛起紫色的云，这个时间既是白天也是黑天，是天的本色，紫色对应乾卦；黑色是坎卦的颜色，兑卦的颜色自然就是白色。我们按照太阳光谱和白天黑天颜色排序就得到红色→橙色→黄色→绿色→蓝色→靛色→紫色→白色→黑色。这里面靛色属于蓝色与紫色叠加色范围，于是就有了八脏与颜色的对应关系（见表2-9）。

表2-9 色彩八卦五行天干属性

八卦	离卦	艮卦	坤卦	震卦	巽卦	乾卦	兑卦	坎卦
天干	丙丁	戊	己	甲	乙	庚	辛	壬癸
五行	火	土	土	木	木	金	金	水
颜色	红色	橙色	黄色	绿色	蓝色	紫色	白色	黑色

一、这个次序我们可以发现以绿色和蓝色为核心，五行属木，对应眼睛感知光线。红色五行属火，红色带来温暖，是温暖之色，所以作为可见光的起点。

二、光线与人体的眼睛进行沟通，眼睛五行属木，有绿色和蓝色两种视锥细胞对应。光线是给人带来温暖就有红色视锥细胞对应，光线带来光明积极向上，五行是上升之气，所以人类眼睛只有这三种视锥细胞。

三、后天八卦（见图2-16）的颜色规律：黄色坤卦和橙色艮卦是对应的一对组合，将八卦分成左右两组，左面绿蓝红三种颜色是三原色，依次对应震卦、巽卦、离卦，是眼睛三种视锥细胞感知的颜色，是人类看世界的窗口；右侧三种颜色的中央是紫色乾卦，一边是白色兑卦一边是黑色坎卦，紫色就好比早晨刚出升的太阳，前面是白天，后面是黑天，体现了黑天白天之间的相互转化过程，对应兑卦、乾卦、坎卦，是地球的日周期变化。

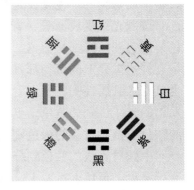

图2-16 颜色后天八卦图

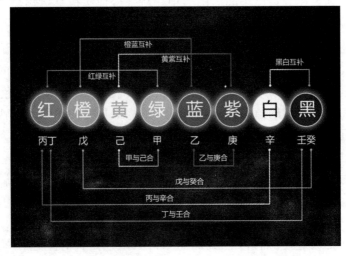

图2-17 互补色与天干规律

四、互补色规律（见图 2 - 17）：互补色简单说就是两个颜色调和以后会降低亮度成为灰色，其中红橙黄绿蓝紫是隔两种光谱互补。红色与绿色互补，蓝色与橙色互补，紫色与黄色互补，构成太阳光谱。而黑色和白色单独互补，黑色可以吸收所有光线，白色则是反色全部光线。

五、天干对称（见图 2 - 17）：更显大自然的和谐与魅力，图中分界线在甲乙之间，左侧是甲与己合，右侧是乙与庚合；左侧边界的丙与右侧辛合，右侧边界的癸与左侧戊合；左右两侧丁与壬合。对称之完美令人惊叹。

第七章　小　　结

本部分运用现代科学知识和古代哲学相结合的思想对太阳系和人体之间的关系进行了阐释，对太阳系天体的八卦定位即突破了现代科学思想，也突破了传统哲学思想，给出了全新的太阳系观念，使之能够与人体八脏器官之间建立科学的联系，尤其是人体生命节律与太阳系天体的密切关系为天人合一思想找到了具体证据。

通过对太阳光谱的八卦定位给出了新的颜色理论，使太阳辐射规律与古代哲学思想体系融为一体，也是对中医五色理论的完善。

八卦天干模型是重大理论突破，太阳系、地球环境、动物、植物、微生物、人体结构、系统、细胞等结构都符合八卦天干模型，是社会、自然、生命结构的高度统一，尤其是细胞结构的八卦天干模型找到了动物、植物、微生物的共性，为人类起源和进化研究提出新的思路，是用古代哲学思想对进化现象的具体表述。

通过对天体八卦和五行的定位，进一步了解古人确定金木水火土五星的深刻道理，也证实了《黄帝内经》气交变大论的科学性，为五运六气学说找到了科学依据。

总之，天地人之间关系进一步明确，使天人同构思想与现代科学融合在一起，使自然科学与人体结构找到了共同模式，为天文学、地球环境研究纳入医学范围打下坚实的哲学基础和自然基础。

第三部分　羲黄原理

第一章　河图洛书

　　相传，上古伏羲氏时，洛阳东北孟津县境内的黄河中浮出龙马，背负"河图"，献给伏羲。伏羲依此而演成八卦，成为后来《周易》的来源。又相传，大禹时，洛阳西洛宁县洛河中浮出神龟，背驮"洛书"，献给大禹。大禹依此治水成功，遂划天下为九州。又依此定九章大法，治理社会，流传下来收入《尚书》中，名《洪范》。在《易·系辞》说："河出图，洛出书，圣人则之"，就是指这两件事。河图和洛书的出现是上古传说中两件大事，对华夏文明发展具有重大影响，也是中华文明从蛮荒时代到上古文明的智慧结晶。

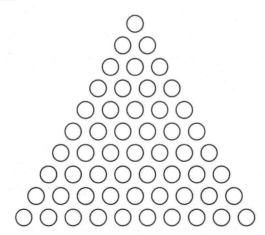

图 3 - 1　三角河图

　　河图、洛书长期以来都只有传说，直到宋代初年才被发现。宋代华山道士陈抟提出的图式叫作《龙图易》，《宋文鉴》中载有《龙图序》一文，讲到了龙图三变的说法，即一变为天地未合之数，二变为天地已合之数，三变为龙马负图之形，最后形成了河图、洛书二个图式。但是，陈抟在龙图三变之后，没有提到河图、洛书的名称。第一次给这两幅图命名的是北宋易学家刘牧，他精研陈抟所传《龙图易》，著书《易数钩隐图》，于是，河图洛书才为世人所知。当时，对采用"图十书九"，还是"图九书十"有过争论，最终定位于图十书九，一直延续至今，就是大家常见到的河图洛书图式。

　　讲人类早期智慧启蒙的时候人们往往说结绳记事，但是我发现我们的先祖对手的

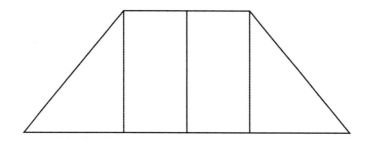

图 3 - 2 梯形洛书（一）

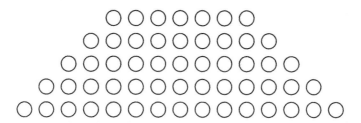

图 3 - 3 梯形洛书（二）

运用和研究才是华夏文明的开始，在手上可以看到阴阳、三才、五行、八卦、天干、地支，所以，研究上古文明从手开始。考古发现，三角形图案在仰韶文化阶段就已经出现，西安半坡仰韶文化陶片上有 36 个圆点形成的三角形图案，陕西元君庙仰韶墓地陶钵上有 45、55 锥刺三角形图案，元君庙仰韶墓地陶罐上则有三角形、菱形图案，这些图案只是简单的装饰吗？不是的，是华夏文明最早标志。其中元君庙仰韶文化遗址出土的距今六千年左右的陶器上，用锥刺成五十五个小圆点组成的三角图案（见图 3 - 1）。据专家研究，这个图案与古代河图著作所载的有关河图推演图极为相似，应该是原始的河图。洛宁县西长水村有一块古碑，由于年代久远只留下一个"洛"字，下面还有三个字的空间被长期侵蚀以后已经看不出什么字，后来有人考证应该是"洛出书处"四个字，碑的上部画了一个等腰梯形，据考证这就是梯形洛书（见图 3 - 2）。河图洛书的标注方法都是圆点，所以我们用圆点还原这个梯形洛书，也就得到下面底边是 15 个点，上面是 7 个点，高度 5 层的梯形，这就应该是梯形洛书（见图 3 - 3）。无论是三角形还是梯形都是堆放东西的形状，三角形河图底边是 10 个点，对应我们十个手指，这应该是当时古人能够理解的最大数值，第二层放九件，第三层八件，东西放到第十层也就达到极限，不能再继续堆放东西了，这些东西总计是 55 件。

如果说三角形河图是自然形成的，梯形洛书图则应该是古人思维运算的结果。一只手有五个手指，按照五个手指数量堆东西，第一层五件，第二层四件，堆到最后总计有 15 件东西，两只手分别放东西就是 30 件，是我们地上看得见的，为地数。30 件分成两部分，所以地数也分成两部分。两个手指数合起来放东西比分别堆放东西多出了 25 件，这多出来的就是天赐之物，是天数。这 25 件东西是一个菱形的整体，所以天数只有一部分，于是天地之数就确定下来了（见图 3 - 4）。天数和地数我们仍然按照摆放东西的方法来观察就会发现，将天数和地数分为五层，天数每层是1、3、5、7、9单数，地数每层分别是2、4、6、8、10双数，这就是单数为阳双数为阴（见图3-5）。

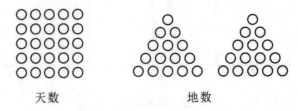

天数　　　　　　　地数

图3-4　天地之数（一）

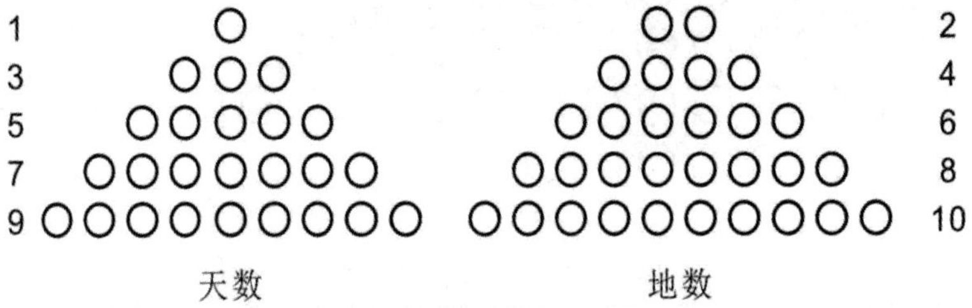

1　　　　○
3　　　○○○
5　　○○○○○
7　○○○○○○○
9 ○○○○○○○○○
天数

　　　　○○　　2
　　　○○○○　4
　　○○○○○○　6
　○○○○○○○○　8
○○○○○○○○○○ 10
地数

图3-5　天地之数（二）、

图3-4和图3-5天数和地数变换中最大高度都是5层，天数25分为五层，每层就是5件，也就是说梯形河图中央部分的底数是5，高度5层的正方形就是天数，地数则在左右两侧，高度也在5层，说明古人认为5是最大自然数，6、7、8、9、10又如何表述呢？梯形洛书中（见图3-6）左侧三角形1、2、3、4、5每一层加上5就成了右侧6、7、8、9、10，也就出现了生数和成数。梯形洛书的剖析可以确认，以五个手指数为基数和以十个手指数为基数堆东西的规律，与现代我们见到的河图洛书有密切关系。与考古发现的蛮荒时代人们结绳记事相比，在手上记事更容易，也更先进，只是人死以后不会留下考古证据，但是符合人类进化历史和古代哲学原理，也在人们思维范围之内，是华夏先祖智慧结晶。

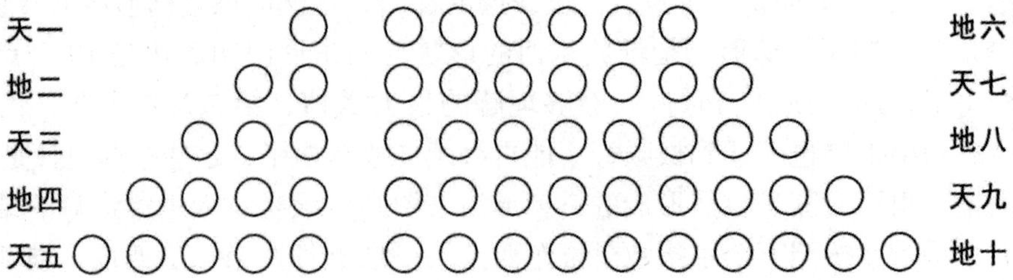

天一　　　○　　○○○○○　　　地六
地二　　○○　　○○○○○○　　天七
天三　○○○　　○○○○○○○　地八
地四　○○○○　○○○○○○○○　天九
天五 ○○○○○　○○○○○○○○○ 地十

图3-6　生数　成数

天数和地数、生数和成数都出现以后我们就可以画出现在的河图洛书了（见图

3 - 7)，河图的画法是天一生水地六成之，地二生火天七成之，天三生木地八成之，地四生金天九成之，天五生土地十成之。洛书的画法是戴九履一，左三右七，二四为肩，六八为足，五居中央。

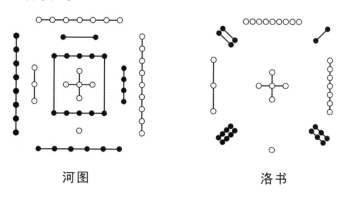

河图   洛书

图 3 - 7 河图 洛书

《龙图易》面世时间不长就失传了，是易学研究的巨大损失。书中未合之数与已合之数都只在《龙图序》中见到，最后河图洛书的定论则是朱熹完成的。本书三角形河图、梯形洛书到后来见到的当今河图洛书与已合之数未合之数形成呼应，证明河图洛书有一个演变过程。应该确认河图洛书形成经过三角形、梯形、河图洛书三个阶段，三角形和梯形阶段则无河图洛书之分，后来有了天数地数、生数成数才有现在的河图洛书图式。河图 55 数，洛书 45 数。

仅作为一种推演形式没有更多意义也是无用的，古人发现阴阳、三才、四象、五行、六合、七曜、八卦、九宫、天干、地支、甲子、周天等都能够在河图洛书找到答案。将河图洛书用于实践，解决古人生活中的疑难问题才是河图洛书的神圣之处，是古人对河图洛书推崇备至的重要原因。

一、河图洛书与古代哲学

1. 二十八星宿与甲子

四个梯形洛书拼接在一起（见图 3 - 8）就形成了内部有 28 个点，外部有 60 个点的结构，28 对应青龙、白虎、朱雀、玄武四象和每一象的七个星星群，28 个星星群就是天上的 28 星宿。《黄帝内经》中对天象的观测就是以二十八星宿为基准的，说明二十八星宿的形成早于《黄帝内经》理论形成的年代，中国科学院国家天文台赵永恒、李勇在《二十八宿的形成与演变》一文中，通过天文计算得出二十八宿理论形成年代在公元前 5670 年前后，这个年代恰好是神农的时代，也就是我国农业时代的开始，当时河图洛书理论在天文观测方面已经有了具

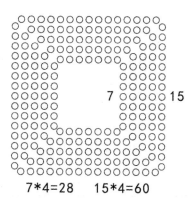

7   15

7*4=28   15*4=60

图 3 - 8 洛书组合

体应用，说明二十八宿理论的形成应该更早，应该在旧石器时代晚期的渔猎时代，也就把我国古代文明追溯1万年左右的到伏羲年代；60对应花甲子，史书记载黄帝命大桡做甲子，说明甲子的出现晚于60这个数字，是对60的剖析，就好像古人对三角形河图的剖析一样，里面涵盖了阴阳、三才、五行、天干、地支；60也是周天之数的基础，所以河图洛书是华夏先祖最早感悟到的自然界运行规律集中体现。

2. 周天之数：

周天之数是360，古人根据什么知道的呢，还是河图洛书。前面讲过河图洛书讨论过程中有"图九书十和书九图十"的争论，将河图洛书还原成三角形样子，一个底边是九的三角形、一个底边是十的三角形，这就是"图九书十和书九图十"的争论。我们还是按照堆东西的方法来分析，十和九相加也就是河图洛书相加，就是 $10+9=19$，在对梯形洛书剖析发现洛书中的天数堆成方形，于是用19做边画一个正方形就得到 $19*19=361$。361也就是天之数，圆心是天的中心，外围的360也就是周天之数。学过数学的人都知道圆是由圆心和距离圆心等长的封闭弧线构成的，弧度是360度，这个360度就是围绕圆心形成的自然之数，也就是周天之数。360度是现代人享受古人成果还是与古人暗合天机不得而知。

在梯形洛书剖析过程中知道天数是25，去掉一个中心点还有24个点，对应的周天之数就是24，于是就有了24节气。在四个梯形洛书中中央没有数字分布，周天之数为4，也就有了青龙、白虎、朱雀、玄武四象。在360周天中有六个60甲子，于是出现天有六气的说法。河图洛书中一个周天之数就衍生出如此多自然规律，难怪古人对河图洛书推崇备至。

3. 阴阳三才与数字推演

天为阳，地为阴，天数是由一个 5×5 的正方形构成，也就得到阳爻（——）是一个横线，地数是由两个三角形构成，于是阴爻（- -）是一对短线，阴阳符号和概念也就出现了；三才则是两个地数和一个天数的总合，阴阳和三才都是对河图的剖析（见图3-9），总数都是55；五数出现以后就有了天和周天，天和周天又是两部分，也就回到了阴阳状态，所以古人认为最大数是5。6以上都是合成的数，于是又回到天地生数和成数的概念上来了；按照单数为阳、双数为阴的原则就可以得出1、3、5、7、9为阳，2、4、6、8、10为阴。阴阳三才出现以后就有了演算八卦的基础，八卦中的每一卦都是由三个爻构成，代表三才，爻则是要么为阴要么为阳，也就有伏羲演八卦而一画开天。

从一个三角形河图开始演化出阴阳、三才、四象、五行、六气、七星、八卦、九宫、十天干、二十四节气、二十八宿、六十甲子、三百六十周天之数。河图之数55+洛书之数45正好是100。这些都是华夏先祖留给我们的宝贵财富，根源就是洛书河图，这就是古人对河图洛书推崇备至的原因，本书发现的人体规律也没有离开河图洛书的文化范围，彰显了河图洛书的无穷奥秘。

二、河图阴阳消长规律

河图洛书数字象征着地球公转一年的年阴阳变化的标志，也代表着地球自转一周

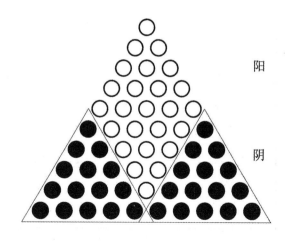

阳

阴

图3-9 河图阴阳示意图

的阴阳消长规律，同时也是地、日运行及地、月运行的标志。河图数字一六位于北方，为气温及光热最低之时；三八处于东方，为阴阳消长之温季，二七居于南方乃光热极强之时，四九位于西方，为阴长阳消之凉期。洛书数字一位于北而为阴极，九居正南而为阳极，三处东方乃阴阳消长之际，八置西方是阴阳消长之期，说明河洛数字象征着日月运行的标志和阴阳消长、寒暑的变迁。

《易经》的太极易数和爻卦反映着宇宙万物的化生，象征着万物的起源。河洛易数则代表了万物的生长收藏，生命的整个能量流程也蕴含在河洛易数之中。河图生成数集中了万物的生长演化过程，其中天一为水，地二为火，天三生木，地四生金，天五生土，即为生数之祖，而水火土为万物之源。木代表万物之生，金象征万物之成，表明了河洛五行生成数象征着万物之发生和终始。

河洛之数为先天数，是古代数学和算盘的起源。河洛之数，体现着自然界的平衡，以洛书为例，纵、横、斜相加皆为十五；上下、左右、四方、四隅的数之和皆均等。洛书三三方阵体现了平衡的原理，根据河洛方阵的平衡原理，古人在军事、建筑、数学、物理等方面皆做出了很大贡献。

三、河图洛书与日月地时空的关系

河图洛书的数字排列和日运行周期相应，在方位和时间方面都与太阳视运动吻合，反映了一年四季阴阳盛衰消长的气化规律。洛书之图（见图3-10），一数居正北方位，为一年之阴极，时值冬至；九数居正南方位，为一年之阳极，时值夏至；从一到九为阴消阳长，由寒到热，从九到一又为阳消阴长。从热到寒，三处东方时值春分其气温，七位西方为秋分之令，其气凉。说明河图洛书的数字代表着空间方位和时间时令，象征着四季六气的热度和光的强弱。一数热度最低，光度最弱，九数热度最高，光度最强。东方三为拂晓之际光线尚弱，西方七为黄昏之时，光线已转弱，由此可看出数字可以代表光度和热度。

洛书四隅之数与月亮圆缺盈亏有关。数二为西南隅，反映了月之朔（新月），四

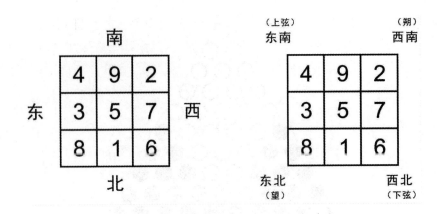

图 3 - 10　洛书方位与月亮盈亏图

为东南隅，代表上弦；八为东北隅，代表满月；六为西北隅，代表下弦。河图洛书数字排列反映了日、月、地周期运转（见图 3 - 11），四季更袭，阴阳消长及寒暑转换的时空意义。特别是在人体脏象方位与节气方面，正北方为坎卦，均属水，水性寒；北方生寒，寒气通于肾，故肾位正北方；正南方为离卦，离为火，火性热，南方生热，热气通于心，故心位正南方；正东方为震卦，震属风雷，风行温，东方生风，风气通于肝，故肝位正东方；正西方为兑卦，兑属泽，泽性凉，西方生凉燥，燥气通于肺，故肺位正西方；中央属坤土，土性阴湿，湿气通于脾，故脾居正中。月亮的晦、朔、弦、望产生的盈虚消长说明了人体能量流的盈虚变化，以此作为养生的时相指标符合人体自然规律。

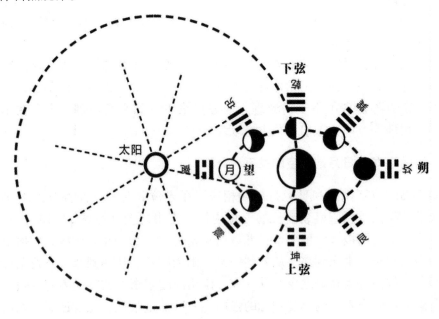

图 3 - 11　太极八卦日月地消息图

　　洛书数字排列的每一宫中各有一个数字，称为洛书九宫数，排列顺序是：戴九履一，左三右七，二四为肩，六八为足。其中，一为坎水居于正北，九为离火位于正南，三为震木临东，七为兑金居西，二四为坤巽皆面南，各居西南和东南。六八乾艮皆面北，各位西北和东北，五为中央居中宫，按东南西北的方位为：左三、上九、右七、下一。

　　洛书数字结构为：阳数一，阴数二，阴阳相合，一加二等于三，再由三相乘而分属正四方。即东方震宫为三，三乘三等于九，即南方的离宫为九数，三乘九等于二十七，西方的兑宫即为七，三乘七等于二十一，北方的坎宫即为一，一三得三，又复返东方的震宫三。

　　其中奇数为阳，代表了四季春、夏、秋、冬和一日昼、夜、晨、昏的温度和光度的变化，如三代表春温，九代表夏热，七为秋凉，一是冬寒。以及三为黎明，晨曦始出，光线渐强；九为正午日头正中，故光热最强；七是下午，太阳偏西，光热渐弱；一是夜间，光热最弱。

　　其中偶数为阴，以二为始，有顺逆之分，逆数乘二顺数乘三，皆为四隅之数。从西南隅的坤宫二数开始，逆数二二得四，则东南角的巽宫就是四；二四得八，则东北角的艮宫为八；二八得十六，则西北角的乾宫是六；二六得十二，则又回至西南角的坤宫仍是二。顺数二三得六，西北角乾宫为六；三六得十八，东北角艮宫为八；三八得二四，东南角巽宫为四；三四得十二，回到西南角坤宫为二。

　　图中数字阴数二乘五等于十。所以交叉、四方相加皆为十。如上九加下一等于十，左三加右七亦为十，四与六交叉相加是十，二与八交叉相加仍是十。阳数三乘五等于十五，所以图中数字纵横相加都等于十五。如正中直线九、五、一相加是十五，正中横线三五七相加亦是十五。其余，上横线数四九二相加，下横线数八一六相加，东侧直线四三八相加，西侧直线二七六相加以及两交叉线相加四五六相加，二五八相加皆等于十五。

　　还有，如阳数相加的和数乘以五，以及阴数相加的和数乘以五皆等于一百，即阳数一三七九相加等于二十，乘五等于一百；阴数二四六八相加等于二十，乘五亦等于一百。

　　洛书数字被应用于九宫八风（图3－12），九个数字组成九个宫。即：一数叶蛰宫，二数玄委宫，三数仓门宫，四数阴络宫，五数招摇宫，六数新络宫，七数仓果宫，八数天留宫，九数上天宫，每宫分别代表方位及时令。其中，上天宫、叶蛰宫、仓门宫、仓果宫各居南、北、东、西四正方位。招摇宫属中央，玄委宫、阴络宫、天留宫、新络宫分别属西南、东南、东北、西北四隅。由于太一从九宫推移，节气开始交换，阴阳开始消长，气候发生变化，导致各种风向产生。如东宫婴儿风，南宫大弱风，北宫大刚风，西宫刚风，西南宫谋风，东南宫弱风，东北宫凶风，西北宫折风，即所谓九宫八风。

　　九宫八风，是根据斗纲建月，即指太一（北极星）居中不动，北斗七星围绕太一作顺时针方向运转于外，以太一为标志一年旋指十二个时辰以建二十四时节。从冬至

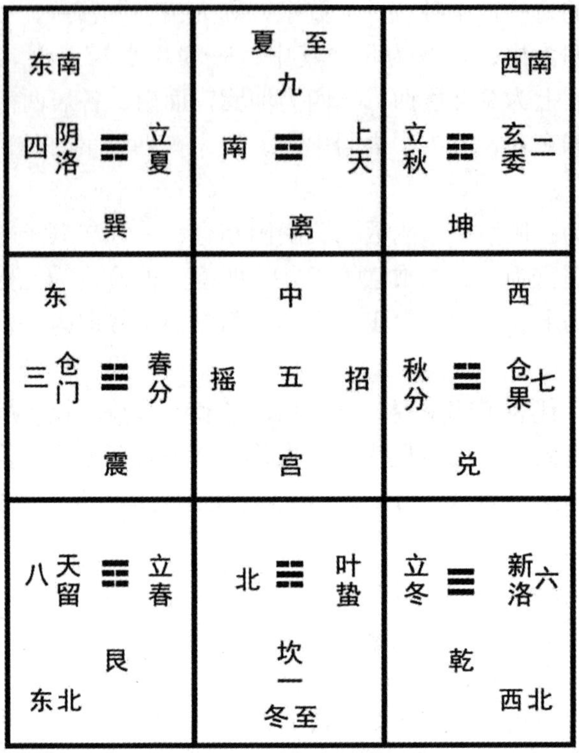

图 3-12　九宫八风图

开始，斗杓从正北坎位起正月建寅年复一周。

四、河图洛书与五行

河图之数（见图3-13）为："天数五，地数五，五位相得而各有合，天数二十有五，地数三十，凡天地之数，五十有五，此所以成变化而行鬼神也。"洛书之数（见图3-14）为："戴九履一，左三右七，二四为肩，六八为足，五居中央。"

河图洛书的生数、成数是相关联的，以奇偶分天数、地数，其中1、3、5、7、9五个奇数为天数；2、4、6、8、10五个偶数为地数；一切数字均由天地之数变化而成。易经的天地数最高为10，河图数最高为10，洛书数最高为九。河图与洛书皆以五居中央，因五为中土，为成数之母。六居二四八十之中，故曰六居地中，为成数之主。天以六为节，地以五为制，是以万候之数，总不离于五与六也，而五六之用，其变见于照著者，尤有显证。如初春之桃五其瓣，天之所生也；深冬之雪六其出，地之所成也。造化之妙，天地之数。故以五而言，则天有五星，地有五岳，人有五常，以至五色、五味、五谷、五畜之类，无非五也。而十根于一，百根于十，小至而厘毫尘秒，大至而亿兆无量，总属五之所化，而皆统于天之五中也。以六而言，则天有六合，岁有六气，卦有六爻，以至六律、六甲、六吕、六艺之类，无非六也。而老阳之数三十六，老阴之数二十四，合之而为六十；少阳之数二十八，少阴之数三十二，合

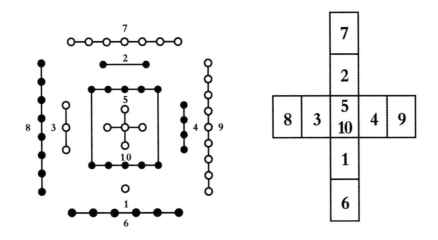

图 3 – 13　河图之数示意图

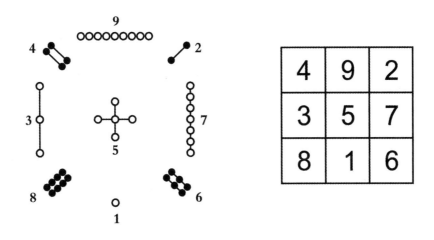

图 3 – 14　洛书之数示意图

之亦为六十。总属六之所化，而皆统于地之六中也。所以，欲知天地之阴阳者，应天之气，动而不息，故五岁而右迁；应地之气，静而守位，故六期而环会，五六相合，而七百二十气为一纪。

五行与河图生成数密切相关，五行之理，原出自然，天地生成，莫不有数，圣人察河图而推定之。其序曰：天一生水，地六成之，地二生火，天七成之，直到天五生土，地十成之。胎卵未生，莫不先由于水，而后成形，是水为万物之先，故水数一。化生已兆，必分阴阳，既有天一之阳水，必有地二之阴火，故火次之，其数则二。阴阳既合，必有发生，水气生木，故木次之，其数则三。既有发生，必有收杀，燥气生金，故金次之，其数则四。至若天五生土，地十成之。河图五居中央，内圈之一二三四为生数，分别加五则成六、七、八、九、十成数，构成外圈。故河图的五行生成数，其数字既象征着阴阳的次序，又包含着气数的盛衰。

五、洛书与人体结构

本书发现洛书左上方数字4与右上方2相加等于6，是左右相加等于6；中央数字5与下方数字1相加也等于六，是上下相加等于六。左右相加与上下相加都等于六是新的洛书平衡结构，人体八腑器官通过2+4=1+5的平衡表现出来，对应1、2、4、5四个宫（详见第五部分八腑器官）。天道循环中心脏、肝脏、胰腺三个器官的气在身体左侧，对应3宫；地道循环中肺脏、胸腺、肾脏，气在身体右侧，对应7宫，人体结构有九种对应9宫；八个系统、八个脏、八个辅助结构对应8宫，六个子系统对应6宫。这些就是人体生命结构与洛书对应关系。

六、人面结构

1. 空间结构（见图3-15）：我们把洛书结构放在人脸上可以清楚的看到，眼睛在上方分成左右两部分，鼻子在中央，口腔在下方，也是左右与上下对应平衡的结构。2+4=1+5

2. 数字结构（数字轮廓）：有人把河图变换以后发现与婴儿脸型非常相似，称为人面图。本书按照人面图推演思路对河图进行变换得到面部结构图，推演过程如下：

将河图逆时针旋转90°得到图3-16，图的下边是8个黑点，上边是9个白点，8个黑点上面是3个白点，9个白点的下方是4个黑点，左边是6个黑点右边是7个白点两数加起来是13，内部上下为1个白点、2个黑点、10个黑点三个数加起来合亦为13，也就是13=6+7，13=1+2+10。于是得出以下数据9、8、3、4、13，这几个数据与面部结构组合在一起形成面部结构（见图3-17），各个线段加在一起正好是60，连接人面图中眼睛部位两根3厘米长的

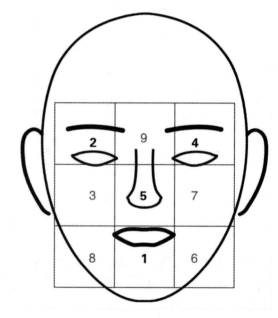

图3-15　人面洛书图

横线即得到一条2.5厘米长的隐线，凸凹结合的线条恰好处在人类五官的位置，是最简单也最经典的面部结构图，是图形与数字完美结合的典范，是河图在人体规律的体现。

空间结构把人面部结构进行定位，数字结构则把面部轮廓进行了勾画，是河图洛书在人体规律表现的一个方面，揭示了到目前为止任何医学都回答不了的人体结构问题，使人体结构和功能得到全面破解，医学成为真正的科学。

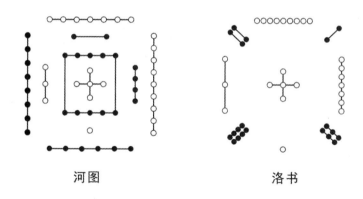

河图　　　　　　洛书

图 3 – 16　人面河图

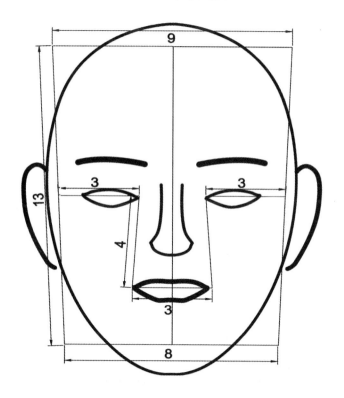

图 3 – 17　人面图

七、围棋与珠算

河图中最大数是 10，洛书中最大数是 9，按照河图洛书 10 + 9 = 19 围成正方形有 361 个交叉点，就是周天之数 360 加上天（圆心），古人按照这个原理发明了由 19 条线围成（19 * 19 = 361）的棋盘，与代表阴阳的两种棋子结合就出现了围棋，在围棋中的天（圆心）称为天元，对应洛书的八个方位处选择八个点称为星，具体定位是从周天开始（天元之外）向外数 15 个交叉点，对应梯形洛书的大数 15，也是洛书平衡的数字，更是阴阳（黑白棋子）、三才（对奕）、四象（四边）、五行（四边加天元）的总合。棋盘上有 361 个交叉点，天元和星两种标记，再与代表阴阳的黑子和白子结合就构成围棋，下围棋就是阴阳相争变化无穷，是极佳的开发智力游戏。

珠算也是与河图洛书密切相关的，算盘分成两部分上面二个算珠，下面五个算珠，分别代表阴阳五行。河图洛书中最大的生数是 5，从一数到五就要发生变化，动于地则应于天，则地归零天降一，再数到五则天气再降，天气阴阳相交出现进位。算盘称得上是我国古代第五人发明，珠算已经正式成为人类非物质文化遗产。

通过以上七个方面可以看到，河洛易理推演非常广泛，是古代哲学思想的核心。河图洛书阴阳消长规律本质是自然界运行规律，日月地时空规律则是人在宇宙中定位以及宇宙的运行规律，数字方阵告诉我们其中的内在规律，人脸结构中空间结构对应洛书，数字结构对应河图，使人体结构与洛书河图也具有神秘对应关系，围棋与珠算更是河图洛书应用的经典。

第二章　宇宙原理

《道德经》说，道生一，一生二，二生三，三生万物，万物负阴而抱阳，冲气以为和。是道家对宇宙生成、发展、成熟、重生这一循环模式的描述，很多人对这段文字的理解是：道生一，一是太极；一生二，二是阴阳；二生三，三是天地人；三生万物，万物是万事万物。后面的万物负阴而抱阳，冲气以为和就被忽略了。而解释到这里还需要解释太极、阴阳、三才是什么，如此的解释方法是不能令人们满意的，本书通过人体器官发生规律、河图洛书演变规律、儒家思想三个角度进行剖析：

道：就是在强大力量作用下阴阳融合产生新事物的规律，这种作用是我们现代科学还无法预知的事物，就好比科学发现有暗物质存在，但是还没有找到具体的暗物质是什么一样，是未解之谜。一阴一阳之谓道说明阴阳作用就是一种道，而道的本质是相互作用，也就是规律，儒家称之为无极。

一是由于道相互作用而产生的事物，如正负电子碰撞产生光子，精子卵子结合产生受精卵，是一个整体。从河图洛书角度看三角形河图也是一个整体，就是一，是事物已经出现。儒家称之为太极。

二是新事物发展到一定程度以后，事物内部产生新的差异，就好比人越聚越多想法也多一样，这种差异可以分成有利和不利两部分，是两种势力。在人体受精卵分化出动物极细胞和植物极细胞两部分。河图洛书则可以用二分法进行剖析，生数和成数、天数和地数、阴数和阳数都是由两部分构成的，就是二。儒家称之为阴阳。

三是事物发生变化产生阴阳以后，阴阳相互作用时弱者一分为二产生的新平衡状态。人体演化过程中，动物极细胞在植物极细胞的滋养下生存，所以动物极细胞快速生长与植物极细胞形成中胚层，中胚层与外胚层和内胚层共同形成三个胚层，进而形成颅腔、胸腔和腹腔三个体腔，用三来表示。三角河图中阴数两部分，阳数一部分，合在一起就是三部分，对应三。儒家称之为三才。

万物：就是万事万物，三演化出万物，三种力量相互作用、相互制约达到平衡以后，阴阳继续作用衍生出万事万物，太阳、地球、月亮三者作用的结果孕育了地球上丰富多彩的世界，人体三胚层演化出各种器官更是三生万物的最好注释，在人体系统与自然原理中我们将看到精美的人体结构。三角河图分成三部分以后形成天数地数、生数成数、梯形河图结构，进而形成现在的河图洛书结构，四象、五行、八卦、天干、地支等古代哲学思想。

万物负阴而抱阳，冲气以为和：这段话的意思是万物要么有阴的属性，要么有阳的属性，阴性在下面，阳性在上面，相互吸引、相互作用，之后阴阳又回到原点成为道。用三角形河图来解释负阴抱阳（见图 3－9）更直观，三角形河图结构是上面一个天数插在下面两个地数之间，天数在两个地数的托举下存在，也就是负阴而抱阳，相互作用达到平衡就是冲气以为和。

以上用人体器官的演化、河图洛书生成对《老子》"道生一，一生二，二生三，三生万物，万物负阴而抱阳，冲气以为和"思想的剖析发现，在人体整个过程就是对生命形成和演化的深刻剖析，也是对河图洛书思想的另一种表述。

儒家思想与道家思想在太极生两仪以后就出现差异，变成两仪生四象、四象生八卦，这是另一个宇宙观（有人通过数学方法把道家的宇宙法则变换成儒家的宇宙法则，$2^0 = 1$、$2^1 = 2$、$2^2 = 4$、$2^3 = 8$，这样解释的结果是儒家的法则就是道家宇宙法则的变种，也是一个观点）。两种宇宙观哪个正确呢？两个都正确，都有共同源头，其中的智慧就在我们体内，若想把事情弄明白需要把人体器官发生规律、细胞分裂规律、儒家的观点、道家的观点结合起来看，我们发现儒家和道家的理论是模板，人的身体就是一位实践者。

首先我们看图 3－18 左侧的细胞分裂图示，这里是以受精卵为例，一个细胞分裂成两个，两个分裂出四个，四个分裂出八个，与儒家的太极生两仪，两仪生四象，四象生八卦如出一辙，而原子核裂变也是按照这个原理进行的，在演化过程中包含了所有信息，是阴阳信息不断传递的法则。

我们再看图 3－18 右侧的人体器官衍生图（以八脏为例，其他器官的衍生也是由三胚层而来），一个受精卵分化出两种细胞，动物极细胞和植物极细胞，这两种细胞又演化出胚胎的三个胚层和一个胎盘，而胎盘不参与人体器官的形成，人体器官由三个胚层演化而来，在演化过程中丢掉了一些信息，事实上人类胚胎发育过程就是这个样子，道家的二生三也是正确的。

两者之间有很大的差异，但是都是正确的，这就是问题所在，从细胞分裂过程保留所有信息可以知道，这是在系统内部运行的规律，具有同一性，是一个复制过程；而胚胎演化过程中没有胎盘的参与，出生以后胎盘就被抛弃了，这是一种进步，胎儿出生以后如果不抛弃旧有的胎盘，满街上都是母子相连的连体人，甚至是几代人连接在一起会是什么样子，丢掉一部分信息（胎盘）是人类系统进化的表现（亲子相连的现象在生物界是存在的，如真菌类就有这种现象）。道、一、二、三、万物，每一

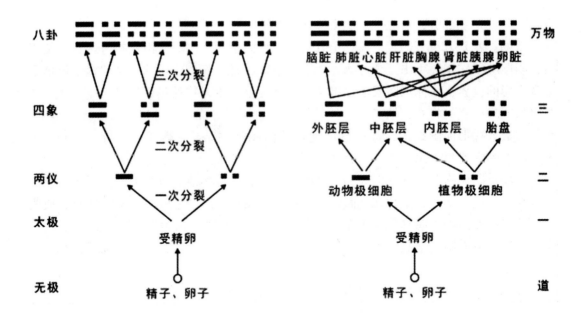

图 3 – 18 人体发育与儒道原理

阶段事物都有区别，是变化的，所以道家的宇宙原理是不断变化发展的，选择性抛弃旧的胎盘让人类得到新生，是为了进化而抛弃，是生物世界的进步，更是对道家宇宙原理的最好注解。

两种生成规律都是正确的，儒家的生成法则适用于系统内部。道家的生成法则适用于生成新系统。我不是物理学家，对宇宙的更多奥秘不是十分了解，仅仅在生命领域验证了两种规律的合理性。而道家的宇宙原理是反应时间空间和物质关系的原理。例如天体的形成、人体的形成都应该遵守这一原理，这一点还需要物理学家进一步探索（不是本书讨论的内容）。

第三章 象 数

华夏祖先很早就意识到时间和空间的存在，认为"上下四方曰宇，往古来今曰宙"。现代科学则是沿袭了古人的这个时空观念，所以现在的宇宙观就与同是华夏先祖发现的阴阳、三才、五行、八卦等古代哲学原理有密切关系，本书发现这些古代哲学原理都具有时间和空间属性，也就是说现代宇宙科学是古人的宇宙思想异化出来的，与古人的宇宙观有着共同的根源（见图 3 – 19）。古人认为宇宙是时间和空间的综合，物质却不属于时间和空间概念，这就有了古人的概念——象数。象是各种事物，数是时间和空间的规律，也就是宇宙规律，明白这个问题也就可以理解老子为什么有"道生一，一生二，二生三，三生万物，万物负阴而抱阳，冲气以为和"的宇宙思想。

古人把观察宇宙天体变化称为观天象，把天空分成东西南北四个部分叫四象，这

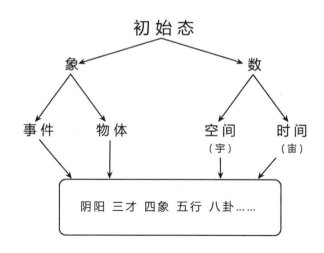

图 3 – 19　象数定位图

可能就是象的最原始表现形式。象与象之间存在联系则是古人的巨大发现，几千年以后出现的唯物辩证法认为事物是普遍联系的，这一观点与古人的认识有极大的相似性。古人把相互联系的象进行归类，就出现了取向归类的概念，用现代语言就是分类，对事物的分类是现代社会普遍现象，与古人取向归类只是换了一个名词。《黄帝内经·阴阳应象大论》篇则详细介绍了人体与外界事物的联系，现在节录于此供大家体会古人象的概念与"事物是普遍联系的"哲学思想。

"岐伯对曰：东方生风，风生木，木生酸，酸生肝，肝生筋，筋生心，肝主目。其在天为玄，在人为道，在地为化。化生五味，道生智，玄生神，神在天为风，在地为木，在体为筋，在脏为肝，在色为苍，在音为角，在声为呼，在变动为握，在窍为目，在味为酸，在志为怒。怒伤肝，悲胜怒，风伤筋，燥胜风；酸伤筋，辛胜酸。

南方生热，热生火，火生苦，苦生心，心生血，血生脾，心主舌。其在天为热，在地为火，在体为脉，在脏为心，在色为赤，在音为徵，在声为笑，在变动为忧，在窍为舌，在味为苦，在志为喜。喜伤心，恐胜喜；热伤气，寒胜热；苦伤气，咸胜苦。

中央生湿，湿生土，土生甘，甘生脾，脾生肉，肉生肺，脾主口。其在天为湿，在地为土，在体为肉，在脏为脾，在色为黄，在音为宫，在声为歌，在变动为哕，在窍为口，在味为甘，在志为思。思伤脾，怒胜思；湿伤肉，风胜湿；甘伤肉，酸胜甘。

西方生燥，燥生金，金生辛，辛生肺，肺生皮毛，皮毛生肾，肺主鼻。其在天为燥，在地为金，在体为皮毛，在脏为肺，在色为白，在音为商，在声为哭，在变动为咳，在窍为鼻，在味为辛，在志为忧。忧伤肺，喜胜忧；热伤皮毛，寒胜热；辛伤皮毛，苦胜辛。

北方生寒，寒生水，水生咸，咸生肾，肾生骨髓，髓生肝，肾主耳。其在天为寒，在地为水，在体为骨，在脏为肾，在色为黑，在音为羽，在声为呻，在变动为栗，在窍为耳，在味为咸，在志为恐。恐伤肾，思胜恐；寒伤血，燥胜寒；咸伤血，甘胜咸。"

太阳系也可以用象数思想进行表述：

太阳：象为金、火、土，数为乾卦一，居于南方。

水星：象为水，数为兑卦二，居于东南方。

金星：象为金，数为离卦三，居于东方。

地球：象为金、木、水、火、土，数为零，居于太阳系平衡点位置（中央）。

火星：象为木，数为震卦四，居于东北方。

木星：象为木，数为巽卦五，居于西南方。

土星：象为土，数为坎卦六，居于西方。

天王星：象为木，数为艮卦七，居于西北方。

月亮：象为土、水、木，数为坤卦八，居于北方。

本书把人体组织器官分成脏腑窍系体五种也是取象归类的运用，八脏器官按照先天八卦次序排列则属于数的范围，八腑器官空间分布符合洛书九宫图规律也有数的道理在其中，所以人体也是象与数的结合。

象是事物的总称，同一个象的事物之间具有相同性质，能够进行相互沟通和交流，不同的象之间也能够相互作用，这一点与唯物辩证法事物内部诸要素之间以及事物之间是相互影响、相互制约和相互作用的观点如出一辙。唯物辩证法事物普遍联系原理是对古人象的规律的高度概括。

象是对事物的定性，数则是对事物的定量分析，可以通过运算发现事物的变化。前面河图洛书部分已经介绍有生数、成数、天数、地数、周天之数等，通过生数和成数我们可以窥探到天干运行规律，通过天数地数可以发现阴阳的原始状态。阴阳、三才、五行、八卦、天干、地支等规律都与河图洛书有千丝万缕的联系，可以认为数的运行规律是从发现河图洛书开始的。通过对数的运算可以知道事物发生变化的规律性。

象是事物的规律，河图洛书则是数字规律，所以象数是象和数两种文化现象的融合，于是我们就可以知道古人的阴阳、三才、五行、八卦、天干、地支等古代哲学思想是象与数的融合，具有时间、空间、物质的属性，是最古老的华夏智慧结晶。

第四章　时间　空间　物质

现代科学有三个概念，时间、空间和物质，我们生活在这个世界上每天起床要看时间、上班要看时间、下班更要遵守时间；我们的家是空间、工作单位是空间、足球场是空间、美容院也是空间；而空间里有电脑、手机、化妆品、食品等的各种东西，这些东西都是由物质构成的，我们的身体也是由物质构成的。物质都具有质量，到体重计上称重，知道自己是否超重。时间、空间和物质就在我们的身边，几十年的经历就是时间，看到的就是空间里发生的各种物质的变化。我们是在时间和空间上的一种物质形式，我们遵循自然赋予的属性。爱因斯坦在相对论中指出：不能把时间、空间、物质三者分开解释，我们人类也是空间的一份子，要了解自己就必须首先了解我们所在的自然环境，是什么因素和动力创造我们人类。

一、时间：时间是一个较为抽象的概念，"时"是对物质运动过程的描述，"间"是指范围。时间是思维对物质运动过程的分割、划分。

二、空间：空间也是一个非常抽象的概念，"空"就是什么物质都没有，"间"是指范围，就是物质的存在区域，是与时间相对的一种物质存在形式，表现为物质本身的长度、宽度、高度和存在的位置。

三、物质：内涵上，物质是时间、空间的填充内容。物质具有可分性，具有质量和功能。

1. 质量：是物质所含量的多少，是物质内在的固有属性，质量决定物质的稳定性，爱因斯坦质能关系方程（$E = mc2$）告诉我们随着能量的释放物质的质量就会减少直至物质消失，这就是物质的寿命。在人们日常生活中经常会遇到有关质量的问题，例如：好坏、新旧、强弱、成熟与稚嫩、含金量等。

古人用旺相休囚死表述五行代表的事物所处状态，用生旺墓绝等表述天干代表的事物所处的状态，实质是从客观上对事物质量的评判，属于质量范畴。

2. 功能：是物质之间的相互联系，唯物辩证法认为事物是普遍联系的，物理学上从大的天体到微观的分子、原子、夸克都不是孤立存在的，通过万有引力、电磁力、强相互作用、弱相互作用发生联系。化学上物质之间通过溶解、氧化、还原等各种化学反应联系在一起。日常生活中洗衣机、水、洗涤剂联系在一起能把脏衣服变得干干净净。总之物质之间的联系是普遍的，是物质的固有属性。

四、物体和事件：时间、空间、物质是宇宙中三大要素。

1. 物体：物质和空间构成物体，是物质的存在形式。在人体系统中物体就是我们的器官和体液。

2. 事件：物质、空间、时间构成事件，是物体随时间发生变化。在人体系统中事件就是器官和体液完成生理功能。例如，胃完成对食物的消化过程、小肠将营养物质吸收进入体内等都是我们身体内发生的事件。

五、人体的时间、空间、物质

1. 时间：就是我们形成、孕育、出生、成长、成熟到死亡的过程，包括十二阶段，被称为寿命。

2. 空间：就是我们身体占据的位置。人体内各个系统在体腔内的分布。

3. 物质：就是我身体的器官、组织、细胞等。

（1）质量：是器官、组织、细胞的工作能力。

（2）功能：就是人与人之间、人体细胞之间、组织之间、器官之间、系统之间相互协作关系。

与我们现在的时空观念不同，古人总结出道、阴阳、三才、五行、八卦、天干、地支这些反应物质在时间和空间的运行规律，他们不是某种具体物质，是自然界物质的普遍规律，都具有时间属性、空间属性、物质属性，这就是古人的思维特点注重对事物本质的探索，重神而轻形，可以说这就是古人的时间、空间和物质概念。现在除了一些专业人士、占卜、算命、易经爱好者广泛运用以外，很少有人对此进行深入研究，以至于这些规律不能更广泛的服务于社会。本书通过对人体规律的探索发现这些规律能够很好的解释人体现象，通过人体现象也印证了这些规律的科学性，古人没有给这些规律统一命名，以至于这些规律无法发挥应有的作用，本书将这些规律称为"羲黄原理"。

在了解羲黄原理之前先了解"取象归类"的含义，象就是现象，找到现象进行归类的意思。在日常生活中我们对无时无刻都陪伴在身边的时间感觉是很微弱的，但是当一件大事发生的时候，我们对这个时间就会刻骨铭心，也就是时间伴随事件出现的时候我们才会有深刻印象，同样道理空间也是伴随事件留在人的记忆里，这个事件就是古人的象，我们祖先对自然界的探索中总结出很多象，就是自然现象，最简单的有昼夜、冷热、上下、前后、男女等，这种二元关系上升到理论高度就是阴阳，阴代表夜、冷、下、后、女等，阳代表昼、热、上、前、男等，实质是对事物的一种归类方法，把所有事物都联系在一起，拿出他们的共同点上升到理论高度，就出现了阴阳、三才、五行、八卦等规律，是唯物辩证法中事物普遍联系原理的应用，但是这些理论的总结比唯物辩证法早了几千年。通过归类找出事物之间的共同特点和内在关系，这就是古人对世界的认识方法"取象归类"。今天的易学研究中也在广泛应用，例如乾卦卦象：天、刚健、高大、圆形、西北等。八脏系统建立过程中器官群的提出就是取象归类的应用，只是现代科学叫做分类，脏、腑、窍、系、体的提出则是继承了古人的中医成果。阴阳、三才、五行、八卦、天干、地支与现代科学发生碰撞过程中，发现它们都具有时间、空间和物质属性，是古人的时间、空间以及事物概念。

从伏羲画卦开始到黄帝年代天干地支的出现，古代的这些智慧几乎还是独立指导人们的生活，五行的出现标志着古人在理论上把八卦、天干、地支理论进行了科学的整合，八卦、天干、地支都具有五行属性，阴阳理论实现了华夏智慧的高度凝结，是华夏智慧的最高峰，由此衍生出道家的宇宙生成原理和儒家的八卦生成原理，是中华本土文明两大支柱。下面对古人总结出的这些原理进行简单阐释。

第五章　阴阳原理

很早的时候华夏祖先就发现男女、昼夜、寒热、天地等这些现象，总结出阴阳变化规律，将阴阳思想推向巅峰的首推《道德经》这部书，《道德经》把宇宙、社会各个方面都用阴阳描绘出来，是华夏智慧的一个非常重要的里程碑，成为后人认识世界的重要基础。在西方科学技术引进到中国以后传统文化面临巨大冲击，人们以为无法调和中西文化的差异，但是很少有人知道我们每天使用的手机、电脑等产品都是在阴阳理论指导下开发出来的。冲击过后，经过长期的东西方文化交融，《道德经》这部书的阴阳观点已经被世界普遍接受，老子也成为世界历史文化名人。

几十年前以郭沫若前辈为代表的马克思主义者从历史唯物主义出发研究阴阳，认为阴阳符号的产生在中国古文字生成之前，古人用"－－"符号表示阴性属性的东西，并称这个符号为阴爻；将"—"符号表示阳性属性的东西，并称阳爻。郭沫若认为：阴阳符号来自男女生殖器，是古代生殖器崇拜的孑遗。"—"符号像男根，"－－"符号像女阴平面截图，由是推演出男女、父母、阴阳、刚柔、天地的观念。近代，钱玄同在1923年《答顾颉刚先生书》中说："我以为原始的易卦，是生殖器崇拜时代的东西。'乾''坤'二卦即是两性生殖记号。"可见在没有历史遗存做证据以前，人们对阴阳的认识只能是猜测。

本书在河图洛书演变过程中发现了阴阳存在的数理基础，也就为阴阳起源提出新的研究思路，较之郭沫若等人认为生殖器崇拜而有阴阳的观点更加符合古代哲学原理，也更符合人类进化历程。本章从现代科学的基本要素时间、空间、物质出发，与传统文化的阴阳原理进行沟通，实现传统与现代的对接，进而为揭开人体的奥秘做准备。

一、阴阳的时空属性

1. 阴阳的时间属性：就是事物的过去和未来，已经过去的时间为阴，未来时间为阳。昨天为阴，今天为阳；今天为阴，明天为阳等。

2. 阴阳的空间属性：就是空间方位。上为阳，下为阴；左为阳，右为阴；前为阳，后为阴；外为阳，内为阴。

3. 阴阳的物质属性：物质都含有阴阳两个方面。如：人是由男人和女人构成的，男人为阳，女人为阴；生物是由动物和植物构成的，动物为阳，植物为阴；地球表面是由陆地和海洋构成的，陆地为阳，海洋为阴等。

（1）阴阳的质量属性：就是阴阳的盛衰程度。

（2）阴阳的功能属性：就是阴阳作用。呼吸、动静、哭笑、快慢等。

二、阴阳规律

阴阳是事物内部不同的两个方面，两方面共同作用维持事物的稳定性。有白天就有黑天，有上就有下，有工作就有休息，有哭就有笑，有男就有女，有呼就有吸等等，这些都是同一事物的两个方面，两方面存在相互吸引的与排斥的现象，我们称为阴阳作用，阴阳作用的结果有四种情况。

1. 合二为一：阴阳吸引作用远大于排斥作用的时候会合二为一，由此引发质的变化。例如：精卵结合孕育出新的生命。古代哲学中天干化合、地支化合都是由两种事物化合为一种新事物，也就是合二为一，但是这个一不是简单的重复，而是全新的事物。

2. 阴阳共存：阴阳吸引和排斥作用达到平衡，阴阳相互斗争，斗而不破，所以阴阳共存。例如：时间上冬至以后白天一天天变长，夜间一天天变短，到了夏至白天达到极限，此后白天一天天变短，夜间一天天变长，直到冬至进入新一个循环，这种此消彼长、彼消此长始终维持在一个平衡范围内就是阴阳平衡状态，空间上如质子和电子一个带正电一个带负电。这些都是阴阳共存的情况，传统哲学认为是阴阳互根。

3. 衍生三才：阴阳吸引和排斥作用失衡，弱者一分为二以实现新的平衡，产生三才。例如：太阳、地球、月亮之间的平衡，前面我已经计算出地球一年 365 天体现了太阳月亮之间的平衡关系，三角形河图中阳插入阴中将阴一分为二，由此得到三个部分。在人体蛋白质形成过程中 DNA 把信息传递给 RNA，然后 RNA 再合成蛋白质，蛋白质也参与核酸的形成，这都是三才的体现。

4. 产生四象：阴阳吸引和排斥呈现弱平衡状态，产生四象。例如：人体生长发育与环境两大系统之间相互作用产生了生长、调节、代谢、供给四个维持人体平衡的子系统。阴阳衍生四象更是八卦形成不可缺少的过程。

三、阴阳次序

为什么叫阴阳而不叫阳阴呢？在太阳系太阳是核心，太阳为阳排在前面，阳在先，可以读作阳阴。在人体开始发育的过程中从受精卵首先形成的是胎盘，胎盘由植物极细胞发育形成的，为阴，所以阴在先，在人体可以读作阴阳。我们是生活在地球上的生物，没有阴的滋生就没有阳的生长，所以读作阴阳更符合人类生活环境。古人则是已经认识到阴阳之间的哲学关系才读作阴阳。

四、阴阳层次

古人说阴阳一体两用，也就是说阴阳是一个整体，有两方面属性。表明阴阳还具有层次性。阴阳平衡不只是事物两方面，还有总体与局部的关系，就是阴中有阳、阳中有阴，无限发展下去而无止境。例如：脑髓为阳，居于颅腔内部，不与外界相通为阴；脑髓有左右大脑、小脑、脑干、间脑五部分，为阳；脑髓为白色，为兑金之色，为阴。卵巢为阴，产生一个卵子为阳，卵子不能动为阴，卵子体积远远大于精子为阳，卵子能受纳精子为阴。

第六章　三才原理

三才思想在我国有久远的历史。古老的盘古开天地创世神话其实表现的就是天、地、人三才思想，那时古人就把人放到了突出的位置，共工怒触不周山，天柱折，地维绝，天倾西北，地覆东南，自此天道左行，地道右迁，人道尚中。这是最古老的三才思想，只停留在天、地、人各行其道的水平之上。到了《易经》的时代，人们终于发现人可以向天、地学习，人道可以与天道、地道会通，也就是人可以从天地运行规律中学到运用自然改造自然的能力，人与自然能够和谐相处，也就是相互制约、相互促进、相互协调，实现天地人三才之间的平衡。这一思想体现了古人对自然规律的认识已经达到相当高程度。

三才也是阴阳作用的结果，在阴阳相互作用过程中弱势的一方一分为二，继续与强势一方保持平衡，形成三才模式。三才是事物内部三个方面的相互作用，一方面具有相互制约、相互牵制的作用维持事物的平衡，另一方面也有产生新事物的功能。

一、三才的时间属性：是事物发生发展的三个阶段。人类经过三个营养期（自体营养期、母体营养期、后天营养期），昨天—今天—明天，儿童—成年—老年，都是时间属性。

二、三才的空间属性：就是三才的空间平衡状态。三角形的稳定性，太阳—地球—月亮之间的平衡。

三、三才的物质属性：就是物质结构。核酸构成：碱基—核糖—磷酸；磷脂构成：脂类—甘油—磷酸。都是由三种物质构成的，是三才的物质属性。

1. 三才的质量属性：就是三才结构的好坏，以磷脂为例，磷脂是由磷酸—甘油—脂肪酸构成的三才结构，磷酸—甘油—饱和脂肪酸形成的磷脂就没有磷酸—甘油—不饱和脂肪酸形成的磷脂乳化作用强，这就是三才的质量属性。

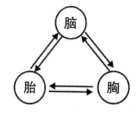

图 3 - 20　人体三才平衡

2. 三才的功能属性：三才的相互作用。

（1）三才平衡：脑系统通过神经对人体进行调节，胎系统通过内分泌对人体进行调节，胸系统对人体进行保护，是三种物质的固有属性。神经—内分泌—免疫之间的平衡维持人体生理功能的稳定就属于三才之间的相互关系（见图 3 - 20）。

（2）三才衍生：三才作用产生新事物，三胚层衍生出人体各个器官。

第七章　四象原理

四象是阴阳作用较弱的情况下产生的。从化学方面可以知道：无机物发生的化学反应往往剧烈，人们都熟知的炸药爆炸，我们国家火箭把一颗颗卫星送上太空用的推进剂就是液态氢气和氧气，他们发生作用时候非常剧烈；有机物化学反应就温和的多，而生物化学反应就更加温和（很多情况下必须在生物酶的参与下才能发生生物化学反应），体现出阴阳作用双方都很弱，这是形成生命的前提。在哲学上则称为无极生太极，太极生两仪，两仪生四象。四象用阴阳表述就成为老阴、老阳、少阴、少阳，四象的演变则分成两种，一种是继续推演出现先天八卦，四象是八卦的基础。另一种是受阳气形成天道结构，受阴气成地道结构。这两方面在人体表现为八脏器官按照先天八卦次序排列，按照天道结构和地道结构分布。古人通过四象进一步推演得出先天八卦，本书发现四象演化出天道结构和地道结构，是对四象思想的发展。

一、四象基础

普遍认为四象起源于对宇宙天体的观测，在没有文字记载的上古时期就已经有了对四象的认识，把天空分成四个大的区域，在每个方位中找出具有代表性的七个星星群，将这些星星群连成四个图案，东边的星星群象龙，南边象鸟，西边象虎，北边象龟（或者象盘曲的蛇），于是就有了四象。通过宇宙观测获得四象是社会实践的产物，是由实践上升到理论的途径。这里有一个疑问，四象和二十八宿有着密切联系，在没有文字的上古时期人们如何能从众多的数字中找到四和二十八之间的密切关系呢？说明四象和二十八宿应该是在一种理论指导下发现的，本书通过梯形洛书的变换得出图3-8，这个图内框预示着四象和二十八宿，也就找到了四象和二十八宿形成的理论基础。

二、四象的时间空间属性

老阴：为太极的至阴。应一年的冬季，一日的夜半，象征气温最低，气候至寒，气压最高，风向为北风。

少阳：为太极的少阳，应一年的春季，一日的早晨，标志气温渐高，气候温暖，风力最强，燥度最大，风向为东风。

老阳：为太极的阳极。对应一年的夏季，一日的中午，提示气温最高，气候炎热，气压最低。风向为南风。

少阴：为太极的少阴。对应一年的秋季，一日的黄昏，提示气温转凉，秋雨绵绵，湿度最大，气候清凉，风向为西风。

三、四象的演变

1. 八卦：无极生太极，太极生两仪，两仪生四象，四象生八卦。这是先天八卦生成的模式，也是古人哲学观念形成的重要支撑，是非常正确的，所以本书不做进一步论述。

2. 天道结构和地道结构：在四象演化过程中，受阳气形成天道结构，受阴气成地道结构，也就是说艮→巽→离→乾形成天道结构，兑→震→坎→坤形成地道结构，这方面的实物模型还是在我们的身体之内（见图3-21），八脏器官中脑脏在人体最上方，卵脏在腹腔最下方，是人体父母之脏，心脏、肺脏、肝脏、胰腺、肾脏为子女脏，

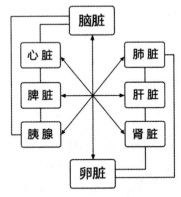

图3-21　八脏天地结构图

在父母呵护下工作，也就分布在脑脏和卵脏之间，人体天道结构中脑脏在最上方，心脏在胸腔偏左侧，脾脏在腹腔左上方，胰腺在腹部中央斜向左上分布在脾脏之下，心脏、脾脏、胰腺三个器官在体腔分布都偏左。人体地道结构中肺脏在最上方，重心偏右，肝脏在腹部右上方，两个肾脏分别在肝脏和脾脏下方，卵巢在最下方，肺脏和肝脏重心都偏右，肾脏和卵巢呈现左右对称状态，地道结构器官分布重心

偏右。

心脏与肺脏在胸腔左右对应，通过丙辛化合完成人体体液循环；脾脏与肝脏位于腹腔上部左右对应，通过阴阳交感完成生长功能；胰腺和肾脏位于腹腔中部，胰腺位于两肾之间，通过戊与癸天干化合完成人体物质代谢。三对器官心脏肺脏合而化水，胰腺肾脏合而化火，水下降而火上升，形成人体稳定内环境，是水火既济在人体表现。肝脏和胸腺则在水火之间完成生长功能，也说明生命是在适宜的环境状态下完成的，其深刻道理则是天道结构和地道结构的组合规律。

按照天道结构胸腺应该居于身体左上腹部坤卦位置，但是胸腺器官在胸部，所以胸腺之气下移到左上腹部坤卦位置形成脾脏，这也符合了先天巽卦居于后天坤位的规律，于是天道结构胰腺、脾脏、心脏居于身体左侧；地道结构中肺脏下方是肝脏，肝脏下方是肾脏，于是地道结构为肺脏、肝脏、肾脏居于身体右侧，其中肝脏之气在左侧有小叶越过中线伸到腹腔左侧，肾脏受兑卦之气有两个，并且分布在腹腔左右两侧，就有了人体八脏器官的结构。

四象演变出八卦、天道结构和地道结构，作用规律都通过八脏器官得到体现，是人体结构对古代哲学研究的新贡献。

3. 二十八宿：天上的四象中每一象都有七个星星群与之对应，四象总计有28个星星群与之对应，也就把天空分成二十八个天区，负责二十八个天区的星星就是二十八宿，天空中出现的各种天象与二十八宿位置相互参照，从而判定天象的性质。《黄帝内经》中就有"房昴为纬，虚张为经"的记载，就是东面的房星和西面的昴星连线构成纬线，南方的虚星和北方的张星连线构成经线，我们现在使用的经线和纬线应该是沿袭了古人的天文学成果。

东方七宿：角、亢、氐、房、心、尾、箕；
北方七宿：斗、牛、女、虚、危、室、壁；
西方七宿：奎、娄、胃、昴、毕、觜、参；
南方七宿：井、鬼、柳、星、张、翼、轸。

我国天文学家根据史书记载二十八宿的位置，依据地球几千年运行规律推演出二十八宿理论的形成年代为公元前5670年前后，也就是距今7685年左右，是新石器时代中晚期，这个年代恰好是我国农业文明开始的年代，说明华夏文明起源于1万年前的伏羲时代是很可靠的。依据《黄帝内经》对二十八宿的记载推算出《黄帝内经》记述的天文现象为公元前2400年左右，这个年代与黄帝生活年代稍晚一些，应该是黄帝时代以后几代人智慧的结晶。

第八章　五行原理

古人发现了五行原理，在几千年的实践中也证明了五行的有效性和正确性，至于古人是在什么理论基础上，用什么思维方法发现五行原理一直是现代人迫切需要理解的重要问题，当人们怀着解惑的心态翻阅古今典藉，试图找到产生五行的渊源时，得到的只有失望，虽然现在人们对五行的成因有诸多的解释，遗憾的是没有人能明确地说出创造五行的原始依据、过程和原理，而最大的遗憾则是古代那些发现五行的先辈们，没有将五行的产生原理和创造过程流传下来，让后人在黑暗中摸索了几千年也搞不明。本书以考古发现的蛛丝马迹为基础，从社会发展的脉络出发，为五行研究找出了新的思路。

本书认为五行先有数后有象，在河图洛书形成过程中最大生数是五，就是说宇宙自然赋予我们的最大数字是五，五以后的数字都是合成的，也就是说自然数只有1、2、3、4、5这五个数字。数字到五就开始回归到初始位置，这就是五行理论最原始的雏形。三角形河图的发现告诉我们东西多了堆起来也是古人的思维，我们还是以堆东西为例，一万多年前，上古先民懂得渔猎方法以后捕鱼的数量迅速增多，也就有了分配，分给每个人的鱼要堆成堆，为了确保公平就要知道每一堆鱼的多少，这时候就有了计数的需求，对数字的认识应该是我们的五个手指数量（手指计数要比结绳记事更简单便捷，至少减少了制造绳子的过程，是更先进的计数方法），以五个手指数量堆东西形成一个三角形，这个三角形就成为一个计量单位，不断重复堆东西的过程就是形成循环，是五行之数循环的开始，五行之数则很可能是华夏最早的哲学思想。五行象的出现则是稍晚一些，记载较早的是太阳系的五星，在《黄帝内经》中记载岁星就是木星、太白星是金星，荧惑星是火星、辰星是水星，镇星是土星，所以五行正式出现以前就有象的记载，从历史发展看这个时期还没有发现金属，不可能出现五行的描述，五行齐备则是金属进入人们生活以后的事情，黄帝时期华夏文明进入铜石并用阶段，也就是出现了金属工具，于是五行象数齐备，五行正式成为华夏文明基础，象与数的结合成为华夏文明的特点。有人认为五行是来源于天文观测就是这个原因，对天象的观察则是五行理论形成的基础，本书在第二部分对太阳系天体五行定位中发现天上五星与八卦之间关系密切，印证了《黄帝内经》对五星定位的合理性，而五星与五行并用说明《黄帝内经》承袭了前人的天文观测成果，是一本汇集上古医学、天文学等多方面知识的综合性书籍。

"五行"一词，最早出现在《尚书》的《甘誓》与《洪范》中，在《甘誓》中是指"有扈氏侮辱五行，怠弃三正，天用剿绝其命。"《洪范》中则指出"鲧陻洪水，汩陈其五行；帝乃震怒，不畀洪范九畴……鲧则殛死，禹乃嗣兴，天乃锡禹洪范九畴，彝伦攸叙……。五行：一曰水，二曰火，三曰木，四曰金，五曰土。水曰润下，火曰炎上，木曰曲直，金曰从革，土曰稼穑。润下作咸，炎上作苦，曲直作酸，从革作辛，稼穑作甘。"它提出了为人们所用的以水为首的五行排列次序，以及五行的性质。现在的五行理论包括五行的性质和关系两部分，五行的性质

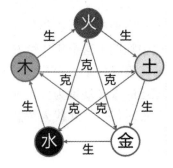

图 3 – 22　五行生克图

在生物界表现为生长发育的规律，五行关系则是物质的功能属性（见图 3 – 22）。

一、五行的时间属性（见图 3 - 23）：

1. 木：以春季万物萌发代表事物发展阶段。
2. 火：以夏季植物鼎盛阶段代表事物兴旺阶段。
3. 土：以夏末秋初，又叫长夏，植物繁衍阶段，代表开启新的生命。
4. 金：以秋季收获阶段代表事业成功。
5. 水：以冬季收藏阶段代表事业带来的财富积累。

二、五行的空间属性（见图 3 - 23）

木代表东方；火代表南方；金代表西方；水代表北方；土代表中央。

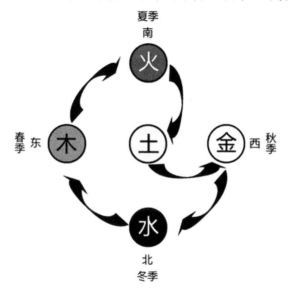

图 3 - 23　五行时间空间图

三、五行的物质属性

五行的物质属性称为五材，金、木、水、火、土五种物质。古人总结出自然界物质具有金、木、水、火、土的特性，是借用五材表述五行的性质。

1. 物质属性：
（1）木：具有木特性的物质，有生长、曲直等物质属性。
（2）火：具有火特性的物质，有向上、发热等物质属性。
（3）土：具有土特性的物质，有孕育生命等物质属性。
（4）金：具有金特性的物质，有变革、改变等物质属性。
（5）水：具有水特性的物质，有润下、柔和等物质属性。

2. 质量属性：就是五行的衰旺程度。木曲直的程度，火炎上的程度，土稼穑的程度，金从革的程度，水润下的程度。不过古人把这种程度更加详细的进行了剖析，用旺相休囚来表示五行质量的好坏。

（1）旺：就是兴旺，正在蓬勃发展阶段，处于巅峰状态。

（2）相：就是即将进入兴旺阶段，是发展阶段，未来一片光明。

（3）休：就是事物兴旺发展阶段已经过去了，相当于退休状态，发挥作用有限。

（4）囚：就是事物被严格限制，不能发挥作用。

（5）死：就是处于死地，全无用途。

从这里我们可以清楚的看到旺相是事物发展上升阶段，休囚死是事物发展的衰退阶段。一年四季五行衰旺如下：

春天：木旺、火相，水休、金囚、土死。

夏天：火旺、土相，木休、水囚、金死。

秋天：金旺、水相，土休、火囚、木死。

冬天：水旺、木相，金休、土囚、火死。

四季末：土旺、金相，火休、木囚、水死。

3. 功能属性：就是五行之间的关系。

（1）相生：木生火、火生土、土生金、金生水、水生木。

（2）相克：木克土、土克水、水克火、火克金、金克木。

第九章　八卦原理

八卦是华夏始祖伏羲最早发明的，伏羲在画卦的时候近取诸身，远取诸物，而成八卦。八卦符号可以称得上是最古老的文字，八卦的运行规律也是历久绵长，直到今日仍然深入人心。

八卦的生成有两种方式，一种是儒家思想通过四象生成八卦，表现在先天八卦的生成过程。另一种是道家思想通过三生万物获得八卦结构，人体八脏器官对应的八卦符合道家三生万物的规则，所以八脏器官的排序和分布则是对古代哲学思想的有力证明。两种方式生成的八卦都是先天八卦，这是对先天八卦地位的有力证明。人体结构与古代哲学相互印证不但证明了中医的正确性，也印证了古代哲学的科学性，是人体结构对中医和古代哲学的巨大贡献，说明古代哲学思想对现代科学的发展仍然具有非常重要的指导意义。八卦有先天八卦、后天八卦、中天八卦三种。

一、八卦

1. 先天八卦（见图3-24左）：先天八卦讲对峙，就是对应关系，乾坤对应，震巽对应，坎离对应，艮兑对应（这种对应关系在中天八卦也是重要内容）。从画卦过程可以知道伏羲先天八卦是在阴阳基础上对事物的总结，有浓厚的经验在里面，而先天八卦的严谨推演过程则到了宋朝才被发现，遵循无极生太极，太极生两仪，两仪生四象，四象生八卦的规律（生成图示见3-18左图），从而确定了先天之数，乾一、兑二、离三、震四、巽五、坎六、艮七、兑八。在人体八脏器官排序与先天八卦有准确的对应关系。

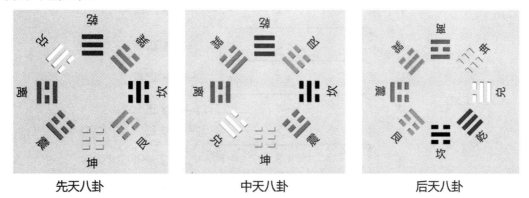

先天八卦　　　　　中天八卦　　　　　后天八卦

图 3 - 24　八卦图

2. 中天八卦（见图 3 - 24 中）：中天八卦有图无文又早已失传，今人只是根据历史典籍的只言片语推测中天八卦，所以中天八卦有多个版本，但是只能有一个是正确的，本书依据人体八窍和八体的排列组合推断出中天八卦就是连山八卦。中天八卦是一个开放系统，具有信息发布和运动的功能，在八卦图中顺时针旋转太极是语言信息系统，逆时针旋转太极是运动系统，由此可以看出人体系统的精密和科学，也反映出古人的智慧。

中天八卦的生成图式则是按照乾卦一索成长女（巽卦），二索成中女（离卦），三索成少女（兑卦），坤卦一索成长男（震卦），二索成中男（坎卦），三索成少男（兑卦）的规则形成的，体现父母生子女的规律。

近代考古与民间发掘工作发现，中天八卦就是神农先天八卦，与《连山易》有传承关系，神农氏也称烈山氏，与连山字音及其相近也可以成为佐证。神农先天八卦在几千年后的今天仍然被四川彝族同胞、贵州水族同胞继承，可见其生命力之顽强。

3. 后天八卦（见图 3 - 24 右）：后天八卦讲流行，是一种运行关系，事物由一个空间状态运行到另一个空间状态的次序，在人体生命活动中，性成熟时间，孕育胎儿的时间都与后天八卦规律关系密切。

传说后天八卦是文王从先天八卦推演出来的，也就是说有固定的推演规则，其中的道理几千年来鲜为人知，本书在探索太阳系五星命名与五行属性关系过程中，运用先天八卦和后天八卦关系发现了天道循环和地道循环两个规律（见第十部分），也就找到了先天八卦和后天八卦的内在联系。无独有偶，辽宁省庄河市的孙文晔从数理上由先天八卦推演出后天八卦，其中后天八卦形成过程与我发现的天道循环和地道循环完全一致，现在分享给大家（见图 3 - 25）：

后天八卦是在先天八卦配洛书基础上推演出来的，由坤一开始依次递加，便得出后天八卦图，具体推演步骤：先天坤卦居于 1 宫，1 + 1 = 2，所以先天坤卦落入 2 宫，成为后天坤卦，同时触动 2 宫的先天巽卦，接下来 2 + 2 = 4，先天巽卦落入 4 宫，成

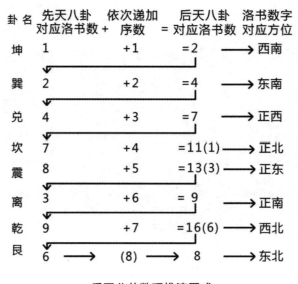

后天八卦数理推演图式

图 3－25　后天八卦数理推演图

为后天巽卦，同时触动 4 宫的先天兑卦，4 + 3 = 7，所以先天兑卦落入 7 宫，成为后天兑卦，继续触动先天坎卦，7 + 4 = 11，去掉 10（一个天干循环）余数为 1，先天坎卦落入 1 宫，成为后天坎卦，于是形成一个循环，这个循环就是地道循环。接下来则是从震卦开始（震卦是坤卦所生，为长男，一阳始生之地），先天震卦居于 8 宫，8 + 5 = 13，去掉 10 余数为 3，对应 3 宫，先天震卦落入 3 宫，触动 3 宫的先天离卦，3 + 6 = 9，对应 9 宫，先天离卦落入 9 宫，成为后天离卦，触动先天乾卦 9 + 7 = 16，去掉 10 余数为 6，对应 6 宫，先天乾卦落入 6 宫，成为后天乾卦，触动先天艮卦，先天艮卦被置换出来以后只有 8 宫一个位置，所以落入 8 宫，成为后天艮卦，于是又形成一个循环，这就是天道循环，至此后天八卦图形成。

　　在形成后天八卦过程中，先天八卦是一个稳定的事物，在触发机制的启动下发生连锁反应，地道循环起于 1 宫之坤卦，坤卦发动依次激发巽卦、兑卦、坎卦，形成联动；天道循环因震卦为坤卦所生之长男，起于震卦，依次激发离卦、乾卦、艮卦，形成联动，类似于微观电子的量子跃迁过程，后天八卦形成以后事物就重新建立起新的平衡。这个过程与细胞合成蛋白质有相似之处，首先是链状的 DNA 分子转录成 RNA，RNA 再将氨基酸合成立体结构的蛋白质，其中 RNA 就相当于中间的触发机制。天道循环和地道循环之间关系在《黄帝内经》中以开合枢形式出现，是人体规律的重要内容，自然界中动物生命现象遵守天道循环，植物生命现象遵守地道循环，是生命现象再一次与传统哲学接轨。

　　古人画卦种类很多，但是无外乎先天、后天、中天三种。本书通过人体结构对八卦进行重新校定，客观上肯定了三种八卦的科学性。无论是先天八卦、后天八卦还是中天八卦都是由四对阴阳对立统一体构成的，只是排列次序不同，都具有时间、空间、物质属性。

二、八卦的时间属性

人们都知道有二十四节气，也听说过四时八节，其中的八节就是冬至日从坎卦开始按照后天八卦顺序一直运行到来年冬至坎卦位置正好一年，体现八卦的时间属性。这一规律在中医针灸方面得到很好的应用。

三、八卦的空间属性

先天八卦揭示了八脏器官的空间排列顺序，中天八卦揭示了八清窍的空间排列顺序，后天八卦揭示了八腑器官的空间排列顺序，是八卦原理在人体科学的具体体现。

四、八卦的物质属性

天、地、风、雷、水、火、山、泽自然界八种物质，在人体则体现了各个器官的真实存在。

1. 八卦的质量属性：天的高远、地的深厚、风的猛烈、雷的响亮、水的宏大、火的盛大、山的伟岸、泽的深浅，这些都是八卦的质量属性，在人体则体现了器官功能的强弱。

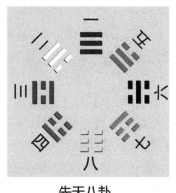
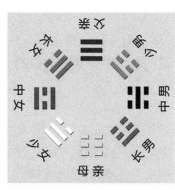
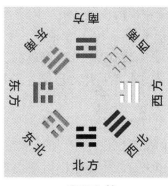

先天八卦　　　　　　中天八卦　　　　　　后天八卦

图 3 - 26　八卦属性

2. 八卦的功能属性：

无论是先天八卦、后天八卦还是中天八卦，其八卦所代表的事物不变，对应关系不变，但是，依据所处位置会增加相应的特性。

（1）交感：乾坤交感、震巽交感、坎离交感、艮兑交感。通过交感化生出很多自然现象就是八卦的功能。

（2）次序（图3-26左）：先天八卦的次序是事物属性的自然顺序，乾卦先天卦数为一，兑卦先天卦数为二，离卦先天卦数为三，震卦先天卦数为四，巽卦先天卦数为五，坎卦先天卦数为六，艮卦先天卦数为七，坤卦先天卦数为八。因此可以对事物进行科学排序。但是次序只有先后之别没有空间结构，在人体则表现出是一条直线或者圆形。

（3）结构（图3-26中）：中天八卦结构反应各卦阴阳的多少，也就是事物的性质，是事物有序性的体现。家庭结构就是很好的例子。

（4）方位（图3-26右）：后天八卦的方位给我们一个立体的空间世界。人体八腑器官的分布就是具体体现。

（5）循环：天道循环和地道循环则是天地气机运行的规律。也是形成人体结构的重要基础。

第十章　天干原理

天干原理的形成（见图3-27）：天干也是在黄帝年代出现的，黄帝命大挠做甲子，甲子就是天干和地支的组合，天干的很多性质都与河图洛书有密切关系，我们还是从堆东西说起，上古之人在堆东西过程中发现五是最大自然数，五以上的数都是合成的，最简单的组合就是两个五放在一起形成十个数，也就是我们左右手指的数量，五个手指堆东西和十个手指数堆东西数量是不同的，也就出现了五个生数和五个成数，加起来就是十个具有不同意义的数，用天干表示就是甲乙丙丁戊己庚辛壬癸，天干中甲丙戊庚壬五个阳干对应1、3、5、7、9五个天数，乙丁己辛癸五个阴干对应2、4、6、8、10五个地数。甲乙丙丁戊对应1、2、3、4、5五个生数，己庚辛壬癸对应6、7、8、9、10五个成数，在河图洛书中生数和成数的关系表示为，天一生水地六成之，地二生火天七成之，天三生木地八成之，地四生金天九成之，天五生土地十成之。而天干中表示为甲与己合化土，乙与庚合化金，丙与辛合化火，丁与壬合化木，戊与癸合化火，这种对应关系非常完美，但是天干并没有像河图洛书那样的图形，任何典籍也没有相似的记载，为什么呢？就是因为与五行结构不匹配，古代哲学以土为中央，天干化合以后则出现了火在中央的不和谐因素，所以没有人使用这个表示方法，但是天干规律得到古人的肯定。天干可以通过五行和八卦赋予更多的意义。

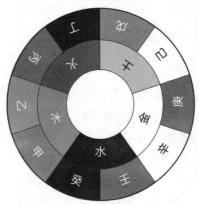

图3-27　五行天干衍生图

五行受阴阳之气形成天干原理，天干分为甲、乙、丙、丁、戊、己、庚、辛、壬、癸十个阶段，阴阳二气有交感变化的功能，所以天干具有孕育生命的功能，反应事物的运行规律。以植物为例，小麦三个多月就成熟了、西红柿需要四到六个月、玉米需要三到五个月成熟，每一种植物都有自己的生长规律，但是他们都经历十个阶段才完成生命活动，古人用植物生长发育描述天干是很有道理的。

在八卦天干模型形成过程中，水和火都具有两重性，于是八卦就演变成天干，从这个意义上说天干涵盖了事物发生发展的全过程，也就是说天干运行同样具有时间、空间、物质属性，是对事物运行的全面反应。

一、天干的时间属性

就是天干的自然顺序，是事物发生、发展、兴旺、衰退、消亡的规律，人体生命规律中，一个天干循环就是人类一个生殖周期（见天干与生命轮回）。

二、天干的空间属性

东方甲乙木，南方丙丁火，西方庚辛金，北方壬癸水，中央戊己土。

三、天干的物质属性

以植物生长规律表示。

甲：像草木破土而萌，阳在内而被阴包裹。

乙：草木初生，枝叶柔软屈曲。

丙：炳也，如赫赫太阳，炎炎火光，万物皆炳燃着，见而光明。

丁：草木成长壮实，好比人的成丁。

戊：茂盛也，象征大地草木茂盛繁荣。

己：起也，纪也，万物抑屈而起，有形可纪。

庚：更也，秋收而待来春。

辛：金味辛，物成而后有味，辛者，新也，万物肃然更改，秀实新成。

壬：妊也，阳气潜伏地中，万物怀妊。

癸：揆也，万物闭藏，怀妊地下，揆然萌芽。

1. 天干的质量属性：就是天干所处的状态，例如甲代表种子处于萌发状态，而萌发的能力如何决定于种子的好坏，这就是甲的质量，其它天干也是如此。古人将对天干状态的评估分成十二个级别，用长生、沐浴、冠带、临官、帝旺、衰、病、死、墓、绝、胎、养表述事物所处的状态，实质是从客观上对事物质量的评判，属于质量范畴。

长生：就像人出生于世，或降生阶段，是指万物萌发之际。

沐浴：为婴儿降生后洗浴以去除污垢，是指万物出生，承受大自然沐浴。

冠带：为小儿可以穿衣戴帽了，是指万物渐荣。

临官：像人长成强壮，可以做官，化育，领导人民，是指万物长成。

帝旺：象征人壮盛到极点，可辅助帝王大有作为，是指万物成熟。

衰：指盛极而衰，是指万物开始发生衰变。

病：如人患病，是指万物困顿。

死：如人气已尽，形体已死，是指万物死灭。

墓：也称"库"，如人死后归入于墓，是指万物成功后归库。

绝：如人形体灭绝化归为土，是指万物前气已绝，后继之气还未到来，在地中未有其象。

胎：如人受父母之气结聚成胎，是指天地气交之际，后继之气来临，并且受胎。

养：像人养胎于母腹之中，之后又出生，是指万物在地中成形，继而又萌发，又得经历一个生生灭灭永不停止的天道循环过程。

2. 天干的功能属性：天干是五行受阴阳之气形成的，阴阳、五行原理都在天干运行中得到体现。

（1）天干化合：甲与己合化土，己与庚合化金，丙与辛合化水，丁与壬合化木，戊与癸合化火。天干化合是自然界普遍规律，也是人体重要规律。

（2）天干的五行生克关系见五行原理。

本书用天干和八卦结合创立了八卦天干模型，找到了地球的自然环境，最原始的原核生物、原生动物、植物、微生物等地球现象共同遵守的规律，为人类探索自然打开新的窗口。通过八卦天干模型找到了人体结构和功能的基础，为现代医学发展指明了方向。

四、天干的别样含义

天干与洛书相配合虽然不符合五行土居中央的原则，但是可以演绎出更加丰富的含义，在其他民族文化中形成了新的图腾和象征。

一种解读方法是通过天干化合体现出来，标识中甲己合化土，乙庚合化金，丙辛合化水，丁壬合化木，戊癸合化火，于是就得到两个循环：

1. 甲己合化土→丙辛合化水→戊癸合化火→乙庚合化金→丁壬合化木，表现出相克关系，是一个反 S 形关系，也就是阴阳鱼的形状（见图 3 - 28）。

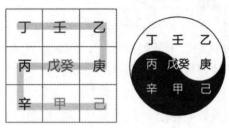

图 3 - 28　天干与阴阳鱼

2. 丁壬合化木→戊癸合化火→甲己合化土是相生关系，丙辛合化水→戊癸合化火→乙庚合化金是相克关系。形成上下相生左右相克的卍字形结构。太阳系中以太阳为中心向四周释放光和热。

另一种解读方法是将天干配在洛书上就得到图 3 - 29（左），甲己、乙庚、丙辛、丁壬构成四个组合，戊癸合化火为中心，甲戊壬为相克关系、丙戊庚为相生关系，两者结合构成一个链接四条短线的十字，于是就出现了佛教万字形标识（见图 3 - 29 右）。

天干与洛书结合以后中央位置为戊与癸化合而生火，中央为火与中央为土的古代哲学思想不一致，却表现出与其他文化的融合。比较典型的是符合佛家"万"字符的意义，寓意"一切善愿、悉皆成就"，是佛陀神圣、庄严、慈悲、智慧和圆满成就的象征。卍字也表示佛力的无限运作，无边延伸和无尽展现，象征佛陀如日月永生，如流水恒长一般广度十方三世的众生而无有穷尽。

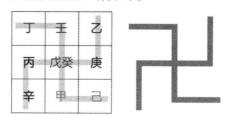

图 3 - 29　天干与"万"字符

从更广范围看，卐字是古代的符咒、护符或宗教标志。通常被认为是太阳或火的象征。古代印度的佛教、婆罗门教、耆那教均把卐字作为吉祥、清净、圆满的标志。古代波斯、希腊等均有卐字符号，通常被视为太阳、火炬、流水的象征，寓意光明、无畏和永恒。将洛书变换天干以后中心就是火，与符咒、护符或宗教标志含义非常相近。天干运行则是循环往复生生不息也就有永恒不变之意。

天干、洛书、道教、佛教，以及其它信仰在此找到了统一的理由，说明古代先民对自然的敬畏引起的信仰和崇拜都是有一定规律在里面，在科学高速发展观的今天人们更应该正视这些古代的文化现象，使之纳入科学的轨道。

第十一章　地支原理

地支原理的形成（见图 3 - 30）：五行受阴阳和三才之气而成地支，金木水火皆有阴阳、三才而藏于土，故有十二地支。在自然界中是太阳月亮对地球的作用结果，一天十二个时辰，一年十二个月，是不变的。地支是反应自然界事物之间相互关系的原理。古人用植物生长描述自然现象的。在人类生命规律中体现了从生长到死亡的生命运行规律。

一、地支的时间属性（见表 3 - 1）

在自然界表现为一年十二月，一天十二个时辰。在人体表现为人体生命周期。

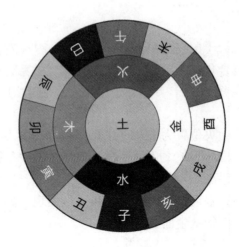

图 3-30　五行地支衍生图

表 3-1　地支时间对应表

地支	子	丑	寅	卯	辰	巳	午	未	申	酉	戌	亥
月	十一	十二	正月	二月	三月	四月	五月	六月	七月	八月	九月	十月
时	23-01	01-03	03-05	05-07	07-09	09-11	11-13	13-15	15-17	17-19	19-21	21-23

二、地支的空间属性

北方亥子丑；东方寅卯辰；南方巳午未；西方申酉戌。

三、地支的物质属性

以植物生长规律表示。

子：孳也，阳气始萌，孳生于下也。

丑：纽也，寒气自屈曲也。

寅：演也，津也，寒土中屈曲的草木，迎着春阳从地面伸展。

卯：茂也，日照东方，万物滋茂。

辰：震也，伸也，万物震起而生，阳气生发已经过半。

巳：巳也，阳气毕布已矣。

午：仵也，万物丰满长大，阴阳交相愕而仵，阳气充盛，阴气开始萌生。

未：昧也，日中则昃，阳向幽也。

申：伸束以成，万物之体皆成也。

酉：就也，万物成熟。

戌：灭也，万物灭尽。

亥：核也，万物收藏，皆坚核也。

1. 地支的质量属性：与五行质量属性相似，都是所含物质的程度。古人借用五行旺、相、休、囚、死代表地支的质量属性。

2. 地支的功能属性：地支是五行受阴阳和三才之气形成的，阴阳、三才、四象、五行原理都在地支中得到体现，具体体现是六合局、三会局、三合局、地支的五行生克。

（1）地支六合：是地支的阴阳作用，子与丑合化土，寅与亥合化木、卯与戌合化火、辰与酉合化金、已与申合化水、午与未合化土。

（2）地支三会局：拥有共同五行属性的地支组合在一起形成更大的力量，亥子丑、寅卯辰、已午未、申酉戌。对应四象。

（3）地支三合局：是处在长生、帝旺、入墓三个阶段的地支组合，使力量更加强大。寅午戌、已酉丑、申子辰、亥卯未。对应三才。

3. 地支的五行生克关系见五行原理。

四、地支循藏

天干描写时间规律为主，地支描写空间规律为主，时间空间的结合往往有事件发生。古人探究事件发生规律的同时也探索出天干和地支之间的对应关系，就是地支循藏（见表3-2）。为方便记忆，流传有口诀如下：

表3-2　地支循藏表

子	丑	寅	卯	辰	已	午	未	申	酉	戌	亥
癸	癸辛己	甲丙戊	乙	乙戊癸	庚丙戊	丁己	乙丁己	戊庚壬	辛	辛丁戊	甲壬

子藏癸水在其中，丑中癸辛己土同；
寅藏甲木和丙戊，卯中乙木独相逢；
辰藏乙木兼戊癸，已中庚金有丙戊；
午藏丁火并己土，未中乙木加己丁；
申藏戊土庚并壬，酉中辛金独丰隆；
戌藏辛金及丁戊，亥藏壬甲是真踪。

第十二章　复合模型

阴阳、三才、五行、八卦、天干、地支，以及宇宙原理来自于华夏先祖对自然现象的总结，以独特的视角诠释了时间、空间和物质的关系，是东方文化的显著特点。在探究宇宙奥秘过程中古人最早记忆的符号是八卦，之后是天干地支，然后是三才五行，阴阳原理的出现又晚了一千多年，从这些原理的记忆次序可以推测出八卦、天干、地支是古人对自然现象的总结归纳，而三才、五行、阴阳很可能是古人通过推理与观察相结合的方式发现的，尤其阴阳原理是古人智慧的高度总结和概括，反映出古人对自然从感性认识上升到理性认识的过程。

一、八卦天干模型（见图2-12）：八卦天干模型是《超级中医学》发现的，揭示了生命演化的重要规律。

八卦主要体现在具体事物方面，天干反映了生命物质的运动规律，两者结合体现了生命物质的具体构成模式。八卦天干模型，从地球孕育生命的环境开始，直到动物、植物、微生物，无一不遵守这个构成模式，可以说是地球生命的普遍法则。

二、八卦地支节气模型（见图3-31）：八卦地支模型揭示了二十四节气的形成原理。

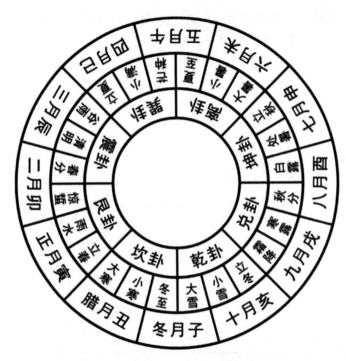

图3-31　二十四节气与八卦地支模型

在商朝人们就已经知道了一年有寒暑两季，但是不知道形成的原因，春秋战国时代，我国人民就有了日南至、日北至的概念，知道太阳在黄道最南端是夏季，在最北端是冬季，换句话说知道了一年的季节变化与太阳在黄道运行有关，测量太阳在黄道的位置就可以知道季节变化，战国后期成书的《吕氏春秋》"十二月纪"中，就有了立春、春分、立夏、夏至、立秋、秋分、立冬、冬至等八个节气名称，这八个节气就是将太阳在黄道运行分成八段，古人叫八节，是二十四个节气中最重要的节气。这个八节标示出季节的转换。黄帝年代的中国古人已经发现一年有十二个中气，对应十二地支，称为十二月，按照十二月也可以计算一年之中季节变化，于是将八节和十二中气结合起来计算一年四季，并且取得了非常好的效果。到了西汉《淮南子》成书的时候（公元前140年前后），就有了和现代完全一样的二十四节气的名称。节气是一年中的八节和十二中气的合称。在民间广泛流传迎节气的说法，就是在一个节气到来的时候天气会发生变化，出现刮风、下雨、下雪等自然现象，读者可以细心体会。

无独有偶，在西方也发现了一年有十二中气，只是称谓叫黄道十二宫，与中国的十二中气正好相差一个节气，在二十四节气里同样可以表示出黄道十二宫的位置，只是西方人不懂八卦，否则二十四节气也有可能被西方人更早发现（见图3-32）。不过我们的祖先发明二十四节气用于农业生产，西方发明黄道十二宫用于占星学，可以算是一个科学的两个分支吧。

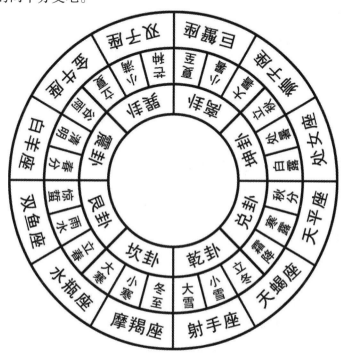

图3-32　二十四节气八卦星座对应表

第十三章　天圆地方

古代哲学有天圆地方的概念，《尚书·虞书·尧典》一开头就讲尧待天下太平后：乃命羲和，钦若昊天，历象日月星辰，敬授人时。随后命羲仲、羲叔、和仲、和叔分赴四方，测定太阳在一年四季的变化情况，反应古人已经知道对太阳进行观测，依据一年四季日出日落确定季节，这就是最早的天圆地方的理论和实践。

古人把天圆地方赋予很多神秘的因素，后来学者也就因之延续，于是越来越神秘。在河图洛书形成的数字结构中1、2、3、4都是只有内或者只有外的，表现就是点、直线、三角形、四方形，这些图形都涵盖在代表地数的三角形中，最大的图形就是方形，所以对应地方；到了5以后才有了中心和外周的区别，画图的方法也就发生了变化，变成圆形，对应天圆；有了天圆地方。

任何理论都离不开实践，古人天圆地方最早记载是测量天地，观察天体时候用到的是角度，测定地面两点之间距离的时候用到的是直线，四条直线围成一个方形，就是面积。地理大发现以后知道地球是圆的，于是也就有人攻击天圆地方的思想，从测量的角度解释天圆地方以后人们就可以理解这个问题。

本书发现人体器官分布规律既符合天圆地方也有不同之处。其中八腑器官最直接的反映天圆地方，八脏、清窍、腧穴和募穴的分布则体现不同规律，可以认为是天圆地方的变化。

八腑器官的分布看天圆地方（见图5-5）。头胸腔为阳在上面，对应天，头胸腔四个系统的八腑器官分布情况是小肠在中央，大肠在小肠外周分布，三焦和骨骼是中心对称的结构，四个器官的中心都在腹部中央，是一环套一环的圆形分布，对应天圆。腹腔为阴在下面，对应地，腹腔四个系统的八腑器官分布是，胃在左上方、胆囊右上方、膀胱和子宫同在下方，一上一下，没有共同的中心，在九宫图中则是胃和胆囊九宫数相加等于六，子宫和膀胱九宫数相加也等于六。九宫图最神秘的地方是平衡，左右、上下、对角的数字相加都等于15，但是某一个点是不平衡的，是在整体平衡之下某一点不平衡的结构。九宫图中除了左右、上下、对角平衡之外，八腑器官中胃和胆囊九宫数相加等于六对应子宫和膀胱九宫数相加等于六，是九宫图中又一种平衡形式。这种平衡形式古人没有发现，但是在人体器官分布中有了具体体现。直线和角度是测量学两个最基本的概念，简单来说测量两个天体之间的距离用角度，角度对应圆形，在天文观测就有周天360度，对应天圆，从一年周期循环规律看就是时间概念。测量地面上两点之间的距离用直线，四条直线围成一个方形，也就有了面积，这就是领地概念，对应地方。所以天圆地方概念的延伸就是古人有了明确的时间和空间概念。

天圆地方还有另一种变换形式，我们以腧穴募穴分布进行说明，腧穴在人体背部，背为阳，在膀胱经上表现出直线排列。募穴在人体胸腹部，为阴，具有空间分布形态，其中在正中线两侧的器官有成对的募穴，在正中线上面的器官募穴都在正中线上单个出现，形成募穴的空间分布。募穴对应地具有空间分布符合天圆地方规律，背部腧穴在一条直线上似乎与天圆地方不一致，但是我们从侧面看圆形的物体，比如看一元钱硬币，正面看是圆形，侧面看就是一条直线，所以这应该是天圆地方的变换形式。

从河图洛书演变到天圆地方，是古人对世界认识的两次飞跃，河图洛书标志着人们在大自然中找到了自己的位置，天圆地方则是人们主动测量天地万物，从自然界的奴隶变成可以征服自然、改造自然的主人。普遍认为工具的使用是人类文明的开始，但是对动物行为的观察和研究发现很多动物都会使用工具，尤其灵长类动物对工具的运用非常普遍，而主动测量天地变化则是人类独有的，所以这些看似简单的原理蕴含着丰富的古人智慧。

第十四章　小　　结

　　羲黄原理是用现代语言和科学思想对古代哲学思想加以解读，这不是一个牵强附会的联系，而是对古代哲学思想和现代科学进行深刻剖析得出的结论，现代科学已经肯定了时间和空间是一切事物存在的基础，古代的羲黄原理也是在时间和空间基础上构建的哲学体系，由于受到思维方法的限制，两种表述方法一直得不到统一。本书从唯物主义思想出发，从人类进化的角度探索古代哲学思想。人类起源早期结绳记事，但是结绳记事只是一个符号，不足以让古人拥有丰富的古代文明，但是在手上却可以留下的很多印记，可以阐释华夏文明，阴阳、三才、五行、八卦、天干、地支等古代文化符号都可以在手上找到，例如：手心为阴手背为阳、手指三个节段为三才、五个手指对应五行、掌心含八卦等，十干掌、十二支掌等都是在手上表述自然规律的。本书从考古学发现的一个远古符号三角形河图中发现了手的秘密，通过运算找到了古人认识世界的思路，从而揭开了河图洛书之谜，通过河图洛书演绎出璀璨的古代文明（图3－33）。

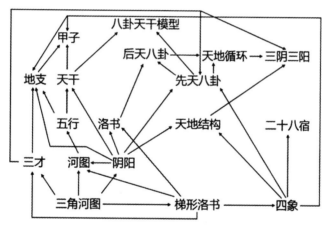

图3－33　羲黄原理生成图

　　在科技高度发达的今天，运用现代科学原理揭示古代哲学原理是本书另一特色，把两个原本不相干的原理融合在一起，即为科学找到哲学基础，也为哲学找到科学依据。很多西方学者对东方文化的认识越来越深刻，不断试图从东方文化中获得灵感，尤其是阴阳、太极这些概念已经深刻的影响人们现代的生活，比如计算机的运算方法就与阴阳原理有密切关系。本书将古代哲学原理整合在一起统称为羲黄原理，是因为古代哲学思想都有一个共同的根源——河图洛书，并且是一个关系非常密切的非常庞大的理论体系，如果分开阐释就体现不出华夏文明的完整性，也就不能实现现代科学与古代哲学的统一。这方面的教训是深刻的，西方科学进入人们的生活以后古代哲学符号在逐渐消失，华夏文明的基础在晃动，用现代语言加以解读，是为了更好的让大家正确理解和掌握传统文化，让传统文化再次绽放出自己的光芒。

第四部分　生命的物质基础

人是自然的产物，人类在大自然物质循环中只是一个小小的环节，从人体的构成、饮食来源、代谢的垃圾都是大自然的组成部分，大自然缤纷世界是人类的衣食父母，人类从大自然获得营养物质满足自身的生长发育和代谢，于是出现一个新的学科——营养学。本书发现营养学只是我们身体物质需要的一部分，还有氧气这个重要因素没有考虑在其中，但不是不知道氧气的重要性，就好比我们每天呼吸空气却不感觉空气的可贵一样，而是被无意中忽略了。氧气纳入人体物质基础以后重新对营养素进行分类剖析，发现营养学、古代哲学、生物化学之间同样具有密切关系，是天人同构在人体的又一次体现，也因此改写了营养学模式，为营养学研究打开新的空间。

第一章　营养物质

营养物质是大家经常讲的概念，但是营养物质不只是营养素，还有氧气是人们重要的营养物质。营养学是研究营养素在人体进行代谢的科学，随着人类文明的出现而出现，最初从动植物是否可以食用开始研究，神农尝百草的实践中提出一则以食，一则以药，说明已经有了食物和药物的区别。黄帝年代营养学又有了新的发展，《黄帝内经》记载了饮食原则：五谷为养，五果为助，五畜为益，五菜为充，气味和而服之，以补精益气。这个原则到现在仍然是人们饮食的重要原则，但是人们还没有完全领会其中的深意，"气味和而服之，以补益精气"，里面的"气"在惜字如金的古代不会轻易出现的，必然有深刻的含义。随着科学的发展，现代营养学率先在西方出现了，使营养学研究走上了科学的发展道路，让人们知道了营养素是构成我们身体的物质基础，但是营养学研究没有与古代哲学相结合，在分类上还有一些疑问，不能进一步揭示其中的奥秘，八脏理论建立以后营养学依旧是构成人体物质基础的重要理论，但是进行了些许修正，也就为营养学和古代哲学融合扫平了道路。

一、营养物质：是营养素和氧气的统称，是一切对人体有益的物质，是人们进行生命活动所需要的各种物质。

二、营养：营养是营养素进入体内人工环境进行消化、吸收，再通过人体内环境到达细胞合成我们的身体，之后在氧气作用下进行分解，最后排出体外的过程。营养学就是研究营养素吸收、利用和代谢过程的科学。

三、营养源：我们吃的食物就是营养源，营养素的来源。是人体能够利用的营养素存在的地方。比如苹果含有各种营养素，就是营养源。木材就不是营养源。

四、营养素：《黄帝内经》说"夫精者，身之本也"，说明精是构成我们身体的物质基础，营养学已经知道我们身体是由六大营养素构成的，所以精也是由营养素构成的，现代营养学揭开了精的神秘面纱。营养素是食物中对人们有用的成分，也称为生物活性物质，分为基础营养素和生物化学素两类。世界上有 7500 种食物为我们提供营养素，营养素有 3 万多种。

（一）基础营养素：构成人体的物质基础。

1. 按物质的属性可分为：蛋白质、脂肪、糖（碳水化合物）、核酸、维生素、矿物质、水七大类。

（1）水：水是生命的甘露，我们人类在陆地上生活，但是我们每天必须喝水，不喝水就会渴，为什么呢？我们的细胞是生活在水里的，细胞所需要的营养素，新陈代谢产生的垃圾都要在水里运进运出，细胞的工作也是在水里进行的，离开水细胞就会死亡，正常人体内 65% ~ 70% 是水份，7 天不喝水就会死亡。水是生命的载体。

（2）蛋白质：是生命的基础物质，没有蛋白质就没有生命，蛋白质是由氨基酸构成的，有 9 种氨基酸是必需氨基酸，母乳是最理想的蛋白质来源；其次是动物性蛋白质，但是在吃进动物蛋白质的时候会吃进大量的脂肪，给身体带来更大的负担；然后是植物性蛋白质，缺少优质氨基酸，尤其是赖氨酸、色氨酸、蛋氨酸。

（3）脂肪：是生命的构成物质，和蛋白质一样参与细胞的构成，调节生命活动。有两种脂肪酸是必需脂肪酸。目前人们的饮食中脂肪已经过剩，但是脂肪酸的结构严重不合理，多不饱和脂肪酸不足，饱和脂肪酸严重超标，急需纠正这种不平衡状况。脂肪在体内以脂肪组织形式存在和与蛋白质结合等形式存在。

（4）糖：习惯称为碳水化合物，是生命的供能物质，参与蛋白质、脂肪的代谢。

（5）核酸：是生命的遗传物质，承载着人类发展的所有信息。

（6）维生素：维持生命的要素。

（7）矿物质：人体不可或缺的无机物。

基础营养素参与细胞的构成、新陈代谢，是生命活动的基础营养，通过对这些基础营养的补充，为我们的健康打下坚实的基础。

2. 按人体的需要程度可分为：必需营养素、非必需营养素两类。

（1）必需营养素：是人们自身不能合成，或者合成数量很少不能满足人们生理需要，必需从外界食物中获得的营养素。有六大类，42 种。（1. 蛋白质中的九种氨基酸；2. 脂肪中的两种脂肪酸；3. 糖类一种；4. 维生素十四种；5. 矿物质十五种；6. 水）。

（2）非必需营养素：自身能够合成，合成数量能够满足生理需要的营养素。如：肾上腺素、胰岛素、核酸、各种酶类。

在特殊情况下非必需营养素可以转化为必需营养素。如糖尿病非常严重时，胰岛素就成为了必需营养素。

（二）生物化学素：就是自然生物体合成的、有一定生理功能的物质。广泛存在于自然界的动物、植物、微生物这些有生命的物质当中，是现代医学、营养学研究的热点。

在传统的养生学里面有鹿茸、花粉、人参、蜂蜜、灵芝、枸杞等，这些物质在中药里面作为补药广泛应用，没有毒性或毒性很小，是中药的上品，现代营养学和中医药学的研究发现这些物质主要药用成分是黄酮类、萜稀类、皂甙、多糖等。他们在体内有广泛的生理功能，对神经、内分泌、免疫等功能有很好的调节作用，是调节人体生理功能不可或缺的物质。大家都知道中医治本，从这里我们可以看出中医的治本和营养素是分不开的。

五、氧气：我们人体是一个巨大的化工厂，每分每秒都进行各种各样的化学反应，自然状态下很多化学反应需要几百度、几千度的高温条件才能进行，人体在维生素和矿物质以及其他活性物质作用下仅在我们的身体温度（37℃）条件下就能顺利进行，维生素和矿物质在这个过程是帮助蛋白质、脂肪、糖在体内氧化代谢的，是助手、是催化剂、是点火器。这只是人体生物化学反应的一半因素，还有另一半因素，就是氧气。人是一个生命体，能够从小长大，完成这个功能需要两种作用，一种是同化作用，一种是异化作用。同化作用合成我们的身体，让我们一天天长大，各个过程就是营养素的堆积组合过程；异化作用分解我们的身体，将我们身体内营养物质分解，一方面防止我们无限度长大，另一方面让我们释放能量参与社会活动。分解营养素的物质就是氧气。可以说营养素合成我们的身体，氧气分解我们的身体，营养素和氧气共同作用维持我们身体的平衡，都是营养代谢不可或缺的物质，也就是营养物质。

第二章　基础营养素

一、生命的基础是营养素

生命过程是营养素的堆积和代谢。是人体与自然界之间不断进行物质交换的过程，促成了人类的生命循环。营养学认为生命的本质是营养素的代谢，在我们发现人与自然关系以后应该认识到生命的本质是自然规律的体现，生命运动离不开自然规律。

1. 人是由营养素构成的。细胞是人进行生命活动的最基本单位，细胞是由什么构成的呢？就象房子是由沙子、水泥、钢材等建筑材料构成的一样，细胞是由营养素构成的。蛋白质、脂肪、糖、核酸、维生素、矿物质、水七大营养素构成了细胞。例如：细胞膜就象鸡蛋皮一样保护细胞，它的构成主要是蛋白质、磷脂、胆固醇等。营养素是细胞的建筑材料。

人体大约有 50～100 万亿个细胞，象天上的星星那样多，每分钟有一亿个细胞产生，一亿个细胞死亡。肠黏膜细胞三天更新一次，皮肤细胞一个月更新一次，普通细胞寿命 120 天，这些细胞的更新换代需要大量的营养素。

2. 细胞工作需要营养素参与。一个细胞就象城市一样，有发电厂、加工厂、垃圾处理厂等器官，发电厂需要糖作为原料提供能量，加工厂需要蛋白质、脂肪、维生素、矿物质等为原料进行生产，垃圾处理厂同样需要蛋白质、脂肪进行垃圾处理。例如，胰岛 β 细胞在合成胰岛素时需要氨基酸作为原料，葡萄糖作为能量来源，更需要维生素、矿物质等营养素的参与。很多糖尿病人在康复过程中一味的追求药物的治疗效果，忽略了胰岛 β 细胞的营养供给，胰岛 β 细胞严重缺乏营养不能正常工作，糖尿病能好吗？

3. 运输各种营养物质也需要营养素。运输氧气的红细胞主要成分是血红蛋白，运输脂肪是由载脂蛋白来完成的，这些都是蛋白质，是营养素。在我们周围有很多脂肪肝病人，大家都知道是营养过剩造成的，但是，你知道为什么非洲饿死的难民也有脂肪肝吗？对他们的尸体进行解剖，结果个个都是脂肪肝，他们缺乏蛋白质，肝细胞合成的脂肪无法运出去，堆积在肝细胞内，形成脂肪肝。

4. 人体的调节物质也需要营养素。蛋白酶、淀粉酶、脂肪酶，这些酶类都是营养素构成的，胰岛素、肾上腺素、雄激素、雌激素等激素也是营养素构成的。他们都参与人体生理功能的调节。

二、营养素特性

1. 基础性：人是由细胞构成的，细胞是由营养素构成的，孩子不吃饭就不能长大成人，人不吃饭就不能正常工作，这就是营养的基础性。

2. 依赖性：提起依赖性人们就会产生恐惧，敬而远之，为什么呢？人们往往和药物的依赖性联系起来，如：高血压、糖尿病人需要终生服药，伤害肝脏、肾脏，严重时会因为药物的毒害作用而死亡。营养素的依赖则不同，我们现在已经知道吃饭是吃里面的营养素，每天吃饭，要一顿一顿的吃，一顿不吃心发慌，这就是依赖，是天经地义的依赖。尤其是在有病的时候，病变部位需要恢复功能，细胞需要从新修复再生，需要的营养素就更多，病人康复依赖营养素恰恰是很多人不重视的，最重要的知识。营养素依赖和药物的依赖是根本不同的概念，我们将在后面讨论营养素和药物的区别。

3. 系统性：指营养素的供给要做到数量充足、种类齐全、比例适当。

（1）数量充足：吃饱了不饿就是数量充足，细胞吃饱了吗？很少有人能做到让细胞吃饱，中国营养学会对全国居民营养调查显示：中国人蛋白质基本满足需求，但是缺乏优质蛋白质；脂肪已经超标；糖类基本满足需求；维生素缺乏 A、D、E、C、B_1、B_2、B_6；矿物质缺乏钙、铁、锌、硒。尤其是 A、B_2、钙、铁严重缺乏。缺这么多营养素人能不得病吗？80% 疾病是营养缺乏造成的，70% 的死因就是营养缺乏。

（2）种类齐全：人需要的营养素分为必须营养素和非必须营养素两大类。非必须营养素是自身能合成并且合成的数量和速度能够满足人体需要的营养素，我们正常人可以不担心这些营养素是否缺乏。必须营养素是在我们体内无法合成或者合成的数量速度满足不了需要的营养素，必须从外界摄取。我们必需注意这些营养素的摄取是否充足。有六大类 42 种营养素是必须营养素，营养素之间不是孤立的，需要相互协同才能发挥作用，缺少任何一种都不能发挥作用。例如我们的细胞需要 42 种营养素，现在有 38 种，还缺 4 种，种类不全，细胞就会把这些营养素打发走，等下次 42 种到齐了才利用，假如过一会那 4 种来了，对不起，同样打发走，因为他们没同时到达，没有得到营养的细胞就会瘪下来，如果是免疫细胞瘪下来，免疫力就会下降，如果是肌肉细胞瘪下来人就会没有劲，如果是肝细胞瘪下来肝功能就会下降。细胞需要营养素一样都不能少，一定要种类齐全。

（3）比例适当：种类齐全了也不够，还要有适当的比例，就象盖房子一样，沙子、水泥、钢材这些原料一定要有适当的比例，沙子多了是一团散沙，水多了太稀不成型也不行。营养素是按照比例吸收的，要求我们的饮食也要合理安排，一日三餐要合理，每顿饭的营养搭配要合理，现在人们已经开始注意营养了，但是饮食结构仍然不够合理，高油、高盐、高热量依然十分普遍，现在我们看一下它的危害，过剩的脂肪在血管里流动形成高血脂，引起肝脏细胞排泄脂肪困难，引起脂肪肝；脂肪要进入细胞需要胰岛素，大量脂肪进入细胞会增加胰岛负担，长期下去就会引起糖尿病；过多的脂肪沉积在血管壁会形成动脉硬化，引起心脑血管病。

蛋白质中氨基酸比例不合理也是不行的，严重肝肾病人应不应该补充蛋白质？严重肝肾病人不能盲目补充蛋白质，为什么呢？过剩的蛋白质是通过肝脏分解，肾脏排除体外的，盲目补充会增加肝肾负担。在蛋白质代谢中一定要注意氨基酸的平衡，一个理想氨基酸谱的蛋白质不但能减轻肝肾负担还能促进食物中蛋白质的吸收。在动物、植物、奶类蛋白质中什么蛋白质的氨基酸比例是最合理的呢？当然是母乳蛋白质最适合我们人类。肝肾病人在补充蛋白质时应该补充母乳氨基酸谱的蛋白质。无论是健康人、亚健康人还是病人，母乳氨基酸谱的蛋白质都是最好的蛋白质来源。

各种营养素之间合理搭配、协同作用是营养素的特性，不但能提高营养素的利用效率，还能减轻身体负担。是健康长寿的重要环节。单纯补充某一种或简单补充少数几种都不是最科学的。最理想的补充方法是一次性补齐所需要的全部营养素。

总之，生命活动离不开营养素，我们所有工作都是细胞做的，细胞所有工作都是靠一顿饭一顿饭支撑的。

三、缺乏的原因

1. 食物质量下降：食物生长快，营养物质沉积的少。黄瓜以前是 15 天上市，现在 7 天就上市；猪肉以前是一年上市，现在是 5 个月上市；肉鸡 50 多天上市；建国前一碗菠菜含有 150 毫克铁，现在一碗菠菜仅有两毫克。我们的胃没有变化，吃进去的食物同样多，营养物质却不够了。

2. 摄入量不够：有些人饭量小吃进去的总量不够。

3. 摄入不均衡：偏食，营养物质摄入不均衡、不全面。

4. 肠道吸收不好：患肠道疾病引起吸收障碍。

5. 血液循环不好：动脉硬化引起血管狭窄，营养物质不能顺利通过血管供给细胞利用。

6. 消耗的多：环境污染、生活压力、工作压力、社会压力、疾病等因素造成的。

7. 衰老：30 岁以后，随着年龄的增长人的器官开始退化，整体功能下降，造成营养吸收不足。

四、缺乏的危害

造成亚健康状态，严重会引发疾病甚至死亡。

第三章　生物化学素

生物化学素是由各种生物合成的，在七大营养素之外对人体有重要生理功能的物质，按照成分可以分成皂甙类、黄酮类、萜烯类、皂甙类、固醇类、胡萝卜素类等多种类别，是人体生命活动不可或缺的重要营养物质，也是现代营养学研究的热点。不过，生物化学素往往存在于中药材，是中药材的活性成分，如：人参、蜂胶、灵芝、红花、月见草、枸杞、黄精等都含有丰富的生物化学素，可以说生物化学素既属于营养范畴又属于中药范畴，这种学科的交叉性也印证了中医药的科学性，八脏理论将中西医学统一以后，作为生命基础的营养学也必然融入新的医学体系中来，实现中医药学与营养学的大融合。

生物化学素是用现代科学手段从生物体提取的对人有益的化学物质，这种提取手段古人是没有的，古人有古人鉴别物质的智慧，神农尝百草就是古人最原始的鉴别方法，从现代科学角度看营养素含量丰富的称为食物，生物化学素含量丰富的称为药物。中医经过几千年总结发现"寒热温凉、升降沉浮、性味归经"是药物在人体发挥作用的几个方面，于是有了中药理论，但是古人的这些理论与现代科学手段很难得到统一，这不仅是中医现代化需要解决的重要问题，也是药物研究需要解决的问题。以人参为例：现代营养学发现人参含有人参皂甙、β－谷甾醇、黄酮类、山柰酚、三叶豆甙、人参黄酮甙和木犀草素、葡萄糖甙等生物化学素，主要用于冠心病、心绞痛、心率过缓、过快、室性早搏、血压失调、神经衰弱、更年期综合症、疲劳过度、病后、产后、术后身体虚弱等症状；久服可以延年益寿，并能增强体力，治疗癌症患者因放疗和化疗引起的免疫功能低下等症；有抗应激作用。同时具有增强人体表面细胞的活力，抑制衰老等作用。传统中药对人参描述是：味甘、微苦，性温、平。归脾、肺经、心经。补气，固脱，生津，安神，益智。通过对人参描述的比较可以发现，现代人对人参的研究是从化学组成和作用两方面进行的，古人则是从性味归经三方面进行研究的。对性味归经进行剖析可以发现：

一、性

就是药性，概括起来分成寒热温凉、升降沉浮两类，是药物对人体作用。寒热温凉：当人体热量不足以维持正常的体温环境时，用热性药物促进体内产热维持体温；当人体热量过盛超出正常环境需求时候用寒性药物为身体降温，使人体环境维持在合理的温度范围之内，是对人体内环境的调节。升降沉浮：是药物在体内的走向，升就是上升提举，药物走向趋势为上，浮就是浮于体表，药物走向体表，沉就是向内收敛于脏腑器官（与浮相反），降就是药物走向趋势向下（与升相反）；升降沉浮是药物对机体有向上、向下、向内、向外四种作用趋向，升浮为阳，脑髓主之，都主上行而向外，有升阳、解表、散寒等作用，沉降为阴，卵脏主之，都有下行而向内，有潜阳、降逆、收敛、清热、渗湿，泻下等作用。当病变部位性质确定以后就可以依据药物的寒热温凉、升降沉浮针对性用药。

二、味

就是味道，是人体通过舌头表面的味蕾获得的食物信息，以识别进入口腔物质的可食性。味蕾可以感知苦、咸、甘、酸四种味道，另外还有黏膜感知的（刺激性）辛味，分成五种基本味道，生物碱多苦，盐类多咸，糖类多甘，酸类多酸，刺激性物质多辛。味道是对物质的天然分类，人类通过味道辨别物质特性，是人类的生物本能。

三、归经

就是药物在体内的运行路线，药物被吸收以后通过血液进入组织液，沿着经络线继续运行到达病灶发挥作用。

除此之外中药还有特定的功能指向，有些通过名字体现出来，比如：女贞子、益母草，同样具有补肾作用但是功能指向偏向于妇科，人参对全身有补益作用，补骨脂对骨骼作用更大。而黄精的命名就更体现了中华文化的精妙，《本草纲目》云：黄精为服食要药，故《别录》列于草部之首，仙家以为芝草之类，以其得坤土之精粹，故谓之黄精。黄精受戊己之淳气，故为补黄宫之胜品。土者万物之母，母得其养，则水火既济，木金交合，而诸邪自去，百病不生矣。

本章简单比较了现代对生物化学素的研究和古代中药的研究方法，发现古人对中药的研究是非常系统的，现代科学需要向古人学习研究方法，将生物化学素的研究再系统一些。

第四章　营养物质八卦属性

营养物质是对人有益的物质总称，进入人体内称为精微物质（中医），现代营养学称为基础营养素和生物化学素。这是一个发展的过程，营养学最早发现，营养素是构成人体的材料，随着营养素不断被发现就出现了分类，有了六大营养素。除了六大营养素以外，人们又发现了黄酮类、皂甙类、萜稀类等对人们有益的物质，他们也参与人体生命活动，与营养素又有很大区别，称为活性物质，后来确定为生物化学素，也属于营养素范围。这时候营养素概念范围扩大了，原来的营养素改称为基础营养素，说明营养学是一个不断探索的科学。事实上很多生物化学素是中药的有效成分，是我们华夏先祖几千年前就使用，中医和现代营养学研究出现交叉，但是一种活性成分对人体的作用不会因为研究学科的变化而改变，也就是两种研究方法需要统一，本章对此进行解析。

第一节　基础营养素再解析

现代营养学认为人体有蛋白质、脂肪、碳水化合物、维生素、矿物质和水六大营养素，这些营养素是构成人体的材料，就像盖楼用的砂子、水泥、钢筋一样，是建筑材料，这一点是无数科学家经过数百年验证的，非常科学的总结。但是，百密一疏，在分类上就有些不同声音，有的人认为核酸是一类独立的营养素，有的人认为核酸属于特殊糖类，以前我也赞同核酸属于糖类的观点，直到《超级中医学》成书以后，对营养素进行剖析，才发现核酸应该作为一种独立营养素出现符合人体规律。

一、基础营养素的剖析

中国古代哲学有一个八卦，认为世界是由八种物质构成的，人体是否也是由八种物质构成的呢，带着这个问题我开始了对各种营养素进行剖析。《超级中医学》在构建人体过程中发现了八卦天干模型，这个模型很好的阐释了地球从无生命到有生命，以及各种生物的进化原理，所以仍然以八卦天干模型为模板对营养素进行剖析。剖析的第一个过程就是要选择参照标准，人体除了营养素以外还有一个就是氧气，氧气作为人体必需要素是最简单的，功能单一的物质，只参与人体氧化过程，所以我就以氧气作为参照标准对营养素进行剖析，氧气是通过肺脏呼吸进入人体的，八卦归类为兑，天干为辛，五行属金。

氧气确定在兑卦位置以后依据八卦天干模型脑髓与肺脏五行相同阴阳各异，两者发生作用就好比正负电子碰撞以后变成光子一样功能彻底改变，在营养素中葡萄糖是脑髓能量的唯一来源，能进行彻底氧化，被氧化以后产生二氧化碳和水，没有其它任何垃圾存在。于是我们可以确定碳水化合物属于乾卦，对应脑髓。

其次就是丙辛合水，在天干化合中丙属于离火，代表热量，在营养素中产生热量最多的是脂肪，脂肪氧化产生大量的热，脂肪又是心系统的主要能量来源，所以脂肪对应离卦心脏。

第三就是艮兑交感，艮为山兑为泽，山泽通气，在营养素中蛋白质与氧气发生作用产生二氧化碳、水和灰分，蛋白质形成肌肉是构成人体的主要物质，所以蛋白质属于艮卦胰腺。

除此之外矿物质是生命的原始物质自然属于坤卦范围。水是人体细胞的载体，八卦属于坎卦肾脏。

这时八卦中还有震卦、巽卦没有营养素与之对应，现有的营养理论中只有维生素没有定位，维生素是辅助生长的物质。从震卦的特性可以知道要具有生长功能才对，维生素参与生命形成但是不具有生命的核心特征。核酸是现代营养学存在争议的营养素，有人认为属于糖类，有人认为是独立的营养素，多数营养学家认为属于糖类，这样就出现了六大营养素。但是，核酸具有合成蛋白质，传递遗传信息的功能，这些都与生长功能密切相关，所以本书将核酸从糖类中分离出来成为独立营养素，属于震卦系统。而维生素则属于巽卦。

至此，对营养素的剖析结束，营养素与八卦天干模型匹配出更符合人体规律的营养分类。

二、基础营养素属性分类（见表4-1）

表4-1　营养物质属性分类

八卦	乾	兑	离	震	巽	坎	艮	坤
营养素	糖类	氧气	脂类	核酸	维生素	水	蛋白质	矿物质

1. 糖类（碳水化合物）：对应乾卦，葡萄糖是脑髓唯一能量来源。
2. 矿物质：对应坤卦，是合成有机物和一切生命的物质基础。
3. 核酸：对应震卦，是人体的遗传物质，80%在肝脏合成，是合成细胞的基础物质，没有核酸就没有生命。具有生长的特性。
4. 维生素：对应巽卦，参与细胞合成与代谢，为生长发育不可或缺的物质。
5. 水：对应坎卦，水通过肾脏代谢，也具有调节体温的功能，是生命的载体。
6. 脂肪：对应离卦，是人体产热最多的营养素，也是心脏的主要能量来源。
7. 蛋白质：对应艮卦，是形成人体主要物质。
8. 氧气：对应兑卦，是分解人体的物质。

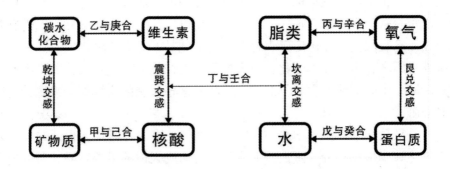

图4-1　营养物质八卦天干模型

经过对营养素的重新归类确立了人体八大营养物质的思维，这一划分方法与现代营养学来说也是离经叛道的，但是更符合人体的实际情况，尤其是氧气与葡萄糖反应生成二氧化碳和水，一点垃圾都没有，是人体最清洁的能源，也是脑髓需要的唯一能源，符合金生水的规律。人体具有物质属性，构成人体的营养素自然也是物质的，但是物质符合八卦天干模型（见图4-1）的规律才是更重要的，上升到更高高度就是物质决定意思，意思对物质有能动作用，人体规律符合马克思辩证唯物主义。

按照八卦天干模型规律解释营养素在休内的化学反应本书则是第一次，改变人们对化学的认识。

第二节　五味辨析

味觉是人类与生俱来的辨别食物的技能。什么物质对身体有益，什么物质对身体有害，需要什么营养，不需要什么营养，这些问题都是我们每天必须面对的问题。现代营养学给出合理答案也不过几十年，在人类发展的漫长历史长河中，依靠的就是我们自身辨别物质的能力，就是味觉功能。

一、味道辨别

由于饮食习惯的不同，世界各地对味觉的体会也不同。例如：

日本：酸、甜、苦、辣、咸。

欧美：酸、甜、苦、辣、咸、金属味。

印度：酸、甜、苦、辣、咸、涩味、淡味、不正常味。

中国：酸、甜、苦、辣、咸、鲜、涩、淡。

以上几个例子可以看出酸甜苦辣咸五种味道是各个地区人民共同的感觉。科学研究发现舌头表面味蕾是感觉味道的工具，能分辨出酸、甜、苦、咸四种味道，另外，辛辣是对黏膜的刺激，人体也能感觉到，于是就有五味。人们感觉到的味道很多，如：香、涩、麻、鲜等，这些味道则是五味交织在一起形成的。五味是基础味道，就好比眼睛只有三种感知光线的细胞却可以感知到绚丽缤纷的世界一样。人们就是用这五种基本味道感知出丰富的味觉世界。

二、味觉的生理基础

味觉是人体辨别食物的功能，也是一个复杂的神经过程，味蕾就是味觉感受器。在舌头表面密集着许多小的突起。这些小突起形同乳头，医学上称为"舌乳头"。其中舌体的菌状乳头主要感受甜、咸味；叶状乳头处味蕾主要感受酸味；轮廓乳头、软腭及会厌处味蕾主要感受苦味。人吃东西时，通过咀嚼及舌、唾液的搅拌，味蕾受到不同味物质的刺激，将信息由味神经传送到大脑味觉中枢，便产生味觉，品尝出饭菜的滋味。也就是说味觉的基础是四种味蕾，其他都是复合味道。

味蕾是上皮组织分化成的特殊结构。由作为感觉细胞的杆状味细胞和支持细胞构成的，位于上皮组织中。这两者本质是同一种细胞，味细胞不断由上皮细胞变化而来，但经较短的时日就退化脱落，不断更换，这两种细胞被看作是分化、退化时间上的差别。在该部上皮组织有称为味孔的小孔。味细胞在舌前2/3受鼓索神经支配，后

1/3 受舌咽神经支配。

三、味觉的食物基础

就是食物的化学结构，现代营养学研究发现，糖类—甜味，酸类—酸味，盐类—咸味，生物碱—苦味。

这个发现中给了我们巨大的启示，可以认为在味觉形成的时候自然界这几类物质是我们身体需要的必需营养物质，在七大营养素中糖类多显示甜味，核酸显示酸味，矿物质对应咸味，其他营养素都不直接显示与味道的关系，苦味则不是七大营养素中某一类的味道，所以味觉与营养素有联系却不是七大营养素特性，我们从更深层次分析味道，糖、酸、生物碱三种物质合成了我们身体最基础的营养物质——核酸，蛋白质中有糖基、酸根、碱基、盐类四种构成成分，于是我们就可以从核酸和蛋白质的角度看待味觉功能，味觉功能是我们身体寻找能够合成核酸和蛋白质的功能，这种功能是从离子功能团角度看待营养物质，与从分子角度看待营养物质的营养学是有很大区别的。

还有一种辛味，这种味觉不是由味蕾感知的，而是食物刺激神经的感觉。

四、五行定位

《素问·宣明五气》指出："酸入肝，辛入肺，苦入心，咸入肾，甘入脾。"有些人据此认为辛五行属金、酸五行属木、甘五行属土、苦五行属火、咸五行属水是明显错误的，五味入五脏并不等于就属于该五行属性，据此形成的中医五味入药理论也就可以在不辨五行的情况下得到很好的运用，这就是《黄帝内经》的伟大，是古人经验智慧的结晶，但是与现代科学表述存在明显差异，为此我们重新对五味进行分析。

1. 辛：能散、能行、能发散、行气、活血作用。是火的特性，事实上我们吃辛辣的食物身体就会热血沸腾，对应离卦，天干为丙，五行应该属火。又有丙与辛合，所以辛入肺。

2. 甘：能补助、能缓、能和，有补虚、和中、和味、缓急、调和药品性味等作用。是碳水化合物的特性，碳水化合物对应乾卦，五行属金。先天艮土居于后天乾位，所以乾金之气入艮卦，也就是甘入脾（胰腺）。

3. 酸：能收、能涩，有收敛固涩作用。这种作用就是将营养物质合成自身有用成分，强化人体器官的结构和功能，对应生长功能，八卦为震卦，五行属木。古人认为酸入肝。

4. 苦：能泄、能燥、能坚。这种特性与水是生命的载体一致，表现出坎卦特点，五行属水。古人认为五行属火，原因是水中有火，火中有水无法分辨。古人认为苦入心。

5. 咸：能软、能下，有软坚散结、泻下通肠作用。是矿物质的特性，八卦为坤卦，五行属土。古人认为五行属水，是因为土居于坎位。所以古人认为咸入肾。

以上五味也可以理解成：肝欲酸，心欲苦，脾欲甘，肺欲辛，肾欲咸，此五欲合五脏之气也。

五味是食物和药物的味道，皆是地气所生，遵守地道结构规律。对应坤、兑、震、坎四种属性的物质，四种物质加上来自天上太阳提供的是光和热，也就是火，对应离卦。于是就有了五种属性，对应五味，是味觉的基础。

六、五味与八卦天干模型

表 4 - 2　五味与八卦对应表

八卦	乾	坤	震	巽	坎	离	艮	兑
五味	甘	咸	酸	淡	苦	辛	鲜	香

1. 五味对应八卦（见表 4 -2）：乾卦五味为甘；兑卦对应气体，是香味，通过鼻子感知；离卦五味为辛；震卦五味为酸；巽卦气味没有特定味觉细胞感知，巽卦与乾卦化合，与震卦交感，巽卦五味为淡，助酸甘之意；坎卦五味为苦；艮卦五味为鲜，坤卦五味为咸。

2. 阴阳属性：

（1）甘、辛、淡、香属阳：甘五行属金，能补、能和、能缓，体现了乾卦的调节功能；辛五行属火，能散能行体现离火特性；淡五行属木，有调节酸甘的功能；香五行属金；中医有一类芳香药物具有避秽防疫、解表散邪、通窍止疼、行气活血、化湿祛浊、悦脾开胃等功能，是兑卦特性；在八卦天干模型中都受到乾卦调控，为外，为阳。

（2）咸酸苦鲜属阴：咸五行属土，能软能下，有调节人体水液代谢的功能，体现坤卦特性；酸五行属木，促进细胞生长发育，提高各个器官生理功能，体现震卦特性；苦五行属水，能泻、能燥、能坚，体现坎卦特性。鲜是新鲜食物的味道，体现艮卦特性。在八卦天干模型中受到坤卦调控，为内，为阴。

运用八卦天干模型对《黄帝内经》"酸入肝，辛入肺，苦入心，咸入肾，甘入脾。"进行校对，进一步肯定了辛甘属阳酸苦咸属阴的深刻道理，同时与现代科学发现的味觉感知功能对接，尤其是与核酸蛋白质的衔接，使普普通通的味觉功能富有更深刻的生命意义。

第五章　蛋白质

蛋白质是生命的基础物质之一，没有蛋白质就没有生命。现在还有多少人不知道蛋白质呢？已经不多了，大多数人都知道蛋白质是非常重要的营养素，现在介绍蛋白质。

一、蛋白质的属性

蛋白质五行属土，八卦为艮，天干为戊。

二、蛋白质主要作用

1. 身体的建筑材料：蛋白质是生物体的主要结构成分。细胞里的片层结构，如细胞膜、线粒体、中心体、内质网等都是由蛋白质和脂质组成的。高等动物的胶原纤维是主要的细胞外结构蛋白，参与结缔组织和骨骼构成作为身体的支架。我们的骨骼、肌肉、皮肤、内脏等都是由蛋白质构成的。

2. 营养物质运输：血红蛋白运输氧气；载脂蛋白运输脂类物质；还有多种营养物质的运输需要蛋白质参与。

3. 参与生命活动

（1）构成人体酶、激素、抗体等：人体新陈代谢离不开酶的催化作用。各具特殊功能的酶都由蛋白质构成。此外，胰岛素等一些调节生理功能的激素，以及一些提高肌体抵抗力及保护肌体免受致病微生物侵害的抗体，也是由蛋白质构成的。

（2）维持肌体酸碱平衡：肌体组织细胞的环境必须酸碱度适合，才能完成正常的生理活动。肌体保持酸碱平衡是通过肺、肾脏以及血液缓冲系统实现的。蛋白质缓冲系统是血液缓冲系统的重要组成部分，具有调节酸碱度的功能。

4. 修补组织：人的神经、肌肉、骨骼、内脏、血液等，甚至头皮、指甲都含有蛋白质。这些组织的细胞每天都在不断地更新。所以，人体每天必须摄入一定量的蛋白质，作为构成和修复组织的原料。由于外伤引起的组织断裂也需要蛋白质完成修补。

三、蛋白质的吸收

蛋白质与胰系统同属于艮卦，胰系统消化吸收蛋白质是分内之事。人体消化蛋白质是从胃开始的，在胃内经过胃蛋白酶和胃酸的作用，分解成蛋白胨、蛋白示和多肽后进入小肠，在胰蛋白酶的作用下分解成氨基酸，经过小肠黏膜吸收进入血液，通过门脉循环到达肝脏，经过肝脏加工后送到全身各个部位。有蛋白质的地方就有脂肪的存在，所以在摄入蛋白质过程中一定要注意脂肪的存在。

四、肝脏在蛋白质代谢中的作用

肝脏负责人体的生长，蛋白质是肝脏代谢重要内容，肝脏五行属木，木克土，肝脏的作用决定了蛋白质的代谢。

1. 肝内蛋白质的代谢极为活跃，肝蛋白质的半寿期为10天，而肌肉蛋白质半寿期则为180天，可见肝内蛋白质的更新速度较快。肝脏除合成自身所需蛋白质外，还合成多种分泌蛋白质。血浆蛋白中（除γ-球蛋白外）白蛋白、凝血酶原、纤维蛋白原及血浆脂蛋白所含的多种载脂蛋白均在肝脏合成。故肝功能严重损害时，常出现水肿及血液凝固机能障碍。

2. 肝脏在蛋白质分解代谢中亦起重要作用。肝脏中有关氨基酸分解代谢的酶含量丰富，除支链氨基酸在肌肉中分解外，其余氨基酸特别是芳香族氨基酸主要在肝脏分解。故严重肝病时，血浆中支链氨基酸与芳香族氨基酸的比值下降。

3. 肝脏还具有一个极为重要的功能，即将氨基酸代谢产生的有毒的氨合成尿素以解氨毒。同时在维持机体酸碱平衡中具有重要作用。

4. 肝脏也是胺类物质解毒的重要器官。肠道细菌作用于氨基酸产生的芳香胺类等有毒物质，被吸收入血，主要在肝细胞中进行转化以减少其毒性。当肝功不全或门脉侧支循环形成时，这些芳香胺可不经处理进入神经组织，引起肝性脑病的发生。

五、肾脏对蛋白质的作用

肾脏五行属水，蛋白质五行属土，土克水，所以蛋白质形成胶体渗透压可以协助肾脏保持人体水分。但是蛋白质太多土克水太重就会增加肾脏负担。现代医学认为肾脏是人体的过滤器，把对人有益的各种营养留下，废物排出的器官。蛋白质是人体的重要营养素，肾脏是不会把蛋白质排泄出去的，当肾脏功能下降时会出现微量蛋白尿，是一种危险信号，必须引起重视。肾脏代谢来自肝脏的蛋白质代谢的终端产物——尿素。所以蛋白质摄入过多会增加肾脏代谢负担（普通人每公斤体重需要 1.1 克蛋白质）。

六、营养素对蛋白质代谢的作用

人们都知道蛋白质对人的作用，很少有人了解蛋白质在消化、吸收、代谢过程中也需要营养素的帮助。记得在《闪闪红星》电影里潘冬子和宋爷爷冒着生命危险给红军送盐，宋爷爷语重心长的说"人不吃盐没有劲，一定要把盐送到红军战士手中"。这就反应了蛋白质和钠的关系，蛋白质的吸收过程必须有钠的参与；同样维生素 A、B 族维生素、维生素 C、维生素 E 等都是蛋白质代谢过程中不可缺少的营养物质。

七、蛋白质的仓库

蛋白质对应艮卦，肌肉也对应艮卦，蛋白质吸收进入体内后会以肌肉、胶原蛋白等形式储藏在肌肉和皮下等组织里，缺乏时供给各个器官利用，人蛋白质供应不足时会出现肌肉松懈、乏力等，胶原蛋白减少人就会出现皱纹，女性最注意皱纹的出现，影响美观，皱纹在减少美丽的同时也提示我们缺乏蛋白质了。血液是运输蛋白质的，正常人不能贫血，一旦贫血蛋白质运输能力下降，各个器官就会缺乏蛋白质，出现器官萎缩，严重时会出现疾病。

八、蛋白质来源

1. 乳类：乳类蛋白质是非常优秀的蛋白质，乳类蛋白质除含有很好的蛋白质外，脂类含量非常高，每摄入 100 克蛋白质就要吃进去 103 克脂肪。

2. 动物：动物性蛋白氨基酸比例接近与人的氨基酸比例，在营养缺乏的年代是很好的蛋白质来源，但是现在就不同了，现代人的饮食结构是高热量饮食，肉类蛋白质中脂肪含量很高，每吸收 100 克蛋白质就能吸收 80 克脂肪，容易造成脂肪过剩，引起心脑血管疾病。

3. 豆类：豆类蛋白质是廉价的蛋白质，但是氨基酸谱不及动物蛋白好，缺少优质氨基酸，相对于植物性蛋白来说豆类蛋白还是很不错的。

4. 蛋类：也是很好的蛋白质来源，但是胆固醇过多。

第六章　脂　肪

人们不敢吃肉，不敢吃鸡蛋黄，怕得心脑血管病，都是脂肪惹的祸，谈脂色变，脂肪究竟对人有什么作用和危害呢？脂肪是脂类的习惯说法，脂类是甘油三脂、胆固醇、脂肪酸、类脂等物质的。脂肪主要分布在人体皮下组织、大网膜、肠系膜和肾脏周围等处。体内脂肪的含量常随营养状况、能量消耗等因素而变动。

一、脂肪属性

五行属火，八卦为离，天干为丙、壬。脂肪是人体热量重要来源，有丙火的特性，脂肪是人体内的有机溶剂，不溶于水的营养物质都要溶解在脂肪里才能被吸收，所以脂肪也具有溶解其他物质的特性，对应壬水。

二、主要生理作用

1. 供给能量。脂肪所含的碳和氢比碳水化合物多。因此在氧化时可释入出较多热量。1 克脂肪可释放 9.3 千卡的热能，是营养素中产热量最高的一种。心脏一刻不停的跳动需要大量能量，脂肪就是心脏的主要能量来源，也是人体热量的重要来源。符合火的特性。

2. 构成人体组织。脂肪中的磷脂和胆固醇是人体细胞的主要成分，脑细胞和神经细胞中含量最多。一些固醇则是制造体内固醇类激素的必需物质，如肾上腺皮质激素、性激素等。脂肪是大脑发育不可缺少的重要营养物质，可以说没有脂肪就没有大脑神经的思维活动。

3. 供给必需脂肪酸。人体所需的必需脂肪酸是靠食物脂肪提供的。它主要用于磷脂的合成，磷脂是所有细胞结构的重要组成部分；保持皮肤微血管正常通透性，以及对精子形成，前列腺素的合成方面的作用等，都是必需脂肪酸的重要功能。

4. 增加食欲，促进维生素的吸收。没有脂肪或脂肪少的食物不好吃，脂肪性食物可增加风味，还可促进溶解在脂肪中的维生素 A、D、E、K 的吸收与利用。

5. 调节体温和保护内脏器官。脂肪大部分贮存在皮下，用于调节体温，保护对温度敏感的组织，防止热能散失。脂肪分布在各内脏器官间隙中，可使其免受震动和机械损伤，并维持皮肤的生长发育。

6. 增加饱腹感。脂肪在胃内消化较缓慢停留时间较长，可增加饱腹感，使人不易感到饥饿。

三、重要脂肪

1. 磷脂：是含有磷酸根的类脂化合物，是生命基础物质。而细胞膜就由 70% 左右蛋白质和30%左右的磷脂构成（由卵磷脂，肌醇磷脂，脑磷脂等组成），磷脂对活化细胞，维持新陈代谢，基础代谢及荷尔蒙的均衡分泌，增强人体的免疫力和再生力，都能发挥重大的作用。概括的讲磷脂基本功用是：增强脑力、安定神经、平衡内分泌、提高免疫力和再生力、解毒利尿、清洁血液、健美肌肤、保持年轻延缓衰老。

　　人体合成磷脂主要器官是肝脏，但大部分是从饮食中摄取的，特别是三四十岁以后肝脏功能下降，磷脂合成能力也开始下降，解决办法一个是补充磷脂，另一个是保护肝脏、增强肝脏合成磷脂的功能。磷脂的活性以25度左右最有效，温度超过摄氏50度后磷脂活性会大部分失去。

　　2. 鞘磷脂：是最普通的鞘脂，其极性头是磷酰胆碱或磷酰乙醇胺。虽然在化学上鞘磷脂与磷脂酰胆碱和磷脂酰乙醇胺不同，但三者的构象和电荷分布却很相似。围绕许多神经细胞轴突并使之绝缘的髓鞘质含鞘磷脂特别丰富。因含磷，鞘磷脂也可归入磷脂。主要在大脑合成，作用在神经髓鞘。

　　3. 脑苷脂：不含磷，常呈中性。其极性头含糖。最简单的脑苷脂为存在于脑细胞膜中的半乳糖脑苷脂，其极性头基为 β – D – 半乳糖。葡聚糖脑苷脂存在于其他组织的膜中，其极性头含 β – D – 葡聚糖。某些半乳糖脑苷脂的 3 位碳被硫酸化，称为脑硫脂。更复杂的脑苷脂极性头含有 4 个以上糖基组成不分支寡糖链。主要在大脑合成，作用在神经髓鞘。

　　4. 神经节苷脂：是最复杂的鞘脂，含有由几个糖基组成的巨大极性头，其糖基至少包括一个 N – 乙酰基神经氨酸（唾液酸）。现已知的神经节苷脂超过 60 种。它是细胞表面膜的基本成分，约占脑中脂质的 6%，其他组织也含有神经节苷脂，但量少些。

　　神经节苷脂有重要的生理和医药意义。其伸出细胞膜外的复杂糖头，是调节一些重要生理功能的特定垂体糖蛋白激素的受体。神经节苷脂也是如霍乱毒素那样的细菌蛋白毒素的受体。已证明神经节苷脂是细胞识别的决定因素，因此它们可能在组织生长和分化以及癌发生中有重要作用。神经节苷脂降解的异常，可能与几种遗传性神经节苷脂贮存疾病（如家族性黑蒙性白痴）有关，其特征是致死性的神经退化。脑苷脂和神经节苷脂这样的含糖脂质也可归于糖脂一类，称鞘糖脂。

　　5. 胆固醇：许多人谈起胆固醇都色变，甚至不敢吃动物性食物。实际上，胆固醇是人体细胞膜不可缺少的成分，具有重要的生理功能，并非越少越好。健康成人一天摄入一个鸡蛋所含胆固醇是合理的，儿童需要更多胆固醇的摄入。

　　（1）胆固醇有着重要的生理作用：

　　①大脑神经发育：脑内有许多神经纤维，外面包了一层髓鞘，髓鞘的来源主要是胆固醇，如果胆固醇不够，髓鞘的生成会受影响，使神经的传导功能受到损害，可能影响认知功能。

　　②胆固醇具有维持细胞膜的正常结构和功能，胆固醇在组织中一般以非酯化的游离状态存在于细胞膜上，维持细胞膜的正常结构和功能。

　　③胆固醇还是人体内多种重要生理活性物质的合成材料，如有助于脂肪消化的胆汁，调节人体重要功能的类固醇激素，促进吃入的钙在肠道消化吸收的维生素 D 等。如果缺乏胆固醇，细胞的生长、分裂、更新等一系列生理功能都将受到影响。

（2）缺乏的危害：

①人体摄入胆固醇并非越少越好，一份报告指出：胆固醇降低以后，脑梗塞的患病率下降，可是脑出血的患病率却升高了。

②另一份报告发现血液中总胆固醇含量过低（一般认为低于 3.64 毫摩/升，无肯定的绝对数值）时，癌症和脑出血的发生率可能会增加。在英国的一份调查发现低胆固醇引起妇女患癌症的几率增加。

6. 必需脂肪酸：自然界存在的脂肪酸有 40 多种。有几种脂肪酸人体自身不能合成，必须由食物供给，称为必需脂肪酸。以往认为亚油酸、亚麻酸和花生四烯酸这三种多不饱和脂肪酸都是必需脂肪酸。近年来的研究证明只有亚油酸和亚麻酸是必需脂肪酸，而花生四烯酸则可利用亚油酸由人体自身合成。必需脂肪酸作用是：

（1）是细胞膜的重要成分，缺乏时发生皮炎，对儿童还影响其生长发育。

（2）是合成磷脂和前列腺素的原料，还与精细胞的生成有关。

（3）促进胆固醇的代谢，防止胆固醇在肝脏和血管壁上沉积。

（4）合成 DHA、EPA、AA 等重要脂肪酸。

（5）对放射线引起的皮肤损伤有保护作用。

7. 多不饱和脂肪酸：

（1）主要功效：

①保持细胞膜的相对流动性，以保正细胞的正常生理功能。

②使胆固醇酯化，降低血中胆固醇和甘油三酯。

③降低血液黏稠度，改善血液微循环。

④提高脑细胞的活性，增强记忆力和思维能力。

（2）两种重要的多不饱和脂肪酸：DHA 和 EPA。

①DHA 的主要功能：DHA 就是"脑黄金"，是二十二碳六烯酸的英文缩写。DHA 使头脑发达，提高记忆力；增加胎儿脑细胞，促进脑的发达；提高视力；软化血管；代谢脂肪，有降血脂的作用。

②EPA 的主要功能：也是一种不饱和脂肪酸，EPA 是二十碳五烯酸的英文缩写。具有清理血管中的垃圾（胆固醇和甘油三酯）的功能，俗称"血管清道夫"。和 DHA 不同的是它不能进入人脑中，但和 DHA 一起可以发挥惊人的功效：防止血栓发生；抑制血中胆固醇；减少中性脂肪；增加红细胞的柔性，使血液易流动，防止心血管病及脑中风的发生。

8. 单不饱和脂肪酸：单不饱和脂肪酸是指含有 1 个双键的脂肪酸。研究认为，单不饱和脂肪酸（油酸）降低血清总胆固醇和低密度脂蛋白胆固醇的效果与亚油酸等多烯酸相当。抑制高胆固醇血症和动脉粥样硬化的形成。地中海地区居民血中胆固醇水平和心脏病发生率都相对低一些，就是因为长期食用富含单不饱和脂肪酸的橄榄油。而我国盛产的紫苏油含量更高。

油脂的热量高出蛋白质和糖类 2 倍，摄取过多的热量，会导致体内胆固醇和甘油三脂合成过多，高密度脂蛋白胆固醇的含量减少，造成脂肪堆积。国外营养学界建议：把食用油脂的摄取量由总热量的 40% 降为 30%，其中饱和脂肪酸之摄取量不多于 10%，单不饱和脂肪酸要高于 10%，而多不饱和脂肪酸要低于 10%。也就是说，膳食结构中要降低脂类总量和改善各种脂肪酸摄取的比例。日本的脂质比例推荐量是，饱和脂肪酸∶单不饱和脂肪酸∶多不饱和脂肪酸为 3∶4∶3，这与过去的 1∶1∶1 已有所改变。

四、脂肪吸收

肝系统五行属木，脂肪五行属火，木生火，所以脂肪需要肝系统分泌胆汁的作用才能被吸收。现代医学发现存在饮食中的各种油脂随食物一起进入胃，但是胃不分泌脂肪酶，脂肪的消化在成年人并不是从胃开始的。脂肪在胃内与其它食物一起混合为食糜，进入小肠后才真正开始消化。进入小肠的脂肪首先与胆汁中的胆盐结合，使大滴的油脂分散为细小的脂肪微粒，这一过程也称为脂肪的乳化。只有被乳化了的脂肪才有可能被进一步消化、吸收。脂肪乳化过程中，胆汁中的胆盐起了关键作用。如果因肝、胆疾病无法正常地分泌足量的胆汁，脂肪的消化也就无法正常进行。患有肝、胆疾病的病人应严格限制饮食中的脂肪供给，目的就是尽量减轻这些器官的负担，使病人尽快康复。

脂肪微粒在小肠进一步被胰脂肪酶逐步水解为更小的脂肪成分。在这一过程中，胰脂肪酶所起的作用是关键，假如胰腺有病，如急、慢性胰腺炎等，脂肪的消化也无法继续下去。这就是临床医生为何反复叮嘱肝、胆、胰腺病人要严格控制脂肪摄入的原因。

没有经过消化的食物脂肪是无法被肠道细胞所吸收的，只有被分解为甘油二酯、甘油一酯和游离脂肪酸才可以被直接吸收进入肠黏膜细胞内。在肠黏膜细胞内被重新组合成与人体脂肪成分相同的甘油三酯即脂肪。至此，一个由动、植物脂肪转化为人类脂肪的过程就这样完成了。

脂肪的吸收率受许多因素的影响，在正常情况下，动物和植物脂肪在进食 12 小时后几乎完全吸收。下列因素可影响脂肪的吸收：

1. 年龄：1 岁内的婴儿及老年人的脂肪吸收率都较低，且常易发生消化不良。

2. 食物钙：适量膳食钙有利脂肪吸收，但过量的钙反而影响脂肪的吸收；钙干扰饱和脂肪吸收的机理是由于形成难溶解的饱和脂肪酸钙。

3. 脂肪的熔点：熔点越高，吸收率越低，故动物油比植物油更难于消化与吸收。

4. 脂肪摄取量：因脂肪吸收率较慢，大量摄入时有很多被排泄掉。

五、脂肪代谢要点

脂肪天干为丙，氧气天干为辛，脂肪氧化的最终结果是分解成二氧化碳和水，正符合丙辛合化水的哲学原理。但是脂肪代谢还有很复杂的过程，在细胞内则是内质网（天干为丙）和线粒体（天干为辛）两个细胞器在脂肪代谢中发挥重要作用。

1. 甘油三酯代谢：甘油三酯是机体储存能量及氧化供能的重要形式。

（1）合成部位及原料：肝、脂肪组织、小肠是合成的重要场所，以肝的合成能力最强，注意：肝细胞能合成脂肪，但不能储存脂肪。合成后要与载脂蛋白、胆固醇等结合成极低密度脂蛋白，入血运到肝外组织储存或加以利用。若肝合成的甘油三酯不能及时转运，会形成脂肪肝。脂肪细胞是机体合成及储存脂肪的仓库。

（2）分解代谢：即为脂肪动员，在脂肪细胞内将脂肪分解为脂肪酸及甘油并释放入血供其他组织氧化，脂肪分解成葡萄糖的过程叫糖异生。

（3）酮体的生成及利用：酮体是脂肪酸在肝脏分解氧化时特有的中间代谢物，但肝脏不能利用酮体，肝外组织不能生成酮体，却可以利用酮体。

严重糖尿病患者，葡萄糖得不到有效利用，脂肪酸转化生成大量酮体，超过肝外组织利用的能力，引起血中酮体升高，可致酮症酸中毒。

（4）脂肪酸碳链的加长：碳链延长在肝细胞的内质网或线粒体中进行，在软脂酸的基础上，生成更长碳链的脂肪酸。两种必需脂肪酸亚油酸、亚麻酸经过碳链增长能合成 DHA、EPA、AA 这些重要的脂肪酸。

（5）多不饱和脂肪酸的重要衍生物：

前列腺素、血栓素、丙三烯均由多不饱和脂肪酸衍生而来，在调节细胞代谢上具有重要作用，与炎症、免疫、过敏及心血管疾病等重要病理过程有关。

2. 磷脂的代谢：含磷酸的脂类称磷脂可分为两类：由甘油构成的磷脂称甘油磷脂，由鞘氨醇构成的称鞘磷脂。

（1）甘油磷脂的代谢：甘油磷脂由 1 分子甘油与 2 分子脂肪酸和 1 分子磷酸组成，2 位上常连的脂肪酸是花生四烯酸，由于与磷酸相连的取代基团不同，又可分为磷脂酰胆碱（卵磷脂）、磷脂酰乙醇胺（脑磷脂）、二磷脂酰甘油（心磷脂）等。

①甘油磷脂的合成：全身各组织均能合成，以肝、肾等组织最活跃，在细胞的内质网上合成。

②甘油磷脂的降解：主要是体内磷脂酶催化的水解过程。

（2）鞘脂（鞘磷脂和鞘糖脂）的代谢：

主要结构为鞘氨醇，1 分子鞘氨醇连 1 分子脂肪酸，再加上 1 分子含磷酸的基团或糖基，前者与鞘氨醇以酯键相连成鞘磷脂，后者以 β 糖苷键相连成鞘糖脂，含量最多的神经鞘磷脂即是以磷酸胆碱，脂肪酸与鞘氨醇结合而成。

①合成代谢：以脑组织最活跃，主要在内质网进行。

②降解代谢：磷酸酯键水解，水解作用停止可引起痴呆等鞘磷脂沉积病。

3. 胆固醇代谢：

（1）合成：几乎全身各组织均可合成，肝是主要场所，合成主要在胞液及内质网中进行。

（2）调节：

①胆固醇合成的限速酶。多种因素对胆固醇的调节主要是通过对此酶活性的影响来实现的。

②胆固醇：可反馈抑制胆固醇的合成。

③激素：胰岛素能诱导胆固醇合成的限速酶的合成，增加胆固醇的合成，胰高血糖素及皮质醇正相反。

（3）代谢：

①转化为胆汁酸，这是胆固醇在体内代谢的主要去路，通过分泌胆汁进入肠道。

是膳食纤维能代谢胆固醇的重要原因。

②转化为固醇类激素，胆固醇是肾上腺皮质、卵巢等合成类固醇激素的原料，此种激素包括糖皮质激素及性激素。

③转化为 7 - 脱氢胆固醇，在皮肤，胆固醇被氧化为 7 - 脱氢胆固醇，再经紫外光照射转变为 VD_3。

六、脂肪的仓库——脂肪细胞

脂肪细胞属于胎系统，具有受纳和分泌特性，贮藏脂肪就是重要的受纳功能，分泌特性也有重要体现。过去人们认为，脂肪细胞在外界刺激下被动地储存和释放能量。现在人们研究发现，脂肪细胞分泌的细胞瘦素、α肿瘤坏死因子、白细胞介素 6、脂联素、抵抗素和血管生成因子等，与其他组织之间的信息传递，以及在感知自身能量储备和控制自身体积方面，均发挥重要作用。脂肪细胞既是能量储存细胞，也是活跃的内分泌细胞。脂肪细胞不仅可调节胰岛素的敏感性，影响糖和脂质代谢，参与血管和血压的调节，还与动脉粥样硬化和炎症的形成、促血凝和降低纤溶有关。

七、肥胖标准

随着物质生活水平的迅速提高，肥胖人群逐渐增多，而肥胖对人类健康的危险也已被广大医学专家和社会所公认，并被世界卫生组织（WHO）列为危害人类的全球10 大健康问题之一。

世界卫生组织定义：体尺指数（BMI）＝体重（公斤）/身高（米）＊身高（米）。BMI 大于 25 千克/米^{2}为超重，大于 30 千克/米^{2}为肥胖。按照这一标准，目前全球约有 11 亿人体重超重，其中 3 亿多人为肥胖患者。在我国，目前有两亿人体重超重，其中七千万人为肥胖患者。肥胖已成为我国日益严重的健康忧患。

1. 肥胖可分成两种：

（1）苹果形肥胖：有人叫"中央型肥胖"，脂肪在腹腔内主要器官周围沉积，男性偏多。

（2）梨形肥胖：脂肪集中在骨盆附近，女性偏多。

苹果形肥胖更危险，脂肪细胞在腹部明显积聚带来使心血管疾病风险升高以及早死，其原因是腹部肥胖伴随的代谢改变，其中包括血脂异常、胰岛素抵抗、Ⅱ型糖尿病、代谢综合征、炎症和血栓形成。世界卫生组织指出，男性腰围＞102 厘米、女性腰围＞88 厘米，出现代谢性并发症的风险就会增加。腹部肥胖是与代谢综合征关联最大的一种肥胖形式。然而，体重指数并不能完全反映体内脂肪的分布情况。这很重要！因为有的人尽管体重指数大大超标，但其反映代谢性危险因素的指标却相对"正常"；反之，有的人体重指数虽然只是轻度超重，却可以出现代谢综合征的表现，其患Ⅱ型糖尿病、冠状动脉粥样硬化以及心血管疾病的风险都相应增加。

2. 体尺指数与死亡风险呈"U"形关系

赵连成、武阳丰教授等，研究得出体尺指数与死亡呈"U"形关系。表明肥胖者与消瘦者的寿命都会缩短。该研究还发现，将体尺指数控制在 24 千克/米^2 以下，可以防止 40% ~ 50% 的肥胖相关疾病的危险因素聚集。

八、肥胖调节机制

当你管不住自己的嘴巴，过量饮食时，你会痛恨自己缺乏意志力吗？但这不是你的错！过量饮食是有生化基础的，表面上缺乏意志力而吃得多，或者减肥药无效而变胖，是由于体内控制体重的平衡机制出现了问题。我们体内都有"内源性大麻素系统"，它是调节食欲、促进食物摄取、脂肪代谢和体重的化学反馈系统。当它被激活、活动过度时，会增加饥饿感而降低饱腹感，就会出现管不住自己的嘴巴而多吃的现象。

什么是内源性大麻呢？它是植物大麻活性成分大麻素的类似物，而在我们人类体内，大脑、胃肠道和脂肪细胞遍布大麻素受体。当下丘脑的大麻素受体被激活，它就会引起食欲；胃肠道的大麻素受体激活会抑制胰岛素的作用，使细胞难以摄取葡萄糖；脂肪细胞的大麻素受体激活能促使细胞产生更多的甘油三酯，增加脂肪堆积，使体重增加。当你摄入高脂肪高糖时，内源性大麻素系统就会被激活，使你吃得更多，久而久之使脂肪堆积、体重增加。已经明确肥胖者体内的内源性大麻素系统是过于兴奋的。

知道瘦素吗？这是一种重要的信号分子，它能通知你的大脑摄取了多少营养以及储存了多少脂肪。有研究发现，内源性大麻素系统会影响瘦素的功能，蒙蔽你对自己饮食的控制。

好象大麻素系统始终把目光盯在人营养素缺乏的一面，不断的提醒人们吃、吃、吃。而瘦素系统始终盯着人营养充足的一面告诉人们饱了、饱了、饱了。人们的大脑就是不断接受这样的信息最后做出"吃饱了"的决定的。肥胖是因为大麻素系统的作用占了上峰，多吃的原因，多吃的后果非常严重。

九、代谢综合症

代谢综合症：代谢综合征属于中医痰症。现代医学发现与人体代谢有密切关系，称为代谢综合征。包括高血压、肥胖、高胰岛素血症、糖耐量异常、血脂升高等一系列异常代谢的疾病。1988 年，美国人 Peaven 根据一系列代谢异常现象，统一将其命名为代谢综合症。近年来，随着高血压患病率的逐年上升，它的初发年龄也在日趋年轻化，尤其需要关注是的是白领中的中年人。

1. 代谢综合症发病原因：痰是胸系统的代谢产物，发生原因与胸系统功能有密切关系，现代医学认为是人体代谢系统功能失调造成的，表现在三个方面。

（1）运动系统废弛：胸系统的腑是三焦，运动功能是三焦和骨骼协同作用下完成的，运动需要的能量主要来自三焦，所以缺乏运动就会引起痰的产生。我们的祖先几百万年的发展历程中都是在运动中生存，到我们这几代人生存环境发生很大变化，运动量明显减少，能量需求也随之减少，但是我们的胃并没有因此减小，很多人吃饱了就是营养素过量了，过多的营养去堆积在体内增加基础系统的负担，涉及到整个八大系统的功能，所以称为全身性疾病。

（2）人为因素：营养素供给失衡。偏食很多人都责怪胰系统，但是饮食的过程是由脑髓决定的，胰系统只是被动的工作，是脑系统的调节功能出问题了，应该责之于脑系统，脑系统五行属金，金克木，所以胸系统生痰。现代医学发现体现在三高饮食，脂肪是元凶、甜食、蛋白质等供给过多，维生素矿物质供给偏少导致营养失衡，热量过剩。另外，强的松等药物、化学物质的影响，戒烟，以及外伤、手术和分娩后等情况都能引发代谢综合症。

（3）遗传因素：遗传是现代医学名词，遗传物质是染色体（基因），属于震卦肝系统，胸系统与肝系统阴阳交感，如果交感功能失调就会出现遗传疾病。在代谢综合征发病过程中父母双胖，或'节约基因'多，肥胖的几率很大。

2. 代谢综合症主要危害：代谢综合征关键是热量的代谢，物质形式是脂肪、蛋白质、糖类这三大类营养物质。对人体危害是导致生长系统和代谢系统功能失调

（1）脑系统：易患脑梗塞、中风、猝死等；大脑缺氧，智商低（语言和操作方面），记忆力下降，反应迟钝，容易发生心理障碍。易患骨质增生等。

（2）胎系统：肥胖、内分泌失调、乳腺、前列腺等疾病。

（3）肝系统：脂肪肝、患视网膜病、黄斑退化、青光眼、白内障等眼病的危险性大大地增加。

（4）胸系统：免疫力下降，癌症的危险性和死亡率大大地增加。

（5）肾系统：肾脏代谢功能下降，痛风、腰腿痛、结石症等，严重的会引起肾衰竭。

（6）心系统：易患高血压、动脉硬化，引起心衰、心梗等心脏病。

（7）胰系统：肥胖引发一系列代谢紊乱现象，其中高胰岛素血症及糖耐量异常尤为引人注目。久坐不动的生活方式及摄入热量过多的饮食习惯，使机体周围组织尤其使肌肉组织对糖的利用率减退，无奈之中，胰岛只能分泌更多的胰岛素来代偿性的促进糖的利用，即所谓的胰岛素抵抗状态。但这常常不能长期奏效，最终血糖会高于正常水平，出现糖耐量低减，直到出现糖尿病。

（8）肺系统：易患肺心病、便秘、结肠疾患、皮炎、癣等疾病。

3. 解决代谢综合症的关键：代谢综合症过多的脂肪堆积已经严重影响脑系统和胎系统功能，增加肝脏、胸腺、心脏、肾脏、胰腺、肺脏的负担，是全身性疾病，减肥是解决代谢综合症的核心。

（1）运动：通过运动使废弛的运动系统活跃起来。生命在于运动，运动能激发人的功能、消耗脂肪（减肥）、毒素排出、促进营养素的吸收、缓解压力等。

（2）调节胎系统：胎系统负责内分泌功能，无论是大麻素系统还是瘦素系统都是内分泌系统他们之间的平衡和内分泌功能有直接关系，调节内分泌使脑系统和胎系统之间达到新的平衡。

（3）调节心态：人接受外界信息产生压力，一方面增加身心压力，另一方面需要消耗大量的营养素来消除压力。很多人长期营养不良后又出现压力无法消除导致重大疾病。

（4）平衡膳食：营养膳食宝塔是中国营养学会为中国人推荐的膳食指南，建议以

此宝塔作为饮食指导，减少人为因素的肥胖。

（5）生活习惯：预防代谢综合症必须坚持：一个信念——体重要合理；二个要素——少吃一口，多走一步；三个不沾——不吸烟、不喝酒、不熬夜；四个检查——定期检查血压、查血糖、查血脂、查血黏度；五六个月——减肥不求速成，每月减 1~2 公斤即可；七八分饱——饮食上要按照人体代谢规律进行，早餐适量补充蛋白质类食物，中餐以富含纤维类食物为主，晚餐以蔬菜水果类为主。切忌高热量和富含蛋白质食物，夜间不要加餐。

如果单纯的饮食与运动疗法治疗几个月后，仍难以控制高血压、糖尿病、高脂血症、肥胖等疾病，应在营养师的指导下进行针对性治疗。同时切记配合饮食与运动的治疗。

4. 代谢综合症判别标准：

（1）你的血压是否超过 140/90mmHg。

（2）你的空腹血糖是否超过 6.1mmol/l、或餐后血糖超过 7.8mmol/l。

（3）你的空腹血甘油三酯是否超过 1.7mmol/l、或空腹高密度脂蛋白胆固醇小于 0.9mmol/l（男）、1.0mmol/l（女）。

（4）你的体重/身高的平方是否超过 25Kg/m²，如果以上 4 项中有你 3 项的回答为"是"，那么你就应当尽快去求医。根据中华医学会糖尿病学会建议的诊断标准，你已是代谢综合征患者。

第七章　碳水化合物

碳水化合物就是糖类，提到糖人们就想到红糖、白糖、冰糖等，这些都是糖类家族的成员。碳水化合物是由碳氢氧构成的一大类有机化合物，按照结构的不同可以分成单糖、双糖、多糖等。

一、碳水化合物属性

五行属金，八卦为乾卦、天干为庚。

二、碳水化合物种类

食物中碳水化合物以多糖为主，多糖分为三大类，α 结构的淀粉类、β 结构的多糖类、γ 结构的纤维类，他们对人体的作用差异很大。

1. α 结构的碳水化合物：以淀粉为主，经过消化酶的作用分解成葡萄糖才能被人体吸收利用。葡萄糖是人脑髓唯一的能量来源。

（1）来源：各类谷物中都有，尤其是玉米、小麦、水稻、高粱等主食中含有丰富的淀粉，正常情况下人体不会缺乏。

（2）作用：

①是人体重要的能量来源，在肠道被分解为葡萄糖以后进入血液称为血糖，糖尿

病就是血液中葡萄糖浓度过高引起的全身性疾病。葡萄糖是人类能量的主要来源之一，每克葡萄糖可释放 4.25 大卡热量，葡萄糖被充分氧化后的产物是二氧化碳和水，所以也是最清洁能源，由于人脑髓对能量要求很高，葡萄糖成为脑髓唯一能量来源。这一规律也是符合哲学原理的，葡萄糖对应乾卦为阳金，氧气对应兑卦为阴金，阴阳作用化出水，解决了现代科学对金生水的疑问，也符合正反物质碰撞以后湮灭的现代科学原理。

②葡萄糖是细胞的组成成分，每一个细胞的构成都有葡萄糖的参与。

③促进脂肪代谢，在脂肪代谢过程中葡萄糖是必不可少的参与者，没有葡萄糖的参与脂肪就不能完全分解，进而产生酮体，糖尿病人酮症酸中毒就是因为缺乏葡萄糖导致脂肪不能完全分解造成的，糖尿病人兜里要经常带一些糖块就是这个原因。

（3）代谢：葡萄糖以糖原的形式贮存在肝脏和肌肉里，称为肝糖原和肌糖原，待人体需要时候释放出来加以利用。

2. β 结构的碳水化合物：以多糖为主。

（1）来源：菌类食品里含量丰富，被称为真菌多糖，是人体细胞受体的重要成分。

（2）作用：β 结构的碳水化合物好比雷达天线一样在细胞膜表面接受外界各种信息，然后传到细胞内部实现人体对细胞的调控作用。微观系统中细胞膜对应乾卦，β 结构的碳水化合物在细胞膜发挥作用是同类物质的结合，也体现出乾卦特性。乾卦与胸系统天干化合表现出提高免疫力，激活淋巴细胞、巨噬细胞和自然杀伤细胞，还能激活补体，促进细胞因子的生成，对胸系统发挥多方面的作用。提升免疫可以有效的提高抗肿瘤、抗突变能力；抗菌、抗病毒、防辐射；提高细胞敏感性，对神经递子、内分泌激素，以及其他细胞因子都有很好的的敏感性；对调节血糖、血脂、降血压，改善人体内环境、调节内分泌、抗衰老、促进生长等身体各个方面都有重要意义。

（3）补充要点：饮食中增加食用菌类食物，有时候还会有意想不到的效果。

3. γ 结构的碳水化合物：主要是膳食纤维。

（1）来源：各种植物中都含有膳食纤维，尤其是粗粮、杂粮里面含量丰富。动物贝类、蟹类昆虫等含有动物膳食纤维，称为甲壳素。

（2）作用：大肠对应乾卦，膳食纤维也是乾卦，在膳食纤维作用下大肠的功能才能正常发挥，人体没有分解膳食纤维的消化酶，膳食纤维对人体的作用主要是在大肠完成的，也是乾卦特性，大肠为乾卦，与膳食纤维一致，所以在大肠发挥作用。现代医学发现膳食纤维一方面通过对肠道的刺激作用促进肠蠕动，就像给人挠痒痒一样，使肠道细胞活跃起来，促进肠道蠕动有利于肠道代谢，尤其是便秘人群增加膳食纤维可以有效缓解便秘现象的发生；另一方面为大肠乳酸菌提供食物，改善肠道微生态，肠道乳酸菌是厌氧菌，这些细菌在肠道内以膳食纤维为食物进行无氧酵解产生乳酸，造成人体大肠的酸环境，抑制腐败菌生长防止毒素的产生，合成人体所需的 B 族维生素，促进钙铁锌的矿物质的吸收，现在很多人都缺钙，这与肠道微生态环境不好有重要联系（人胃酸的 PH 值在 1~2 左右，大肠 PH 在 4.25 以上，二者都是人体吸收矿物质的重要场所）。对改善肠道微生态环境，对提高免疫力、预防肿瘤、防止便秘、腹泻、降低胆固醇、保护肝脏都有重要作用。常见低聚糖有水苏糖、棉子糖、低聚果糖、低聚异麦芽糖等。肠道有益微生物有双歧杆菌、乳酸杆菌、嗜热链球菌、保加利亚乳杆菌等。促进降血脂、预防便秘和肠道癌症的发生。

动物性膳食纤维在胃酸作用下逐渐分解、吸收，最终形成氨糖，供细胞利用。

（3）补充要点：饮食中增加粗粮的比例。糙米和胚牙精米，以及玉米、小米、大麦、小麦皮（米糠）和麦粉（黑面包的材料）等杂粮；此外，根菜类和海藻类中食物纤维较多，如牛蒡、胡萝卜、四季豆、红豆、豌豆、薯类和裙带菜等

三、来源

谷物类是碳水化合物的重要来源，人体几乎不缺少碳水化合物。

第八章 核 酸

核酸是人类重要的营养物质，由于主要结构含有五碳糖，营养学把核酸划分在糖类范围，从生理作用看核酸与糖类有质的不同，所以本书认为核酸不属于糖类，是单独一类。

一、核酸属性

五行属木，八卦为震，天干为甲。

二、核酸的组成

核酸：是由许多核苷酸聚合成的生物大分子化合物，为生命的最基本物质之一。核酸广泛存在于所有动植物细胞和微生物体内，生物体内的核酸常与蛋白质结合形成核蛋白。不同的核酸，其化学组成、核苷酸排列顺序等不同。根据化学组成不同，核酸可分为核糖核酸（简称 RNA）和脱氧核糖核酸（简称 DNA）。DNA 和 RNA 都是由一个一个核苷酸头尾相连而形成的。DNA 是人类的遗传物质，DNA 通过 RNA 合成蛋白质完成人体物质基础的构建。单个核苷酸是由碱基、戊糖和磷酸三部分构成的，碱基是核酸中发挥功能的部分。

碱基：碱基分为嘌呤和嘧啶二类。前者主要指腺嘌呤（A）和鸟嘌呤（G），DNA 和 RNA 中均含有这二种碱基。后者主要指胞嘧啶（C）胸腺嘧啶（T）和尿嘧啶（U），胞嘧啶存在于 DNA 和 RNA 中，胸腺嘧啶只存在于 DNA 中，尿嘧啶则只存在于 RNA 中。

核苷：由核糖或脱氧核糖与嘌呤或嘧啶通过糖苷键连接组成的化合物。

核苷酸：核苷与磷酸残基构成的化合物，是核酸分子的结构单元。DNA 分子中是含有 A，G，C，T 四种碱基的脱氧核苷酸；RNA 分子中则是含 A，G，C，U 四种碱基的核苷酸。

DNA 双螺旋结构揭示了遗传信息稳定传递中 DNA 半保留复制的机制，是生物体

能够遗传和进化的重要物质基础，是分子生物学发展的里程碑。DNA 双螺旋结构特点如下：

1. 两条 DNA 互补链反向平行。

2. 由脱氧核糖和磷酸间隔相连而成的亲水骨架在螺旋分子的外侧，而疏水的碱基对则在螺旋分子内部，碱基平面与螺旋轴垂直，螺旋旋转一周正好为 10 个碱基对。

3. DNA 双螺旋的表面存在一个大沟和一个小沟，蛋白质分子通过这两个沟与碱基相识别。

4. 两条 DNA 链依靠彼此碱基之间形成的氢键而结合在一起。根据碱基结构特征，只能形成嘌呤与嘧啶配对，即 A 与 T 相配对，形成 2 个氢键；G 与 C 相配对，形成 3 个氢键。因此 G 与 C 之间的连接较为稳定。

5. DNA 双螺旋结构比较稳定。维持这种稳定性主要靠碱基对之间的氢键以及碱基的堆集力。

三、核酸的作用

核酸八卦属性为震卦，震为雷，有生长功能。是一切生物细胞的基本成分，对生物体的生长、发育、繁殖、遗传及变异等重大生命现象起主宰作用。它在生物科学的地位，可用"没有核酸就没有生命"这句话来概括。核酸合成蛋白质则是按照固定程序进行的，也是生命体特有的现象。

1. 核酸是生命的基础物质：

一般人都知道，蛋白质是生命的基础。在发现核酸前，这句话是对的，但当核酸被发现后，应该说最本质的生命物质是核酸，或是把上述的这句话更正为蛋白体（蛋白体是由蛋白质和核酸构成的）是生命的基础。核酸在生命中为什么比蛋白质更重要呢？因为生命的重要性是能自我复制，而核酸就能够自我复制。蛋白质的复制是根据核酸所发出的指令，使氨基酸根据其指定的种类进行合成，然后再按指定的顺序排列成所需要复制的蛋白质。世界上各种有生命的物质都含有蛋白体，蛋白体中有核酸和蛋白质，至今还没有发现有蛋白质而没有核酸的生命。但在有生命的病毒研究中，却发现病毒以核酸为主体，蛋白质和脂肪以及脂蛋白等只不过充作其外壳，作为与外界环境的界限而已，当它钻入寄生细胞繁殖子代时，把外壳留在细胞外，只有核酸进入细胞内，并使细胞在核酸控制下为其合成子代的病毒。近来科学家还发现了一种类病毒，是能繁殖子代的有生命物体，其中只有核酸而没蛋白质，可见核酸是真正的生命物质。

2. 核酸合成蛋白质：

DNA 是储存、复制和传递遗传信息的主要物质基础，DNA 将合成蛋白质的信息传递给 RNA，RNA 则是在蛋白质合成过程中起着重要作用，其中转运核糖核酸，简称 tRNA，起着携带和转移活化氨基酸的作用；信使核糖核酸，简称 mRNA，是合成蛋白质的模板；核糖体的核糖核酸，简称 rRNA，是细胞合成蛋白质的主要场所。这个过程被称为合成蛋白质的中心法则（DNA—RNA—蛋白质）。

四、肝脏合成核酸

肝脏对应震卦，震卦是从坤卦获得阳气形成的，为一阳始生之地，人体内肝脏是合成核酸的主要器官，将无生命的碱基、核糖、磷酸合成核苷酸，再将核苷酸连接成核酸，使之具有生物活性，这个过程就是一阳始生，是哲学与科学相互印证的经典。

五、核酸补充要点

核酸是非必需营养素，主要在肝脏合成，肝脏合成核酸的功能非常强大，正常情况下不会缺乏核酸，所以在肝功能正常情况下不需要补充核酸，但是肝脏功能下降以后，本身合成核酸的能力就会下降，所以肝功能不好的人要注意补充核酸。

第九章 维生素、矿物质

维生素矿物质是两大类重要营养素，也是现代饮食结构中缺乏非常严重的营养素，我国居民调查发现，中国人的膳食里缺乏维生素 A、B_1、B_2、B_6、C、D、E；缺乏矿物质：钙、铁、锌、硒；磷、铜超标；镁基本不缺。缺乏最严重的是维生素 A、B_2、钙、铁。被列为四大营养缺乏症。本章以中国营养学会推荐的《维生素矿物质必备书》为基础，结合现代营养学成果给出补充维生素矿物质的建议。

一、分类

1. 维生素：五行属木，八卦为巽，天干为乙。分为两大类：
（1）脂溶性维生素：A、D、E、K。
（2）水溶性维生素：B 族、C。
2. 矿物质：五行属土，八卦为坤，天干为己。分为两大类：
（1）常量元素：钾、钙、钠、镁、磷、硫、氯；
（2）微量元素：碘、硒、铜、钼、铬、钴、锌、铁。

二、维生素作用（只介绍中国人普遍缺乏的维生素）

1. 维生素 A：
（1）吸收：溶解在油里，在小肠吸收为主。
（2）帮助吸收：维生素 E、维生素 D、锌。
（3）作用：提高视力，预防夜盲症；促进骨骼生长；促进皮肤黏膜的生长，使皮肤润湿，细嫩；头发正常生长；牙齿坚固；促进儿童、青少年长高；提高免疫，减少儿童、青少年传染病的发生；对抗环境污染能力增强；鼻、喉、肺等表层正常运作。
（4）缺乏信号：眼睛内水分少，眼睛干涩，怕光，视力下降，尤其在光线昏暗时，严重缺乏出现夜盲症，眼袋大，下垂；皮肤干燥粗糙，毛孔扩大，无故发痒；脱发，头皮屑多；易感冒；骨骼发育不正常，牙齿珐琅质发暗，不坚固，儿童、青少年生长缓慢。

（5）缺乏等级：严重缺乏。仅达到维持人体基本要求的61.7%。

（6）过量表现：异常过敏，发烧，腹泻，头晕。以上症状会在超量服用六小时后出现。

（7）绿色天然：动物肝脏、鳗鱼、奶油、芒果、杏仁。

2. 维生素 B_1：

（1）吸收：溶解在水里，大肠小肠都可以吸收。

（2）帮助吸收：维生素 B_2、维生素 B_6、维生素 E、铁。

（3）作用：促进正常生长发育，保持肌肉、心脏功能正常，防治脚气病，改善精力。

（4）缺乏信号：食欲不振，疲劳，目光呆滞，精神萎靡，心脏肥大、心跳异常，肌肉无力、酸软，记忆力差。

（5）缺乏等级：普遍缺乏，儿童、青少年缺乏严重，成人缺乏不严重。

（6）过量表现：昏昏欲睡，喘息。

（7）绿色天然：糙米、豌豆、腰果、米糠、酵母。

3. 维生素 B_2：

（1）吸收：溶解在水里，大肠小肠都可以吸收。

（2）帮助吸收：维生素 B_1、维生素 B_6、维生素 C、维生素 E、硒、铁。

（3）作用：将食物转化为能量，与维生素 A 等共同维护皮肤健康、美丽，保护眼睛，预防动脉硬化。

（4）缺乏信号：嘴角干裂、脱皮；舌发红或发紫，口腔易发炎；皮肤发痒；眼睛怕光、流泪，眼睛发红；鼻、口唇周围、头皮、皮肤发痒；严重时有酒糟鼻；精力不济。

（5）缺乏等级：严重缺乏。

（6）绿色天然：动物内脏、乳酪、啤酒酵母、杏仁。

4. 维生素 B_6：

（1）吸收：溶解在水里，大肠小肠都可以吸收。

（2）帮助吸收：维生素 B_1、维生素 B_2、维生素 C、维生素 E、锌、铁。

（3）作用：蛋白质和脂肪的转化分解，提高神经递子水平，减轻焦虑，改善神经状态，防治贫血。

（4）缺乏信号：虚弱，口臭，贫血，神经质，脱发，走路不协调，眼睛嘴巴周围易发炎，皮肤损伤。

（5）缺乏等级：缺乏。

（6）过量表现：副作用不大。

（7）绿色天然：众多食物中都含有，但是，仅含微量。

5. 维生素 C：

（1）吸收：溶解在水里，大肠小肠都可以吸收。

（2）帮助吸收：维生素 A、维生素 E、维生素 B$_6$、β—胡萝卜素。

（3）作用：合成胶原蛋白，促进微血管健康，帮助铁的吸收，防治坏血病，预防心脑血管疾病，增强免疫力。

（4）缺乏信号：牙龈出血，长红痣，皮有青紫块，流鼻血，贫血、脸色苍白，长色斑，伤口愈合慢，易感冒关节疼。

（5）缺乏等级：缺乏。

（6）绿色大然：绿叶蔬菜、柑橘、奇异果、草莓、猕猴桃。

6. 维生素 D：

（1）吸收：溶解在油里，小肠吸收为主。

（2）帮助吸收：维生素 A、维生素 C、钙、硒。

（3）作用：帮助钙的吸收，强化骨骼、牙齿，防治佝偻病，提高免疫力，帮助维生素 A 吸收。

（4）缺乏信号：佝偻病，牙齿松动，脚呈弓形，鸡胸，易骨折，软骨病，骨质疏松。

（5）缺乏等级：缺乏。女性不缺，儿童、青少年、老年人均缺乏。

（6）过量表现：心率不齐，血压升高，抽搐，肾脏衰竭，恶心、呕吐。

（7）绿色天然：许多食物含有，但都是微量。

7. 维生素 E：

（1）吸收：溶解在油里，小肠吸收为主。

（2）帮助吸收：维生素 C、硒。

（3）作用：清除自由基，抗衰老，减少低密度脂蛋白、预防动脉硬化，促进性激素的分泌，美化肌肤，清除色斑、老人斑，保护肝脏。

（4）缺乏信号：躁动不安，水肿，性功能低下，不育症，头发分叉，色斑。

（5）缺乏等级：中国人不缺，尤其青少年。

（6）过量表现：腹痛、腹泻，儿童、青少年性早熟，乳房胀大，头晕，恶心。

（7）绿色天然：植物油、花生、葵花子、小麦表皮、杏仁。

三、矿物质作用（只介绍中国人普遍缺乏的矿物质）

1. 钙：

（1）吸收：小肠、大肠。钙的吸收是复杂的问题，详见《钙代谢》。

（2）作用：构成骨骼和牙齿，维持所有细胞的正常生理状态，如心脏的正常搏动，控制神经感应性及肌肉收缩，如减轻腿抽筋，帮助肌肉放松，帮助血液凝固，减轻经前症状，减少疲劳，加速精力恢复，增强人体抵抗力。

（3）缺乏信号：

儿童、青少年：发育迟缓，长不高，牙齿不齐，佝偻病，'O'形或'X'形腿。

妇女：抽筋、腰酸背痛、骨关节痛、浮肿、牙齿松动。

中老年人：骨质疏松、易骨折、驼背、掉牙、腰酸背痛。

（4）缺乏等级：最严重缺乏，只达到 RDA 的 49.2%。必须补充。

（5）过量表现：高血钙症。

（6）绿色天然：牛奶、乳制品、豆类、花生、虾皮、蛋黄。

2. 硒：

（1）吸收：小肠、大肠。

（2）协同因素：维生素 E、维生素 C、维生素 A。

（3）作用：抗氧化、增强免疫力、中和重金属污染、排毒，维持心脏正常功能，增强肝脏活性，加速排毒。

（4）缺乏信号：精神萎靡不振，精子活力下降，易患感冒，克山病。

（5）缺乏等级：严重缺乏，缺硒地区占全国总面积的 72%。

（6）过量表现：指甲变厚，毛发脱落。

（7）绿色天然：无含硒特别丰富的食物。

3. 锌：

（1）吸收：小肠、大肠。

（2）协同因素：维生素 A、维生素 B_6、维生素 E、钙。

（3）作用：加速人体内部和外部伤口的愈合，消除指甲上的白色斑点，防止味觉丧失，有助于对生殖能力障碍的治疗，促进生长发育和使思维敏捷，修复毛发、指甲、皮肤，胰岛素的重要成份。

（4）缺乏信号：消化功能紊乱，食欲不振、厌食、偏食、异食癖；生长发育落后，智力发育不良，缺锌性侏儒症；免疫力低下，易患感染性疾病；中老年人前列腺肥大，性机能减退，生殖能力不足。

（5）缺乏等级：我国有 60% 婴幼儿缺乏，孕妇、乳母缺锌发生率为 30%。

（6）过量表现：不易发生。

（6）绿色天然：动物肝脏、海鲜（尤其是牡蛎）、麦芽、南瓜子、蛋、脱脂奶粉、芥末粉。

4. 铁：

（1）吸收：小肠、大肠。

（2）协同因素：维生素 A、维生素 C、维生素 E、叶酸。

（3）作用：构成血红蛋白，预防和治疗因缺铁引起的贫血，参与细胞色素的合成，调节组织呼吸和能量代谢，维持机体的免疫功能和抗感染能力，帮助皮肤恢复血色，帮助成长。

（4）缺乏信号：造成缺铁性贫血，易疲劳，脸色和指甲苍白，手脚发凉，免疫功能和抗感染能力降低，儿童发育迟缓，智力受损，心跳加快，食欲下降，头晕。

（5）缺乏等级：严重缺乏。妇女、儿童、老人患病率最高。

（6）过量表现：呕吐、心衰、性机能下降。

（7）绿色天然：

来源：动物血、肝脏、鸡胗、牛肾、大豆、黑木耳、芝麻等。

良好来源：有瘦肉、红糖、蛋黄、猪肾、羊肾、干果等。

一般来源有鱼、谷物、蔬菜、扁豆、豌豆、荠菜叶等。

第十章　钙代谢

一、钙的作用

钙是人体的生命之源，是人体含量最丰富的无机元素，占人体的2%，总量超过1千克，有人体"生命元素"的美誉。人体中的钙99%沉积在骨骼和牙齿中，促进其生长发育，维持形态与硬度；骨骼是钙的仓库，当血钙缺乏时就会从骨骼中调出钙来维持血钙的平衡；1%钙存在于血液和软组织细胞中，发挥调节生理功能的作用。钙离子的生理作用决定了它对人类生命活动的重要性：

1. 钙离子对血液凝固有重要作用。缺钙时，血凝发生障碍，人体会出现牙龈出血、皮下出血点、不规则子宫出血、月经过多、尿血、呕血等症状。

2. 钙离子对神经、肌肉的兴奋和神经冲动的传导有重要作用。缺钙时人体会出现神经传导阻滞和肌张力异常等症状。

3. 钙离子对细胞的黏着、细胞膜功能的维持有重要作用。细胞膜既是细胞内容物的屏障，更是各种必需营养物质和氧气进入细胞的大门。正常含量的钙离子能保证细胞膜顺利地把营养物质"泵"到细胞内。

4. 钙离子对人体内的酶反应有激活作用。大家都知道，酶是人体各种物质代谢过程的催化剂，是人体一种重要的生命物质，钙缺乏即会影响正常的生理代谢过程。

5. 钙离子对人体内分泌腺激素的分泌有决定性作用，对维持循环、呼吸、消化、泌尿、神经、内分泌、生殖等功能至关重要。

总之，钙是人体不可或缺的元素，它既是身体的构造者，又是身体的调节者，是我们人体的生命之源。

二、维持血钙稳定

维持血钙稳定是研究钙代谢的核心问题，血钙占体内钙的1%恒定不变，用来维持人体正常生理功能，缺乏就会引起生理功能的全面紊乱；维持血钙平衡要从三个方面考虑。

1. 食物钙：钙是一种含量非常丰富的金属元素，生活中随时都能看到它的身影，人们缺钙是因为吸收的少，解决补钙问题其实就是解决吸收问题。钙通常是以钙盐的形式存在的，不溶于水，在胃酸的作用下溶解成钙离子才能被吸收，在小肠的碱性环境下就不能吸收了，到了大肠，在肠道菌群作用下也能够吸收一些，所以，大部分钙在十二指肠的上半部分吸收，吸收的数量远远满足不了身体的需求。

食物中的钙吸收进入血液并不是恒定的，受到很多因素的影响，刚吃完饭时消化系统非常活跃，吸收的钙也多，这时的血钙浓度会大于1%，一方面多余的血钙会沉积到骨骼里面（30 岁以前沉积能力很强），另一方面肾脏的代谢增加（30 岁以后代谢作用增强，钙流失逐渐增多）；消化吸收的钙满足不了需求时，维持血钙平衡就需要骨钙来完成了。

2. 骨钙：食物中的钙是血钙和骨钙的来源，只有当血钙浓度大于 1% 时才会把多余的钙沉积到骨骼里面，当血钙浓度下降时就会从骨骼里调出适量的钙来维持血钙的平衡。骨骼是钙的仓库。钙在肠道吸收需要 6 小时，从肾脏排出也需要 6 小时，在理论上一天里只要早晚两餐有足够的钙就可以了，但是，由于受到食物中钙含量、吸收能力等许多因素的影响，肠道吸收的钙并不能在一天 24 小时每时每刻都能维持血钙的平衡和稳定，必须从骨骼中动用一些钙进入血液，尤其是 30 岁以后，骨钙动用的越来越多，日复一日，年复一年骨骼的钙就会越来越少，经过几年、几十年的流失，到了晚年就出现了骨质疏松，这也就是为什么 30 岁以后出现钙流失的原因。

3. 肾脏钙代谢：肾脏是钙代谢的重要器官，当血钙浓度大于 1% 时肾脏代谢钙的作用增强，钙流失增加，血钙浓度小于 1% 时代谢作用减弱，钙流失减少，维持血钙的平衡。

一方面，人体钙代谢过程是一个缓慢过程，从胎儿形成到 25 岁以前是钙在体内不断积累的过程，25 到 30 岁维持平衡状态，30 岁以后钙代谢增多骨密度开始下降，直到生命的终止。另一方面，日常饮食中吸收的钙只能满足人体需要量的一半，另一半只能到骨骼里去拿，骨骼的钙拿空了我们的生命也就到头了。补钙是为了维持血钙的稳定，那么，维持血钙恒定就达到补钙要求了吗？还是让骨骼贮藏更多的钙好呢？最好的办法是把钙补充到骨骼里面去。但是钙进入血液好办，进入骨骼就难了。

三、影响钙吸收的因素

1. 膳食中钙的摄入量。在一定范围内，随着膳食中钙摄入量增加，肠道钙离子的吸收率也相应增加，但是由于肠钙吸收的主动转运过程具有一定的饱和性，因此当摄入钙超过 600 至 700mg 后，肠道吸收增加的速度就非常缓慢甚至逐渐降低了。

2. 维生素 D，维生素 D 的活性方式为活性维生素 D，能够促进小肠细胞合成钙结合蛋白，与钙离子进行高度紧密结合，促进钙进入肠道细胞，使血钙开高。所以，如果缺乏维生素 D，钙的吸收就会变的缓慢而且少量了。

3. 肠道内的酸碱度，含钙的盐类，尤其是磷酸盐及碳酸盐易溶于酸性溶液中，而难溶于碱性溶液中。钙盐经酸溶解后分离出钙离子才能被肠道吸收。胃内的穿壁细胞中可分泌盐酸，使进入小肠的食物成酸性。因此，钙在十二指肠的位置吸收量多。大肠呈酸性也有利于钙吸收。

4. 食物中的部分成分、乳糖、胆盐及某些氨基酸可影响钙的吸收。如动物的乳汁中含有丰富的乳糖及氨基酸，因此所含的钙容易被吸收。而食物中的植物酸（谷类食物中较多），碱性磷酸盐，纤维素及过多的脂肪等可与钙形成不能溶解的化合物，可减少钙的吸收，此外，酒、浓茶与咖啡等都会降低钙的吸收。而摄入过多盐，可使尿钙排出增多。

5. 膳食中钙与磷比例。当二者的比例为 1：1 至 2：1 时，即钙的量稍高于磷时，对钙的吸收最有利。

6. 年龄、性别，内分泌功能。年龄越大，钙吸收越少。一般来说，年龄每增加10 岁，钙吸收率会减少 5% 至 10%，女性比男性表现更为明显。此外，体内激素如甲状腺素、降钙素、雌激素等的分泌正常与否都会影响到钙的吸收。

7. 人体对钙的需要量。儿童、青少年生长发育阶段对钙的需要量大，钙的吸收也会增加，婴儿可吸收食物中 50% 至 60% 的钙。儿童、青少年能够吸收 35% 至 40%。孕妇、乳母阶段对钙的需要量增加，也会导致钙吸收增强，但成人阶段对钙的吸收只有 20% 左右，到了老年则低 15%。

四、进入骨骼沉积

钙进入骨骼沉积下来的过程是一个动态平衡，需要成骨细胞的成骨作用和破骨细胞的破骨作用，两种作用的平衡就决定了我们骨骼的质量。当血钙浓度升高以后就需要降低，以维持血钙的平衡。这时人体会有三种措施；

1. 减少钙在肠道的吸收。

2. 增加肾脏钙的排出。

3. 沉积到骨骼里面。

前两种办法不可取，最好的办法是把多余的钙沉积到骨骼里面，待需要时再拿出来。但是成年人骨骼沉积钙的能力有限，很难将钙送到骨骼沉积下来。钙代谢过程中，主要受副甲状腺激素的调节，还受到甲状腺素、肾上腺皮质激素、雄激素、雌激素、1.25 二羟基钙化固醇、酪蛋白磷酸肽、维生素 D 的影响。它们的作用是：

（1）副甲状腺激素：促进肠道和骨骼中的钙进入血液。减少肾脏排出，升高血钙。

（2）甲状腺素：抑制肠道钙吸收，促进钙在骨骼沉积，促进肾脏钙的排出。降低血钙。

（3）肾上腺皮质激素：促进钙在骨骼沉积。

（4）男女性腺激素（雄激素和雌激素）：促进钙在骨骼沉积。

（5）1.25 二羟基钙化固醇：促进钙吸收，减少肾脏排出。钙磷供应充足时，主要促进成骨。当血钙降低、肠道钙吸收不足时，主要促进溶骨，升高血钙，是维持血钙的重要激素。

（6）酪蛋白磷酸肽：促进钙吸收。

（7）维生素 D：促进钙吸收，促进钙进入骨骼沉积。维生素 D 在肝脏和肾脏的作用下可以转化成 1.25 二羟基钙化固醇，发挥更大的作用。

五、相关器官系统

1. 胃肠道：包括胃、小肠、大肠，任何形式的钙都要在酸的作用下变成可溶解的钙离子才能被吸收。十二指肠是钙吸收的重要部位，大肠也是钙吸收的场所。在饮食后大约 6 小时内肠钙吸收可以完成，吸收入血的钙被输送到骨骼贮存起来，或者在肾脏进行代谢，钙从尿液排出又需要 6 小时左右。这样的话，一顿营养合理的晚餐提供的钙可以在 12 小时内维持血钙平衡，而不必动用骨库（骨骼）里的钙。但当饮食钙不足时，为了维持血钙的平衡，骨骼就要释放出骨钙进入血液以供急需，从而起到调节的功能。

2. 肾脏：中医讲肾主骨，现代医学发现，促进钙在肠道吸收，进入骨骼沉积的1，25 二羟基钙化固醇只有肾脏能够合成。肾脏是血钙调节的重要器官，当胃肠道吸收大量的钙时，血钙浓度可暂时升高，这时肾的过滤钙就增加，肾脏对钙的吸收减少，尿钙明显增加。然后血钙又逐渐下降到正常水平，肾脏对钙的过滤恢复正常，尿钙也开始减少。也可以这样说，血钙浓度增高，尿钙排泄也增加，反之亦然，二者呈正比关系。

3. 肝脏：将皮肤产生的维生素 D 转化成 25 二羟基钙化固醇，然后在肾脏合成 1，25 二羟基钙化固醇，是促进钙吸收进入骨骼的重要器官。

4. 卵脏：分泌性激素有利于钙沉积到骨骼。

第十一章　水

一、水的属性

五行属水，八卦为坎，天干为癸、丁。丁属火，水有火的特性，这是因为水是热量的载体，具有传输热量的功能，所以有火的特性。

二、认识水

水是生命的载体，任何生命体都离不开水，所以美国宇航局寻找外星生命的第一步就是要找到水，人体 65% 是水分，其中 2/3 在细胞内，1/3 在细胞外，后者包括血浆、淋巴液和组织液。组织液是细胞生存的环境，也就是说我们身体里的细胞是生活在水里的，如果组织液缺乏水分，渗透压就会升高，细胞内的水就会流出细胞，导致细胞脱水，反之，细胞外液增多，渗透压减小，细胞外的水分就会进入细胞内，引起细胞水肿。所以正常情况下通过人体的调节机制，能很好的维持细胞内外的渗透压，保证细胞正常工作。

1. 人体内水的来源：

（1）外源性水：饮水，食物中夹带的水。其他途径进入体内的水，如，皮肤，输液。

（2）内源性水：通过碳水化合物、脂肪、蛋白质氧化产生的水。

2. 水的排出：

（1）肾脏：最重要的代谢器官，肾脏尿液的排出量每天在 0.4～2.5 升不等。

（2）皮肤：皮肤排汗。

（3）肺脏：肺脏呼吸。

（4）肛门：通过排便带走大量水分。

（5）其他途径：如流泪，鼻涕，呕吐，流血。

3. 水的代谢周期是 18 天。

4. 水在体内的存在形式：细胞外液和细胞内液两种形式。其中细胞外液包括脑脊液、血液、淋巴液、胆汁、消化液、组织液等细胞内液。组织液、淋巴液、血液能够全身循环，是维持体液平衡的主要部分。

5. 生理盐水：含有0.9%氯化钠的盐水被称为生理盐水，广泛应用在静脉输液和注射上，原因就是它和人体的渗透压是相同的，不会引起细胞脱水或者水肿。

三、水的生理作用

我们人体的皮肤就是一个大容器，里面盛装大量的水，细胞就生活在水里面。

1. 水是细胞最重要的成分：水不但参与所有营养物质的代谢，是物质代谢的媒体与载体，参与遗传物质的重组；是生命信息传递的载体。

2. 滋养细胞，细胞是生活在水里的，水是体液的主要组成部分，人体体液分布在细胞内、细胞外的组织间和各种管道中，是构成细胞、组织液、血浆等的重要物质。水则是体液的主要组成部分，更是细胞的生存环境。

3. 水是消化液的主要组成部分：人体消化器官分泌的消化液（包括唾液、胃液、胰液、肠液、胆汁等）中，水的含量高达90%以上。食物进入口腔、胃肠道后，要通过消化液的作用，才能被消化吸收。

4. 水是运送营养物质和代谢产物的载体：水作为体内一切化学反应的媒介，是各种营养素和物质运输的平台，所有这些代谢活动都离不开水。比如血液运送氨基酸、葡萄糖、氧气、酶、维生素、激素至全身，把尿素、尿酸等代谢废物运往肾脏，随尿排出体外，二氧化碳从肺脏排出体外，少数废物随汗液中排出。

5. 保持稳定的体温：只有在水的帮助下，利用氧气，摄入体内的碳水化合物、脂肪和蛋白质三大生热营养素才能代谢分解，放出热能保持体温。天热时多喝些水，可以促进代谢废物随尿排出，保持和增加血液容量，补充出汗损耗的水分，通过生热营养素的生热与体表出汗的散热，使体温保持在37℃左右。

6. 参与肌体的各种代谢：水可以帮助肌体吸收营养、消化食物、排除废物，参与调节体内酸碱平衡和体温。

7. 润滑作用：润滑关节。

8. 保护眼球。

9. 滋润皮肤，黏膜：皮肤和黏膜是人的第一道屏障，能阻挡外界物质对人体的伤害。缺乏水分就会使皮肤黏膜的防卫功能下降。

四、水的代谢特点

1. 水的分布：人体水没有仓库，遍布全身每一个地方，我们头部含有水，脚上也含有水，常言说，人往高处走，水往低处流，是什么让水在头部不流向脚部呢？是透明质酸，透明质酸涵养水分的办法就向我们经常吃的皮冻一样，让水分在人体内不随便乱跑。

2. 水的运输：血管、淋巴管、经络等是运输水的重要通道，这个道理我不再多说大家也知道，但是由于血管或淋巴管堵塞引起局部缺水大家就很少注意。

3. 水量调节：受神经和内分泌的控制，人体的下丘脑有两个特殊部位：渴中枢和渗透压感受器，当体内缺水时渗透压升高，会使渴中枢，渗透压感受器兴奋，前者引起口喝，后者使脑垂体分泌抗利尿激素，使肾脏尿液排出减少，通过喝水和减少尿液排出达到人体水液的平衡，相反体内水多时细胞外液渗透压下降，渗透压感受器抑制，不能使脑垂体分泌抗利尿激素，肾脏尿液排出增加，渴中枢不仅在身体缺水时兴奋，在口腔、咽、食管及血压下降时也兴奋，渗透压感受器在细胞外液渗透压有1%的变化时就兴奋。

4. 缺水原因：

（1）大家都知道的是喝水少，这是大脑渴中枢功能失调导致渴感减弱。

（2）流失的多，排尿多，出汗多。

（3）体内缺乏透明质酸不能涵养足够的水。

（4）动脉硬化时血管狭窄导致局部供水不足，淋巴管道不畅通，经络不畅通，都是导致局部缺水的原因。

5. 缺水反应：大家都知道口渴是缺水的信号，但是有人口渴后一天也没喝水，这时的水是从哪里来的呢，这时的身体就发挥了水的调节功能。

（1）根据缺水程度逐步关闭水液的排出通道，减少尿液的排出，皮肤排汗等。

（2）加强对体内肠道水分的吸收，直接后果是便秘。

（3）重新调节体内的水分布，按照优先原则，首先满足大脑，然后是内脏器官，肌肉，脂肪组织，皮肤等器官。

（4）分解糖、脂肪、蛋白质产生水，这些物质分解后除了产生水以外还会产生热量和其它物质。

五、相关系统

1. 脑系统：是身体水调节的司令部，在下丘脑有渴中枢和渗透压感受器，垂体则分泌血管加压素，抗利尿激素。

2. 心系统：是运输水的通道。

3. 胸系统：是运输水的通道。

4. 肾系统：调节水量，根据人体体内水的供应状况进行调节，当缺水使增加水的吸收，当水多时则排泄多余的水。

5. 肺系统：通过呼吸会带走水分，调节水量。皮肤通过汗液排泄调节水量。

6. 胰系统：是水进入体内和排泄水的重要器官，也是水活动最剧烈的器官。

7. 胎系统：参与肾系统水代谢，现代医学称为水盐代谢。

六、缺水危害

1. 全身缺乏水分。当人体缺乏水分时会通过关闭不重要毛细血管来维持血管中的血液量，如果我们的血管里流动的血液不够，就只能用空气来补充，但是这样会形成气栓，会死人的，所以人体的调节机制就发出收缩血管的指令，减少血管内的空气，收缩血管的结果就是导致高血压，通常不明原因的高血压都与此有关，很多高血压患者都没有喝水的习惯就是典型例证。

2. 局部缺乏水分。缺水状态下，用关闭某些不重要的血管的办法来维持血管中的血液量，或者由于血管狭窄或堵塞使血液无法顺利通过，导致局部缺水，这一结果必然导致缺水器官的功能下降，长期下去就会引发疾病。

七、与水有关的疾病

干燥综合症，高血压，高血脂，哮喘，过敏，心绞痛，头痛，消化不良，胃炎，肠炎，便秘，关节炎，脑萎缩，老年痴呆症，抑郁症，神经炎等。

八、科学补水

补充水分就是喝水，人每天需要补充多少水能满足需要呢？人每天需要 2500 ~ 3000 毫升水，除正常饮食外，每天应该补充 6 ~ 8 杯水。这一点很多人已经知道了，我这里说的科学补水是：

1. 修复大脑调节水的机制，大脑的渴中枢和渗透压调节器如果功能失调就会导致缺水，有些人喝水很少也不觉得渴就是这里出现问题了，所以要首先修复大脑的水调节机制。

2. 修复运输渠道，血管、淋巴管、经络都是运输水的渠道，尤其是出现动脉硬化就会导致血管狭窄，出现运输水路不畅通，引起局部缺水，这也是很多中老年人缺水的重要原因。

3. 改善肾脏等排水器官的功能，让水液均匀分布在体内。

4. 最后才是科学饮水。理想的饮用水简单来说可分为五项。

（1）不含化学污染物。没有污染就不多说了。

（2）不含病原微生物。没有病原微生物就不多说了。

（3）有一定矿化度。含有一定的矿物质，并且这些矿物质要符合人体需要的比例才好，江苏如皋地区的水就是很适合人体需要的，因此也就有了长寿之乡的美称。

（4）弱碱性。健康人体是弱碱性的，弱碱性能更好的发挥器官的功能。

（5）小分子团水。每一个水分子并不是孤立的，他们聚集在一起称为分子团，分子团过大不利于吸收，要引用小分子团水。

第十二章　氧　气

氧是地球上含量丰富的化学元素，在空气中两个氧原子结合在一起成为氧气，是地球上所有生命赖以生存的基本条件，是机体一切活动的基础，是生长发育和生命活动的第一需要。在人类生命极限中，不进食可存活数十天，不喝水能活 7 天左右，而在无氧环境中只需 5 分钟大脑细胞就可产生不可逆性的损害。因此，氧气是人类生存和发展最重要的物质。

人体内氧的储备甚微，必须从外界源源不断地供给氧气以维持生命。呼吸时氧气首先进入肺泡，弥散到肺部的毛细血管中，与血红蛋白结合成氧合血红蛋白，在心脏作用下携氧的血液由动脉输往全身，当到达毛细血管时，氧合血红蛋白解离出氧并携走二氧化碳，这时由氧合血红蛋白解离出来的氧为溶解氧，进入细胞。与糖、蛋白质、脂肪作用产生热量释放机械能，使我们的肌肉产生力量，保持思维敏捷。

一、氧气的属性

五行属金，八卦为兑，天干为辛。

二、氧气作用

1. 身体组成部分：氨基酸分子包含氧元素，因此，氧元素也是蛋白质分子结构的一部分，碳水化合物和脂肪也是如此。蛋白质、脂肪、碳水化合物是组成身体组织的主要部分，因此氧也是构成人体自身的重要元素之一。

2. 能量代谢重要物质：氧气对我们的能量和健康很重要。人体能量的释放主要是通过氧化作用完成的，身体缺乏氧气供给就会出现疲劳，换气过度和昏厥等症状，在极端情况下甚至会死亡。

三、氧气代谢

氧气代谢过程分成肺系统呼吸、心系统运输、细胞代谢三个阶段。

1. 肺系统呼吸阶段：氧气进入体内是由肺系统的鼻、咽、喉、气管、肺脏五个器官协同作用完成，肺系统是人体与外界进行气体交换的系统，进行气体交换的过程称为呼吸，呼吸过程涉及吸入和排出空气。空气在胸腔肌肉扩张时进入肺部。然后肌肉收缩迫使空气排出。一个正常成人稳定时的呼吸量是 1 次 450～500ml，其中氧气的吸取量占 20%。肺脏则是氧气和二氧化碳进行气体交换的场所。肺脏内部用来进行气体交换的位置是肺泡，氧气进入肺泡以后与血红蛋白携带的二氧化碳置换，形成氧合血红蛋白进入血液。

体内的所有细胞都需要能量以完成其特定的任务，人体通过氧气换取能量的过程中产生二氧化碳气体，如果不及时把它排除掉，将影响心脏或其它重要脏器的正常活动。为此，肺连续性地提供氧气，并把二氧化碳排出体外，防止血液的酸化。这一过程叫气体交换。通过气体交换，我们可以消除疲劳，储备新的活力。成人最佳呼吸量是：男性为 500ml，女性为 450ml。

2. 心系统运输阶段：红细胞是心系统的八体组织，具有携带氧气和二氧化碳的功能，红细胞属于心系统天干为丙，氧气和二氧化碳属于肺系统天干为辛，丙辛化合所以红细胞具有携带氧气和二氧化碳的能力，在肺泡红细胞中的血红蛋白与氧气结合形成氧合血红蛋白，这时的血液呈鲜红色，称为动脉血。下一步就进入氧气运输过程，血液从肺静脉流向心脏，经过心脏的推动作用进入动脉，到达毛细血管以后红细胞释放出氧气，同时与二氧化碳结合，形成二氧化碳和血红蛋白，这时的血液呈黑蓝色，称为静脉血，静脉血通过静脉、心脏回到肺脏，接触新鲜的空气，把二氧化碳气体卸下来，并重新吸收氧气，再成为新鲜的、鲜红的血液，完成气体转运。

3. 细胞呼吸阶段：细胞呼吸分为有氧呼吸、无氧呼吸、酵解三种方式。有氧呼吸是释放能量最多，形成垃圾最少的呼吸方式。无氧呼吸和酵解只是人类细胞呼吸的辅助形式。细胞生命活动需要热量来维持，就好比生火做饭一样，在细胞内氧气分解蛋白质、脂肪、葡萄糖并释放热量，同时产生二氧化碳和水。细胞接收血液中的氧气并排出二氧化碳等废物，就是完成这个过程，是细胞有氧呼吸。

四、脑髓与氧气

脑髓为乾卦阳金，以葡萄糖作为唯一能量来源；肺脏为兑卦阴金，氧气则是有肺脏进入人体。葡萄糖和氧气在脑髓内部发生氧化反应产生二氧化碳和水释放能量，这个过程符合脑髓和肺脏阴阳二金相互作用的原理，也符合现代科学发现的正反物质碰撞以后湮灭的原理，体现出脑髓和肺脏的密切关系。

脑髓是人体耗氧量最多的器官，占人体总耗氧量的20%。脑髓是支配人体的中枢，为了使145亿个脑细胞正常进行活动，需要大量的氧气，若氧气不足，立即引起大脑功能的重大障碍；若氧气供应中断，大脑的活动立即停止，持续30秒钟时，大脑细胞开始被破坏，而持续2～3分钟时，将发生大脑细胞不可再生的危险。经常听到的植物人是大脑细胞的破坏进行至大脑皮质，而破坏进一步进行，到达髓质时造成脑死亡。

五、皮肤呼吸

我们的皮肤也在呼吸，即在皮肤组织内燃烧糖，把它分解成二氧化碳和水，于此同时通过汗孔与外界空气进行交换。通过皮肤呼吸散发热、排泄有害物质、蒸发水分等。虽然皮肤呼吸量仅是肺呼吸量的1%，但是只要皮肤呼吸停止40分钟就会导致死亡。当人体皮肤的一半以上面积烧伤时，人会有生命危险。这是因为：此时人体的皮肤呼吸作用和体温感知作用陷入了瘫痪状态。

六、缺乏的危害

随着缺氧的加重，会产生意识模糊，全身皮肤、嘴唇、指甲青紫，血压下降，瞳孔散大，昏迷；严重的甚至导致呼吸困难、心跳停止、缺氧窒息而死亡。

嘴唇颜色是否发绀（发紫、紫红色）可以判断是否缺氧。嘴唇的皮肤很薄而且下面密布毛细血管，所以我们看到的嘴唇的颜色几乎可以说就是血液的颜色，唇色发白说明可能贫血（血液中红血球含量低于正常值）或者头部供血不足，唇色发紫（酱紫或发青色）为毛细血管内血液的血氧饱和度过低造成的，也就是缺氧。

第十三章　营养流动

这个话题似乎是老生常谈，但是在谈论中也会发现新意，营养学从食物进入口腔咀嚼以后开始研究，中国人利用筷子，西方人用刀叉把食物送入口腔的过程就不考虑在内，这是一个让人忽视却很重要的过程，实现的是食物的移动，没有这个过程就谈不到我们人类的生长发育，所以现代营养学的研究是断章取义，缺乏对营养过程的整体认识，营养代谢只是物质循环的一部分，物质循环是生态系统的重要内容，所以完整的营养学离不开生态系统的物质循环。

在生态学中物质循环分为植物的生长阶段和动物、微生物的转化和降解阶段，植物生长阶段是将无机物转化为有机物的物质累积过程，是合成过程，动物和微生物的转化和降解过程则是消耗分解各种有机物质，是分解过程，合成和分解形成阴阳平衡关系，这就是物质循环，遵守阴阳平衡的哲学原理。人类营养代谢就是这个循环中的一部分，那么营养素的流动是否会符合古代哲学原理呢？本章就对营养素流动进行剖析。

正常情况下营养素来源于食物，包括日常饮食的各种食物，现代营养学的飞速发展，服用各种保健品、营养品都成了新的饮食习惯，还有一些特殊情况就是病人，他们需要特殊的营养素来维持生命。我们无论是生吃还是做熟了，食物几乎都是以无生命的形式进入体内的（乳酸菌是活的），这就说明食物是阴性物质，他们不会运动，我们人类是阳性的可以运动，这就是我们人类和食物的阴阳关系，我们吃饭时候就是阳灭阴，把食物吃进我们的体内。我们进一步剖析吃饭的过程，是眼睛看到，鼻子闻到，手拿着餐具将食物送入口腔，然后口腔咀嚼，通过咽的鉴别，通过食管送入胃内开始消化，经过小肠吸收进入体内，这就完成了营养素进入体内的完整过程。

支配我们身体将食物送入口腔，进入身体内部的系统是什么呢，就是脑、胎、胸三个系统，脑系统调控窍，也就是眼睛、鼻子、口腔、舌头、咽这些窍都受到脑系统的调控；胎系统调控腑，也就是胃、小肠、大肠都受到胎系统的调控；胸系统是如何发挥作用的呢，胸系统负责八体组织，八体组织完成我们的运动功能，把食物送入口腔、咀嚼、吞咽这些动作都是在胸系统作用下完成的，也就是食物进入人体内部是脑、胎、胸三个系统协同作用下完成的。

食物进入口腔开始到变成精微物质送入体内进行净化，这个过程又是什么系统完成的呢？是在胰、心、肝、肾、肺五个系统作用下完成的，食物进入每一个系统都完成一次净化过程。进入的第一个系统是胰系统，有胃酸杀死各种病原微生物；第二个系统是心系统，小肠一方面将消化吸收的剩余垃圾送入大肠酵解，另一方面黏膜下面有大量的免疫细胞用来杀死残余的病原微生物；第三个系统是肝系统，进入血液的精微物质大部分送入肝脏解毒、合成各种营养物质，产生的垃圾一部分通过胆汁进行代谢；另一部分进入第四个系统肾系统进行代谢；最后在代谢过程中产生的气体垃圾进入肺系统进行代谢。经过这五个步骤的净化作用，剩下的就是我们身体需要的精微物质，通过胰腺分泌的胰岛素送入细胞，完成营养物质从消化道到细胞的运输转化过程。

从以上可以看出食物转化成细胞需要的营养物质遵守三个哲学原理，第一个原理是阴阳原理，体现人与食物的阴阳关系，人体是阳性的，需要阴性的食物滋养，这一阶段食物还是餐桌上的一道菜。第二个原理是三才原理，脑、胎、胸三个系统协同作用将食物送入人体进行消化，这一阶段食物从餐桌来到我们体内；第三个原理是五行原理，食物被转化成精微物质，吸收进入体内供细胞利用。这个过程就是营养物质从体外流动到体内成为细胞食物的过程。

营养物质在体内运输也体现出与古代哲学原理的一致性，食物在体内的运输主要体现在血液循环和经络循环两个方面，血液循环是八脏循环的核心，是有动力有管道的循环，遵守天干运行规律（见功能系统第四章大循环系统），经络循环则是无动力无管道循环的代表，遵守地支运行规律（见第二部分人体生命结构第九章经络循环）。

人体器官对营养物质需求是不同的，前列腺需要大量的锌，甲状腺需要大量的碘，骨骼需要大量的钙，红细胞需要大量的铁，心脏需要大量的脂肪，脑髓需要大量的葡萄糖，肌肉需要大量的蛋白质，这些都是营养学的巨大贡献。在没有现代营养学的古代，古人通过归经理论解释这种现象，并将之运用于中医实践之中，也就是药物归经理论。

人体物质代谢只是生态循环中的一个环节，通过阴阳、三才、五行、天干、地支原理将营养物质从普通的食物转化成精微物质，吸收进体内以后再经过加工、净化等过程，最后送入细胞，完成营养物质到人体组成部分的转变，完成人体的同化作用。再通过氧化作用进行分解，经过代谢器官代谢出体外，完成人体新陈代谢。整个过程是在八脏系统的共同作用下完成的，几乎涵盖了宏观系统的整个功能，是人体生命活动最重要的环节。

第十四章　小　　结

本章在传统营养学对营养物质认识的基础上，对各种营养素的属性进行了深刻剖析，发现营养素与氧气一起是构成人体的八个核心要素，进而与古代哲学原理八卦实现对接，实现营养学与古代哲学的接轨，为营养素研究打开新的思路。

现代营养学没有将氧气纳入营养范畴，但是营养代谢却离不开氧气，这个现象一直被忽视，也把营养学弄得支离破碎，本书将氧气纳入营养范畴以后，人体代谢就更加清晰了，尤其是三大营养素与氧气作用将现代科学和古代哲学思想完全融合，已经说不清是科学在证明哲学还是哲学在证明科学。

营养物质属性的确定使人们提升了对营养素的认识，例如碳水化合物对应乾卦，三种结构针对性则不同，但是都与乾卦有密切关系，哲学理论与营养学理论相互印证。

把核酸从糖类中拿出来成为一种独立的营养素，不只是一个分类上的变化，而是将营养学纳入古代哲学体系的标志，也确认了无生命的营养素变成有生命人体的基础。

运用阴阳、三才、五行、天干、地支等原理成功破解了食物变成营养素再进入人体细胞的过程，将羲黄原理、营养代谢与生态循环进行完美对接，将一个机械的人体代谢变成了浓缩自然规律的经典。

对五味的再剖析使传统中医的味觉理论与现代科学进一步融合，为中医味觉理论找到了现代科学的依据，证实了味觉理论是与现代营养学不同的营养体系，味觉与现代营养学共同形成新的营养理论，是营养学又一次提升。

中 卷

人体生命结构与系统

第五部分　人体生命结构

第一章　生命结构

人类文明经过数千年的发展，世界各地形成很多医学理论，研究发现不管是哪种医学都是在对人体结构认知基础上建立起来的，没有对人体结构的认知就没有医学体系的产生。对人体结构认知角度不同就会出现不同的医学，于是出现了中医、西医、印度医学、阿拉伯医学、蒙医、藏医等众多医学，这些医学理论虽然有些已经消失了，但是医学思想通过文字保存了下来，成为医学史上宝贵财富。

随着自然科学的发展，在西方率先建立起以解剖学、组织学和生理学为基础的医学体系，中国人习惯称为西医，西医体系是在科学实验基础上发展起来的，一切成果都经过反复试验确认以后才能下结论，这种脚踏实地的严谨态度得到社会的广泛肯定，成为医学发展的主流趋势，也是现代医学的基础，没有人怀疑它的正确性，所以全世界所有的地方医学都受到很大的冲击，有些地方医学甚至就此被淘汰。然而，几千年流传下来的地方医学就没有科学性吗？不是的。本人对人体结构研究过程中发现很多地方医学的人体观也是有一定道理的，其中中医理论就是典型代表，中医和西医建立的人体系统都有纵横两个方面，我们可以对中医和西医人体构成观点进行比较。

西医的人体构成观点：横向人体构成是系统、器官、组织、细胞四个层次，由宏观到微观逐渐细化人体结构，各个层次之间是包含关系，系统含器官、器官含组织、组织含细胞，细胞是构成人体的基本单位；纵向人体结构就是各个系统，有消化系统、呼吸系统、循环系统等九大系统和一些独立的器官，对人体生理功能的阐释很直接和明确。

中医人体构成观点：在横向方面则是依据器官的作用进行归类，获得对人体器官的再认识，比如肝脏、心脏、肾脏等都具有贮藏精气、藏而不泄的功能（本质是为细胞提供营养和维持体内环境稳定的功能，功能指向为人体微观结构——细胞），被称为脏；眼睛、耳朵虽然形状不同具体功能也不同，但是都是人体获得外界信息的器官，被称之为窍；胃、大肠、小肠都有传化水谷的功能，被称为腑；关节、肌肉、筋被称为体。中医这种划分方法也具有层次性，不过各个层次器官之间是相互独立和相互协作关系，如肝系统中脏为肝脏、腑为胆囊、窍为目，在西医分类上同属于器官层次，但是重要性就不同了，没有肝脏我们无法生存，没有眼睛我们的生活受到非常大的影响，没有胆囊对我们的生活影响就相对小多了。中医理论没有直接探讨各个器官对人体的重要性，通过脏、腑、窍、体的划分自然而然的显示出器官层次的重要性，西医理论也清楚人体各器官的重要性不同，但是在器官分类中体现不出来，中医将它们区分开来就很科学，窍、腑、脏顺序体现物质信息由外到内的过程，符合人体规律，这就是中医层次划分的优点；中医纵向方面也分为各个系统，只是中医的系统是由脏、腑、窍等相互关联的器官和组织组合在一起形成的（如肝系统由肝脏、胆囊、目、筋等组织器官构成，分别对应脏、腑、窍、体，这些器官共同完成人体的疏泄功能）。中医把人体分成心、肝、脾、肺、肾五个系统和脑、髓、脉、骨、胞宫等奇恒之腑。

比较两种分类方法，在横向方面中医的层次关系体现的是脏、腑、窍等功能次序不同，比西医的系统包含器官、器官包含组织、组织包含细胞的包含关系更具有合理性，更能客观反应人体。纵向的系统则具有相似的思路，只是中医系统中更突出核心器官的作用，西医在这方面表现不明确。如何能把中西医学的优点汇聚到一起形成一个更科学的医学体系就是现代医学工作者的重要任务。

经过深入探索发现，与西医人体构成一样，中医构建人体的基础也是细胞（古人建立中医理论并不知道细胞为何物，只是符合细胞是构成人体最小生理单位这一客观实在），脏、腑、窍等都是宏观人体的组成部分，都是由细胞组成的，这与人体实际情况非常吻合，细胞成为中西医学的共同解剖基础，也就找到了中西医学实现统一的科学基础。本书就是在细胞是人体生命活动的最小单位基础上，吸收中西解剖学的优点对人体结构进行重新划分，从而为现代医学发展打开新的空间。

现在公认的是细胞形成组织，组织形成器官，器官构成系统，系统构成人体，人体是拥有稳定形态结构和功能的生命体。这个共识一个最大的问题就是没有考虑细胞、组织、器官的环境和工作状态，我们以红细胞为例，每一个红细胞都具有携带氧气和二氧化碳的功能，需要的工作环境是在血液中，每一个红细胞拥有独立的空间，如果红细胞不在血液中运行就失去了运输氧气的能力，如果红细胞连接在一起也会丧失携带氧气的能力，只有每一个红细胞独立在血液中运行才能够完成携带氧气和二氧化碳的功能。所以，人体结构不只是器官和组织构成，还要考虑环境因素。人体结构可以分成微观结构和宏观结构两部分，细胞是人体生命活动的最小单位，细胞结构是人体微观结构；人体宏观结构是由器官、组织和环境构成的，本书以器官、组织、环境为基础对人体宏观生命结构进行新的划分。

1. 器官：器官在人体内部拥有固定的空间位置，稳定的结构，特定的生理功能，器官之间相互协作完成人体各种生命活动。器官是人体完成各项生理功能和社会功能的主体，有的是由单个器官构成的（如：心脏），称为单器官；有的是由多个器官构成的，称为器官群。人体器官包括脏、腑、窍、系四类。

（1）组成形式：分为单器官和器官群两种，单器官和器官群在人体生理功能中具有同等重要的地位，统称为器官。下面以八脏器官为例进行说明。

①单器官：就是一个器官，独立完成人体某些固定的生理功能。有心脏、肝脏两个单器官。

②器官群：分为互补型器官和协作型器官两种。

（1）互补型器官群：由两个以上功能完全相同的器官构成，共同承担器官群的生理功能，当一个器官功能下降时候令一个器官就会增加工作量弥补功能下降的不足。如：肺脏有五个叶、肾脏则分成左右两个。

（2）协作型器官群：由两个以上器官共同协作完成特定生理功能。脑脏器官群分成脑干、小脑、间脑、端脑四部分构成，四个器官集中在颅腔内形成一个整体称为脑脏；胸脏器官群：由胸腺、扁桃体、脾脏三个器官构成，核心器官是胸腺；胰脏器官群分成胰腺和唾液腺两部分，核心器官是胰腺；卵脏器官群胎儿阶段为胎盘，出生以后由卵巢（睾丸）、脑垂体、松果体、甲状腺、甲状旁腺、肾上腺六个器官构成，核心器官是卵巢（睾丸）。协作型器官群都有一个核心器官。

（2）器官种类：

①脏：人体系统中，直接为细胞生命活动提供氧气、营养素，营造良好的环境，对细胞生长发育进行保护、调节的器官和器官群体。中医认为有"贮藏精气，藏而不泄"的功能，脑脏、卵脏、肝脏、胸脏、肾脏、心脏、胰脏、肺脏八个器官和器官群具有这些功能，称为八脏器官，以八脏器官为核心构成的系统称为八脏系统。

②腑：辅助八脏器官完成生理功能的器官和器官群体。有骨骼、胞宫、胆囊、三焦、膀胱、小肠、胃、大肠八个器官，称为八腑器官，每一个八脏器官对应一个八腑器官。八腑器官是对中医六腑的拓展。

③窍：人体与外界进行信息交流、物质交换的器官。由耳、目、口腔、鼻、舌、咽、喉、乳腺、尿道、直肠、囟门、脐带构成，分为清窍、浊窍和先天窍三部分。每一个脏都与窍发生对应关系。是对中医窍的重新确定。

④系：人体运送营养物质、氧气、代谢垃圾毒素、传递信息等功能的通路，具有联系脏、腑、窍各个器官的功能，是辅助各个器官完成生理功能的器官，有神经、胎管、胆管、淋巴管、输尿管、血管、食管、气管八个器官，称为八系。每一对脏腑对应一个系。本书将人体具有传输功能的管道提升到器官的高度，使人体结构更加合理。也为肝主疏泄找到了目标器官。

2. 组织：介于微观和宏观之间的中间结构。由于功能不同，人体器官形态、结构、大小都有着巨大差异，但是都是由组织构成的，每一个器官都有自己固定的组织结构。中医和西医由于研究方法的不同，对人体组织的认识出现不同的理解方法。中医发现人有筋、脉、肌肉、皮毛、关节五体。西医发现人体有上皮组织、结缔组织、肌肉组织和神经组织四大组织，这些组织构成人体器官。八脏理论认为人体分为基本组织和八体组织两部分，基本组织形成人体各个器官的核心部分，八体组织辅助基本组织构成人体器官，其中免疫细胞、红细胞、软骨组织、干细胞、肌肉组织、上皮组织、结缔组织、脂肪组织构成人体的八体组织。

3. 体液：中医称为津液，是人体细胞的生存环境，也是人体的内环境，存在于体内的为内液，分泌到体外的称为外液。体液是营养素、激素、氧气、垃圾和毒素的载体，通过循环功能完成各种营养素、激素、氧气的运输和垃圾毒素的代谢。本书将体液纳入人体结构是对中医气血津液理论的肯定，并从新的视角加以阐释。

（1）内液：八脏系统生成的体液，具有滋养器官代谢毒素的作用。

（2）外液：用于代谢体内垃圾毒素的体液，通过各种途径排出体外。

4. 循环：是人体体液的循环，包括八脏循环和经络循环。循环是物质流动状态，是人体进行代谢不可或缺的，完成人体物质运输和交换功能。如果一个人没有了循环功能就是一个死人，失去了人的意义。所以循环功能是生命意义上人体的重要组成部分。

（1）八脏循环：八脏系统借助于心系统循环功能完成吐故纳新的过程，是八脏系统代谢方式。与西医循环系统不同的是八脏循环只涉及体液流动，不涉及到器官和组织。

（2）经络循环：经络循环曾经是千古之谜，也是西医学派一直困惑的理论，经过我国著名科学家祝总骧等人不懈努力，发现经络的客观存在，认为经络没有固定的组织结构，组织液进入筋膜间隙长距离运输实现体液循环。具有联络和滋养组织器官四肢百骸的功能。

5. 精微物质：人是由物质构成的，各个器官在完成生命活动中不断的向外分泌各种物质，如：神经递质、酶、激素、细胞因子等，实现人体生理功能的调节。

第二章　八脏器官

在复杂的人体结构中找出最重要的器官，从而提纲挈领的建立起人体结构模型，是建立人体理论的基础。在中西医理论中人体的每一个系统、器官、组织都有各自的生理功能，我们无法找出其中的共性，将人体进一步分解到细胞层次上会发现，每一个系统、器官、组织都是由细胞构成的，于是我们就找到了人体各个系统的共同基础——细胞。细胞是人体生命活动的最小单位，是有生命的生命体，而人体各个系统是介于宏观生命体（人）和微观生命体（细胞）之间的系统。宏观上各个系统完成了人们的饮食、呼吸、语言、运动等功能，微观上各个系统为细胞的生长、代谢、分泌等提供物质能量供应，各个系统要满足宏观人体和微观细胞两方面的生理需要才是科学的。更主要的是人体是由细胞构成的，细胞的健康决定人体健康，所以最终能够满足细胞生长发育的系统才是科学的系统。细胞的生长发育需要生存环境适宜、物质能量供给充足、调控合理等因素，各个系统必须满足这些条件；中医理论已经意识到这个方面的功能，但是缺乏现代语言进行描述，转而用一句"贮藏精气藏而不泄"经典的概括了这些功能。中医和西医对满足细胞需求方面的表述虽然不同道理却是一致的，人体系统中能够满足这些条件的器官是什么呢？现代医学已经知道有脑髓、卵巢、内分泌腺、肝脏、胸腺、脾脏、肾脏、心脏、胰腺、肺脏等器官能够满足这些条件，这些器官成为人体各个系统的核心器官。

一、八脏器官（见表 5 - 1）

脑脏、卵巢、肝脏、胸腺、脾脏、肾脏、心脏、胰腺、肺脏、甲状腺、肾上腺、脑垂体等器官共同点是能够满足细胞生存需要的生理条件，经过归类可以分成八大类器官和器官群，称为八脏器官。

表 5－1　八卦、系统、八脏对应表

八卦	乾	兑	离	震	巽	坎	艮	坤
系统	脑	肺	心	肝	胸	肾	胰	胎
八脏	脑脏	肺脏	心脏	肝脏	胸脏	肾脏	胰脏	卵脏

1. 脑脏：就是脑，为了突出脏的功能称为脑脏。人体生命机能的主要调节器官。是结构最复杂、功能极其完善的器官，是人心理活动、社会活动的决策器官，是人体神经调节的核心器官。人体每一个细胞都接受神经调节，脑脏通过神经对细胞生长发育和功能进行调节。中医称脑为元神之府。

2. 肺脏：人体气体交换的核心器官，具有完成人体气体交换的功能，为细胞提供氧气，同时将细胞代谢产生的二氧化碳排出体外。

3. 心脏：人体血液循环枢纽，具有推动血液运行的功能，通过血液循环为细胞输送营养物质、代谢垃圾，维持细胞环境稳定的作用。

4. 肝脏：人体营养代谢中心，具有合成核酸、蛋白质、脂肪、糖原等营养物质等功能，为细胞生长、发育提供各种营养物质。中医认为肝有疏泄的功能但不是肝脏功能的全貌。

5. 胸脏：包括胸腺、脾脏、扁桃体。胸腺是核心器官，是免疫细胞的加工厂，完成免疫细胞的加工成熟；脾脏具有合成免疫细胞、藏血等生理功能；扁桃体则具有监督物质进入体内的使命。他们组成器官群完成人体免疫功能，胸腺处于主导地位，是核心器官；脾脏是人体最大的免疫器官，代表胸脏器官群的空间位置；扁桃体是人体负责免疫的重要防线。中医只发现脾脏，并且与胰腺一起归结到脾系统。

6. 肾脏：人体水液代谢主要器官，具有代谢尿液的功能，调节人体水液平衡，保留体内的营养物质，代谢垃圾毒素，为细胞提供稳定的内环境。

7. 胰脏：包括胰腺、唾液腺。都是消化食物的重要器官，具有分泌消化液完成人体消化食物的功能，胰腺还能够通过分泌胰岛素把营养物质送入细胞，核心器官是胰腺。唾液腺具有分泌消化液滋润口腔、杀菌、刺激胃分泌胃酸的功能。中医认为属于脾系统，本书进行了修正。

8. 卵脏：包括生殖（胎盘、卵巢、睾丸）和内分泌（脑垂体、松果体、甲状腺、甲状旁腺、肾上腺）两类器官，人体生殖和内分泌器官之间具有非常复杂的关系，胎儿时期人体建立起来的胎盘几乎能够分泌人体所有激素，又是孕育胎儿的器官，是人体生殖和内分泌的原始器官，胎盘出生以后被抛弃了，其功能留给众多生殖和内分泌器官完成，其中内分泌器官负责人体体液调节的重要任务，每一个细胞都受到内分泌器官的调节；生殖器官负责延续后代，人们都知道女人有卵巢、男人有睾丸，这两种器官都是由原始卵巢分化而来的，卵巢（睾丸）所在位置恰好就是先天八卦坤卦的位

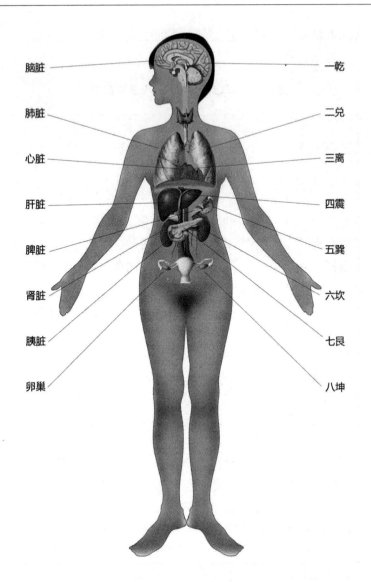

脑脏 ——————————————— 一乾

肺脏 ——————————————— 二兑

心脏 ——————————————— 三离

肝脏 ——————————————— 四震

脾脏 ——————————————— 五巽

肾脏 ——————————————— 六坎

胰脏 ——————————————— 七艮

卵巢 ——————————————— 八坤

图 5 - 1　八脏八卦分布图

置，所以系统对应坤卦，命名为胎系统，核心器官为卵脏（西医称为原始卵巢），器官群称为卵脏器官群。中医没有发现卵巢和内分泌腺，但是发现子宫、冲脉和任脉，以及卵巢、内分泌腺的功能，将这些功能归结在奇恒之腑。

　　这些器官为细胞生长发育提供营养物质、氧气、适宜环境、温度，以及调节细胞的生长发育，他们的共同特性就是功能指向是人体内部的细胞，中医理论把具有这些功能的器官称为"脏"，具有储存精气、藏而不泄的生理功能。所以在八脏理论中也称这些器官为"脏"。

二、八脏器官特点

1. 八脏器官功能：以满足细胞生长发育为目的。结构上除心脏有庞大的空腔以外，其他器官都是以实体为主的器官，主要功能是服务于细胞。中医认为脏满而不能实，是指脏能分泌服务于细胞的精微物质，但是不能直接受纳水谷。

2. 八脏器官分布（见图 5 – 1）：人体八脏器官从头向下的排列顺序是脑脏、肺脏、心脏、肝脏、脾脏（代表胸脏）、肾脏、胰脏、卵脏。先天八卦的排列顺序是乾、兑、离、震、巽、坎、艮、坤，两者的次序和功能存在严格的一一对应关系，由此巧合引发的探讨将会越来越深入，最终实现人与自然的对接，引发新的医学革命，意义必将是非常深远的。

三、医学勘误

1. 明确胸腺、胰腺、卵巢在中医的地位。传统中医没有反映出胸腺、胰腺、卵巢三个脏器，原因是古代科学还很不发达，胸腺和卵巢体积都很小，藏在很不显眼的位置，没有得到应有的重视，胰腺则和脾脏发生混淆，所以中医只有五脏。也许是天意安排五脏与五行对应，于是延续下来五行理论，也给后世医家留下了很多未解的谜团，在西医引进中国时候无法实现中医和西医的衔接，导致今天中医西医无法统一的尴尬局面。八脏理论经过认真分析确定胸腺、胰腺、卵巢三个脏器与心脏、肝脏、肺脏、肾脏对于人体具有同等重要的作用，它们与脑脏共同构成人体八个核心脏器，这就打破了中医的五脏理论，为中西医学的统一打下基础。

2. 对脏的定义更加清晰。中医理论中的心、肝、脾、肺、肾都称为脏，但是在描述时候却把"脏"这个字去掉了，比如"心脏"省略脏字就成了"心"，那么"心"就应该代表心脏，事实却不是这样，心即代表心脏又代表以心脏为代表的血液循环系统，说明中医把心脏变成"心"以后功能也发生了变化，这种变通很难进行合理的解释。八脏理论中的心脏就是心脏无需变通，以心脏为代表的血液循环系统称为心系统，由此解决了中医脏器与系统的关系。中医可以大胆的将"脏"写进器官，心脏、肝脏、肾脏等，而各个系统则被称为心系统、肝系统、肾系统，如此中医与西医的融合又减少一个障碍。

3. 胸腺和脾脏辨析，胸腺是人体的中枢免疫器官，是西医免疫系统的核心；脾脏主要功能是免疫、贮藏血液、调节血量等功能，所以和胸腺一样属于免疫器官，由于胸腺在人体出生以后逐渐萎缩，成年人的脾脏就成为人体最大的免疫器官。于是胸脏器官群以胸腺为核心器官，器官群的解剖位置以脾脏位置代表。

4. 胰腺与脾脏辨析，现代医学发现胰腺是人体运化水谷的重要器官，中医典籍根本就没有胰腺这个器官，却出现"脾主运化"的功能，而脾脏是西医免疫系统的重要器官，两个器官功能发生严重错位。依据八脏理论对脏的定义，胰腺是人体运化水谷的器官，中医涉及到脾主运化的地方都需要修改过来，是胰腺主运化。出现这种错误很可能是翻译的原因，本人就见到过章太炎等人探讨脾脏和胰腺翻译问题的记述，不幸的是这个错误没有修订过来。

5. 奇恒之腑纳入八脏系统。传统中医的奇恒之腑主要是脑系统和胎系统的器官，《素问·五藏别论》曰："脑、髓、骨、脉、胆、女子胞此六者，地气之所生也，皆藏于阴而象于地，故藏而不泄，名曰"奇恒之腑"。脑、髓、骨三者在八脏理论中属于脑系统。脑就是脑脏，髓是脊髓，骨是骨骼，脑脏为脏、骨骼为腑、脊髓为系；女子胞就是子宫，现代医学已经发现女人生殖系统最重要的器官是卵巢，女子胞只是协助卵巢完成孕育后代的器官，所以女性卵巢为脏，女子胞（子宫）为腑，两个器官发出的经络卵巢为冲脉，子宫为任脉，符合中医经络表里相互对应的理论；脉是血管，心系统的系，具有传输血液的功能；胆就是胆囊，是肝系统的腑，具有协助肝脏分泌胆汁辅助消化的功能，血管和胆囊不与奇经八脉对应，说明古人对奇经八脉和奇恒之腑的深刻认识。

　　古人发现奇恒之腑兼有脏腑两种器官的功能，表明古人已经知道这些器官与其它六脏器官的不同。脑脏具有对全身器官进行调节的功能；骨骼具有协助脑脏完成生理功能的作用，很多分泌功能与六脏器官特性相似；女子胞则是卵巢和子宫功能的概括，古人没有发现卵巢这个器官却知道卵巢的生理功能，所以将卵巢的生理功能和子宫混淆在一起。这些器官负责人体的全身调节，是统帅其它六脏的器官，古人发现它们的特殊性，用奇恒之腑代表脑、髓、骨骼、子宫等器官反映了古人的严谨和智慧。

　　古代科学技术还没有今天的发达，无法完全揭开奇恒之腑的面纱，我们不能责怪古人。八脏系统建立以后完善了人体系统，将脑髓、卵巢、骨骼、子宫归入脏腑器官，既符合人体科学规律又解决了古人的疑难，奇恒之腑成为历史名词。

　　6. 胸腺与心包关系。中医有五脏六腑之说，原因是没有发现胸腺这个器官，却发现了胸腺的功能，因其与心脏位置和功能非常密切称为心包，现在人们已经找到了胸腺这个器官，应该还心包以本来面目，心包就是胸腺。

　　四、暗藏玄机（见图5-2）：

　　人有八个核心器官，自然界有八种现象，都与先天八卦一致，说明古人先天八卦是有客观基础的，既不是空中楼阁，也不是迷信，是古人智慧的结晶。由八卦开启的古代智慧将逐步在人体中找到自己的位置，阴阳、三才、五行、八卦、天干、地支规律是打开人体奥秘之门的金钥匙。

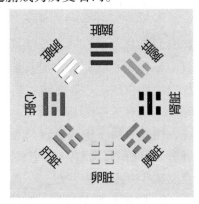

图5-2　八脏器官八卦图

第三章　八腑器官

　　八腑器官是辅助八脏器官完成生理功能的器官，具有受纳、传化等功能，特点是空腔器官，有利于物质传输。传统中医认为腑实而不能满，就是可以受纳传化水谷，但是不能直接服务于细胞。八腑器官有骨骼、胞宫、胆囊、三焦、膀胱、小肠、胃、大肠八个器官。胎系统负责调控八腑器官的功能。

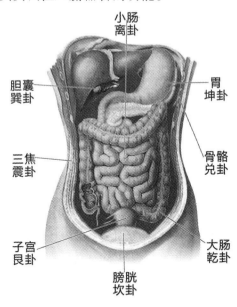

图 5 - 3　八腑八卦对应图

一、八腑器官（见图 5 - 3）：

1. 骨骼器官群：简称骨胳，脑系统的腑。由众多骨头构成（包括牙齿），形成人体空间结构骨干，保护脑脏，协助脑系统完成对人体各个器官生理功能的调节，骨骼也是运动系统的支撑器官。骨骼具有贮藏功能，尤其贮藏干细胞是及其重要生理功能，干细胞具有制造红细胞、白细胞、血小板等功能。

2. 胞宫器官群：简称胞宫，胎系统的腑。女性由子宫构成，协助卵巢繁衍后代，具有孕育胎儿的使命；男性则由附睾、精囊腺、前列腺、尿道球腺构成，具有营养、保护、促进精子发育的器官。对人体经络平衡具有重要调节作用。中医没有发现男性的胞宫，西医认为子宫就是胞宫，本书对男性胞宫进行定义，弥补中医不足。

3. 胆囊：肝系统的腑。协助肝脏分泌胆汁，助消化，减轻肝脏负担。

4. 三焦：胸系统的腑。是人体最大器官。脏、腑、窍、系各个器官皆依赖三焦而存在，由皮肤、肌肉、软骨、筋等八体组织构成，内有颅腔、胸腔、腹腔三个体腔。三焦是脏、腑、窍、系各个器官生存的基础。

传统中医对三焦的争论一直延续了几千年，比较认可的是上焦为心肺，中焦为肝、脾、胃，下焦为肾脏、膀胱、大肠的论述。上焦心肺将消化吸收的精华和氧气输送到全身各个组织细胞中，中焦是食物消化吸收的场所，下焦是代谢垃圾的场所。这个论述实质是将人体代谢功能称为三焦，而不是有形的实体三焦。最接近于真实三焦的说法是李士材在他的《医宗必读》一书中说："肌肤之内，脏腑之外，为三焦也"。《古本难经阐注》一书说"三焦者，托于内而护于外之一大囊也"。这两种说法基本确定了三焦的解剖位置，皮肤之内、脏腑器官之外。八脏理论是在现代医学基础上发展出来的全新理论，不能只停留在抽象之中，三焦必然属于人体实质器官。

首先，三焦是胸系统的腑，也就赋予了三焦辅助胸腺完成免疫功能的作用，在人体内部免疫细胞可以任意出入而不受限制的特点，说明三焦就在皮肤之内、脏腑器官之外，是人体轮廓组织构成的。

其次，八腑器官都是空腔的器官，三焦也应该是空腔的器官。人体符合这些条件的器官只有皮肤、肌肉、软骨、筋等八体组织构成的人体轮廓组织（三焦），这个轮廓组织形成了颅腔、胸腔、腹腔三个体腔，符合空腔器官的特点。

第三、三焦与骨骼结合形成体基。三焦属于胸系统天干为乙，骨骼属于脑系统天干为庚，乙庚相合形成体基，符合天干化合的自然规律。

5. 膀胱：肾系统的腑。协助肾脏完成泌尿功能。

6. 小肠：心系统的腑。现代生理学已经知道心脏推动血液运行需要的能量来源于脂肪，小肠是唯一消化吸收脂肪的器官，小肠通过淋巴管道直接为心脏提供脂肪，支持心脏完成血液循环功能。可见小肠与心脏的关系非常密切。

7. 胃：胰系统的腑。胃贮存并初步消化食物，有规律的向十二指肠运送食物，配合胰腺对食物的消化。

8. 大肠：肺系统的腑。大肠是人体贮存粪便并进行生物学消化的器官，与直肠协同作用将粪便排出体外。和肺脏一样大肠是人体内气体出入通道，大肠能协助肺脏代谢气体。

二、脏腑关系（见表5-2）：

八腑器官辅助八脏器官完成生理功能，与八脏器官有严格对应关系。但是，在解剖位置上八腑器官并不是分布在三个体腔内，而是胃、胆囊、小肠、大肠、膀胱、胞宫分布在腹腔内，骨骼和三焦作为人体支撑结构则是以脐部为中心，形成人体的对称结构。基于解剖位置的不同，脏腑器官之间的对应关系表现出不同形式。

表5-2　系统八腑对应表

系统	脑	胎	肝	胸	肾	心	胰	肺
八腑	骨骼	胞宫	胆囊	三焦	膀胱	小肠	胃	大肠

1. 头胸腔四脏与腑的连通方式：脑脏在颅腔内，所以脑脏与骨骼不需要管道连接；胸腺与三焦、肺脏与大肠二对脏腑没有直接相通的管道，心脏与小肠通过淋巴管和血管间接链接。这并不阻碍脏腑之间相互协调完成生理功能，骨骼对脑脏的保护有目共睹，胸腺分泌的淋巴细胞在三焦内顺利的执行自己的使命，小肠源源不断的为心脏提供能量，大肠一如既往的代谢垃圾减轻肺脏负担。

2. 腹腔四脏与腑的连通方式：肝脏与胆囊、肾脏与膀胱、卵脏与胞宫三对脏腑之间通过系进行连接，胰腺与胃通过十二指肠和胰管间接进行连接。腹腔四个腑成为腹腔四脏代谢的有力助手，胆囊帮助肝脏调节胆汁的分泌，膀胱协助肾脏代谢尿液，胃消化食物调节食物进入肠道速度，使胰腺消化食物的功能有序进行，胞宫协助卵脏完成孕育后代的功能。

头胸腔四脏中三个没有管道与腑链接，一个间接与腑链接；腹腔四脏中三个通过管道与腑链接，一个间接与腑链接。脏腑链接问题上出现头胸腔与腹腔之间的平衡。

这里对脏腑连接的阐释是要告诉大家人体器官之间关系需要重新思考，脏腑器官即使没有管道相通也不能否定两者之间的关系，中医理论早就认可这种思维方法，西医却很难接受，但是西医必须突破思维方法的束缚，在人体中这种关系还有很多，比如上肢为什么是上臂、前臂、手这种结构，人体为什么是左右对称关系，西医知其然而不知其所以然，只有在思维方法突破才能有医学的突破。

三、八腑器官对应

八腑器官对应关系稍微复杂，依旧是头胸腔系统的腑与腹腔系统的腑之间具有对应关系，其中胃、大肠、小肠、膀胱之间的对应关系体现了人体物质代谢关系，骨骼、胞宫、三焦、胆囊之间的对应关系体现了细胞的生长代谢关系。

1. 小肠和膀胱：都是人体盛装水液的器官，小肠将水液中的营养物质吸收进入血液，膀胱将水液中的垃圾排出体外。

2. 大肠和膀胱：都具有排泄功能，大肠排泄粪便，膀胱排泄尿液。

3. 小肠与胃：都具有分泌功能，胃分泌的消化液显示酸性，小肠分泌的消化液显示碱性。

4. 大肠和胃：都是储存器官，都显示酸性，具有贮存功能，胃储存食物为了消化吸收，大肠储存粪便等待时机排出体外。体现了消化和代谢的对应关系。

5. 骨骼与胞宫：都具有贮存细胞的功能，骨骼具有贮存干细胞，通过干细胞分化成各种细胞以维持人体器官正常生理功能，骨骼是阳中之阴，蕴育大量干细胞；胞宫具有孕育胎儿的功能，是阴中之阳，孕育一个胎儿。

6. 三焦和胆囊，三焦是人体最大的八腑器官，亥时三焦经活跃可以把气血输布到全身各处，为细胞生长发育做准备；胆囊是人体最小的八腑器官，胆经活跃体现了脏腑器官的工作强度处于最低状态，最有利于细胞的生长发育，而胆经活跃的子时正是细胞分裂繁殖最活跃的时间。

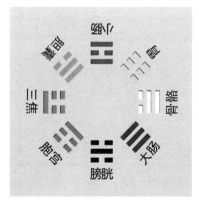

图5-4　八腑器官后天八卦图

四、八腑器官与后天八卦（见图5-4）

八腑器官以脐部为中心，按照后天八卦顺序排列。人体器官的解剖位置也支持这一观点。

1. 大肠居于乾位，大肠的乙状结肠部分是储存粪便的地方，在整个大肠中具有特殊地位，乙状结肠的位置是后天八卦的乾位。于传统中医观点一致。

2. 膀胱居于坎位，膀胱是储存尿液排泄尿液的器官，居于后天八卦的坎位。

3. 胞宫位移，女性子宫本应该居于艮位，但是艮位为阳土（干燥无水）无法滋养胎儿，所以子宫移到膀胱后上方小肠之下，有水有火的位置，是理想的孕育生命场所。

4. 三焦位移，三焦本应该居于震位，但是与骨骼乙庚化合以后形成人体的对称结构，三焦重心前移至人体腹部中央神阙穴位置。乙庚化合是人体形成对称结构的原因。

5. 胆囊居于巽位，调节胆汁分泌。

6. 小肠位移，小肠本应该居于离位，离位有中空之象。小肠的职责是吸收营养，营养物质属土，所以小肠下移至腹部中央位置（五行属土），以利于营养物质的吸收。

7. 胃居于坤位，受纳水谷。

8. 骨骼位移，骨骼本应该居于兑位，同样是乙庚化合形成人体对称结构，骨骼是人体支撑结构，所以骨骼重心后移至命门穴位置。

五、八腑器官与胎盘对应关系

在腹腔中央是脐部，脐部联通胎盘，胎盘是人出生以前胎系统的核心器官，八腑器官中胃在腹部左上方，胆囊在腹部右上方，膀胱在腹部正下方，小肠、大肠、子宫分布在脐部周围，三焦和骨骼通过天干化合以脐部为中心形成完美的对称结构，可以说八腑器官是围绕胎盘排列的，八腑器官是胎盘的后天表现形式，也就是以脐部为中心的九宫（洛书）结构（见图5-5），胎盘对应九宫的中宫，二者五行都属土，符合的非常完美，说明八腑器官受到胎系统的调控。

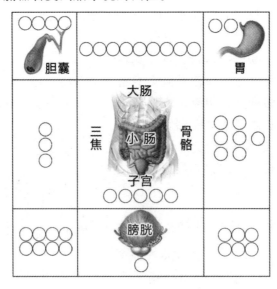

图5-5　八腑九宫对应图

六、八腑器官的平衡

头胸腔四脏的八腑器官以脐部为中心对称排列，腹部四脏的八腑器官则形成对称形状，胆囊和胃在腹腔上方左右两侧，以人体中线对称，膀胱和子宫连线则与人体中线重合，而且腹腔四脏的八腑器官形成的重心也恰恰在脐部，在九宫图中可以看到明显的对称形状。4（胆囊）+2（胃）=6；5（小肠、大肠、三焦、子宫、骨骼）+1（膀胱）=6，上下与左右（数值均为6）实现平衡。九宫图的这个结构是第一次被发现，也是将不对称结构转换成对称结构的规律，是人体器官分布对传统哲学的新贡献。

第四章　人体诸窍

人是自然界的产物，人与自然界、人与社会、人与人之间发生关系实质是物质和信息的交流，窍是人体与外界进行物质交换和信息交流的器官，也是人体器官的门户。每一个八脏器官都有与外界进行信息交流的窍。脑系统负责对窍生理功能的调控（脑主窍）。窍分为先天窍和后天窍。

先天窍是人体在胎儿时期用来感知外界信息和获得营养物质的器官，胎儿在母体子宫内，不与外界发生直接联系，八脏器官没有全部参与人体生命活动，只有两个窍，一个是囟门，用来感知外界信息的窍。另一个是脐带，胎儿通过脐带从胎盘获得营养素、激素等生长发育必需的物质，满足人体生长发育的需要。囟门属于乾卦脑系统，脐带属于坤卦胎系统，两个窍反应天地相应关系。

后天窍有清窍和浊窍之分，清窍具有感知信息、获得食物等功能；浊窍具有代谢体内垃圾毒素的功能。

表 5 - 3　系统清窍对应表

系统	脑	胎	肝	胸	肾	心	胰	肺
清窍	喉	乳腺	目	咽	耳	舌	口腔	鼻

一、清窍（见表 5 - 3）

每一个八脏器官都有一个清窍与之相对应。八清窍与脑脏构成人体的信息系统（在功能系统方面进一步介绍）。

1. 喉：脑系统的清窍。发音器官，向外界传递信息。也具有传输气体的功能。

2. 乳腺：胎系统的清窍。哺乳器官，为婴儿提供营养物质。

3. 目：肝系统的清窍。视觉器官，感知光线，进而调节人体生长节律。人们可以通过眼睛变化感知肝脏功能。

4. 咽：胸系统的清窍。分辨器官，传输分辨食物和气体，防止有害物质侵入，是人体的保护器官。

5. 耳：肾系统的清窍。听觉器官，耳内的三块听小骨是浸在体液中的，肾系统负责人体体液调节，所以肾系统功能好坏可以在听力方面出现反应。

6. 舌：心系统的清窍。搅拌、传送食物，并感知食物的味道，以判别食物的可食用性，协助完成口腔生理功能。舌下有丰富的毛细血管，可以通过对舌的观察发现心脏功能的变化。

7. 口腔：胰系统的清窍。获取食物，进行咀嚼，调节食物湿度、细碎程度等，对食物进行初加工的器官。

8. 鼻：肺系统的清窍。获取氧气排出二氧化碳的器官，通过鼻腔获取氧气，实现对人体的氧气供应。具有感知气味的功能。

二、清窍的规律

1. 空腔结构：清窍为了获得外界物质和信息也具有空腔结构，大家都知道耳、鼻、口腔、咽、喉、乳腺都有物质输送功能所以是空腔结构，眼睛组织中央则充满眼房水（液体），也属于空腔结构。

2. 脏窍互换现象：窍具有中空结构，唯一例外的是舌，舌是实体结构，与之对应的脏器是心脏，心脏是中空的，与八脏器官是实体器官也不一致，出现这种差异的原因是，心系统功能在体内传输血液，没有从外界获得物质和信息的需要，所以心脏与舌出现结构互换现象。

3. 口腔与鼻交感：胰系统为艮，窍理应对应鼻；肺系统为兑，窍理应对应口腔。出现口腔与鼻交感以后，在形态上没有发生变化，功能上实现互换。也就是兑卦口腔完成胰系统窍的功能，艮卦鼻完成肺系统窍的功能。

4. 内外对应：头胸腔四脏的窍为内，腹腔四脏的窍为外。

（1）头胸腔四脏清窍（见图 5 - 6）：喉、咽、舌藏于体内，只有肺脏的窍鼻暴露在面部中央（也属于内），成为五官之一。

（2）腹腔四脏清窍（见图 5 - 7）：

眼、耳、口腔在外边围绕头胸腔一窍（鼻）展开面部的空间结构。两个眼睛位于鼻上方，两个耳分布在鼻左右两侧，一个口腔位于鼻下方。于是眼、耳、口腔、鼻构成面部的完美结构。乳腺作为泌乳器官远离头部藏于胸腔前方更属于外（人类在未直立行走以前乳腺是在两个上肢遮挡保护之下）。

5. 清窍与八卦对应关系（见图 5 - 8）：清窍与八卦有明显对应关系。

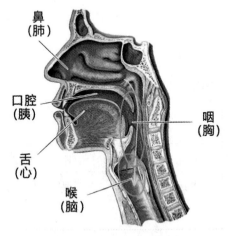

图 5 - 6　头胸腔四脏清窍分布图

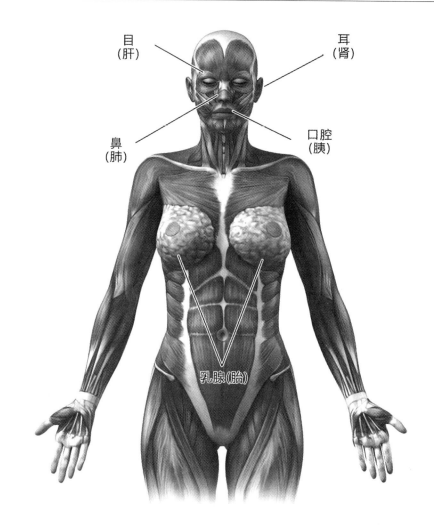

图 5 - 7　腹腔四脏清窍分布图

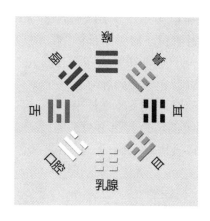

图 5 - 8　清窍中天八卦对应图

（1）按照中天八卦顺序排列：八清窍按照从内到外，从下到上，从头到胸的排列方法得到一组八卦排列次序，乾、巽、离、兑、艮、坎、震、坤，与古人描述的连山易"中天八卦"一致，由于中天八卦有图无文，中天八卦的读法也不尽相同，存在很多争议，人体八清窍的排列顺序则给出了中天八卦的科学解读。

（2）脏窍数量对应：人体每个八脏器官在体内的分布数量都与窍的组成形成一一对应关系。一个脑脏对应一个喉，两个卵巢对应两个乳腺，肝脏分两个叶对应两只眼睛，一个胸腺对应一个咽，两个肾脏对应两个耳，一个心脏对应一个舌，一个胰腺对应一个口腔，肺脏分左右两部分对应左右两个鼻孔。

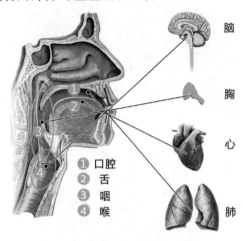

图 5 - 9　头胸腔脏窍对应图

（3）八脏器官与清窍空间对应：

①头胸腔四脏与清窍分布对应关系（见图 5 - 9）：脑脏居于最上方从上到下依次为脑脏、胸腺、心脏，再到两侧的肺脏形成一个"Y"字形状；从脑脏的窍喉开始向外依次为喉、咽、舌、鼻，鼻有两个鼻孔通向外面，也形成一个"Y"字形状。

②腹腔四脏与清窍分布对应关系（见图 5 - 10）：肝脏位于腹腔上方，两个叶对应面部上方两个眼睛；两个肾脏位于腹腔中部两侧，对应两个耳在面部两侧；一个胰腺（艮卦）位于两个肾脏之间，高下在肾脏高下之间，一个鼻在两耳之间，且高下与耳平行，鼻与口腔功能交换以后，一个胰腺对应一个鼻；两个卵巢在腹腔最下方对应两个乳腺在最下方。脏窍之间对应关系非常清晰。

6. 乳腺的特殊性：胎系统的清窍乳腺不在头部出现，原因是卵脏是纯阴之脏，清窍不宜接受过盛的阳气，所以乳腺藏于胸部，依然是两个卵脏对应两个乳腺。

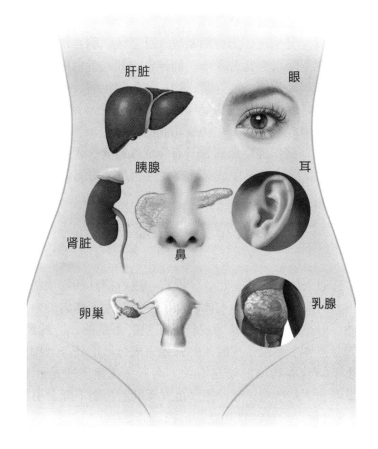

图 5 – 10　腹腔脏窍对应图

四、浊窍

男性有尿道和直肠两个浊窍；女性有尿道、阴道、直肠三个浊窍（见表 5 – 4）。

表 5 – 4　系统浊窍对应表

系统	脑	胎	肝	胸	肾	心	胰	肺
男浊窍	直肠	尿道	尿道	尿道	尿道	直肠	直肠	直肠
女浊窍	直肠	阴道	尿道	尿道	尿道	直肠	直肠	直肠

1. 直肠：直肠包括肛门和直肠部分，由于直肠和肛门的协同作用才能将粪便排出体外，从功能看直肠和肛门是一个整体，就像口腔和嘴唇一样，所以八脏系统称为直肠。直肠负责排便功能，排便好坏反映脑系统、心系统、胰系统、肺系统的好坏。

（1）脂肪泻反应小肠功能下降。

（2）便秘反应大肠功能下降。

（3）排黑色便预示着上消化道疾病（食物因素除外），主要是胃和十二指肠。

（4）排便困难容易引发脑血管意外。

2. 尿道：在男性反应肾系统、男性胎系统、肝系统、胸系统功能的好坏。

（1）尿液滤过功能下降反应肾脏系统功能异常，如：蛋白尿、尿糖过多等。

（2）排尿困难反应睾丸系统功能异常，如：前列腺疾病。

（3）尿色黄有胆汁，反应肝系统功能异常。

（4）尿液代谢异常引起水肿，影响免疫功能的发挥。

3. 阴道：女性阴道单独作为生殖窍，具有完成性行为、保护子宫、分娩胎儿的重要生理功能，出现白带、异味等异常情况反映女性胎系统功能异常。

第五章　八系器官

系就是管道，连通人体脏、腑、窍各个器官，进行信息和物质传输，以满足身体对物质、能量和信息的需求。肝脏是人体的加工厂，对进入体内的营养物质进行加工是肝脏的本质功能，但是加工以后就完成任务了吗？不是的，肝脏还需要一路护送，将营养物质输送到身体各个部位，这时候肝脏才完成自己的任务。中医认为肝脏具有生发的功能，本质上与营养物质的输送有关，而肝主疏泄实质是肝脏使八系器官通畅，营养物质可以顺利达到细胞，现代医学也发现肝脏功能下降会引起动脉硬化（血管方面的病）。肝系统负责八系器官功能的调控。

一、八系（见表5-5）：

表5-5　系统八系对应表

系统	脑	胎	肝	胸	肾	心	胰	肺
八系	神经	胎管	胆管	淋巴管	输尿管	血管	食管	气管

1. 神经：脑系统的系。由脊髓、脑神经、脊神经以及其他周围神经形成的神经信息传输网络。起于脑干，通过椎管向下延伸直达腰椎，之后分支成神经。大多数成年男性第一腰椎以下已无脊髓。脊髓两侧有许多对称神经分支发出，通过椎间孔向外延伸，并且逐渐分支形成周围神经分布到人体各个部位，神经末梢深入各个器官内部实现对器官的调控。有些神经聚集在一起形成神经节。具有传递神经信息的功能。

2. 胎管：胎系统的系。女性为输卵管，起于卵巢外面的输卵管伞，止于子宫，是运输卵子的器官，也是受精的场所。男性为输精管，起于附睾止于尿道。

3. 胆管：肝系统的系。起于肝脏，止于十二指肠，中间与胆囊联通，是胆汁的通道。

4. 淋巴管：是胸系统的系。起于毛细淋巴管，止于上腔静脉，具有传输淋巴液的功能。由毛细淋巴管、淋巴管、乳糜管、淋巴导管等部分构成。淋巴管上有大量的淋巴结，是淋巴细胞工作的场所。

5. 输尿管：肾系统的系。起于肾脏，止于膀胱，具有输送尿液的功能。

6. 血管：心系统的系。起于心脏而止于心脏，包括动脉、毛细血管和静脉三部分，形成完整的血液循环通路。具有传输营养素、氧气、热量、代谢垃圾毒素等功能。

7. 食管：胰系统的系。起于咽，止于胃，具有运输食物的功能。

8. 气管：肺系统的系。起于喉，止于肺脏。包括气管和支气管。是气体运输通道。

二、八系器官特点

除神经以外都是空腔器官，具有传输物质和信息的功能。

三、八系形成规律

1. 头胸腔四系规律：头胸腔四脏的系像一棵大树，都是由大的主干向前延伸，逐渐分支到发挥作用的部位，起到传输信息、物质的作用。其中，神经以脑脏为根向人体各个部位延伸，形成庞大的神经网络；血管以心脏为根，从主动脉开始逐级分支到毛细血管，然后从微静脉开始逐渐会合成大的静脉，最后与心脏从新连接，形成人体血管网；淋巴管不以胸腺为根，而是寄生在上腔静脉，在体内向前延伸形成庞大的淋巴网络；气管以喉为根，向肺脏延伸，最后散布在肺脏之内。

2. 腹腔四系规律：腹腔四脏的系都只是一条管道，起到连通器官的作用。其中，胎管连通卵脏和胞宫；胆管连通肝脏和肠道，胆囊则生长在胆管上面；输尿管连通肾脏和膀胱；食管连通咽和胃。

3. 内外平衡：头胸腔四脏的系只有肺脏的系通过窍与外界相通，其余三个系不与外界相通，腹腔四脏的系中肝脏的系胆管需要通过漫长的消化道才能与外界相通，所以可以视为不与外界相通，其余三个系通过腑和窍与外界相通。人体与外界相通的系有四个，不与外界相通的系也有四个，这也是一种平衡。

4. 脏与系联系方式：头胸腔四脏中脑脏、心脏、肺脏与系直接连接，只有胸腺不与淋巴管直接连接；腹腔四脏有卵脏、肾脏、肝脏都与系直接连接，只有胰腺不与食管直接连接，也是一种平衡。

5. 物质能量传输：头胸腔肺脏的系气管传输氧气；腹腔胰腺的系食管传输食物。

第六章　组　　织

人体不同的组织有机的联系在一起，形成具有一定形态特征，能够完成复杂生理功能的组织群，这就是器官。由此我们肉眼看到的器官是由组织构成的，组织则是由各种功能相似的细胞组成的细胞群，所以组织是联系宏观的器官和微观细胞之间的桥梁，西医把人体组织分成上皮组织、肌肉组织、结缔组织、神经组织四大类，中医似乎没有关于人体组织的论述，事实上中医五体中的筋、脉、肉、皮就是人们看得见的组织，所以，无论是中医还是西医都有对组织的认识。但是无论中医还是西医对人体组织结构的认识都很简单，我们以西医的四大组织进行剖析：

上皮组织、神经组织、肌肉组织功能比较单一，我们都很容易理解，也符合组织的定义，结缔组织就让人费解了，结缔组织的直观含义是具有连接缔合功能的组织，脂肪组织、血液都不具有连接缔合功能，两种组织之间也不具有相似或相近的功能，称为结缔组织就是十分牵强的，它们应该是人体独立的组织，所以简单的将人体分成四大组织是不合理的。人体脏腑窍系每一个器官都有自己固定的功能组织和辅助组织，功能组织决定了器官的形状和功能。以肝脏为例，筋膜组织将肝脏分成若干肝小叶（肝小叶内主要是肝细胞），肝小叶是肝脏完成生理功能的功能组织。血管、神经、淋巴管、肝胆管等在肝脏内部作为信息和物质的传输管道，它们就是肝脏的辅助组织。其它器官也是由功能组织和辅助组织构成的，功能组织只在特定器官内存在，辅助组织在每一个器官都有可能见到。所以，人体组织分成两种，一种是基本组织，一种是八体组织。两种组织至少有 50 种，对这些组织的重新划分有利于对器官生理功能的进一步研究，有利于对人体组织层面的疾病进行科学治疗。中医和西医的人体组织实质是八体组织的不完全阐释。

一、基本组织

构成脏腑窍系各个器官的功能组织，人体脏、腑、窍、系有 32 个器官，加上器官群中的基本组织至少有 40 多种，这些组织的功能通过器官表达出来。人体系统对这些组织的调控也从属于对这些器官的调控。

二、八体组织（见表 5 - 6）

表 5 - 6　系统八体对应表

系统	脑	胎	肝	胸	肾	心	胰	肺
八体	干细胞	脂肪组织	筋膜组织	免疫细胞	软骨组织	红细胞	肌肉组织	上皮组织

八体组织简称"体"。散在于人体内部的组织，这些组织要么参与器官的组成，成为器官的辅助组织，要么为各个器官服务，独立参与人体生理功能。包括干细胞、脂肪组织、筋膜组织、免疫细胞、软骨组织、红细胞、肌肉组织、上皮组织。由于八体组织主要是三焦的组成部分，所以胸系统负责八体组织的调控。

1. 干细胞：脑系统的体。是具有自我复制和多向分化潜能的原始细胞，是生命的起源细胞。

2. 脂肪组织：胎系统的体。脂肪组织主要由大量群集的脂肪细胞构成，聚集成团的脂肪细胞由结缔组织分隔成小叶。它们影响胰岛素敏感性、血压变化、内皮功能、纤溶活动及炎症反应，参与多种重要病理生理过程；脂肪组织已由过去单纯作为能量储存的组织而成为一个极其重要的内分泌组织，尤其是当体内雌激素水平下降时候脂肪组织会分泌雌激素以弥补不足。

3. 结缔组织：肝系统的体。在人体胚胎发育的三胚层阶段，中胚层间充质分化成多个器官系统后，所遗留的部分形成遍布全身的结缔组织支架，就是筋膜。人体各种器官是生长在筋膜上面的，每一个器官都离不开筋膜。筋膜学理论发现筋膜是以干细胞和免疫细胞为中心为其他功能细胞的再生提供细胞储备、支持和保护，称之为支持储备系统。这种支持储备系统就是协助完成人体生长维持人体器官稳定的系统，表现出肝系统的生长特点，而筋腱、韧带则是结缔组织的另一种功能态。所以中医也有肝主筋的论断。

4. 免疫细胞：胸系统的体。免疫细胞是胸系统的武器，通过吞噬、杀死、甚至同归于尽的方式消灭外来入侵者，清理体内的垃圾毒素。淋巴细胞通过趋化作用可以任意在体内穿行而不受限制，这种特性与风很相似，表现胸腺系统的巽卦属性。

5. 软骨组织：肾系统的体：软骨组织是由胶原组织、少许软骨细胞，以及水等成份所构成，成人的软骨组织中并没有血管或神经，因此软骨组织受伤后自行修补的能力有限，每根骨头的链接部位都有一层软骨组织包裹着。

胎儿阶段的骨骼还是透明的软骨，出生以后开始逐渐骨化，女性在 21.88 岁、男性在 25 岁左右骨化过程结束，骨骼停止生长。这一过程蕴含一个重要的中医理论，就是肾主骨，人体骨骼的基础是软骨，是中医在组织层面对人体的贡献。

软骨组织内的软骨细胞分泌透明质酸等物质具有涵养水分的功能，一方面使人体能够涵养水分，维持细胞的水环境稳定。另一方面缓解关节之间摩擦及冲击，是肾系统完成运动功能的八体组织。人体内透明质酸含量从 18 岁开始逐年下降，所以营养学家建议适量补充富含透明质酸的营养物质，中医拼命讲补肾，西医则给关节炎病人注射透明质酸，各家有各家的理论，明白这一层道理就不会盲从。

6. 红细胞：心系统的体。红细胞是一种特殊的组织，没有细胞核，体现了离卦特性。是心系统为运输氧气和二氧化碳生成的，具有携带氧气和二氧化碳的功能，每一个红细胞都独立存在于血管中，随着血液循环流遍全身，具有完成气体运输的重要功能。

7. 肌肉组织：胰系统的体。肌肉组织是执行运动功能的组织，由特殊分化的肌细胞构成的动物基本组织，其中的肌丝是肌细胞收缩的物质基础，表现出肌肉的收缩特性，是躯体和四肢运动，以及体内消化、呼吸、循环和排泄等生理过程的动力组织。骨骼肌的收缩受大脑意志的支配属于随意肌。心肌与平滑肌受自主性神经支配属于不随意肌。

8. 上皮组织：肺系统的体。上皮组织也叫做上皮，它是衬贴或覆盖在其它组织上的一种重要结构。由密集的上皮细胞和少量细胞间质构成。结构特点是细胞结合紧密，细胞间质少。通常具有保护、吸收、分泌、排泄的功能。上皮组织可分成被覆上皮和腺上皮两大类。上皮组织是人体最大的组织。是肺系统保护人体以及器官的组织。

三、八体组织的功能特点

八体组织参与器官的形成，其中最典型的是形成三焦，并与骨骼形成体基，构成人体形态基础。

1. 形成三焦：中医很早就发现三焦的功能，但是没有确定三焦的准确解剖位置，所以几千年来一直对三焦的位置和功能争论不休，也是西医不认可中医的一个原因，八脏理论解决了这一悬而未决的问题。三焦是人体的最基本器官，由皮肤、软骨、肌肉、筋膜、脂肪等组织构成，内有脏腑器官悬挂在由三焦围成的体腔内，外有人体诸窍镶嵌在三焦上面，八系器官则穿行于三焦与脏、腑、窍之间起着联络传输作用。

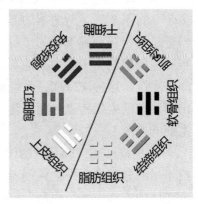

图 5 - 11　八体八卦对应图

2. 八体组织与八卦（见图 5 - 11）：八体组织的生理特点与八卦属性具有高度一致性。

（1）干细胞与乾卦对应，乾为天，有太阳普照大地，是万物生长的源泉。干细胞主要分布在骨髓腔内，能够分化出各种细胞，具有滋养人体组织器官，维持组织器官年轻态的使命。

（2）脂肪组织与坤卦对应，坤为土，有受纳和分泌的功能。贮存脂肪、分泌激素，是脂肪组织的两大功能，与坤卦意义相同。

（3）结缔组织与震卦对应，震为木，有生长的功能。筋膜内含有大量干细胞，为各个器官提供生长动力，与震卦意义相同。

（4）免疫细胞与巽卦对应，巽为风，风无孔不入。淋巴细胞可以自由出入人体各个部位，与巽卦意义相同。

（5）软骨组织与坎卦对应，坎为水。软骨细胞分泌透明质酸能涵养水分，维持人体水环境稳定，对应坎卦。

（6）红细胞与离卦对应，离为火，火具有向上升腾特性，沿着一个方向运动。红细胞在血管内定向流动体现了火的特性。

（7）肌肉组织与艮卦对应，艮为山。肌肉组织隆起在皮肤下面形成人体的体貌特征，体现艮卦特性。

（8）上皮组织与兑卦对应，兑为泽。皮肤里面盛装大量水液，为细胞提供生存环境，与兑卦意义相同。

3. 单个细胞也称为组织西医不是很理解，但是人体内散在的各种免疫细胞通过趋化作用出入身体各个部位，可谓无孔不入，特性是独有的，红细胞特性也是独有的。这类细胞都是具有特定功能，但是不具有器官的特征，所以定义为组织更准确。

4. 八体组织与体基结构：从器官角度讲体基是由三焦和骨骼构成的，从组织角度讲体基就是由八体组织构成的，八体组织中头胸腔四脏的体以提供营养、参与调节、促进生长为主，腹腔四脏的体则以完成运动功能为主。我们进一步剖析八体组织的分布就会发现从内到外依次为骨髓、骨质、骨膜、免疫细胞、红细胞、肌肉、脂肪层、皮毛。这个排序与天干有密切关系（见表5-7），免疫细胞和红细胞都是遍布全身的，重心也就在几种组织的中间部分，免疫细胞与筋膜组织五行都属木有阴阳相吸因素，所以排在红细胞里面。于是这个排序就进一步表述为：骨髓（庚）、软骨组织（癸）、筋膜组织（甲）、免疫细胞（乙）、红细胞（丙）、肌肉组织（戊）、脂肪组织（己）、上皮组织（辛）。这个排序与天干排序相似，可以认为是符合天干规律。

表5-7　天干与体基对应表

天干	庚	癸	甲	乙	丙	戊	己	辛
体基	骨髓	软骨	筋膜	免疫细胞	红细胞	肌肉	脂肪组织	皮肤

5. 本书综合中西医学对人体组织的认识（见表5-8），为组织学研究提供新的思路。

表5-8　八脏西医中医组织对照表

系统	脑	胎	肝	胸	肾	心	胰	肺
八体	干细胞	脂肪组织	筋膜组织	免疫细胞	软骨组织	红细胞	肌肉组织	上皮组织
西医	结缔组织	结缔组织	结缔组织	结缔组织	结缔组织	肌肉组织	肌肉组织	上皮组织
中医			筋		骨	脉	肌肉	皮毛

第七章　八　　液

八液（见表5-9）是人体的体液，含有丰富的营养素、氧气、各种活性物质，以及体内代谢产生的垃圾毒素。分为内液、外液、浊窍液三种，在体内运行的是内八液，溢出体外的是外八液，浊窍分泌的是浊窍液。内八液具有滋养、保护脏器的功能；外八液则是代谢体内产生垃圾毒素的媒介。浊窍液具有滋润保护功能，肾系统负责八液调节（肾主水，与传统中医观点一致）。

一、内八液

循行于体内，是营养素、激素、垃圾、毒素的载体，八脏器官赖以生存、完成生理功能不可或缺的体液。

表5-9 系统八液对应表

系统	脑	胎	肝	胸	肾	心	胰	肺
内八液	脑脊液	羊水	胆汁	淋巴液	原尿	血浆	消化液	组织液
外八液	脂	乳汁	泪	痰	唾	汗	涎	涕

1. 脑脊液：脑系统的内液。是脑脏产生的液体，脑脏代谢过程中产生的垃圾毒素汇入脑脊液，通过脑脊液循环进入静脉。

2. 羊水：胎系统内液，胎儿阶段用来保护胎儿、代谢垃圾的体液，为胎儿提供稳定的内环境。

3. 胆汁：肝系统的内液。是由肝脏分泌的，平时储存在胆囊，需要时候通过胆管排泄到肠道，用于消化脂肪和代谢垃圾。

4. 淋巴液：胸系统的内液。产生于体液，进入淋巴管参与淋巴循环，通过淋巴管道进入上腔静脉。具有清除垃圾、净化体液、保护心脏等功能。按压内关穴可以增加淋巴液进入上腔静脉的数量，从而缓解心绞痛。

5. 原尿：肾系统的内液。原尿产生于肾脏，绝大部分对人体有用的物质通重吸收返回到体内，一小部分代谢废物通过膀胱和尿道排出体外，称为尿液。

6. 血浆：心系统的内液。是由组织液和淋巴液生成的，循环在血管内部的液体，具有运输营养和垃圾的作用。血浆和血细胞构成血液，血浆内含血浆蛋白（白蛋白、球蛋白、纤维蛋白原）、脂蛋白、葡萄糖、脂肪酸等各种营养成分以及无机盐、氧、激素、酶、抗体等，是人体运送营养物质的重要载体，同时也是细胞代谢产物的排出通道。人体的生理变化和病理变化往往引起血液成分的改变，所以血液成分的检测有重要的临床意义。

7. 消化液：胰系统的内液。是由胰腺等消化器官分泌的液体，完成对食物消化以后在大肠被重新吸收到体内，少量的水分与垃圾形成粪便经过肠道排出体外。具有消化食物的功能。

8. 组织液：肺系统的内液。是存在于组织细胞间隙的液体，含有丰富的营养，是人体细胞的外部环境，也是人体内环境。组织液是肺系统的内液有些不好理解，中医的宗气是什么呢？就是组织液，中医理论中自然之气进入体内后与饮食之气和先天之气会合形成宗气，是一身诸气上朝于心肺后依赖心肺的整体气化方式产生的特殊物质结构，人体气血津液的产生、布散与更新，离不开宗气的激发、推动与维持作用，能够做到这一点的只有组织液。中医有肺朝百脉之说，人体只有组织液能够与任何一个细胞充分接触。人体皮肤是一个大容器，组织液就是里面的水液，皮肤与兑卦对应，是肺系统的体。这些都说明组织液是肺系统的内液。

二、内八液生成与流向规律

1. 内八液的生成：脑脏、肝脏、肾脏、胰脏四个阳脏的内八液都产生于脏器本身；卵脏、胸脏、心脏、肺脏四个阴脏的内八液都来自于体液。

2. 内八液的流向：头胸腔四脏的内八液流入静脉，腹腔四脏的内八液在重吸收以后，多余部分排出体外。

三、外八液

是人体排泄到体外的液体，具有保护器官、代谢垃圾毒素的功能。

1. 脂：脑系统的外液，是通过皮脂腺溢出体外的脂肪，形成皮脂膜保护皮肤，是人体最外层的保护膜。

2. 乳汁：胎系统的外液，由乳腺分泌，通过乳腺管分泌到体外，具有哺育婴儿的功能。

3. 泪：肝系统的外液，由泪腺分泌到眼球周围，有保护眼睛的作用。

4. 痰：胸系统的外液，免疫力低下时候人体就会产生痰，体内血液黏稠也是痰的一种。

5. 唾：肾系统的外液，唾产生于口腔，能够反应人体体液多少，所以是肾脏的外液。

6. 汗：心系统的外液，心脏血管发生阻塞时候人体会释放大量一氧化氮，从而迅速缓解血管阻塞现象，同时身体大量出汗，排出体内淤积的毒素，促进血液循环顺利进行。

7. 涎：胰系统的外液，唾液腺功能失调时候流出的过多唾液称为涎。

8. 涕：肺系统的外液，涕产生于鼻腔，具有保护肺脏的功能。

四、外八液特点

1. 外八液都溢出体外。

2. 脑系统和胎系统的外液都以保护为主，心、肺、胸、肝四个系统的外液都具有排毒作用，肾和胰两个系统的外液都是唾液异常分泌。

五、浊窍液：

1. 阴液：子宫阴道等器官分泌的体液，具有保护生殖器官的功能。

2. 精液：由附睾、精囊腺、前列腺、尿道球腺等器官分泌的体液，具有保护精子，维护精子健康活力的功能。

3. 黏液：由大肠、直肠等器官分泌，滋润肠道，利于排便。

第八章　八脏循环

八脏系统中每个系统都有自己的体液循环，通过循环完成系统的代谢过程，动力都来源于心脏，所以心系统负责八脏循环（与传统中医认为心主血脉相似）。

一、八脏循环（见图 7 - 5）

1. 脑脊液循环：脑系统的循环，通过脑组织间隙将脑脊液排泄到静脉。

2. 羊水循环：胎系统的循环，通过脐带将胎儿产生的垃圾代谢到母体，是胎儿代谢途径。

3. 肝肠循环：肝系统的循环，胆汁通过胆管进入十二指肠，对脂肪进行消化以后，通过小肠重新吸收进入血液，通过门脉循环回到肝脏，具有促进脂肪吸收、调节胆固醇代谢的功能。

4. 淋巴循环：胸系统的循环，组织液进入淋巴管，通过淋巴管、淋巴导管等淋巴管道进入上腔静脉完成淋巴液的循环。

5. 原尿循环：肾系统循环，血液进入肾脏以后，通过肾小球过滤，肾小管、髓袢的重吸收，将营养物质重新吸收进入血液，多余的水分和垃圾形成尿液，通过输尿管排泄到膀胱，最终排出体外。

6. 体循环，心系统的循环，血液通过心脏、动脉、毛细血管、静脉完成人体血液循环，可以快速的将营养素、氧气等送到组织器官加以利用，垃圾、毒素送到代谢器官进行代谢，是人体运输系统的快速干道。心脏是人体八脏循环的主要动力来源。

7. 消化液循环：胰系统的循环，通过口腔、胃、胰腺等器官对消化液的分泌，实现食物的消化，进一步在小肠完成消化吸收功能，残渣进入大肠以后消化液的水分被重新吸收到体内。

8. 肺循环：肺系统的循环，通过肺循环进行气体交换。

普遍认为肺循环是血液循环的一部分，这没有错误，在八脏系统中肺循环则属于肺系统，血液循环是肺系统和心系统共同组成的，包括红细胞运输氧气的功能都是如此，这种组合在八卦天干模型中是丙与辛合。现代医学已经发现肺脏有两套血液循环通路，一套是门脉循环负责肺脏的营养供给和毒素代谢，属于心系统的血液循环；另一套是肺循环，是肺脏专门为人体提供氧气、代谢二氧化碳的循环，属于肺系统的血液循环。

二、八脏循环的特点

1. 八脏循环的动力都来源于心脏。

2. 头胸腔四个系统的循环都从身体器官流向静脉；腹腔四个系统循环则是先向外分泌，然后再吸收对人有用的营养物质，剩余的垃圾和有害物质排出体外。其中乳汁是婴儿的营养来源全部被婴儿吸收。

3. 八脏循环是通过有固定结构的管道来完成。

4. 八脏循环的核心是血液循环，并且血液循环遵守天干运行规律（见表 5 - 10）。

表 5 – 10　血液循环规律

天干	甲	乙	丙	丁	戊	己	庚	辛	壬	癸
	血管	肺泡	肺静脉	左心房	左心室	动脉	毛细血管	静脉	右心房	右心室	肺动脉

第九章　经络循环

　　经络学说是中医重要理论之一，是古人经过几千年不断探索的结晶。经络是运行气血，联系脏、腑、窍、系、体各个组织器官和体基的通道，是人体生理功能的重要调控系统。但是经络没有属于自己的循环通路，也没有自己的动力系统，经络循环是借助于筋膜组织完成的组织液循环，包括经络、穴位、经水三部分。经络循环与肺脏的呼吸相似是被动循环，经络内运行的组织液是肺系统的内液，所以肺系统负责经络循环的调控。传统中医认为肺主气、肺朝百脉都是肺脏对经络循环调控的阐释。吐纳、导引、龟吸、胎息、气功等方法也都是通过调节肺脏呼吸功能实现疏通经络的目的。

第一节　经　　络

　　经过我国著名科学家祝总骧等人多年探索发现，经络是人体组织液循环通道，由没有固定组织结构的筋膜组织构成，可以通过电流、声音等物理手段探测到经络线的存在，通过电流、声波疏通经络的医学实践也取得了非常好的效果，是现代科学与人体经络理论的完美结合。经络"内连脏腑，外络肢节"将人体内外连贯起来成为一个整体。经络分为正经和奇经两种。

一、正经

　　分为经脉和络脉。

　　1. 经脉：十二正经、十二经别、十二经筋、十二皮部。十二正经是经脉的核心。

　　（1）十二正经是肢体与心脏、肺脏、胸脏、肝脏、肾脏、胰脏、小肠、大肠、三焦、胆囊、膀胱、胃，六脏六腑通联的经络，每一个脏腑与一条经脉相通联，这些经脉遍布全身，对平衡脏腑功能起着重要作用。

　　（2）十二经别：十二正经与脏腑直接连通的通道，循行规律可以用离入出合四个字表示，十二经别从十二经络分出进入体腔，称为离；从体腔进入本经脏腑器官，称为入；从脏腑器官出来进入体腔，称为出；从体腔上行阴经与对应阳经会合，阳经与本经会合，称为合。

（3）十二经筋：十二正经散发在八体组织的部分。

（4）十二皮部：十二正经散发在体表的经络。

2. 络脉：包括络脉、浮络、孙络。

（1）络脉：经脉上横向发出的经络，如果把经脉比喻成树干，络脉就是上面的枝杈。十二经脉各有一个络脉，任督二脉各有一个络脉，还有脾之大络，构成十五络脉。

（2）浮络：浮于体表的络脉，其主要作用是输布气血以濡养全身。

（3）孙络：络脉的细小分支，输布气血，濡养全身。

二、奇经

是肢体与脑脏、骨骼、卵巢、子宫和胸腺五个脏腑通联的经络，由于有八条经络，所以也称奇经八脉。其中督脉具有通联脑脏和卵脏的功能，阴跷脉、阳跷脉、阳维脉是肢体与脑脏通联的经络，阴维脉是下肢与胸腺通联的经络，带脉是与骨骼连通的经络，冲脉是连通卵脏的经络，任脉是连通子宫的经络。奇经八脉与各个器官之间的关系反映了脑和胎两大系统在人体的主导地位。

第二节　十二正经

传统中医的十二正经循行理论是非常完备的，只是由于传统中医一些名词的误会需要做简单的修改，心包经属于胸系统，三焦经也找到了三焦的具体位置，两条经络的表里关系没有改变，只是功能更加明确，心包经改成胸腺经，三焦经不需要修改，这样会更加明确这条经络的意义。脾经则是需要重新定义的经络，脾脏属于胸系统，不具有运化水谷的功能，也不是八脏系统的核心器官，真正负责运化功能的脏器是胰脏，脾经应该是胰脏发出的经络，中医的脾经应该修改成胰腺经，这一点差异实质是在西医引进中国时候翻译的误会，也是引起中西医学争论的重要焦点之一，八脏系统的建立实现中西医学的统一也纠正了中西医学的谬误。经过这样的修改就可以把十二经络理论照搬到八脏系统中。

十二正经（见表 2-11）是手太阴肺经、手厥阴胸腺经、手少阴心经、手阳明大肠经、手少阳三焦经、手太阳小肠经、足太阴胰腺经、足厥阴肝经、足少阴肾经、足阳明胃经、足少阳胆经、足太阳膀胱经十二条经络的总称，六脏六腑中每一个脏腑都与一条经络直接相连，实现人体内外联系。

表 5-11　脏腑经络对应表

脏腑	肺脏	大肠	胃	胰腺	心脏	小肠	膀胱	肾脏	胸腺	三焦	胆囊	肝脏
经络	肺经	大肠经	胃经	胰腺经	心经	小肠经	膀胱经	肾经	胸腺经	三焦经	胆经	肝经

一、十二正经命名规律

十二正经的命名体现了古人的智慧，与脏通联的经络为阴经，与腑通联的经络为阳经；与质能供给系统通联的阴经为太阴，阳经为阳明；与生长系统联通的阴经为厥阴，阳经为少阳；与质能代谢系统联通的阴经为少阴，阳经为太阳，循行于上肢的经络称为手经×××经，循行于下肢的经络称为足×××经。所以我们可以从经络的名称知道经络的定位关系。

1. 手太阴肺经：循环于质能供给系统的肺脏和上肢之间的经络。

2. 手阳明大肠经：循环于质能供给系统的大肠和上肢之间的经络。

3. 足太阴胰腺经：循环于质能供给系统的胰腺和下肢之间的经络。

4. 足阳明胃经：循环于质能供给系统的胃和下肢之间的经络。

5. 手厥阴胸腺经：循环于生长系统的胸腺和上肢之间的经络。

6. 手少阳三焦经：循环于生长系统的三焦和上肢之间的经络。

7. 足厥阴肝经：循环于生长系统的肝脏和下肢之间的经络。

8. 足少阳胆经：循环于生长系统的胆囊和下肢之间的经络。

9. 手少阴心经：循环于质能代谢系统的心脏和上肢之间的经络。

10. 手太阳小肠经：循环于质能代谢系统的小肠和上肢之间的经络。

11. 足少阴肾经：循环于质能代谢系统的肾脏和下肢之间的经络。

12. 足太阳膀胱经：循环于质能代谢系统的膀胱和下肢之间的经络。

二、十二正经的表里关系

中医很早就总结出十二正经的表里关系，太阴对阳明、厥阴对少阳、少阴对太阳、手对手、足对足，这一规律在八脏理论中依然显示出勃勃生机。

1. 手太阴肺经对应手阳明大肠经。

2. 手厥阴胸腺经对应手少阳三焦经。

3. 手少阴心经对应手太阳小肠经。

4. 足太阴胰腺经对应足阳明胃经。

5. 足厥阴肝经对应足少阳胆经。

6. 足少阴肾经对应足太阳膀胱经。

三、十二正经循环规律

1. 循环路线：肺经→大肠经→胃经→胰腺经→心经→小肠经→膀胱经→肾经→胸腺经→三焦经→胆经→肝经。十二正经之间相互连通形成一个封闭的循环，使经络内循行的气血周而复始永不枯竭。

2. 功能：将心脏、小肠、肾脏、膀胱、胸腺、三焦、肝脏、胆囊、胰腺、胃、肺脏、大肠十二脏腑的气血紧密联系起来，对平衡各个脏腑气血起着重要作用。

3. 十二正经与人体日周期规律：十二正经与一天十二个时辰相对应，反应人体日周期规律，对调节人体每天生活规律具有非常重要的指导意义。中医有歌诀表述：肺寅大卯胃辰宫，脾（胰腺）巳心午小未中。申胱酉肾心包（胸腺）戌，亥焦子胆丑肝通。

四、十二正经与子女系统关系

十二正经与生长系统、质能供给和质能代谢三大系统形成准确对应关系。

1. 手太阴肺经与足太阴胰腺经在经络为太阴，在脏腑为肺脏和胰腺，功能是调节物质能量供给，太阴对应质能供给系统。

2. 手厥阴胸腺经与足厥阴肝经在经络为厥阴，在脏腑为肝脏和胸腺，功能是调节免疫与生长发育关系，厥阴对应生长系统。

3. 手少阴心经与足少阴肾经在经络为少阴，在脏腑为心脏和肾脏，功能是调节人体内环境的功能，少阴对应质能代谢系统。

4. 手阳明大肠经与足阳明胃经在经络为阳明，在脏腑为大肠和胃，功能辅助调节物质能量代谢，阳明对应质能供给系统。

5. 手少阳三焦经与足少阳胆经在经络为少阳，在脏腑为三焦和胆囊，功能辅助调节生长发育与免疫的关系，少阳对应生长系统。

6. 手太阳小肠经与足太阳膀胱经在经络为太阳，在脏腑为小肠和膀胱，功能辅助调节人体内环境的功能，太阳对应质能代谢系统。

十二正经和三大系统之间对应关系非常明确，太阴阳明对应质能供给系统、厥阴少阳对应生长系统、少阴太阳对应质能代谢系统，足见人体奥秘。

五、十二正经与地支关系

见人体系统与羲黄原理。

第三节　奇经八脉

奇经八脉是人体十二正经之外的具有重要生理功能的经络，古人对此有非常详尽的描述，八脏系统建立以后八脏与奇经八脉出现非常美妙的对应关系，使八脏系统变得更加丰富和完美。奇经八脉是脑脏、卵脏、骨骼、子宫、胸腺特有的经络，脑脏和卵脏是人体父母之脏，有督脉为二脏共同拥有，沟通两脏之间的联系。脑脏衍生出阴跷脉、阳跷脉和阳维脉三条经络，卵脏则衍生出冲脉，子宫衍生出任脉，骨骼衍生出带脉，阴维脉则是链接胸腺的经络（见表5-12）。

表5-12　脏腑奇经八脉对应表

脏腑	脑脏	卵脏	骨骼	胞宫	胸腺
奇经、八脉	督脉、阴跷脉、阳跷脉、阳维脉	督脉、冲脉	带脉	任脉	阴维脉

一、督脉是脑脏和卵脏的共有经络，督脉统帅人体诸阳经，为阳脉之海，脑脏为纯阳之脏，二者相互通联是容易理解的，卵脏如何与脑脏共有督脉呢？原因出在督脉的止点上，常见的说法是督脉止于上龈交穴，另一种说法是止于百会穴，这就出现百会和上龈交两穴之间经脉归属问题。笔者认为这段经络仍属于督脉，但是这段经络与卵脏之气相通，原因有三。

1. 从头部构成看，面部有人体诸窍，脑脏为纯阳之脏，没有妊养诸窍的功能，这些窍的妊养来自于卵脏，所以必有卵脏之气出现在面部。事实上女性青春正盛的时候卵巢功能旺盛，面部皮肤色泽也非常靓丽，不用化妆自然就显出一种青春之美，随着年龄的增加卵巢功能开始下降，面部也逐渐失去青春的光艳。经络实践中已经发现冲脉之气出现在面部，继续上行到达百会是完全可以的。

2. 百会到人中这一段经络在头部为阴，有阴经之气运行期间才符合阴阳原理，因此冲脉之气循督脉上行到百会是完全可能的。

3. 头为人体至阳之地，阳气旺盛之极，冲任的阴气虽然能够运行，但是不能主宰头部旺盛的阳气，所以百会到人中仍为督脉，督脉属于卵脏和脑脏两个器官。

二、奇经八脉的表里关系：目前中医已经开始重视阳主阴从的哲学思想，本书脑脏一个脏器有督脉、阴跷脉、阳跷脉、阳维脉四条经络与骨骼、卵脏、胞宫三个器官的带脉、督脉、冲脉、任脉四条经络对应，形成复杂的表里关系，反映出脑系统在人体的主导地位，是阳主阴从的有力证明。

三、督脉、任脉、带脉总督人体平衡：督脉、任脉、带脉形成两个封闭循环，督脉和任脉维持人体阴经和阳经的平衡，带脉维持人体左右经脉的平衡。

四、胸腺与阴维脉：人体的脑和胎系统也需要胸系统的维护，所以负责免疫的胸腺除了参与十二正经循环外，又有一条联通脑脏和胎系统的经络线，阴维脉是胸系统与脑脏和卵脏联系的特殊经络，于是胸脏有手厥阴胸腺经、手少阳三焦经、阴维脉三条经络线，分布在头部、上肢、下肢、躯干各个部位，这是胸脏和其他六脏器官不同的方面。胸脏即参与十二经络循环又参与奇经八脉循环，体现了胸脏系统的免疫功能对全身发挥作用。

五、阴维脉与阳维脉对应：阴维脉属于胸系统，天干为乙，阳维脉属于脑系统，天干为庚，乙与庚合体现了阴维脉与阳维脉的对应关系。

六、奇经八脉与调节系统对应：脑和胎两大系统构成人体调节系统，所以奇经八脉对应人体调节系统，为疑难杂症的治疗打开新的窗口。

第四节　十二正经和奇经八脉的关系

经络除了与脏腑之间发生联系、十二正经之间的联系、奇经八脉之间的联系之外，十二正经和奇经八脉之间也有密切的联系，奇经八脉经常伴随十二正经而行，气血交融相互调节。

一、奇经八脉和十二经脉的区别：
奇经八脉与脑、胎、胸三个系统相通，是三个系统与其他五脏系统的不同，脑脏和卵脏是人体的父母之脏，承担更多的生理功能，胸脏同时与奇经八脉和十二经脉通联说明胸系统遍布全身的特性。十二经脉中阴经与六脏相通，阳经与六腑相通，表里关系非常清楚，为六子脏腑。经络的这种分布证明了人体八脏系统是客观存在的，古人虽然看透其中的奥妙，但是受到科学手段的限制无法从科学角度加以阐释。

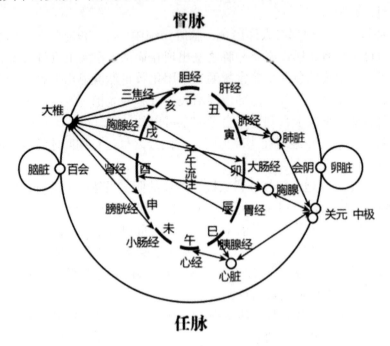

图 5 - 12　脑髓卵巢十四经络关系图

二、任督二脉总督人体阴阳诸经（见图 5 - 12）：

任脉属于胞宫，督脉属于脑脏和卵脏，形成封闭的任督循环，为什么不是冲脉和督脉形成循环呢？卵脏为纯阴之脏，经气不宜过多暴露于体表，卵脏的功能借助于胞宫发出的任脉来完成，这就是任督二脉总督十二经脉的原因，也是脑脏和卵脏阴阳平衡的表现形式。十二正经的六条阳经在大椎穴与督脉会合，六条阴经则在关元穴和中极穴与任脉会合，显示了任督二脉对十二正经的统帅作用，也印证了脑和胎两个系统对人体其它六脏系统的统帅作用。用地球做比喻，百会和会阴代表两极，大椎、关元和中极相当于磁极，就连磁偏角都显示出来了。

三、十二正经和奇经八脉并不是孤立存在的，而是相互交织在一起构成复杂的经络体系。这方面在子午流注和奇经八脉叠加图上可以看得更加清楚。是八脏系统理论在经络循行上的又一贡献，也彰显了脑脏和卵脏为父母之脏的权威和力量（见图 5 - 13）。

传统中医经络理论的子午流注图和奇经八脉通过八脉交会穴叠加以后，可以清楚的看出从早晨卯时开始一直到中午午时活跃的经络都没有与奇经八脉穴位链接，午后未时开始的经络都与奇经八脉有穴位链接，这种现象可以从人一天的生理规律得到答

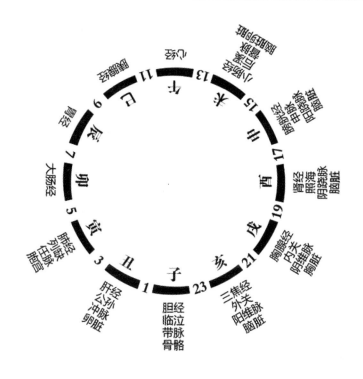

图 5 - 13　十二经络奇经八脉气血流通图

案。人体经过一夜的休息以后早晨到中午精力处于旺盛时期，经过半天的生活和工作，下午人体气血开始减弱，这时候脑脏气血会出现不足，于是从未时开始有奇经八脉的督脉首先通过小肠经获得气血供给脑脏和卵脏，接下来是膀胱经通过阳跷脉调节脑脏气血，再往后是肾经通过阴跷脉调节脑脏气血，这时白天的生活和工作就结束，脑系统也需要休息了；接下来是戌时阴维脉为胸脏提供气血，帮助胸脏提高免疫功能；再后来亥时是三焦经向全身输布气血的时间，阳维脉从三焦经获得气血帮助脑脏代谢一天产生的垃圾毒素，这时候需要休息；到半夜子时带脉（骨骼）从胆经获得气血开始完成人体细胞再生过程，接下来是冲脉通过肝经获得气血完成卵脏的恢复；最后是任脉通过肺经获得气血完成胞宫的恢复。

　　未时、申时、酉时与脑脏工作有关，戌时和亥时与人体免疫有关，子时、丑时、寅时都与生长发育有关。可见奇经八脉在调节人体气血运行中具有非常重要的作用。

第五节　穴　　位

　　中医发现人体表面有一些特殊的位置，通过按压和针刺可以治疗某些疾病，称这些特殊位置为穴位。现代医学发现99.6％的穴位都与神经相关联，但是穴位不是神经。有人发现了穴位具有低电阻高电位的特性，然而，身体表面低电阻的部位比穴位多很多；还有人发现穴位下面有丰富的血管，但是穴位也不是血管；有人用最弱电流刺激肌肉，凡是能使肌肉产生最大收缩效果的地方就叫运动点。经对照发现，运动点与穴位的分布几乎一致，这是对穴位研究最大的成绩，但运动点的机制是什么，还不太了解，也就是现代医学不能全面解释经络现象。

中医认为穴位是气血汇聚之所。本书发现人体气的运行遵守地支运行规律，血的运行遵守天干运行规律，天干地支形成六十甲子，地球六个甲子为一年，人体气血六个甲子形成 360 个经穴，加上一个神阙穴（天元），总计有 361 个经穴。中医发现人体经穴恰好是 361 个，这不是巧合而是古人智慧。穴位具有调节气血运行的功能，也就证实了中医对穴位认识的正确性。

常见的穴位有五腧穴、原穴、络穴、郄穴、腧穴、募穴、八会穴等，本书运用八脏理论对腧穴和募穴的含义进行重新解读，进而阐释穴位与脏腑的关系。

一、五腧穴（见表 5 – 13、5 – 14）

表 5 – 13　阴经五腧穴

穴名	井	荥	输（原）	经	合
胸腺	中冲	劳宫	大陵	间使	曲泽
心脏	少冲	少府	神门	灵道	少海
肺脏	少商	鱼际	太渊	经渠	尺泽
肝脏	大敦	行间	太冲	中封	曲泉
肾脏	涌泉	然谷	太溪	复溜	阴谷
胰腺	隐白	大都	太白	商丘	阴陵泉

五输穴是中医输穴理论的重要基础，《灵枢·九针十二原》记载："所出为井，所溜为荥，所注为输，所行为经，所入为合，二十七气所行，皆在五输也。"用水的源流来比喻各经脉运行从小到大，由浅入深，自远而近的特点。"井"穴多位于手足之端，喻作水的源头，是经气所出的部位，即"所出为井"；"荥"穴多位于掌指或跖趾关节之前，喻作水流尚微，萦迂未成大流，是经气流行的部位，即"所溜为荥"；"输"穴多位于掌指或跖趾关节之后，喻作水流由小而大，由浅注深，是经气渐盛，由此注彼的部位，即"所注为输"；"经"穴多位于腕踝关节以上，喻作水流变大，畅通无阻，是经气正盛运行经过的部位，即"所行为经"；"合"穴位于肘膝关节附近，喻作江河水流汇入湖海，是经气由此深入，进而会合于脏腑的部位，即"所入为合"。《难经·六十八难》曰："井主心下满，荥主身热，输主体重节痛，经主喘咳寒热，合主逆气而泄"。

表 5 - 14　阳经五输穴表

穴名	井	荥	输	原	经	合
三焦	关冲	液门	中渚	阳池	支沟	天井
小肠	少泽	前谷	后溪	腕骨	阳谷	小海
大肠	商阳	二间	三间	合谷	阳溪	曲池
胆囊	足窍阴	侠溪	足临泣	丘墟	阳辅	阳陵泉
胃	厉兑	内庭	陷谷	冲阳	解溪	足三里
膀胱	至阴	通谷	束骨	京骨	昆仑	委中

二、原穴

十二正经每一经都有一个原穴与脏腑对应。《难经》中说："脐下肾间动气者，人之生命也，十二经之根本也，故名曰原。"原气来源于肚脐之下、两肾之间，是人体生命的本源，维持生命活动最基本的动力。原气通过三焦输布于全身脏腑、十二经脉，其在四肢部位驻留的地方就是原穴（见表 5 - 15）。

表 5 - 15　十二经络原穴表

经络	肺经	大肠经	胃经	胰腺经	心经	小肠经	膀胱经	肾经	胸腺经	三焦经	胆经	肝经
原穴	太渊	合谷	冲阳	太白	神门	腕骨	京骨	太溪	大陵	阳池	丘墟	太冲

三、络穴

十二正经每一条经络都有一个穴位与表里经相通，称为络穴。加上胰腺之大络，任督二脉各有一个络穴，人体总计有 15 个络穴（见表 5 - 16）。

表 5 - 16　十五经络络穴表

经络	肺经	大肠经	胃经	胰腺经	心经	小肠经	膀胱经	肾经	胸腺经	三焦经	胆经	肝经	胰大络	任脉	督脉
络穴	列缺	偏历	丰隆	公孙	通里	支正	飞扬	大钟	内关	外关	光明	蠡沟	大包	鸠尾	长强

四、郄穴

郄穴的记载始见于《甲乙经》。郄穴是经脉气血汇聚之处的腧穴，大多分布在四肢肘、膝关节以下。十二经脉各有一个郄穴，阴阳跷脉及阴阳维脉亦各有一个郄穴，共有 16 个郄穴（见表 5 - 17）。

表 5 - 17　十六郄穴表

经络	肺经	大肠经	胃经	胰腺经	心经	小肠经	膀胱经	肾经	胸腺经	三焦经	胆经	肝经	阴跷脉	阳跷脉	阴维脉	阳维脉
郄穴	孔最	温溜	梁丘	地机	阴郄	养老	金门	水泉	郄门	会宗	外丘	中都	交信	跗阳	筑宾	阳交

五、背腧穴

是人体脏腑器官向外传输气血的穴位，大部分在背部膀胱经上，懂得穴位的人都知道背腧穴与人体器官似乎有一种对应关系，在八脏系统建立以后这种对应关系就更加清楚。

络却穴：传输头部浊气，是脑脏向外传输气血的穴位。

大杼穴：头胸腔以及上肢骨骼向外传输气血的穴位。

风门穴：风有出入之意，所以是胸系统在浅表向外传输气血的穴位。

肺腧穴：肺脏向外传输气血的穴位。

厥阴腧：胸腺向外传输气血的穴位。

心腧穴：心脏向外传输气血的穴位。

督腧穴：胸腔向外传输气血的穴位。

膈腧穴：膈肌不是一块简单的肌肉，相当于八卦图中阴阳鱼的分界线，是人体阴阳平衡的重要调节器，人体绝大多数经络都通过膈肌，膈腧穴是膈肌向外传输气血的穴位。

膈下腧：这是经外奇穴，是脾脏之气由此发出形成的穴位，脾脏是胸腺的辅助器官，不是八脏之一，所以不在膀胱经上显示穴位排毒，而是以经外奇穴的形式在背部向外传输气血的穴位。

肝腧穴：肝脏向外传输气血的穴位。

胆腧穴：胆囊向外传输气血的穴位。

胰腧穴：胰腺向外传输气血的穴位。传统中医称作脾腧穴，这里进行修正。

胃腧穴：胃向外传输气血的穴位。

三焦腧：具有调理胸腔和腹腔气血的功能，是三焦向外传输气血的穴位。

肾腧穴：肾脏向外传输气血的穴位。

气海腧：与腹部气海穴相对应，是腹腔向外传输气血的穴位。

大肠腧：大肠向外传输气血的穴位。

关元腧：关元对应胞宫，关元腧是人体胞宫向外传输气血的穴位。

小肠腧：小肠向外传输气血的穴位。

膀胱腧：膀胱向外传输气血的穴位。

中膂腧：骨盆腔和下肢骨骼向外传输气血的穴位。

白环腧：直肠、肛门、阴道、尿道向外传输气血的穴位。

八髎穴：卵脏向外传输气血的穴位，卵脏是纯阴器官，不可以吸纳背部旺盛的阳气，所以用八个穴位（八是老阴之极，也就是阴气达到极点的意思）来化解背部的阳气。

背部腧穴的规律：

1. 从上到下按照脏腑器官的顺序依次排列。子宫排毒的关元腧与解剖位置显示出人体的精妙，胎儿时期人体通过脐带、胎盘与母体子宫相连接，人的肚脐位置在腹部中央大肠之下，小肠中心之上，所以关元腧排列在大肠腧之下小肠腧穴之上。

2. 人体骨骼的结构总体可以看成从腰部分成上下两部分，由于骨骼结构的特殊性，排毒穴位分成上面的大杼穴和下面的中膂腧。

3. 进出人体的食物和氧气通过咽传输进体内，所以有风门穴对应；排出体外的粪尿、尿液等垃圾通过直肠、阴道、尿道排出体外，所以有白环腧。风门和白环上下呼应。

4. 卵脏为纯阴之脏，在背俞穴不能直接透出，以八髎穴形式表现出来。

5. 脾脏是胸腺之气衍生出来的器官，不是核心器官，所以在背腧穴就以经外奇穴隔下俞来区别，人体精妙到如此地步。

六、募穴（表 5 – 18）

募穴是向脏腑器官输送气血的穴位。募穴的规律是：人体中线上的器官都是单个募穴，人体中线两侧的器官都是两个募穴。

表 5 – 18　十二募穴表

经络	肺经	大肠	胃经	胰经	心经	小肠	膀胱	肾经	胸腺	三焦	胆经	肝经
募穴	中府	天枢	中脘	章门	巨阙	关元	中极	京门	膻中	石门	日月	期门

另外，胞宫、卵脏、骨骼、脑髓四个脏腑也应该有募穴对应，经过探索发现会阴、盲腧、百会、命门具有募穴特征。

会阴穴：胞宫的募穴。

盲腧穴：卵脏的募穴。脐部是通过脐带与胎盘链接的地方，盲腧穴在脐部两侧，对应左右两个卵脏。

百会穴：脑脏的募穴。

命门穴：骨骼的募穴。

七、八会穴

八会穴首见于《难经·四十五难》："《经》言八会者，何也？脏、腑、筋、骨、髓、血、脉、气会合如何。然：腑会太仓，脏会季胁，筋会阳陵泉，髓会绝骨，血会膈腧，骨会大杼，脉会太渊，气会三焦外一筋直两乳内也"。自此，这一组特定穴位开始受到医家们的重视，扩展治疗许多疾病，成为临床常用的选穴方法。八脏理论中"脏、腑、气、血、筋、脉、骨、髓"体现人体构成的四个方面，脏腑为器官，气血是人体体液和运行状态，筋脉都具有传输气血的功能，骨和髓滋养人体的器官，八脏理论对人体结构的划分使八会穴意义更加清晰。可见八会穴的发现又一次体现古人智慧（见表5－19）。

表5－19　八会穴表

八会	脏会	腑会	气会	血会	筋会	脉会	骨会	髓会
穴位	章门	中脘	膻中	膈腧	阳陵泉	太渊	大杼	绝骨
经络	胰腺经	任脉	任脉	膀胱经	胆经	肺经	膀胱经	胆经

八、交会穴

两条以上经络交会处的穴位。具有经络之间调节气血的作用。现在公认的交会穴有98穴，躯干部位50穴，其中胸腹部33穴，背部17穴，肢体48穴，其中头部39穴，四肢9穴。下面是几个常用交会穴。

大椎穴：手阳明大肠经、手少阳三焦经、手太阳小肠经、足阳明胃经、足少阳胆经、足太阳膀胱经、督脉七条经络交会穴。

带脉穴：足少阳胆经与带脉两条经络交会穴。

中极穴：足太阴胰腺经、足厥阴肝经、足少阴肾经、任脉四条经络交会穴。

关元穴：足太阴胰腺经、足厥阴肝经、足少阴肾经、任脉四条经络交会穴。

盲腧穴：足少阴肾经与冲脉交会穴。

百会穴：手阳明大肠经、手少阳三焦经、手太阳小肠经、足阳明胃经、足少阳胆经、足太阳膀胱经、督脉、足厥阴肝经八条经络交会穴。

睛明穴：手太阳小肠经、足太阳膀胱经、足阳明大肠经、阴跷脉、阳跷脉五条经络交会穴。

迎香穴：手阳明大肠经、足阳明胃经交会穴。

三阴交：足太阴胰腺经、足厥阴肝经、足少阴肾经三条阴经交会穴。

照海穴：足少阴肾经与阴跷脉两条经络交会穴。

第十章　精微物质

中医理论认为人体内含有大量的精微物质，精微物质化生出人体，现代医学知道人体内有营养素、激素、酶、活性因子等多种物质，可以说现代医学揭开了精微物质的面纱。精微物质有两个来源，一是人体从外界获得的，再就是人体自身合成的。精微物质虽然小，但是都具有物质属性，受到胰系统调控。

人体从外界获得的营养物质，包括营养素和生物化学素两大类（在第四部分生命的物质基础有详细介绍）。自身合成的精微物质包括神经递质、激素、酶、各种细胞因子等，通过外分泌、内分泌、旁分泌、自分泌多种形式体现出来，与各个器官的功能密切相关，尤其是八脏器官合成的精微物质在人体生理调节中具有重要意义。

一、精微物质

1. 营养素：从食物中获得的营养物质，包括蛋白质、脂肪、碳水化合物、核酸、维生素、矿物质和水七大类，是构成人体的物质基础。与氧气形成八卦天干模型，在分子水平满足人体物质需要。

2. 生物化学素：从食物中获得的营养物质，包括多糖、寡糖、皂甙、萜烯类、酚类、黄酮类等，这些物质或者参与人体构成，或者参与人体生命活动，是人体生命活动不可或缺的物质。也是中药的主要活性成分，也就不难理解为什么中药可以治本。本书通过五味辨析生物化学素对人体的功效，是在离子和官能团水平满足人体需要。

3. 神经递质：脑系统释放出的具有传递神经信息的物质，是脑系统对人体进行调节的物质。

4. 激素：人体许多器官都可以分泌激素，尤其是胎系统通过分泌激素实现对人体调节。

5. 酶：是人体内庞大的家族，外分泌的各种消化酶，承担对食物的消化过程，内分泌的各种酶类具有净化身体、参与各种生化反应的功能，人体内有5000种之多。

6. 细胞因子：细胞分泌的特殊蛋白质，调节人体免疫、血细胞生成、细胞生长以及损伤组织修复等多种功能。

二、八脏器官分泌的主要精微物质。

脑脏：分泌神经递质、促激素、抗利尿激素等活性物质。

卵脏：分泌各种激素。如：肾上腺素、甲状腺素、雌激素等。

肝脏：分泌肝素、凝血因子、胆汁酸等。

胸脏：合成胸腺素、抗体、补体等免疫因子。

肾脏：合成肾素、激肽、雌激素、促红素等。

心脏：分泌心房利钠素，小肠消化酶。

胰脏：分泌消化酶、胰岛素、胰高血糖素、胰激肽等。

肺脏：合成前列腺素、血管紧张素等物质。

这些器官分泌的物质在人体生理功能调节方面发挥重要作用，主要体现在阴阳交感、五行生克、天干化合等方面。

第十一章　小　　结

现代医学是以解剖结构作为人体基本结构进行研究的，八脏理论将人体结构上升到人体生命结构这个新的高度，把环境因素纳入到生命结构之内，从生命运行的角度对人体进行剖析，丰富了人体组成的内容，对人体的剖析更符合实际情况。

一、体液和体液循环纳入人体生命结构：西医解剖结构中只有器官、组织、细胞这些实体结构，已经远远落后于现代科技，现代医学对于人体生命活动不可或缺的体液、体液流动现象等已经有了非常细致的研究，由于人体结构的概念还局限在解剖结构这个狭小的范围内，没有得到应有的重视，本书将人体结构上升为人体生命结构就解决了这一问题，在人体生命结构中不只是有器官、组织、细胞，还有体液的运行等多种因素，把体液提升到应有的高度，也是对中医气血津液理论的肯定。

二、人体内环境是动态变化的。体液的概念让我们知道细胞是生存在水里的，人体就像一个保温瓶，把37℃的水装在里面，让细胞健康成长。人体有些器官产生热量很多需要降温，有些器官产热很少需要补充热量，而循环的概念让我们进一步知道这些水是流动的，可以把热量分布更均匀，通过体液的流动使人体细胞获得足够的营养物质，把产生的垃圾代谢出去，让细胞在干干净净的环境里生存，这些都给出了一个动态的人体。

三、核心器官的提出突出了器官的功能和差异。在西医理论中各个器官一律平等，这是不对的，脑脏的作用是任何器官都无法比拟的，心脏的作用也是如此，有些器官比如胆囊对人也有作用，但是其重要性就小很多，八脏理论将人体器官分成脏、腑、窍、系，既凸显了器官的功能也区分了器官的差异。

四、细胞是中西医学的共同基础，解决了中西医学分类方面的混乱现象。中医有五脏六腑、奇恒之腑，有气血津液，西医有九大系统，究竟哪种分类方法更科学呢？八脏理论从细胞是人体生命活动的最小单位出发，修正了西医人体划分的弊端，解决了中医基础不牢固的问题，使人体结构划分更准确。

五、对经络的重新解读让人们更加清晰的认识经络与脏腑关系，从中体现的脑系统为人体主宰，脑胎两大系统共同完成人体调节，六子女系统完成生长、环境、物质之间的调节，是传统经络理论的科学阐释。

六、实现对中医系统的整合。中医的五脏六腑、奇恒之腑、气血津液等从各个角度对人体进行剖析，但是在缺乏解剖基础情况下无法实现统一，八脏理论解决了这个难题，将这些中医理论统一到八脏理论中，完成了中医各种理论的整合。结束了五脏六腑、奇恒之腑的说法，代之以脏、腹、窍、系、体、体液、八脏循环、经络循环、精微物质等新的概念，进而产生新的医学理论体系。

七、定义了很多新名词。将功能相近的器官合并在一起称为器官群，器官群主要器官称为核心器官，以脏命名系统。例如：胸腺、脾脏、扁桃体三个器官合在一起成为器官群，命名为胸脏，系统则是胸系。做到了在不改变原有医学命名规律的情况下使人体结构更加清晰完美。

第六部分　基础系统

　　人是一个鲜活的生命体，具有生命体所特有的生命现象。现代科学从不同角度对人类生命现象进行研究，有医学意义的生命、有物理学方面的生命、有社会学方面的生命等等。无论用什么角度研究人类，都离不开人是由物质构成的这一本质，人的感觉、思维、运动等现象只是人体这个物质的表现形式。随着科学的不断发展，人体的各个器官已经非常清晰的展现在我们面前，但是为什么还是不能完全解释人类的生命现象呢？根源是缺少完备的医学理论做指导。现在的医学理论只能表述出人体各个器官的位置、结构和生理功能，对社会功能就显得力不从心，说明现代医学建立起的人体系统不是一个完美的系统。本书从最基础的人体结构出发，对人体系统重新划分，使新的人体系统符合人是生命体这个客观实际，满足人类生命体的所有生命现象。

　　1. 具有稳定的物质和能量代谢现象。

　　2. 能进行自我复制（繁殖）的半开放物质系统。

　　3. 都要经历出生、成长和死亡过程。

　　4. 生命种群特征能够遗传与进化。

　　5. 有内心思维活动。

　　6. 能进行社群交流。

　　7. 能适应自然环境。

　　8. 具有运动功能。

　　这些现象中，具有稳定的物质能量代谢现象，能进行自我复制的半开放物质系统，经历出生、成长和死亡过程，能够遗传与进化是人类的生物学特征，生物学特征的本质是维持细胞的生长和代谢。细胞是人体的微观系统，人体系统既是细胞构成的，又要满足细胞的需要。思维活动，社群交流，适应环境以及运动功能则是人类的社会属性。人是社会一份子，人的所有社会活动都离不开身体，身体是一切社会活动的基础。所以，满足细胞和社会两方面需要，全面解释人体生理、病理、心理以及社会各方面现象的医学体系才是科学的，也是现代医学工作者的重要使命。

　　人体系统满足上述需要的基础是实现细胞从外界获得物质、能量，代谢细胞产生的垃圾毒素，使生命得以延续，没有细胞代谢就没有人类社会活动。八脏理论就是在这一指导思想下构建人体系统的，人体的生命基础是细胞，展现的是人体的微观世界，而我们所能看到的人体则属于宏观世界，所以人体分为微观系统和宏观系统两部分，有人提出宏观医学和微观医学的概念是正确的。微观系统是人体细胞，具有稳定的结构和功能，是人体生命活动的最小单位（细胞结构不是本书重点探讨内容）；宏观系统在功能上可以分成两部分，一部分是满足微观系统需要的基础系统，一部分是满足社会需要的功能系统，这两部分的功能虽然不同，但是都是由相同的器官构成的，就是一套人马两样工作。微观系统、基础系统、功能系统三者的关系是（见图6－1）：

1. 微观系统与基础系统：基础系统是以细胞为基础形成器官以后，以满足细胞生理需要为核心，将相互关联、属性相同的组织器官组合在一起形成的系统。细胞形成基础系统，基础系统服务于细胞。

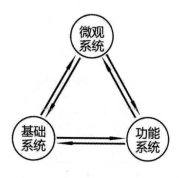

2. 基础系统与功能系统：基础系统完成生理功能需要功能系统提供帮助，功能系统是在基础系统上建立起来的。

3. 功能系统与微观系统：功能系统是以细胞为基础形成器官以后，从外界获得营养，满足细胞生长代谢的系统。

图6－1　人体系统关系图

总之，人是由细胞构成的，细胞形成组织，组织形成器官，器官的有机结合形成人体宏观系统，宏观系统按照需要分成基础系统和功能系统，这就是人体系统的构成。微观系统、基础系统、功能系统三者之间相互协调、相互作用，形成稳定的生理状态、心理状态、社会能力。

第一章　构建基础系统

八脏理论以人体结构为基础，以满足人体细胞需要为核心构建出全新的基础系统。按照系统的生理功能划分为：负责内分泌调节的系统、负责内分泌调节的系统、负责生长发育的系统、负责生长保护的系统、负责代谢的系统、负责运输的系统、负责物质的系统、负责能量的系统。这八个系统分别独立的完成各自的生理功能，同时又对其它系统发挥影响作用，形成人体复杂的功能网络。

一、基础系统层次结构（见图6－2）

分成三个层次，一级层次分成两个系统，生长调节系统和质能系统；二级层次分成四个系统，调节系统、生长系统、质能代谢系统和质能供给系统；第三层次由八个系统构成，脑系统、胎系统、肝系统、胸系统、肾系统、心系统、胰系统和肺系统，称为八脏系统，八脏系统以下没有系统可以划分。

1. 生长调节系统：以人体生长发育为中心，对各个器官生理功能进行调节，维持内环境稳定的系统，促进人体生长发育。包括生长系统和调节系统，两个系统协同作用完成细胞的生长发育。

（1）调节系统：调节人体生长发育、调节各器官功能，使人体各个器官生理功能之间达到均衡状态。可以分成神经调节和内分泌调节两部分，这两大调节功能共同主导人体生理功能的调节，缺乏任何一个调节系统都无法实现人体健康成长。

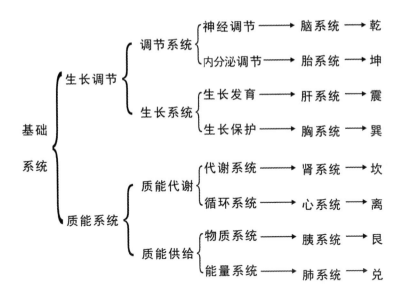

图 6-2　基础系统生成图

①脑系统：负责人体神经调节功能。脑脏在接收到神经信息以后，经过复杂的信息处理过程，然后将神经信息传递给人体组织器官进行调节。

②胎系统：负责人体内分泌调节功能。通过内分泌的反馈机制，调节激素、细胞因子等物质的分泌，实现对人体生理功能的调节作用。

（2）生长系统：生长系统是维持人体生长发育的系统，可以分成生长发育和生长保护两部分。

①肝系统：负责人体生长发育功能，现代医学已经知道基因（基因是核酸的片段）是调控人体生长发育的内在因素，蛋白质是生命的物质基础，脂肪是生命的能量来源和调节物质等，还有碳水化合物、维生素、矿物质等营养素是人体生命不可或缺的，少量缺乏会生病，严重缺乏会死亡。肝脏通过合成生长发育所必需的核酸、蛋白质、脂肪等营养物质实现对人体生长发育的调控。

②胸系统：负责人体生长保护功能，通过免疫防御、免疫监视、免疫自稳等功能实现维护健康的目的，是人体健康的保护神。

2. 质能系统：是人体和外界进行物质交换、实现能量流动的系统。包括质能供给系统和质能代谢系统，两个系统共同完成细胞生长发育所需要的物质和能量供给，同时把细胞代谢产物运送到体外。

（1）质能代谢系统：是营养物质、能量、垃圾毒素的运输和排泄系统，包括运输和代谢垃圾两部分。

①心系统：负责营养物质、能量、垃圾、毒素的运输，通过血液把营养物质送到身体各个部位，再将各个部位产生的垃圾、毒素运到相关器官进行代谢，心系统是人体的高速公路。

②肾系统：负责人体内环境的调节，通过泌尿功能把营养物质留在体内，垃圾毒素排出体外。

（2）质能供给系统：是为人体生长发育提供物质和能量的系统，分成物质系统和能量系统，两个系统把外界物质和能量转化成能够被人体细胞吸收利用的精微物质，通过心脏系统输送到身体各个部位供细胞利用。

①胰系统：一方面通过分泌消化液把营养物质消化成为可以转运到体内的精微物质，满足人体物质需要；另一方面通过胰岛素把营养物质送入细胞，为其提供营养成份。是以完成物质供给为目的的系统。

②肺系统：通过氧气供给满足人体能量代谢的需要，同时将能量代谢过程中产生的二氧化碳排出体外，是以完成能量代谢为目的的系统。

表 6-1　人体系统组成表

系统	脑	胎	肝	胸	肾	心	胰	肺
脏	脑脏	卵脏	肝脏	胸脏	肾脏	心脏	胰脏	肺脏
腑	骨骼	胞宫	胆囊	三焦	膀胱	小肠	胃	大肠
清窍	喉	乳腺	目	咽	耳	舌	口腔	鼻
系	神经	胎管	胆管	淋巴管	输尿管	血管	食管	气管
体	干细胞	脂肪组织	结缔组织	免疫细胞	软骨组织	红细胞	肌肉组织	上皮组织
内液	脑脊液	羊水	胆汁	淋巴液	原尿	血浆	消化液	组织液
外液	脂	乳汁	泪	痰	唾	汗	涎	涕
循环	脑脊液循环	羊水循环	肝肠循环	淋巴循环	原尿循环	体循环	消化液循环	肺循环
经络	督脉、阴跷脉、阳跷脉、阳维脉、带脉	督脉、冲脉、任脉	肝经、胆经	胸腺经、三焦经	肾经、膀胱经	心经、小肠经	胰腺经、胃经	肺经、大肠经
精微物质	神经递质、激素等。	内分泌激素、细胞因子等。	激素、胆酸、营养素等。	抗体、补体、胸腺肽等。	肾素、激肽、促红素等。	心房利钠素、消化酶等。	激素、消化酶、胰岛素等	血管紧张素、前列腺素等。

经过对以上系统的分解，形成了脑、胎、肝、胸、肾、心、胰、肺八个系统的概念。至此宏观人体再也无法分出新的子系统，而是形成各种器官。符合太极生两仪，两仪生四象，四象生八卦，八卦生万物的规律。

二、系统组成（见表 6-1）

在人体生命结构中有脏、腑、窍、系、体、体液、八脏循环、经络循环、精微物质九个生理要素，其中脏是满足细胞生理需要的器官，腑是辅助脏完成生理功能的器官，窍是脏与外界联系的器官，系是脏腑窍之间联系的器官，体是构成器官、完成特定生理功能的组织，体液则是人体生命活动的载体，八脏循环和经络循环是体液的循环方式，精微物质是人体赖以生存的物质基础。人体的一切生命活动都是由这些要素来决定，基础系统的每一个子系统都是由脏、腑、窍、系、体、体液、八脏循环、经络循环、精微物质九个要素构成，其中，八脏器官是系统的核心，腑、窍、系、体是为脏服务的器官和组织，八液、八脏循环、经络循环、精微物质则是器官和组织的空间环境，这样人体各个系统就是由器官组织和空间环境因素两部分组成。

现代医学也有对人体内环境的研究，发现了很多非常有价值的现象，有血液循环、淋巴循环、脑脊液流动等，而中医经络理论则是古人对人体科学的巨大贡献，气血津液辨证也是人体科学的重要理论。这些都为环境因素纳入人体系统提供了充分的依据，八脏理论突破了现代医学的思维模式将环境因素纳入系统，使人体系统更具有客观性，更能反应出人体系统的全貌。为八脏器官服务的器官组织和空间环境因素形成辅助结构，辅助八脏器官满足细胞需求，同时受到八脏系统的调控，其中生长调节系统的脑、胎、胸、肝四个系统调控腑、窍、系、体四种人体结构，代谢系统的肾、心、胰、肺四个系统调控八液、八脏循环、经络循环、精微物质四种环境因素，器官组织和环境因素在辅助结构中各占一半，体现人体结构的严谨。

表 6 - 2　辅助结构表

	乾	兑	离	震	巽	坎	艮	坤	系统
乾	喉	督跷带维	脑脊液循环	神经	干细胞	脑脊液	神经递质等	骨骼	脑
兑	鼻	肺经大肠	肺循环	气管	上皮组织	组织液	肺脏激素等	大肠	肺
离	舌	心经小肠	体循环	血管	红细胞	血浆	利钠素等	小肠	心
震	目	肝经胆经	肝肠循环	胆管	结缔组织	胆汁	胆酸激素等	胆囊	肝
巽	咽	胸腺三焦	淋巴循环	淋巴管	免疫细胞	淋巴液	抗体补体等	三焦	胸
坎	耳	肾经膀胱	原尿循环	输尿管	软骨组织	原尿	肾脏激素等	膀胱	肾
艮	口腔	胰腺胃经	消化液循环	食管	肌肉组织	消化液	消化酶、激素	胃	胰
坤	乳腺	冲任督	羊水循环	胎管	脂肪组织	羊水	激素	胞宫	胎
结构	窍	经络	循环	系	体	体液	精微	腑	

人体辅助结构方阵由 8 ＊ 8 ＝ 64 个模块构成（见表 6 - 2），与六十四卦如出一辙，有什么特殊秘密还需要进一步探讨，本书不进一步讨论。辅助结构方阵为人体每一个器官、组织以及环境因素都进行了准确的定位，这也是一种人体美的内在体现，每一个器官都有自己特有的定位，我们不应该轻易摘除某一个器官，让人体不再美丽。

八脏系统对人体辅助结构的调控还体现在对中医思想的重新解读，中医脏腑理论中"主"是负责的意思，心主血脉、肾主水、脾主运化、肺主气、肝主疏泄，这些都是中医理论中非常重要的内容，也是很难理解的内容，尤其是肝主疏泄，授课者需要用类比的方法加以阐释，学习者需要理解、体会和揣摩，无法直接表述其中的道理，八脏理论则找到了其中的奥秘。

八脏理论揭示人体现象的方法超出了现代医学系统的理念，与中医理念非常接近，很多中医理论都可以在八脏理论中找到科学的阐释，对人体现象的阐释更科学，给人体科学带来新的思考方向。

三、八脏系统与中医、西医系统的区别（见表6-3）

西医以研究物质的手段来研究人体生命现象，必然会出现错误的或者是不完整的结果，中医虽然有一些关于人与自然界交流的论断，由于缺乏牢固的医学基础不被主流医学认可。八脏理论在肯定中医理论的形成基础也是细胞以后，把宏观人体分为基础系统和功能系统，将人的思维、语言、情感、各种行为纳入到医学体系，纠正了中医和西医在系统分类上的错误，使各个脏器功能更加均衡合理，更具有科学性；是对中医理论的细化，纠正了西医分类方法的混乱，把属于同一个系统的生殖和内分泌系统进行合并，把肝脏的重要功能突出出来，把运动系统从基础系统剔除（运动系统属于功能系统）。这样的结果是每一个基础系统都有独立功能、一个脏（核心器官）、一个腑、一个窍、一个系和众多的体，以及相应的环境要素。这才有了既符合生理规律又符合社会规律的医学理论。真正把一个活生生的人摆在医学面前。比如，人为什么会说话？为什么会笑？生气、上火如何对人体产生影响？这些问题西医是无法解释清楚的，在八脏系统中这些现象就成了一种必然归宿，而从更高的高度解释人类生命现象，为现代医学插上腾飞的翅膀。

表6-3　八脏中医西医系统对照表

八脏	脑	胎	胎	肝	胸	肾	心	胰	肺	
中医	肾	肾	肾	肝	心包	肾	心	脾	肺	
西医	神经	生殖	内分泌	消化	免疫	泌尿	循环	消化	呼吸	运动

四、系统功能

分成生理功能和社会功能两部分。

1. 生理功能：体现在对人体结构、环境的调控和系统自身生理功能的完成。

（1）主：有主持、负责的意思。体现在系统对人体结构中腑、窍、系、体、体液、八脏循环、经络循环、精微物质的调控。

（2）司：系统本身负责的具体工作。

2. 社会功能：八脏系统是人体细胞与外界环境进行沟通的桥梁，具有与外界进行物质交换、信息交流的功能，以实现人体细胞生长发育的需要，包括神、情志、行为、八音四个方面（功能系统进一步介绍）。

（1）神：是八脏系统工作模式在脑系统的体现。

（2）情志：是八脏系统对外界信息的直观反映。

（3）行为：在神和情志的调控下，人体运动系统做出的具体反应。

（4）八音：八脏器官通过发音调节自身机能。

五、系统关系

传统中医理论中有脏腑关系、五行关系等，本书通过八脏系统的建立将传统中医的这些关系进行新的划分，脏腑窍系各器官之间的关系属于系统内部关系（在系统组成中体现），五行关系则体现在系统之间的关系，并且在传统的阴阳五行关系基础上增加了三才作用、八卦交感、天干化合等关系，将很多中医经验变成科学理论，如：肝脏与卵脏化合与肝脏是女性先天之本对应，心脏（壬水）与肾脏（丁火）化合与心肾相交对应等。

在系统关系的判别上则是经过现代医学成果与传统中医相互印证，使之更能被中西医学认可，例如木生火是通过肝脏藏血、分泌肝素溶解血栓、分泌凝血因子等现象得到确认的。古人则是从另一个角度对人体现象归纳总结出来的，两种方法殊途同归，现代科学以理服人，古人的总结则有些神秘感，希望读者细心体会。

表 6 - 4　八脏系统八卦天干五行表

八卦	震	巽	离	坎	艮	坤	乾	兑	离	坎
系统	肝	胸	心	肾	胰	胎	脑	肺	心	肾
天干	甲	乙	丙	丁	戊	己	庚	辛	壬	癸
五行	木	木	火	火	土	土	金	金	水	水

在人体结构划分过程中已经发现人体与八卦之间有着非常准确的对应关系，形成八脏系统以后五行、八卦、天干等古代哲学思想也就成为各个系统的属性（见表 6 - 4），用以阐释人类生命现象，发现以前无法解释的现象竟是那么轻松的被解释清楚了。八卦与天干结合形成的八卦天干模型中（见图 6 - 3），我们更惊奇的发现前面按照经验构建的人体系统也是一种必然，是自然规律而不是臆测，更惊喜的是人体器官形成过程也找到了全新的更加科学的模型，使八脏系统不仅在结构上，而且在形成过程中都有充分的理论依据（在人体系统与自然原理部分介绍），更进一步证明八脏理论的科学性，摆脱了在人类生长发育过程中知其然不知其所以然的尴尬局面，实现了对人体各种生理现象和行为更科学的阐述。

第二章　系统层次结构

人体基础系统具有层次性，这一发现打破了中西医学的平面式系统结构，展现给大家一个立体的人体系统，并且遵守太极生两仪，两仪生四象，四象生八卦的古代哲学原理。基础系统可以分成一级、二级、三级三个层次，每一个层次都有自己的特点，是人体系统组成规律。从人体系统层次结构出发，将传统中医阴阳理论、五行理论、六经理论、气血津液理论、奇恒之腑理论等有机的融合在一起，是传统中医理论的高度总结，下面就对人体系统层次组合进行剖析。

一、一级层次

在八卦天干模型中（见图8　18），我们可以清楚的看到人体系统分成生长调节和质能系统两部分，体现生命结构与环境两方面的密切关系。生长调节系统负责人体生命结构的调控，是生命力的表现，代表阳性功能；质能系统负责人体内环境的调节，代表阴性功能。我们人类生存在自然环境之中，我们的细胞生活在人体内环境之中，是阴阳关系在人体的重要表现。

1. 生长调节系统：

生长调节系统是由生长和调节两个系统构成的，这两个系统由脑、胎、肝、胸四个系统构成，四个系统组合在一起有什么特点呢？就是共同完成人体生长发育，完成对人体生命结构的构建，最大特点是每个系统都能提供细胞，以满足人体组织器官生长发育的需要。

（1）提供细胞：现代医学已经知道人体的基础是细胞，细胞分裂繁殖是自身的固有功能，但是分裂繁殖只是完成同类细胞的延续，也就是能够维持组织器官的固有结构和功能，是对器官功能的维护。提供细胞则是合成其他细胞，例如骨骼合成红细胞、白细胞，这些细胞不是维持骨骼的结构和功能，而是参与氧气的运输和免疫功能，完成的是骨骼之外的功能，是给其它器官提供细胞。脑系统的骨骼合成红细胞、白细胞；胎系统的卵脏则是形成卵子、精子，并孕育新的生命，肝系统的肝脏具有合成红细胞的功能；胸系统的胸腺、脾脏、扁桃体都有合成免疫细胞的功能，脾脏也有合成红细胞的功能。

仔细分析会发现，骨骼、肝脏、脾脏都能合成红细胞，红细胞的功能是运输氧气，现代营养学知道水和油是人体两大溶剂，人体所需要的各种营养物质都是溶解在水和油里面吸收进入体内的，氧气在水和油里面溶解度都很低，红细胞则可以解决这个问题，将氧气带到身体各个部位，是生长调节系统弥补了质能系统的不足。

传统哲学中木负责生长发育，土生万物，表现出木和土都具有生长功能，在经络理论中，五输穴都具有五行属性，其中阴井木、阳井金，阳经的井穴具有生长特性，也就是说金也具有生长的特性，所以，木、土、金都具有生长的功能，就是这几个系统都能提供细胞。传统中医经络理论与八卦天干模型在生长发育方面具有一致性，说明传统中医是正确的，只是因为缺乏对人体生命结构的认识，无法用现代语言进行表述。

（2）负责人体组织器官的生长发育：人体分成组织器官和环境两个方面，其中组织器官功能的调控就是由生长调节系统完成的，脑系统调控窍、胎系统调控腑、肝系统调控系、胸系统调控体，窍腑系体与脏都是人体的组织器官，所以生长调节系统负责组织器官的生长发育，组织器官完成人体构建和生理功能运行，其中脑和胎两个系统调控的窍和腑存在先天和后天的对应关系。

①先天和后天的对应：是先天窍与后天清窍和腑的对应关系，体现在脑和胎两个系统方面。

脑系统承袭了动物极细胞的使命，完成的是与外界进行物质信息交流，进行物质交换要有运动功能才可以，而信息感知就是运动功能的前提。脑系统负责人体与外界进行信息交流，这项工作可以分成先天窍囟门和后天清窍两个阶段。囟门是先天阶段用来感知外界信息，八个清窍是后天人体与外界进行信息交流的，囟门位于头顶最高位置，八清窍则分布在头胸腔位置，都居于脑系统为主导的阳位。囟门感知外界信息的功能出生以后逐渐退化，其功能由清窍代替，体现先天囟门和后天清窍之间的对应关系。

胎系统承袭植物及细胞的使命，静而不动，对来自外界的物质进行处理，这项工作也可以分成先天和后天两个阶段，先天阶段由脐带和胎盘完成，后天阶段则是由八腑器官来完成，八腑器官的重心位于腹部中央对应脐部，先天窍脐带则通过脐部与胎儿相通，这也就不难理解中医重视神阙穴。

先天窍与后天清窍和八腑器官对应关系是人体器官生理功能从先天到后天的转换，是脑和胎两个系统调控下完成的。

②对结构与功能的调控：

功能衔接：窍腑交感完成物质从外向内进入人体，系体交感形成物质在体内的运输通路，也就是说营养物质从体外到细胞的运输转化过程，也是从外到内的过程，次序是：窍→腑→系→体→细胞。这个过程受到脑、胎、肝、胸四个系统调控。

空间结构：清窍和腑都是人体体基之上悬挂的果实，内部果实是腑，外部果实是清窍，腑集中在腹腔内部，清窍集中在头胸腔外部，体现内外上下对应关系。系和体交感的表现就是对器官的连接和固定，头胸腔系统的系和体交织在一起，形成器官和组织构成的整体轮廓，就是通常说的骨头和肉，在外面保护器官和悬挂八脏器官。腹腔系统的系是起到链接脏腑器官并且与体一起固定脏腑器官的作用。系与体都是人体器官赖以生存的基础。系与体是由肝和胸两个系统调控的，是对人体器官的保护与营养。

在八卦天干模型中，窍和体通过化合构成人体外部结构，传统中医称为表。腑和系通过化合作用连载一起并藏于体内，成为人体内部结构，传统中医称为里。

2. 质能系统：

质能系统由质能代谢和质能供给两个系统构成的，两个系统又是由心、肾、胰、肺四个系统共同组成的，负责人体生命结构中环境因素的调节，也就是为细胞生长发育提供良好的环境，是传统中医气血津液理论的提升。地球环境演化出生命是无可争辩的事实，是什么原因能演化出生命呢？我们华夏先祖伟大之处就在于发现了羲黄原理，可以对自然界各种事物运行规律进行阐释，生命现象的出现也符合古人的智慧。

在八卦天干模型中，丁壬化木，丁属于火、壬属于水，用现代语言就是水在适宜的温度孕育出生命，我们大家可能都吃过豆芽，将豆子用水浸泡，饱和以后捞出来放在适宜的温度下一天就可以见到豆芽长出来了，这就是水和温度这两个条件促成了豆芽的生长。同样道理，自然界一切生命都离不开水和适宜的温度，所谓的变温动物只是对温度的适应范围更广泛，比如昆虫在低温环境下活动能力就差，高温时候活动能力就强，古人总结的丁壬化木则是揭开了生命的起源的奥秘。我们人体内环境中也有丁壬化木，也就是环境因素可以孕育生命，在良好的内环境下孕育的就是我们正常的身体细胞，维持人体生命结构，而在不良环境下孕育的则是变异细胞，有些变异细胞就是癌细胞，这一点中医认为是气滞血瘀，西医认为是微循环障碍导致癌症。本书告诉我们是内环境变化导致癌症的出现，维持良好内环境就是预防癌症，长期慢性病人病变部位环境不会好，也就是最容易诱发癌症的地方，所以预防癌症要从内环境开始。质能系统对环境的调控也可以分成运输途径和环境状态两个方面。

（1）运输途径：是把精微物质送入细胞的途径。其中八脏循环和体液交感是由质能代谢系统完成的，是以血液循环为核心的有管道动力循环。经络循环和精微物质交感是由质能供给系统完成的，构成无管道无动力循环。从有动力有管道到无动力无管道循环一步步把营养物质送入细胞，也一步步把细胞代谢产生的垃圾代谢出体外。

（2）环境状态：八脏循环和经络循环形成环境系统的动态部分，是一种看不见的功能状态，本书把状态纳入人体系统则是与现代医学的巨大区别，是把人体研究从尸体到活人的巨大转变。体液和精微物质形成环境系统的静态部分，是人体的物质状态，是现代营养学研究的主要内容。人体内环境静态和动态因素的划分体现了物质和功能状态的关系。

3. 对人体生命结构的调控

在八脏系统的统帅下，人体结构（腑、窍、系、体）和环境因素（水、精微物质、八脏循环、经络循环）形成人体两个大的部分。这两部分都受到各个系统的调控。

脑系统调控窍、胎系统调控腑、肝系统调控系、胸系统调控体、肾系统调控水、心系统调控八脏循环、胰系统调控精微物质、肺系统调控经络循环。这一点非常重要，是中医最基础的东西。是系统对组织、器官和环境的调控作用，也就是通过这种调控机制达到调节器官功能的目的，窍有病要调理脑系统、腑有病要调节胎系统、系有病要调理肝系统、体有病要调节胸系统、水液代谢不好要调理肾系统、八脏循环不好要调理心系统、精微物质分泌不好要调理胰系统、经络循环不好要调理肺系统。

二、二级层次

人体分成调节系统、生长系统、质能代谢、质能供给四个系统，八脏系统就是四个系统的子系统，也就说明八脏系统除了有自己的特殊性以外还有属于四对系统的共同特性，也就是说四个系统中每一个系统都有自己的特点。

1. 系统特点：

（1）调节系统：

脑和胎两个系统都具有兴奋和抑制两种功能。脑系统中的交感神经具有兴奋作用，副交感神经则具有抑制作用；胎系统中的去甲肾上腺素具有兴奋作用，一氧化氮、前列腺素等具有抑制作用。两个系统就有两个角度对人体发挥调节作用，一个是以系统划分的神经调节和内分泌调节，另一个是从功能角度进行划分的兴奋功能和抑制功能，交感神经和肾上腺长期兴奋时候表现出阴虚状态，副交感神经和前列腺、卵巢等器官长期兴奋的时候就表现出阳虚症状。这就发现了中西医学的差异，两种理论对人体调节功能的认识不是相反的，而是相互垂直的关系，给出中西医学融合的科学依据。

（2）生长系统：

生长系统是由肝和胸两个系统构成的，他们是五行相同阴阳各异的一对子系统，肝系统负责生长，胸系统负责免疫，二者都具有强大的再生能力。两个子系统的功能相互交感，你中有我我中有你。肝脏的网状内皮系统具有非常强大的免疫功能，胸系统的免疫细胞也有强大的再生能力。中医理论中厥阴少阳就是对应生长系统的脏和腑。

（3）质能代谢系统：

质能代谢系统是由心和肾两个系统构成的，两个系统存在密不可分的关系。现代医学发现人体内最多的物质就是水，世界上比热最大的物质也是水（比热就是物体贮存热量的能力），也就是说对水的调节是影响体内热量变化的最大因素，反之，对热量的调节也是水液代谢的重要内容，这就体现出心系统和肾系统的不可分性，两者的功能必须很好的协调，否则对于恒温的人体来讲就会出现大问题。所以心脏有心房利钠素对水液进行调节，肾脏则由肾素—血管紧张素—醛固酮和激态—缓激肽—前列腺素两个系统，两个调节系统对血液循环进行双向调节。体现出人体内水和热量的不可分性。中医称为心肾相交，或者是水火既济。中医理论中少阴太阳就是对应质能系统脏和腑。

（4）质能供给系统：

质能供给系统由胰系统和肺系统构成，每一个系统都是由两个功能区组成的。

①胰腺具有外分泌和内分泌两种功能；胰腺和胃借助小肠连接而不是借助胰系统的系来连接；消化食物和利用胰岛素将营养物质送入细胞则是借助血液循环；胰系统中宏观主空间结构，微观主精微物质，一个系统有两个功能区域组成则是其它系统没有的。

②肺系统的呼吸功能分为肺呼吸和细胞呼吸两部分；肺脏气体代谢和大肠垃圾代谢也是两部分；肺系统的气体代谢通道则是鼻和气管与肺脏两部分借助咽喉进行联通。中医理论中太阴阳明对应质能供给系统脏和腑。

2. 组合关系：

（1）父母子女组合：

①父母系统：由脑和胎两个系统构成，是人体调节系统。完成人体生理功能和社

会功能以及相互关系的调节。是传统中医奇恒之腑理论的提升。

②子女系统：由肝、胸、心、肾、胰、肺六个系统组成，完成人体生长发育以及环境方面的调节，其中脏腑关系与传统中医理论的六经对应。厥阴少阳对应生长系统（肝、胸），少阴太阳对应质能代谢系统（心、肾），太阴阳明对应质能供给系统（胰、肺），子女系统将中医古老的六经理论纳入科学轨道。

（2）生长调节与环境组合：（见一级层次）。

三、三级层次

由脑、胎、肝、胸、肾、心、胰、肺八个系统构成，并形成组合系统。

1. 八脏系统：（略）。

2. 组合关系：

（1）三才五行组合：是人体系统相互调节的关系。包括三才调节和五行调节两部分。

①三才组合：传统中医也有三才的应用，但由于对人体的认识不足而无法发挥应有的作用，《超级中医学》通过对人体系统的剖析发现，脑、胎、胸三个系统形成了人体非常重要的三才系统，对外表现在人体与外界进行物质信息交流的系统，对内表现在通过神经—内分泌—免疫对人体脏腑器官进行调节，是人体最重要的系统组合。

将这三个系统组合在一起的哲学基础在第三部分已经阐释，人体阴阳作用过程中弱势的一方会一分为二形成三才结构，实现新的平衡。按照这个原理人体在受精卵刚形成不久就开始形成动物极细胞和植物极细胞，这是人体阴阳的两个方面，在母体内胎儿是在胎盘保护下生长发育的，也就是植物极细胞占主导地位，动物极细胞处于弱势，于是在人体结构形成过程中形成了三个体腔，属于阳性功能部分形成颅腔和胸腔两部分，阴性功能部分形成一个腹腔，这是人体三个体腔形成的哲学基础。当人体出生以后，动物极细胞功能的继承者脑系统成为人体主宰，植物极细胞的继承者胎系统处于弱势地位，这时候同样是植物极细胞衍生出来的胸系统开始快速发育，现代科学研究已经证实人体免疫功能与内分泌功能一样，都属于体液调节，是与神经调解不同的调节功能。所以动物极细胞和植物极细胞在后天的调节功能由脑、胎、胸三个系统来完成。

在人体出生以后心脏、肝脏、肾脏、胰腺、肺脏这五个系统生长主要是大小的变化，功能没有大的变化，而脑、胎、胸三个系统的功能则是还需要进一步发育，人们所说的儿童发育不健全主要就是这三个系统的发育不健全，人体完全发育成熟也与这三个系统发育成熟有关。性成熟年龄在14～16岁，其中女性14岁，男性16岁。免疫功能在15岁左右达到成年人水平，22岁达到峰值。身高的增长一般要在20～25岁才停止生长。这些都说明脑、胎、胸三个系统与其它五脏的不同。

脑系统通过对窍的调控完成人体与外界进行物质信息交流实现人们的社会活动。胎系统通过对八腑器官的调控完成人体对物质的消化吸收，实现人体的物质供给。胸系统通过免疫监视功能防止细胞变异，尤其是预防癌细胞的产生，通过吞噬作用清除体内产生的各种垃圾毒素，维持内环境稳定，通过杀灭作用消灭外来的细菌病毒等病原微生物，通过运动配合脑系统进行社会交流。三个系统完成人体在自然环境中的生存和发展，人体与外界进行物质信息交流，防御自然因素对身体的伤害，这些都是三个系统来完成的，所以外感病也就是三个系统与外界进行相互作用过程中，无法适应外界环境、无法调节人体与外界物质信息关系造成的，传统中医病因的三因学说本质上就是三个系统的原因。

②五行组合：是由肝、心、胰、肺、肾五个系统形成的，遵守五行理论的规律，是传统中医五行理论的延续。

传统中医理论发展过程中越来越重视古代哲学思想，如果说《黄帝内经》把脏腑器官的五行属性看成是一种符号，到张元素提出以五行为基础的脏腑理论就是一个大的飞跃，到了清代黄元御《四圣心源》的出现则是将古代哲学更进一步融入中医，只是由于中医对人体结构认识还不是很清楚，没有实现中医与古代哲学的完全融合，《超级中医学》的问世实现中医与古代哲学的高度统一，中医的五行理论则在新医学中找到了更加科学的定位。

五行是自然界中事物的五种属性，也就是金、木、水、火、土五种属性，体现五种事物之间运行规律，人们熟知的生克关系就是五行之间的相互作用，是循环规律。唯物辩证法告诉我们，否定之否定不是又回到原点对旧事物的肯定，而是新事物代替旧事物的过程，是发展变化的体现，人体营养代谢过程也体现出这一规律，是逆运五行的规律。

食物进入体内到被细胞利用的过程：口腔→食管→胃→小肠→血管→肝脏→血管→肾脏和肺脏→细胞。这个过程就是五行规律在人体的具体体现。食物从口腔进入胃内这一段五行属土，小肠吸收进入血管通过门脉循环到达肝脏这一段五行属火，肝脏合成营养物质属木，垃圾废物经过肾脏膀胱代谢出体外五行属水，气体类废物通过肺脏代谢出体外五行属金。

在这个循环中胃通过胃酸屏障杀死外来的病原微生物，实现第一次净化作用；小肠则是将有用的营养物质吸收，垃圾排入大肠，实现第二次净化，这时的营养物质已经进入体内；肝脏则是在加工过程中将产生的一部分垃圾通过胆汁排泄到肠道，实现第三次净化，剩下的垃圾通过肾脏进行代谢，这是第四次代谢，最后一次代谢则是肺脏将气体排出体外，最后剩余的就是细胞所需要的营养物质，是真正的精微物质，这些精微物质在胰岛素和葡萄糖耐量因子的作用下进入细胞，被细胞利用。

从这个净化过程可以看到胰、心、肝、肾、肺这几个系统都依次参与了食物从体外到体内，最后变成精微物质被细胞利用的过程，这就是五行理论，所不同的是逆运五行，土→火→木→水→金→土，与五行相生正好相反的规律，母生子是自然规律，反过来就是子女孝顺父母，一代一代对长辈的孝顺就形成了对祖先的敬仰，在人体能发现这一规律显现出孝顺，是天理。所以我们不要把问题交给父母，把问题交给父母就出问题了，糖尿病就是其中之一。

糖尿病剖析：

吃得多，胃收纳的食物多，过多的糖和脂肪消化过程就会增加胃和胰腺的负担。

就相当于司机疲劳驾驶，长期下去胃和胰腺功能就会下降。

进入血液以后血管负担重，血管承载过多的营养物质，导致高血脂，进一步出现动脉硬化，血管狭窄，胰腺微循环出现障碍，胰岛细胞得不到足够的营养，合成胰岛素能力下降，是胰岛素分泌不足的原因之一。

肝脏负担重，吃得多或者饮酒、压力等造成肝脏功能下降。尤其是脂肪在肝细胞内无法排出导致肝脏功能下降，肝脏合成糖原能力下降，血糖不能变成糖原贮存起来，大量血糖游荡在血管无法利用，是形成糖尿病的重要原因。

肾脏功能下降，三价铬是葡萄糖耐量因子重要成分，葡萄糖耐量因子是协助胰岛素把营养物质送入细胞的物质，而三价铬的代谢是在肾脏进行的，肾脏功能下降，流失三价铬增加，导致胰岛素不能将营养物质送入细胞，这也是形成糖尿病的重要原因。

肺脏功能下降：肺脏气体代谢不好，人体体液呈现酸性，胰腺分泌功能下降，导致胰岛素分泌不足。

胰腺功能下降，胰腺疾病等原因导致胰岛素分泌不足，是糖尿病的直接原因。

从以上分析可以知道糖尿病是多系统疾病，是人体营养代谢病，也是子女把问题留给父母造成的，如果胃受纳食物有所节制就不会增加心系统负担，心系统运输营养物质减少到合理水平就不会增加肝脏负担，肝脏代谢产生的垃圾少就不会增加肾脏负担，肾系统水液代谢正常就不会影响肺系统功能，肺脏气体代谢正常就不会产生酸性体质，这些系统正常运行就不会增加胰腺分泌胰岛素的负担，也就会大大减少得糖尿病的机会。吃得多是脑系统控的，脑系统五行属金，脑系统的决定逆向导致胃（土）受纳过多也是不孝顺的体现。

食物变成精微物质进入细胞的过程起于土又终于土，但是从有形的食物变成了无形的精微物质，这就是一个升华的过程，五行运行不是一个简单的循环而是符合唯物辩证法否定之否定规律。

我们从五行规律中额外学到了一些伦理知识，父母要养育子女，子女要孝顺，老人要管束孙子女而不要溺爱，儿女不要把问题留给父母。

（2）表里组合：体现出人体社会功能和生理功能之间的关系。是对传统中医表里关系的进一步剖析。

①外表组合：脑、胸、心、肺四个头胸腔系统构成，其中脑和胸两个系统形成结构和功能的主体，心和肺两个系统完成物质能量供给。

②内里组合：由胎、肝、肾、胰四个腹腔系统构成，完成物质的生产和代谢，包括营养物质的吸收和垃圾代谢两个方面。

（3）思维组合：反应脑系统在人体生理活动和社会活动方面的特殊作用，是脑系统为人体主宰的具体体现，分成脑和其它七脏系统组合两部分。

脑系统：表现在脑脏的思维活动，当脑脏思维功能均衡的时候人们的各种社会活动和生理活动都表现出均衡状态，没有过激行为出现，但是脑脏思维功能失衡就会表现出社会需求或者生理需求的失衡，比如烟瘾、酒瘾、贪吃。这种情况形成人们的人格和体质，是人们诱发疾病的重要内因。

七脏组合：由胎、肝、胸、肾、心、胰、肺七个系统构成，完成人体生长发育功能，七脏组合健康而脑脏思维出问题了就是人们说的看起来没病就是精神不太好。也有的人脑脏思维很健康什么事情都考虑的周到，但是身体不行了，都是两部分功能失调的体现。

（4）生长调节与环境组合：（见一级层次）

（5）父母子女组合：（见二级层次）

本章是人体规律与中医理论大融合的一章，奇恒之腑、六经理论、五行理论这些原本孤立的理论在《羲黄医学密码》中实现融合，是对传统中医理论的巨大提升。

第三章　脑系统

一、系统定位

八卦定位乾卦，居于后天离位，五行属金，天干庚，颜色为紫色，五味为甘，天体为太阳。

1. 八卦：乾卦，乾为天，脑脏是人体司令部，通过神经调节完成身体、心里、社会活动，是人体生命活动的主宰，为乾卦特性。脑脏八脏排序为一，与乾卦先天之数相同，说明脑系统八卦定位为乾卦。脑系统居于后天离位与心气相通，所以传统中医有心主神明的理论，现代医学发现脑脏内部有心跳中枢调节心脏波动。

2. 五行：五行为金，金从革，有变革之意，脑系统将声音、光线、温热等信息转化成神经信息传递到脑脏进行分析、判断、作出结论的过程就是一个变的过程，符合金从革的特性，脑系统五行为金。

3. 天干：金受阳气为庚，彰显变革之意，有支配之能，脑系统处于支配人体的地位，是人体主宰，所以脑系统天干为庚。

4. 颜色：紫色，乾卦之色，高贵。

5. 五味：甘，糖类的味道，葡萄糖是脑脏唯一能量来源。

6. 天体：太阳。太阳运行影响脑髓系统功能，科学家发现智力周期与太阳自转平均周期一致。

二、系统构成

系统由器官、组织、津液、循环、精微物质五部分构成（见表6-5）。核心器官是脑脏。

表6-5　脑系统表

脏	腑	先天窍	清窍	浊窍	系	体	精微物质	内八液	外八液	八脏循环	经络循环
脑脏	骨骼	囟门	喉	直肠	神经	干细胞	神经递质	脑脊液	脂	脑脊液循环	督跷阳维带

（一）器官：包括脏、腑、窍、系四类器官。

1. 脏：脑脏器官群，简称脑。八脏之首，脑系统的核心器官。八卦定位乾卦，五行属金，天干为庚，八音为啊（a）。

（1）位置：脑脏位于身体最上方，居于颅腔之内，是人体中枢神经所在地，简称为脑。习惯称为大脑，解剖学称端脑为大脑，出现概念混淆，所以还是用脑脏更准确。脑脏的组成有人认为有三部分，有人认为有四部分，有人认为有六部分，其中划为四部分与人体功能系统相对应更科学。由脑干、小脑、间脑和端脑（大脑）四部构成，分别对应人体的信息、运动、生殖、社会活动四个功能系统，使人体的分析决策、参与社会活动等社会功能与脑脏生理结构保持一致。

（2）主要功能：人体主要功能是在端脑（大脑）、间脑、脑干、小脑四部分相互协同下指挥完成的。

①端脑：就是大脑，是脑脏的信息处理系统，是人类高级神经中枢的主要部分，是脑脏体积最大部分，控制运动、感觉及实现高级脑功能的高级神经中枢。负责完成人体各项社会活动。

端脑位于脑脏最上方，与间脑链接，由左右两半球组成，左脑司语言，具有逻辑思维的能力，被称为理性脑。右脑具有处理声音和图像等信息的功能，具有想象、创意、灵感和超高速反应（超高速记忆和计算）等能力，所以又称感性脑或者图像脑，想像力是人类进步的源泉，所以右脑是天才脑。

②间脑：位于脑干和端脑之间，其体积不到中枢神经系的2%，但结构和功能十分复杂，仅次于大脑皮质，间脑由丘脑与下丘脑构成，与人体生殖内分泌系统相对应。

丘脑与生殖功能关系巨大，生殖功能是男女两个人的事情，除大脑思维以外涉及到运动、视觉、听觉、内分泌等多种系统的协调作用，以及情绪、行为等反应，是人类生殖行为的调控中心。另外丘脑与大脑皮质、脑干、小脑、脊髓等联络，负责感觉的中枢，控制运动等功能。

下丘脑是人体神经调节和内分泌调节的调控中心，它将神经调节和体液调节融为一体，是皮质下植物性中枢，对体温、摄食、生殖、水盐平衡和内分泌活动等进行广泛的调节。视交叉上核可能是人类昼夜节律（生物钟）的起搏点（接受来自视网膜的神经冲动）。

③脑干：由延髓、脑桥、中脑三部分组成，上接间脑，下连脊髓，背面与小脑连接，并同位于颅后窝中，虽然体积较小却是脑脏的主干，各种神经信息都通过脑干传入和传出。脑干主要完成人体基础系统和信息系统的调节。脑干分布很多人体重要神经中枢，如心跳中枢、呼吸中枢、吞咽中枢，以及视、听和平衡等反射中枢。从脑干发出的十二对神经主要调节心跳、呼吸、消化、体温、睡眠等生理功能，以及对面部表情和八窍器官功能进行调节。经由脊髓传至脑的神经冲动，在脑干呈交叉方式进入，来自脊髓右侧的神经冲动，先传至脑干的左边，然后再送入大脑；来自脊髓左侧的神经冲动，先送入脑干的右边，再传到大脑，这是人体交叉反应的重要原因。

④小脑：小脑在大脑的后下方，与脑干链接，通过与大脑、脑干和脊髓之间丰富的神经传入和传出，联系协调骨骼肌的运动，维持和调节肌肉的紧张，保持身体的平衡以及对心系统的调控。人是高级动物，作为对外界信息的反馈，人体可以完成非常复杂的动作，这部分主要由小脑来完成，小脑主要完成对运动系统的调节。

小脑与运动性的学习记忆和心血管活动也有一定的关系。当一个动作重复多次以后就会成为习惯，剧烈运动时候动脉血压明显升高、心率加快、心律异常，压力感受性和化学感受性调制作用的改变等也与小脑有关。小脑与人体的运动系统相对应。

由于人体的复杂性，脑脏各个部分的功能是相互交织、相互制约的，不能孤立的看待脑脏的各个部分。

（3）八音：啊，具有改善脑脏功能的作用。

2. 腑：骨骼器官群，简称骨骼。八卦定位兑卦，五行属金、土，天干为辛。

（1）位置：位于体基内部，被三焦所包围，并与三焦构成体基，形成人体空间结构，是空间结构的骨干部分，有 244 块骨头（西医认为有 206 块骨头，这种差别将在人体系统与自然原理部分详细介绍），骨骼与我们生存的地球之间有着神秘的对应关系。

（2）功能：

①协助脑脏完成人体生长、发育、调节等诸多作用。

②构成体基：骨骼与三焦共同构成人体体基，形成人体形态结构，支撑人体。人体脏腑器官都悬挂于体基之上，窍镶嵌在体基之外，系穿行于脏腑窍系以及体基之间实现沟通联络和传输的功能，没有体基脏腑窍系各个器官就没有立足之地。颈部体基的骨骼部分属于椎骨区，三焦部分属于胸腔部分，部位属于肢体，对应卵脏。

③保护器官：头胸腔四脏，颅腔把脑脏严密的保护起来，胸腔把胸腺、心脏、肺脏三个子脏保护起来；腹腔四脏，肝脏在肋骨下面，肾脏贴附于腹腔后壁，卵巢则用盆腔保护起来；另外骨骼发出的气形成带脉，围绕腹腔一周起到保护腹腔的作用。

④形成运动系统骨干：由上肢区、下肢区、脊柱区构成人体运动系统的主体，上肢区和下肢区具有非常大的活动度，是完成人体运动功能的主要部分，脊柱区也有一定的活动度，是人体运动的支点区域。运动功能是人体进行信息交流、移动、获得饮食、躲避各种危害等的基础。

⑤贮存功能：骨骼贮存人体干细胞，帮助人体各个器官完成生长发育；贮存大量的钙为心脏跳动提供源动力；帮助肺脏完成气体运输等多项功能。

3. 窍：囟门、喉、直肠。

（1）先天窍：囟门，位于头顶，是胎儿时期感知外界信息的通道。

（2）清窍：喉，位于颈部，上端连接咽，下端连接气管，具有传输气体、发音的功能，是人体对外释放信息的主要器官。

（3）浊窍：直肠（包括肛门），具有排泄粪便的功能。

4. 系：神经。以脊髓为核心，由脊髓、脑神经、脊神经等形成的神经传导器官，上端与脑脏相连，下部深入各个组织器官内部。

（1）脊髓在脊椎骨的椎管内向下延伸至腰椎形成系的主干部分，分支形成神经网络遍布全身。

（2）脑神经共有12对，直接与脑脏连接，主要支配头面部器官的感觉和运动。是调节八窍器官功能以及情志表达的主要神经，人能看到周围事物，听见声音，闻出香味，尝出滋味，以及有喜怒哀乐等表情，都依靠这12对脑神经的功能。

（3）脊神经共有31对，其中包括颈神经8对，胸神经12对，腰神经5对，骶神经5对，尾神经1对。脊神经由脊髓发出，主要支配身体和四肢的感觉、运动和反射。

（4）植物神经：通过脑神经和脊神经发出，对人体脏腑窍系各个器官功能进行调节，分为交感神经和副交感神经。交感神经：由脊髓发出的神经纤维在背部脊柱两侧形成大量交感神经节，再由此发出纤维分布到内脏、心血管和腺体等器官。副交感神经：分为脑部和骶部。脑部的中枢位于脑干内，总称为副交感核，发出纤维走行在第3、7、9、10对脑神经内；骶部的中枢，位于骶椎2~4节段灰质内的骶中间外侧核发出节前纤维至脏器附近的器官旁节和脏器壁内的器官内节，组成盆神经，支配降结肠以下的消化管、盆腔脏器及外生殖器。

两种神经功能正好相反，交感神经兴奋时，腹腔内脏及末梢血管收缩，心跳加快加强，支气管平滑肌扩张，胃肠运动和胃分泌受到抑制，新陈代谢亢进，瞳孔散大等。副交感神经兴奋时，心跳减慢减弱，支气管平滑肌收缩，胃肠运动加强促进消化液的分泌，瞳孔缩小等。当人体出现阴虚体质时候表现出交感神经兴奋，出现阳虚体质时候表现出副交感神经兴奋，两类神经的活动体现了脑系统内部的阴阳平衡，是脑系统对人体进行调节的两个方面。

交感神经参与基础系统和功能系统的调节，副交感神经只参与基础系统的调节，所以交感神经的活动比较广泛，副交感神经的活动比较局限。当机体处于平静状态时，副交感神经的兴奋占优势，有利于营养物质的消化吸收和能量的补充，有利于细胞的新城代谢，是八脏系统满足细胞需要实现自我修复功能的体现。当剧烈运动或处于不良环境时，交感神经的活动加强，调动机体许多器官的潜力提高适应能力来应付环境的急剧变化，维持内环境的相对稳定，表现出满足功能系统适应社会环境的需要，是协调基础系统和功能系统的重要神经。

5. 骨髓：是脑系统特殊的器官，位于骨髓腔内，主要分成红骨髓和黄骨髓两部分，红骨髓属于脑系统，黄骨髓属于胎系统，红骨髓内含有大量干细胞，干细胞能够合成人体各种细胞，具有维持人体各个器官年轻态的重要使命，尤其是造血功能更是红骨髓的重要功能。黄骨髓则含有大量脂肪细胞。人出生时，红骨髓充满全身骨髓腔，随着年龄增大，脂肪细胞增多，相当部分红骨髓被黄骨髓取代，最后几乎只有扁平骨骨髓腔中有红骨髓。此种变化可能是由于成人不需全部骨髓腔造血，部分骨髓腔造血已足够补充所需血细胞。成人的红骨髓主要分布在扁骨，不规则骨及长骨骨骺端的骨松质中，具有活跃的造血功能。当机体严重缺血时，部分黄骨髓可被红骨髓替代，骨髓的造血能力显著提高。红骨髓和黄骨髓共同居住在骨髓腔内，并维持二者之间动态平衡，是脑胎两个系统天地交感的具体体现，所以可以认为骨髓是脑和胎两个系统的共同器官。

（二）组织：基本组织和八体组织两部分。

1. 基本组织：构成脑脏、神经、骨骼、喉的基本组织，通过器官表达出这些组织的功能。

2. 八体组织：干细胞，主要存在于骨髓腔内的红骨髓中，是人体特殊的组织，干细胞可以分化成人体各种细胞，尤其合成红细胞、白细胞、血小板是脑系统极其重要的生理功能。

（三）津液：脑脊液和脂。

1. 内液：脑脊液，由脑室中的脉络丛产生的体液称为脑脊液。

2. 外液：脂，在皮肤表面最外层形成皮脂膜，具有保护皮肤的作用。过多的脂肪不能排泄到体外就会堆积在脂肪组织（胎系统的体）内，就好比天上的灰尘降落到地面一样，是人体净化环境的一种方法。

（四）循环：脑脊液循环和经络循环两部分。

1. 脑脊液循环：是脑系统体液循环。

（1）循环物质：脑脊液。是一种无色透明的液体，充满脑室和蛛网膜下隙，成人约 100~140ml。

（2）生成：脑脊液产生于侧脑室脉络丛。

（3）循环路线：左、右侧脑室脉络丛产生的脑脊液经室间孔流入第三脑室，与第三脑室脉络丛产生的脑脊液一起经中脑水管流入第四脑室，再与第四脑室脉络丛产生的脑脊液会合一起经第四脑室的正中孔、外侧孔流入蛛网膜下腔，经过蛛网膜颗粒将脑脊液回渗到上矢状窦，经过窦汇、左右横窦、左右乙状窦回流到静脉。

（4）循环功能：具有保护脑脏和脊髓免受外界振荡损伤；调节颅内压；参与脑和脊髓的代谢；维持正常 pH 值的功能。

2. 经络循环：包括督脉、阴跷脉、阳跷脉、阳维脉、带脉五条经络。

（1）督脉：

①循行部位：起于小腹内胞宫，下出会阴部，向后至尾骶部的长强穴，沿脊柱内侧上行，经项后部至风府穴，进入脑脏，体表部分沿头部正中线上行至巅顶（百会穴），经前额下行鼻柱至鼻尖的素髎穴，过人中，至上齿正中的龈交穴。总计 28 穴。

分支一：从脊柱里面分出（命门穴），入肾脏。（中医认为肾主骨、生髓、通脑的原因之一。）

分支二：从小腹内部直上，贯脐（神阙穴）中央（体现了脑系统与胎系统之间的关系），上行入心脏到咽喉部，走面部，行至下颌，环绕口唇，再向上分开至两眼下部中央。

②联络器官：脑脏、卵脏、胞宫、骨骼、肾脏、心脏、咽、喉、口腔、鼻、目。

③联系经络：手阳明大肠经、手少阳三焦经、手太阳小肠经、足阳明胃经、足少阳胆经、足太阳小肠经、足厥阴肝经、任脉、冲脉、带脉。

④生理功能：中医认为督脉是连接脑脏、卵脏和胞宫的经络。六条阳经都与督脉交会于大椎穴，有调节阳经气血的作用，总督一身阳经，故称为阳脉之海。主生殖机能，特别是男性生殖机能。督脉与任脉具有平衡人体经络气血的作用。这种表述对中医专业人士是很正常和容易理解的，但是中医要发展，更具体的与现代医学对接，所以本书从现代医学角度对经络进行新的解读（后面各个系统的经络生理功能都采用新的解读方法）。

督脉是脑脏和卵脏共有的经络，体现了脑脏和卵脏在人体的主宰地位，主要作用是调节脑脏和卵脏的生理功能，调节全身阳经气血。

督脉具有调节脑脏、卵脏、胞宫、骨骼、肾脏、心脏、咽、喉、口腔、鼻、目代谢，调节手阳明大肠经、手少阳三焦经、手太阳小肠经、足阳明胃经、足少阳胆经、足太阳膀胱经、足厥阴肝经、任脉、冲脉、带脉气血的功能。

（2）阴跷脉：

①循行部位：起于足跟内侧（照海穴），循内踝上行，经大腿内侧入前阴部，沿躯干腹侧上行，至胸部入于缺盆，上行于喉结旁（人迎穴之前），到达鼻旁，与足太阳膀胱经、阳跷脉会合于睛明穴，入脑。左右共6穴。

②联络器官：脑脏、喉、鼻、目。

③联系经络：足少阴肾经、足太阳膀胱经、阳跷脉、带脉。

④生理功能：主要作用是调节脑脏代谢，具有调节脑脏、喉、鼻、目功能，调节足少阴肾经、足太阳膀胱经、阳跷脉、带脉气血。另外，司下肢运动。

（3）阳跷脉：

①循行部位：阳跷脉起于足跟外侧（申脉穴），循外踝上行，沿髀胁上肩，沿颈部外侧上面颊，与足太阳膀胱经、阴跷脉会于睛明穴，入脑。余脉上发髻，下耳后，入风池，左右24穴。

②联络器官：脑脏、目。

③联系经络：足太阳膀胱经、手太阳小肠经、足少阳胆经、阴跷脉、带脉。

④生理功能：主要作用是调节脑脏代谢，具有调节脑脏、目代谢，调节足太阳膀胱经、手太阳小肠经、足少阳胆经、阴跷脉、带脉气血的功能。另外有司下肢运动功能。

（4）阳维脉：

①循行部位：起于足跟外侧（金门穴），向上经过外踝，沿足少阳胆经上行到髋关节部，经胁肋后侧，从腋后上肩，经颈部，耳后，至前额，然后分布于头侧部及项后，与督脉会合（风府穴），入脑。左右32穴。

②联络器官：脑脏、耳。

③联系经络：足太阳膀胱经、足少阳胆经、督脉、带脉。

④生理功能：主要作用是调节脑髓代谢，具有调节脑脏、耳代谢，调节足太阳膀胱经、足少阳胆经、督脉、带脉气血的功能。

⑤阳维脉与阴维脉：传统中医认为阴维脉与阳维脉是一对维系阴阳的经络，八脏

理论建立以后需要对此重新解读，使其更具有科学意义。阴维脉属于胸系统，天干为乙，为阴；阳维脉属于脑系统，天干为庚，为阳；天干乙与庚阴阳对应、化合，所以古人认为阴维脉与阳维脉是对应关系完全符合科学道理，体现脑系统与胸系统的特殊关系。阴维脉与阳维脉结合一方面增强对脑脏的调节作用，另一方面也增强了人体免疫功能。

（5）带脉：

①循行部位：带脉起于季肋部（章门穴），斜向下行，绕行腹部一周。左右6穴。

②联络器官：骨骼。

③联系经络：任脉、督脉、冲脉、阴跷脉、阳跷脉、阴维脉、阳维脉、足太阴胰腺经、足厥阴肝经、足少阴肾经、足阳明大肠经、足少阳胆经、足太阳膀胱经。

④生理功能：主要作用是调节骨骼代谢，具有协助骨骼约束腹腔的作用。调节任脉、督脉、冲脉、阴跷脉、阳跷脉、阴维脉、阳维脉、足太阴胰腺经、足厥阴肝经、足少阴肾经、足阳明大肠经、足少阳胆经、足太阳膀胱经气血的功能。带脉经过小腹，小腹是生殖器官的府第，对胎系统有调理作用。

（五）精微物质：神经递质、下丘脑调节肽、抗利尿激素等。

1. 神经递质：是传递神经信息的物质。如：多巴胺、乙酰胆碱、去甲肾上腺素、五羟色胺、一氧化氮等。

2. 下丘脑调节肽：调节脑垂体对垂体激素的分泌。如：促甲状腺激素释放素具有促进脑垂体分泌促甲状腺激素的作用。

3. 抗利尿激素：又叫血管加压素，具有调节肾脏水盐代谢的功能。

三、系统空间结构

脑系统的组织器官分布有三种结构形式。

1. 脏系结构：脑脏、神经组成器官群，脑脏是核心器官，神经负责神经信息传导，相互协作完成对生理功能支配。走路、微笑、吃饭这些功能都司空见惯，都是神经支配下完成的。其中交感神经和副交感神经是神经调节的重要神经。

2. 骨骼器官群：具有支撑人体，完成运动，保护内脏等功能。骨骼作为人体支撑保护器官形成了庞大的骨骼结构，而分布也是很有特色的，总体表现出人体三个体腔的出现，对应乾卦三个阳爻，体现了脑系统阳刚之气决定人体外部形态结构。颅腔在人体最上方阳气最盛，所以颅腔几乎是全封闭状态，胸腔在颅腔之下腹腔之上，是阴阳相交的位置，所以有肋骨形成骨肉相间的半封闭状态，腹腔为阴则腹部没有骨骼，完全由柔软的肉构成，但是骨骼之气形成带脉围腹腔绕行一周，起到约束腹腔的作用。这种结构体现了骨骼结构的规律性。

3. 窍与信息结构：向外界释放信息，核心器官是喉，由脑系统所主的窍来完成。喉、咽、舌、口腔、鼻向外界释放信息，耳、目、鼻、口腔、舌、乳腺感知信息。

四、系统功能

统帅八脏系统，主行为，主窍，司神经调节，八神为道，情志为忍，行为为言。

1. 统帅八脏系统：脑系统是人体阳性功能的代表，通过神经调节实现对人体八脏系统的调控，为乾，为父，处于支配地位，胎、肝、胸、心、肾、胰、肺七个系统都受到脑系统的调控。

2. 主行为：行为学与医学从不同角度研究人类现象，也承认人的行为受大脑支配，却无法与医学进行紧密衔接，也就无法用医学原理解释各种行为。生物学家发现脑系统将外界信息通过反射（条件反射和非条件反射）转化为各种行为，参与社会活动，表明人的各种行为与脑系统的生理功能有直接关系。脑脏具有主导人体思维、支配人体生命活动的功能，人们可以通过对行为的研究窥探脑系统的功能。现代医学也注意到了生理、心理、社会之间的关系，并提出包含生理健康、心理健康、社会适应力三方面的健康观念，是对传统西医健康理念的修正，有着恢复医学本来目的的意味，但是西医缺乏理论上的支撑。中医在这方面做的很好，把自然、社会、人看成一个整体，进而把人类的行为纳入医学范畴，但是中医理论是建立在沙滩上的大厦，缺乏可靠的基础，很多论断不能很好的得到运用；八脏理论的建立解决了中西医学的困难，使人类行为顺利的纳入医学体系之内。行为属于人体功能系统，受脑系统直接调控，是人体的高级系统，后天的主宰。

3. 主窍：脑系统负责人体信息的收集和发布，与八窍器官共同构成人体信息系统。

4. 司神经调节：脑系统通过交感神经和副交感神经完成对人体各个器官生理功能的调节。脑系统与胎系统共同完成对人体器官功能的调节，参与生长、免疫、环境、物质、能量等每一个功能的调节。

5. 神：道，就是自然规律。体现在归和变两个方面。

（1）归：信息汇聚的场所。脑脏内部含有大量神经细胞，可以贮存大量信息，为人类分析事件提供资料。

（2）变：改变，顺应趋势改变自己，遵循自然规律。脑系统将人体感知的声、光、热等信息转变成神经信号传输到脑脏，将脑系统发出的神经信号转换成声音、行动等具体信号释放出去，完成人与人、人与自然的交流，这种转换就是变。

6. 情志：忍，脑系统具有控制情志变化的能力，通过对不良信息的容纳，获得更多信息，更能全面的反映出事件的全貌，做出更有力的决策。

7. 行为：言，通过语言向外界释放信息。

五、系统关系

1. 脑系统与胸、心、肺三个系统的关系：脑系统为君父，胸、心、肺为女，所以脑系统有约束三个器官的功能，现代医学发现脑脏有呼吸中枢和心跳中枢对呼吸和心跳进行调控，却没有免疫中枢调控免疫功能。胸系统为长女有代母司职的功能，所以胸与脑两个系统化合，人体的体基、神经传导、免疫力等都是脑系统和胸系统密切合作的成果。

2. 脑、胎、胸三个系统形成人体神经—内分泌—免疫调节网络，是人体最重要最复杂的调解网络，具有维持人体阴阳平衡、调解免疫、促进健康的重要作用。

3. 脑系统与肺系统五行通气：脑系统与肺系统五行属金，脑系统为阳，肺系统为阴，脑系统的呼吸中枢调节肺脏呼吸功能，肺系统的皮肤藏有大量的神经末梢用来感知温度、压力等外界信息，肺脏吸入体内的氧气主要为脑脏所利用，是一种互帮互助的关系。

4. 脑系统生肾系统：下丘脑分泌的抗利尿激素具有协助肾脏对水液进行调节的作用。

5. 脑系统克肝系统：脑系统记忆信息的功能决定生长发育过程中对环境的适应性。

6. 脑系统克（合）胸系统：记忆功能（属于脑脏）对免疫细胞识别细菌病毒具有非常重要的作用；神经胶质细胞包绕在神经纤维外面就好比电线外面的电线皮一样，保护神经免受损伤，大大加快神经传导速度，骨骼与三焦形成体基，体基是人体的基础；窍与体基形成人体外部形态等。

第四章　胎系统

胎系统先天阶段由胎盘和脐带完成孕育胎儿的目的，出生以后分成生殖和内分泌两部分，生殖完成人类延续后代的使命，内分泌完成人体生理功能的调节。所以分成先天胎系统和后天胎系统两部分。

第一节　先天胎系统

胎盘系统是人体最早形成和发挥作用的系统，包括胎盘和脐带两个器官，并且连成一个整体。在胚胎着床的时候正式形成胎盘系统，一端连接胎儿，一端与母体的子宫相连接，是胎儿从母体汲取营养代谢垃圾的唯一途径。现代医学研究发现胎儿有自己独立的内分泌系统，就是胎系统。胎盘几乎能够分泌我们身体所有激素，负责胎儿体液调节。胎系统在脑系统没有形成以前就对人体发挥作用，而且在整个胎儿时期人体的神经调节也没有发育完全，胎系统仍然是胚胎发育的主要调控力量。出生以后胎盘系统完成自己的使命与人体脱离，脑系统才成为人体的主宰。胎盘系统是人体先天的主宰。

一、位置功能

胎盘位于母体子宫内，胎儿外面的保护、营养、调节、代谢器官。主要作用是母体与胎儿间进行物质交换、分泌激素调节胎儿内分泌，是胚胎与母体组织结合的器官，由羊膜、叶状绒毛膜和底蜕膜构成。胎盘又叫胞衣、衣胞、紫河车、胎衣、胎膜。胎盘系统具有如下特点：

1. 胎盘中有子体与母体各自独立的两个循环。绒毛可视作半透膜，全部绒毛与母体血液接触的面积达 7～14 平方米；当母血在绒毛间隙以及子血在绒毛内流动的同时，即能进行物质交换。一般认为，氧、二氧化碳和许多小分子依靠扩散与渗透；大分子如蛋白质、抗体、激素等则依靠主动运输和吞饮转运。一些更大的分子（如 Rh 阳性抗原等）一般不能转运；但在缺氧、创伤、特殊分娩的情况下，也可能发生窜流而混杂。

2. 正常妊娠期间母血与子血分井，互不干扰，同时又进行选择性的物质交换。这一现象称为胎盘屏障。屏障的组成包括绒毛芯微血管的内皮细胞、基膜、结缔组织及上皮基膜和绒毛上皮，就血窦绒毛型胎盘而言都属于子体组织。其他类型胎盘则包括母体组织，如子宫内膜上皮、基膜、结缔组织和内皮等。

3. 胎盘还有贮藏功能。如人在妊娠初期，胎盘生长很快。大量的营养物质（蛋白质、糖原、钙、铁等）贮存于胎盘细胞内，以供胎儿生长需要，这也是坤卦特性（受纳）。胎盘不仅能贮备营养，而且有调节作用，发育后期，胎儿肝脏逐渐生长发育完备，胎盘的代谢调节功能才逐渐减退以至消失。胎盘还能改造及合成一些物质，行使消化道、肺、肾、肝和内分泌腺的多种功能，而且能调节这些功能来保护胎儿和母体，使妊娠顺利进行。

4. 胎盘几乎可以分泌人体所有激素。能分泌许多类似垂体和卵巢产生的激素以保证妊娠，另外还发现能分泌下丘脑的促激素。怀孕 3 月的妇女因病而施行卵巢或垂体切除术后，由于胎盘的存在，妊娠仍可以继续进行。妊娠早期的胎盘分泌人绒毛膜促性腺激素，甚至着床前胚泡的滋养层就分泌这种激素，它的性质和促黄体生成激素相似，有维持卵巢黄体继续发育，促使黄体分泌雌激素和孕激素的作用。胎盘组织还能分泌人胎盘促乳素，促进胎盘和胎儿生长及母体乳腺的生长与发育。妊娠末期胎盘分泌松弛素，松弛素溶解胶原纤维及软化韧带，有利于分娩。胎盘分泌的人绒毛膜促性腺激素，人胎盘促乳素，孕酮以及胎儿肝合成的甲胎蛋白等都有抑制母体免疫反应的作用，使胎儿在子宫内正常发育，不致引起异物反应而遭排斥。

二、三个阶段

胎盘是人体胚胎阶段集营养代谢、能量代谢、功能调节和胎儿保护于一身的综合性器官。在人体生命过程中经过了形成期、倚赖期、舍弃期三个阶段。

1. 形成期：胎盘的形成起于囊胚期，这期间动物极细胞发育成细胞团，将来形成新的生命；植物极细胞将来形成胎盘系统为新生命体提供营养，原肠作用开始以后植物极细胞与子宫发生作用正式形成胎盘。

2. 倚赖期：胎盘形成以后进一步发育成复杂的分泌体系，几乎能够分泌人体需要的所有激素，是胎儿调节系统的主要力量，也是胎儿新陈代谢的唯一通道，没有胎盘系统就没有胎儿的生存空间。

3. 舍弃期：胎盘分泌催产素促进胎儿娩出。出生以后胎盘完成自己的使命，与胎儿分离，人体从此发育成独立的个体。

三、胎系统的演变

出生以后胎盘和脐带脱离人体，其功能由生殖和内分泌两个部分完成，这种转换过程不是在出生时候突发奇想产生的，而是在生命形成过程中就对生殖内分泌系统进行了非常好的安排，生殖以孕育生命为主，内分泌腺以调节人体平衡为主，两者之间相互协调相互作用，共同完成孕育生命和对生理功能的调节。

四、乾坤二卦与脑胎两个系统的对应关系（见图6-3）：

人体胚胎早期的囊胚期出现阴阳分离现象，按照外为阳内为阴的原理，人体外胚层细胞为阳形成脑系统，内胚层细胞为阴形成胎盘，外胚层向内折转发育形成颅腔、胸腔、腹腔三个体腔，对应乾卦三个阳爻；颅腔有脑垂体和松果体，胸腔的颈部有甲状腺和甲状旁腺，腹腔有卵巢（睾丸）和肾上腺，三个体腔每个都有一对内分泌腺体，对应坤卦三个阴爻的六条短线，是人体与八卦对应的真实体现。乾卦脑脏和坤卦内分泌

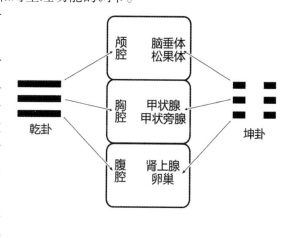

图6-3　人体乾坤图

腺发育完成以后，人体的天地定位也就完成了，胎盘完成历史使命，婴儿诞生，胎盘脱落。

胎系统是生殖内分泌的原始系统，在人体八脏系统中属于坤位。出生以后先天胎系统脱离人体，生殖和内分泌承担胎系统的功能，由于卵脏具有滋养胎系统的功能，并且具有孕育胎儿的重大使命，也具有重要的内分泌调节功能，所以卵脏是卵巢（睾丸）内分泌系统的核心器官，卵脏所在的位置也是坤卦的位置，对应坤卦。

第二节　后天胎系统

后天胎系统是以卵巢（睾丸）、内分泌腺为核心的生殖内分泌系统，负责繁衍后代、调节内分泌的功能。胎系统与脑系统是人体两个最重要的系统。

一、系统定位

八卦定位坤卦，居于后天坎位，五行属土，天干为己，颜色为黄色，五味为咸，天体为月亮。

1. 八卦：坤卦，坤为地，有育化万物的功能，人体卵巢（睾丸）贮藏先天精气，繁衍后代，分泌激素滋养身体各个器官，这些功能为坤卦特性。卵巢（睾丸）八脏排序为八，与坤卦先天之数相同，所以胎系统八卦定位为坤卦。卵脏居于后天坎位与肾

脏通气，中医没有发现卵脏，所以中医治疗妇科以及内分泌疾病以调理肾脏为主。现代医学发现原始卵脏与肾脏在同一个位置，肾脏也能分泌雌激素，拥有强大的内分泌功能，这都是卵脏与肾脏通气的体现。

2. 五行：五行为土，土爱稼穑，万物由土而生，胎系统是孕育生命的系统，所以胎系统五行为土。

3. 天干：土受阴气为己，有孕育万物之能，人体胎系统有孕育生命的功能，所以胎系统天干为己。

4. 颜色：黄色，土之色。

5. 五味：咸，是矿物质的味道，具有调节肾脏代谢水液的功能。

6. 天体：月亮。月亮变化会影响胎系统功能，现代科学发现女性内分泌周期变化与月亮平均自转周期一致。

表 6 - 6　胎系统表

性别	脏	腑	先天窍	清窍	浊窍	系	体	精微物质	内八液	外八液	八脏循环	经络循环
女	卵巢内分泌腺	子宫	脐带	乳腺	阴道	输卵管	脂肪	雌激素等	羊水	乳汁	羊水循环	督脉冲脉任脉
男	睾丸内分泌腺	附睾精囊前列球腺	脐带	乳腺	尿道	输精管	脂肪	雄激素等	羊水	乳汁（有名无实）	羊水循环	督脉冲脉任脉

二、系统构成

系统由器官、组织、津液、循环、精微物质五部分构成（见表 6 - 6）。核心器官是卵脏。

（一）器官：包括脏、腑、窍、系四类器官。

1. 脏：卵脏器官群，包括卵巢（睾丸）、脑垂体、松果体、甲状腺、甲状旁腺、肾上腺。胎盘在人体胎儿阶段发挥作用，卵巢在女性体内发挥作用，睾丸在男性体内发挥作用，脑垂体等内分泌器官在人体内分泌调解中发挥作用。八卦定位坤卦，五行属土，天干为己，八音为喻（yù）。

（1）位置与功能

①卵巢（睾丸）：是男女生殖器官，产生精子和卵子，卵巢还具有协助子宫和胎盘孕育后代的功能。传统中医讲肾藏先天精气，实质是卵巢和睾丸藏先天精气。先天精气来源于父母，就是父母将遗传信息传递给子女。父母的先天精气又来源于父母，如此无限追溯上去就是祖先的祖先的先天精气，祖先精气一代一代传下来就是遗传信息的传递，那种认为中医不懂遗传的观点是错误的。现代遗传学研究的很深入，只有精子和卵子才能把父母的信息传给子女，是父母的精气。

1）卵巢：是女性胎系统的脏。位于女性躯干最下方骨盆腔内贴近骨盆位置，左右各一个，是女性生殖内分泌的核心器官，具有生成卵子分泌雌激素和孕激素的功能，为人体最下方的八脏器官。

2）睾丸：是男性胎系统的脏。位于男性躯干下方的阴囊内，是男性生殖内分泌的核心器官，具有生成精子分泌雄性激素的功能。

②脑垂体：位于丘脑下部，为一卵圆形小体。是身体内最复杂的内分泌腺体，是内分泌的核心器官。通过下丘脑—脑垂体—靶器官完成人体内分泌调节的，下丘脑是将脑髓的神经信号转化成内分泌信号的器官，脑垂体是人体内分泌的核心器官，靶器官执行人体内分泌调节。

③松果体：松果体是人体生物钟，对器官的生物节律有着重要的调节作用，脑垂体就是按照生物钟的规律进行内分泌调节。

④甲状腺：甲状腺位于颈部两侧，分泌甲状腺素调节人体生长速度。人体通过下丘脑—垂体—甲状腺轴调节甲状腺功能。

⑤甲状旁腺：位于甲状腺侧叶的后面，有时藏于甲状腺实质内。分泌甲状旁腺素，与甲状腺 C 细胞分泌的降钙素协同作用，具有调节血钙的作用。

⑥肾上腺：腹腔肾脏的上方，共同为肾筋膜和脂肪组织所包裹，所以称为肾上腺。肾上腺通过分泌肾上腺素实现对人体水盐代谢的调节。人体通过下丘脑—垂体—肾上腺轴调节肾上腺功能。

（2）八音：喻，具有改善卵巢功能的作用。

2. 腑：胞宫器官群，包括女性子宫，男性的附睾、精囊腺、前列腺、尿道球腺。八卦定位艮卦，五行属性土，天干为戊。

（1）子宫：是女性胎系统的腑。

①位置：位于骨盆腔中央，在膀胱、小肠与直肠之间。

②功能：是孕育胎儿的器官，协助卵巢完成繁衍后代的任务，产生月经。

（2）附睾、精囊腺、前列腺、尿道球腺：是男性胎系统的腑，具有维护精子健康的作用。

①附睾：位于阴囊内，一端连接睾丸，一端连接输精管。睾丸将产生的未成熟的精子送到附睾内继续发育直至成熟，附睾具有贮藏精子的作用。

②精囊腺：扁椭圆形囊状器官，位于膀胱底之后，输精管壶腹的外侧，其排泄管与输精管末端合成射精管。

③前列腺：呈栗子形，位于膀胱底和尿生殖膈之间，内部有尿道穿过。分泌前列腺液。作用是可以中和射精后精子遇到的酸性液体，从而保证精子的活动和受精能力。前列腺液约占精浆的20%。前列腺还可以分泌前列腺素，具有运送精子、卵子和影响子宫运动等功能。

④尿道球腺：是埋藏在尿生殖膈内，豌豆形，开口于尿道海绵体部的起始部。分泌蛋清样碱性液体，排入尿道球部，参与精液组成。

3. 窍：脐带、乳腺、阴道、尿道是胎系统的窍。

（1）先天窍：脐带，胎儿时期人体重要器官，位于人体腹腔中央，一端连接人体，一端连接胎盘，具有为胎儿运输营养物质、氧气、代谢垃圾的作用。人出生以后与脐带脱离，在腹部中央形成瘢痕组织叫肚脐，中医称为神阙穴，是人体第一大穴位。

（2）清窍：乳腺，位于胸部，左右各一个，与两个卵巢对应，具有为婴儿提供乳汁的功能。

（3）女性浊窍：阴道，位于子宫正下方，一端与外界相通一端连接子宫，是男女完成生殖功能的场所，也是婴儿出生的通道。

（4）男性浊窍：尿道，位于人体躯干下方，体外部分是男性的外生殖器（又称阴茎、阳具），男性睾丸系统和肾系统共同拥有的部分，前列腺和尿道球腺与之相通。具有完成生殖功能和排尿的重要作用。

4. 系：胎管。女性为输卵管，男性为输精管。

（1）输卵管：介于卵巢和子宫之间，具有俘获卵子并输送到子宫的功能，卵子与精子受精的位置在输卵管壶腹部。

（2）输精管：一端连接附睾，一端连接前列腺，中间与精囊腺相通。包括输精管和射精管两部分，精囊腺开口于输精管，并形成射精管，是输送精子的通道。

（二）组织：分为基本组织和八体组织两种。

1. 基本组织：构成卵巢、睾丸、脑垂体、松果体、甲状腺、甲状旁腺、肾上腺、子宫、附睾、精囊腺、前列腺、尿道球腺、乳腺、阴道、尿道、输卵管、输精管各个器官的核心组织。其功能的发挥体现在这些器官上。

2. 八体组织：脂肪组织是胎系统的八体组织。具有保护器官、提供能量、分泌等多种功能。

（三）津液：

1. 内液：羊水，是胎儿时期的内液，也是胎儿的生存环境。具有保护胎儿和母体的任务。

2. 外液：乳汁，是女性特有的外液，是婴儿食物，全部被婴儿吸收。

3. 浊窍液：是维持健康生殖功能分泌的体液。

（1）阴液：是女性外液，具有滋润阴道，使两窍能顺利完成交感。同时具有代谢垃圾、保护阴道的作用。

（2）精液：是男性外液。精子与尿道球腺、精囊腺、前列腺分泌物混合以后成为精液，成分非常复杂，具有营养、保护精子的作用。

（四）循环：羊水循环，经络循环。

1. 羊水循环：

（1）循环物质：羊水，是人体先天之液。

（2）羊水生成：一方面由母体血液通过胎盘透析作用产生，另一方面胎儿的代谢物也是羊水的来源，怀孕早期羊水来源于母体，母体血清的透析物质经胎膜进入羊膜腔，随着胎儿血液循环的建立羊水也能来自胎儿血浆，当孕龄增加时羊水量也增加，怀孕4个月起胎儿尿液也混入羊水中，呼吸道分泌物也能进入羊水。

（3）循环途径：胎儿代谢物排泄到羊水以后，通过胎儿的吞咽作用进入肠道，吸收进入血液，然后通过脐带和胎盘进入母体静脉，再通过血液循环进入肾系统排出体外。

（4）生理功能：

①保护胎儿：胎儿在羊水中自由活动，防止胎体畸形及胎肢粘连，保持羊膜腔内温度恒定，避免胎儿受压等。

②保护母体：减少胎动所致的不适感，破膜后羊水冲洗阴道减少感染等功能。

2. 经络循环：包括督脉、冲脉、任脉三条经络。

（1）督脉：同脑系统。

（2）冲脉：

①循行部位：起于卵脏（女性卵巢、男性睾丸），经过胞宫（女性子宫、男子附睾），下出会阴，从气街穴起，沿腹腔前壁，挟脐上行，散布于胸中，再向上行经咽喉，环绕口唇，与督脉相接（龈交穴）。左右分行至目框下。共14穴。

分支一：从胞宫分出，沿腹腔后壁，上行于脊柱内，与脊髓联络。

分支二：下出会阴，分别沿股内侧下行至腘窝，沿胫骨内缘下行至足底。又有分支从内踝分出，向前斜行足背，到足大趾。

②联络器官：卵脏、胞宫、骨骼、肝脏、肾脏、乳腺、咽、喉、口腔、鼻。

③联系经络：任脉、督脉、带脉、足太阴胰腺经、足厥阴肝经、足少阴肾经。

④生理功能：主要功能是调节卵脏代谢。具有调节卵脏、胞宫、骨骼、肝脏、肾脏、乳腺、咽、喉、口腔、鼻代谢，调节任脉、督脉、带脉、足太阴胰腺经、足厥阴肝经、足少阴肾经气血的功能。胎系统调控腑，腑是人体气血化生之源，卵脏是胎系统的核心器官，所以冲脉具有调节六个子系统十二正经气血的功能，中医认为冲脉是十二经脉之海非常正确。

（3）任脉：中医认为任脉起于胞宫，沿腹侧正中线上行，经过胸部、颈部，止于承浆穴。气功家在运小周天时候则正好相反，从承浆穴下行到会阴穴。究竟哪种正确呢？《素问·上古天真论》云："女子二七而天癸至，任脉通，太冲脉盛，月事以时下，故有子"。这里有一个疑问，任脉在哪里通哪里不通呢？如果任脉起于子宫，不通时候，任脉之气积聚于子宫和卵巢内不得宣泄岂不是更盛。如果任脉起于口唇下（承浆穴）就好理解了，任脉之气从承浆穴下行，在鸠尾穴获得六腑之气，继续下行，经会阴穴到达子宫，继续前行到达卵巢，日积月累卵巢之气充盈，在14岁达到阈值，太冲脉盛，所以有月经，太冲脉之气上行到达乳腺，于是乳腺开始发育，继续上行到达面部，面部气血充盈，所以有女大十八变越变越好看的说法。本书认为任脉应该起于口唇的承浆穴。

①循行部位（有待商榷）：任脉起于下颌（承浆穴），沿颈部下行，经胸部中线到腹部中线，继续下行到会阴穴，入子宫。单24穴。

分支一：环绕口唇，交会于督脉之龈交穴，分成两支分别通过鼻翼两旁，上行至眼眶下。

分支二：从剑突（鸠尾穴）分出，分成两支入腹腔，联络腹腔脏腑器官。

②联络器官：胞宫、卵脏、肝脏、肾脏、胰腺、胃、胆囊、小肠、大肠、膀胱、咽、喉、口腔、鼻、目。

③联系经络：督脉、冲脉、带脉、足太阴胰腺经、足厥阴肝经、足少阴肾经、手太阴肺经、手厥阴胸腺经、手少阴心经。

④生理功能：主要功能是调节胞宫代谢，具有调节胞宫、卵脏、肝脏、肾脏、胰腺、胃、胆囊、小肠、大肠、膀胱、咽、喉、口腔、鼻、目代谢，调节督脉、冲脉、带脉、足太阴胰腺经、足厥阴肝经、足少阴肾经、手太阴肺经、手厥阴胸腺经、手少阴心经气血的功能。

足三阴经在小腹与任脉相交，于二阴经借足三阴经与任脉相通，因此任脉对阴经气血有调节作用，故有"总任诸阴"之说。具有调节月经，促进女子生殖功能，妊养胎儿的作用，有任主胞胎之说。

任脉与督脉形成周天循环，调节人体阴阳平衡。

（五）精微物质：由脑垂体、松果体、甲状腺、甲状旁腺、卵巢（睾丸）、肾上腺、前列腺等器官分泌的激素。

1. 垂体激素：促甲状腺激素、促肾上腺皮质激素、促性腺激素、生长素、生乳素、催产素、促黑激素等。

（1）促甲状腺激素：它促进甲状腺生长，促进甲状腺素合成和分泌。

（2）促肾上腺皮质激素：促进肾上腺皮质的生长，肾上腺皮质激素的合成及分泌。

（3）促性腺激素：促进性腺发育，促进性激素分泌。

（4）生长素：促进人体生长。

（5）生乳素：促进乳腺生长与发育，还能刺激卵巢黄体分泌孕酮，与妊娠有关。

（6）催产素：刺激子宫平滑肌强烈收缩，乳腺肌上皮细胞收缩引起乳汁的分泌。

（7）促黑激素：促进皮肤色素沉积。

2. 松果体素：松果体素控制胸系统、胎系统功能。两个系统在松果体素协调下，相互配合，彼此呼应，保持和平衡内分泌激素，协调人体各种器官的工作，抗紧张压迫，抗氧化，共同维持人体对内外环境的平衡稳定，延年益寿。

3. 甲状腺素：促进新陈代谢和发育，提高神经系统的兴奋性，引起呼吸，心律加快，产热增加。

4. 甲状旁腺素：调节钙代谢，维持血钙稳定。

5. 卵巢（睾丸）激素：促进性器官发育和性行为的进行。

6. 肾上腺素：使心脏收缩力增强，心脏、肝脏等器官血管扩张和皮肤、黏膜的血管收缩。

7. 前列腺素：前列腺素作用广泛，对生殖、消化、呼吸、心跳等功能都具有调节作用。

三、系统空间结构

1. 坤卦结构：卵巢（睾丸）、脑垂体、松果体、甲状腺、甲状旁腺、肾上腺。人体结构中有三个体腔，颅腔内有脑垂体、松果体；胸腔有甲状腺、甲状旁腺；腹腔有肾上腺、卵巢（睾丸）三对器官，而坤卦的结构是三对短线，这样三对器官对应三对短线，是坤卦在人体的具体体现。

2. 生殖结构：

（1）女性：卵巢—输卵管—子宫—阴道，形成生殖通道。

（2）男性：睾丸—附睾—输精管—精囊腺、前列腺和尿道球腺—尿道。形成排泄精子的通路。在这个路径中有附睾、精囊腺、前列腺、尿道球腺四个器官形成的男性胞宫器官群，其中附睾对应卵巢，精囊腺对应肾脏，前列腺对应胰腺，尿道球腺对应肝脏。

①附睾对应卵巢，有坤卦特性，所以是贮藏精子的器官，但是坤卦纯阴，所以附睾内的精子是没有活力的。附睾本身也依附在睾丸旁。

②精囊腺对应肾脏，有坎卦特性，所以精液大多数来自于精囊腺。

③前列腺对应胰脏，有艮卦特性，具有营养精子的功能，同时也有分泌前列腺素的功能，与胰腺具有内分泌和外分泌两种功能一致。前列腺也是调节排尿的器官，膀胱属水，前列腺属土，土有约束限制水液的功能。无论是精囊腺的水还是膀胱的水都受到前列腺的制约。

④尿道球腺对应肝脏，有震卦特性，是射精行为的先锋。

3. 乳腺：位于胸部，具有泌乳的功能。

4. 脂肪组织：主要分布在皮下和脏腑器官周围，具有贮藏和保护器官的功能。

四、系统功能

滋养八脏系统，主腑，司生殖，司内分泌调节，具有适应环境的能力，八神为藏，情志为欲，行为为静。

1. 滋养八脏系统：胎系统是人体阴性功能的代表，通过内分泌调节实现对八脏系统的滋养，为坤为母。脑与胎两个系统共同主导肝脏、胸腺、肾脏、心脏、胰腺和肺脏六脏系统。

2. 主腑：为人体八脏器官提供物质、能量、协助调节人体内环境等功能，在胎儿时期是通过胎盘实现的，出生以后则由八腑器官来完成。从八腑器官的位置也可以看出与胎盘的关系非常密切，八腑器官是以脐部为中心形成的，脐部是胎盘连接胎儿的通道，出生以后胎系统的营养供给功能交给八腑器官完成，所以胎系统主八腑器官。

3. 司生殖：生殖是胎系统繁衍后代的重要功能，胎系统形成人体男女差异，人类是有性繁殖大家庭的一员，有性繁殖是生物进化过程中的高级繁殖形式，优点是能产生新的变异，出现更能适应自然环境的新个体。

（1）女性胎系统与人体其他七脏系统形成女性。女性胎系统核心器官卵巢为阴中之阴，藏于腹腔最下方，身体结构与八卦原理完全一致，是自然界最完美的生物体。女性是所有灵长类生物中寿命最长的。

（2）男性胎系统与其他七脏系统形成男性。男性胎系统核心器官睾丸为阴中之阳，暴露于腹腔下方的阴囊内，出现上下都为阳的不和谐结构，所以男性寿命普遍低于女性。

4. 司内分泌调节：内分泌是胎系统维持人体生理平衡的重要功能，属于体液调节。调节人体自身稳定，以及应对心理和外界变化的作用。与脑系统共同完成人体的调节功能。

5. 适应性：在外界自然环境、社会环境发生变化时候人体会分泌激素应对变化。

6. 神：藏，物质贮藏功能。

7. 情志：欲，有获得的欲望。

8. 行为：静，安静。

五、系统关系

1. 胎系统与肝、肾、胰三个系统关系：胎系统为坤母，肝、肾、胰为子，胎系统赋予三个系统强大的分泌功能。肝系统为长男，有代父司职的功能，所以胎系统与肝系统化合完成细胞生长发育和内分泌调节；原始卵巢居于肾脏位置，随着胎儿发育逐渐下移到现在的位置，所以肾脏承袭胎系统调节激素的功能；胰脏与卵脏同为分泌器官，胰脏以外分泌为主，卵脏以内分泌为主。

2. 胎、脑、胸三个系统对内形成神经—内分泌—免疫网络实现对人体的调节，对外实现人体与外界进行物质信息交流。

3. 胎系统与胰系统五行通气：胰系统为阳土，胎系统为阴土，胰系统为人体提供营养物质，胎系统为胎儿提供营养物质，二者分工协作完成人体各个阶段的物质供给。

4. 胎系统合肝系统：肝脏具有灭活激素的功能，是内分泌调节过程中的重要器官，尤其在女性内分泌调解中有举足轻重的作用，所以中医有肝脏是女性的先天之本的说法；肝脏合成的营养素对卵巢合成卵子和孕育胎儿具有重要作用；八腑器官与八系器官化合体现两种器官结构的完美结合。

5. 胎系统生肺系统：体现在肾上腺素对肺脏功能的调节作用。

6. 胎系统生脑系统：卵巢通过分泌雌激素对脑髓产生影响。脑脏有大量的雌激素受体，说明雌激素对调节脑脏功能具有重要作用，而且随着年龄的增大，雌激素水平下降，记忆力也会下降，说明雌激素具有提高脑脏记忆力的功能。

7. 胎系统克心系统（壬水）：肾上腺分泌肾上腺素对心系统有显著调节作用。

8. 胎系统克肾系统：肾上腺素对肾脏水盐代谢有重要调节作用，甲状旁腺素、降钙素等可影响肾脏调节功能。

第五章　肝系统

一、系统定位

八卦定位震卦，居于后天艮位，五行属木，天干为甲，颜色为绿色，五味为酸、涩，天体为火星。

　　1. 八卦：震卦，震为雷，一阳生，有生长之象，肝脏合成人体生长所需各种营养，尤其合成核酸是合成人体细胞的前提，也是人类世代延续的物质基础，所以肝脏有生长之象。肝脏在八脏排序为四，与震卦先天之数相同，说明肝系统八卦定位为震卦。居于后天艮位与胰腺通气，肝脏分泌胆汁助消化，胃分泌胃酸、胃泌素能刺激胆汁分泌。

　　2. 五行：五行为木，木为生长之象，人体肝系统合成核酸是生长的基础，有生长之象，所以肝系统五行属木。

　　3. 天干：木受阳气为甲，生长之气愈加旺盛，肝脏系统有生长之象，所以肝系统天干为甲。

　　4. 颜色：绿色。震卦之色，生命力。

　　5. 五味：酸、涩，促进同化作用。

　　6. 天体：火星。火星变化会影响肝系统功能。

表 6-7　肝系统表

脏	腑	清窍	浊窍	系	体	精微物质	内八液	外八液	八脏循环	经络循环
肝脏	胆囊	目	尿道	胆管	结缔组织	核酸等	胆汁	泪	肝肠循环	肝经胆经

二、系统构成

　　系统由器官、组织、津液、循环、精微物质五部分构成（见表 6-7）。核心器官是肝脏。

　　（一）器官：包括脏、腑、窍、系四类器官。

　　1. 脏：肝脏，是肝系统的核心器官，八卦定位震卦，五行属木，天干为甲，八音为嘘（xu）。

　　（1）肝脏位置：肝脏位于腹腔右上部，为红棕色 V 字形器官，隐藏在右侧膈下和肋骨下面，大部分肝脏为肋弓所覆盖，仅在腹上区、右肋弓间露出并直接接触腹前壁，肝上面则与膈及腹前壁相接，肝下界与肝前缘起自肋弓最低点，沿右肋弓下缘左上行，至第 8、9 肋软骨结合处离开肋弓，斜向左上方，至前正中线，到左侧至肋弓与第 7、8 软骨之结合处。一般认为，成人肝上界位置正常的情况下，如在肋弓下触及肝脏，则多为病理性肝肿大。幼儿的肝下缘位置较低，露出到右肋下一般均属正常情况。肝的位置常随呼吸改变，通常平静呼吸时升降可达 2~3cm，站立及吸气时稍下降，仰卧和呼气时则稍升，医生在给患者肝脏触诊检查时，常要患者作呼吸配合就是这个道理。成人肝脏重量达到 1.5 公斤。

　　（2）主要功能：负责生长，为人体生长发育合成所需的营养物质。

　　①先天胎系统是为胎儿生长发育提供营养物质的器官，这些营养物质第一步就是通过脐带送入肝脏，然后才输送到身体各个部位，所以肝脏从胎盘获得具有生长发育潜能的物质就比其他器官多，而且出生以后脐带变成肝脏的副韧带连接在肝脏表面，

成为肝脏的保护组织，所以肝脏与生长发育关系最为密切。

②肝脏为生长发育提供营养物质。核酸是生命的最基本物质之一，是人体合成蛋白质的模板，在生长、遗传、变异等一系列重大生命现象中起决定性的作用。肝脏将小分子营养物质合成大分子核酸，使细胞生长发育能够进行。另外肝脏还能够合成蛋白质、脂肪、糖原等生长发育必需的营养物质。

③现代医学已经发现肝脏拥有强大的再生能力，在出生以前和大失血时候肝脏能够合成血细胞以满足血液循环的需要，当肝脏被切除 1/3 以后仍然能够很快再生，几年以后，肝脏大小甚至接近正常肝脏水平。这就是肝脏生长的特性。

④肝脏有合成尿素、解毒、调节内分泌等功能。

所有这些都说明肝脏具有生长发育的功能，也肯定了肝脏五行属木的论断。传统中医认为肾主生长发育是有误的，肾脏合成遗传物质的能力、合成蛋白质的能力都远远不如肝脏，更不具备强大的再生能力怎么可以能够负责生长发育呢？肾脏没有肝脏那样与胎系统的化合关系。不过肾脏与心脏合作为生长发育提供了良好的生存环境。

（3）八音：嘘，具有改善肝脏功能的作用。

2. 腑：胆囊，八卦定位巽卦，五行属木，天干为乙。

（1）位置：位于肝脏下方，紧贴肝脏，与胆管连接。

（2）功能：具有贮存胆汁，调节胆汁分泌的作用。

3. 窍：

（1）清窍：目，位于面部鼻上方，左右各一个，对应肝脏两个叶。是感觉光线识别物体的器官，人体每天根据光线变化形成昼夜节律，人体细胞的分裂增殖与昼夜节律关系密切，研究发现每天半夜二十三点到凌晨一点这是细胞生长、发育、代谢最旺盛的时候，也是深夜最黑暗的时候，人体生长发育与光线有关，所以肝脏开窍于目。

（2）浊窍：尿道，肝脏功能出现问题时候会通过尿液变化体现出来。

4. 系：胆管，胆管从肝脏出发联通胆囊和十二指肠，是胆汁的排泄通道。

（二）组织：分为基本组织和八体组织两部分。

1. 基本组织：构成肝脏、胆囊、目、胆管的核心组织，其功能的发挥体现在这些器官上。

2. 八体组织：结缔组织。分成筋腱和筋膜两种。

（1）筋腱：具有固定、链接、协助运动的作用。

（2）筋膜：覆盖在内脏器官和组织的表面，具有保护脏腑器官、传输营养等重要功能，筋膜内有原始干细胞存在，这些干细胞是维持人体器官年轻态的重要源泉。

（三）津液：

1. 内液：胆汁，具有代谢毒素，助消化的功能。

2. 外液：泪，具有保护眼睛的功能。

（四）循环：包括肝肠循环和经络循环两部分。

1. 肝肠循环：

（1）循环物质：胆汁。

（2）胆汁生成：由肝细胞生成。

（3）循环途径：肝脏分泌胆汁进入胆囊，胆囊根据消化系统需要分泌胆汁进入十二指肠，一部分胆固醇和食物中的营养物质吸收进入血液，再通过门脉循环进入肝脏完成循环，另一部分通过肠道排出体外。

（4）生理功能：具有调节脂类物质吸收；把肝脏产生的毒素通过肠道排出体外的功能，对肝脏起到推陈出新的作用。

2. 经络循环：足厥阴肝经、足少阳胆经。

（1）足厥阴肝经：

①循行部位：起于足大趾爪甲后（大敦穴），沿足背内侧向上，经过内踝前中封穴向上，经小腿内侧、大腿内侧中线上行，过生殖器，至小腹，夹胃两旁，至期门穴入肝脏，联络胆囊，向上通过横膈，分布于胁肋部，沿喉咙之后，向上进入鼻咽部，连接目系，向上经前额到达巅顶与督脉交会。左右28穴。

分支一：从目系走向面颊的深层，下行环绕口唇之内。

分支二：从肝脏分出，穿过横膈，向上流注于肺，与手太阴肺经相接。

《灵枢·经脉篇》原文：肝足厥阴之脉，起于大趾丛毛之际，上循足跗上廉，去内踝一寸，上踝八寸，交出太阴之后，上腘内廉，循股阴，入毛中，过阴器，抵小腹，挟胃，属肝，络胆，上贯膈，布胁肋，循喉咙之后，上入颃颡，连目系，上出额，与督脉会于巅；其支者，从目系下颊里，环唇内；其支者，复从肝，别贯膈，上注肺。

②联络器官：肝脏、胆囊、脑脏、卵脏、胞宫、咽、喉、鼻、目。

③联系经络：足少阳胆经、手太阴肺经、足太阴胰腺经、足少阴肾经、任脉。

④生理功能：主要功能是调节肝脏代谢。具有调节肝脏、胆囊、脑脏、卵脏、胞宫、咽、喉、鼻、目代谢，调节足少阳胆经、手太阴肺经、足太阴胰腺经、足少阴肾经、任脉气血的功能。

（2）足少阳胆经：

①循行部位：起于眼外角（瞳子），向上达额角部，下行至耳后风池穴，由颈侧，经肩，进入锁骨上窝。直行脉再走到腋下，沿胸腹侧面，在髋关节环跳穴与眼外角支脉会合，然后沿下肢外侧中线下行。经外踝前，沿足背到足第四趾外侧端（窍阴穴）。左右44穴。

分支一：从耳后风池穴穿过耳中，经耳前到眼角外。

分支二：从外眼角分出，下走大迎穴，与手少阳三焦经会合于目眶下，下经颊车和颈部进入锁骨上窝，继续下行胸中，穿过膈肌，连络肝脏和胆囊，沿胁肋到耻骨上缘阴毛边际气冲穴，横入髋关节环跳穴。

分支三：从足背（临泣穴）分出，沿第1～2跖骨间到大脚趾甲后大敦穴，交与足厥阴肝经。

《灵枢·经脉篇》原文：胆足少阳之脉，起于目锐眦，上抵头角下耳后，循颈行手少阳之前，至肩上却交出手少阳之后，入缺盆；其支者，从耳后入耳中，出走耳前，至目锐眦后；其支者，别锐眦，下大迎，合于手少阳，抵于颉下，加颊车，下颈，合缺盆，以下胸中，贯膈，络肝，属胆，循胁里，出气冲，绕毛际，横入髀厌中；其直者，从缺盆下腋，循胸，过季胁下合髀厌中，以下循髀阳，出膝外廉，下外辅骨之前，直下抵绝骨之端，下出外踝之前，循足跗上，入小趾次趾之间；其支者，别跗上，入大指之间，循大指歧骨内，出其端，还贯爪甲，出三毛。

②联络脏腑：胆囊、肝脏、目、耳。

③联系经络：足厥阴肝经、手少阳三焦经、督脉。

④生理功能：主要调节胆囊代谢。具有调节胆囊、肝脏、目、耳代谢，调节足厥阴肝经、手少阳三焦经、督脉气血的功能。

（五）精微物质：胆汁酸、肝素、凝血因子、核酸、蛋白质、胆固醇、卵磷脂等。

1. 胆汁酸：乳化脂肪，促进脂肪吸收。

2. 肝素：防止血液凝固。

3. 凝血因子：促进血液凝固。

4. 核酸：人体重要的遗传物质。

5. 蛋白质：主要是白蛋白、球蛋白，是人体建筑材料，同时具有运输营养，保护组织细胞，调节渗透压维持人体内环境稳定等作用。

6. 胆固醇：合成类固醇激素、参与细胞膜的组成，转化成胆汁酸参与消化功能。

7. 卵磷脂：是细胞膜重要成分，乳化脂肪，促进脂肪代谢。

三、系统空间结构

1. 脏腑系结构：由肝脏、胆囊、胆管构成，实现胆汁有规律的分泌，确保消化功能正常进行。

2. 窍：与脑脏一起完成视觉功能。

3. 结缔组织：包括筋膜和筋腱。

（1）筋膜：分布在脏腑器官表面形成浆膜。

（2）筋腱：分布在骨骼与肌肉之间完成固定连接功能。

四、系统功能

主八系器官，司生长，八神为魂，情志为思，行为为凝。

1. 主八系器官：系是人体的传输通道，具有将营养物质、能量、信息传输到身体各个部位，以及协助各个器官将细胞代谢产生的垃圾排出体外的功能，肝脏具有维护八系器官健康，使传输通道畅通的功能。例如：肝脏是人体产热最多的器官，如果血管传输通道不畅通产生的热量就会滞留在肝脏内，出现热象，肝脏爱上火就是这个道理，通过疏泄就可以缓解肝火旺盛。中医称肝主疏泄就是让人体八系管道畅通。

2. 司生长：肝系统负责人体生长发育。是八脏理论与中医和西医的重要区别。肝系统为人体细胞提供生长发育所需要的营养物质，尤其是核酸。核酸是一切生命体的生命基础，没有核酸就没有生命，肝脏将无生命的小分子有机物合成具有生命特征的核酸，是从无生命到有生命的第一步，也是人体生长发育的开端。

3. 神：魂，就是谋略，谋划，思考。肝脏合成蛋白质、核酸、脂肪、糖原等营养物质都是按照一定程序有计划分步骤进行的，这种有计划分步骤进行的能力反应在思维方面就是谋略、谋划和思考的过程。所以中医有肝主谋略的说法。

4. 情志：思，想念。事件的谋划过程中对缺乏要素的渴望，所以情志为思。

5. 行为：凝，思维过程中精神高度集中。

五、系统关系

1. 肝系统与胸系统：肝和胸两个系统五行属木，肝系统为阳木，胸系统为阴木，所以有阴阳交感和五行通气的功能。肝脏的网状内皮系统具有强大的免疫功能，协助胸系统杀死细菌病毒。胸系统的免疫细胞在对抗外来病原微生物和体内产生的垃圾过程中不断有免疫细胞战死沙场，需要免疫细胞源源不断的做补充，免疫细胞三天更新一次，是人体细胞更新速度最快的，说明免疫细胞的再生能力非常强大。肝脏杀死细菌病毒属于胸系统的功能，免疫细胞拥有强大再生能力属于肝系统的功能，两种功能交叉出现体现了肝系统和胸系统的五行通气和阴阳交感特性。

2. 肝系统生心系统：肝脏具有合成肝素、凝血因子、藏血等功能，对调节血液循环就有非常重要意义；肝脏分泌胆汁帮助小肠消化吸收脂肪；肝脏产生的热量源源不断的供给心系统。这些都是肝系统生心系统的体现。

3. 肝系统生肾系统（丁火）：肝脏灭活醛固酮帮助肾脏调节水盐代谢，肝脏通过分泌胆汁代谢体内垃圾减轻肾脏负担。

4. 肝系统克胰系统：肝脏分泌胆汁助消化，没有胆汁的分泌胰腺就无法完成对脂肪的消化。肝脏灭活胰岛素的功能决定了胰系统将营养素送入细胞。

5. 肝系统克（合）胎系统：见胎系统。

第六章　胸系统

一、系统定位

八卦定位巽卦，居于后天坤位，五行属木，天干为乙，颜色为蓝色，五味为淡，天体为木星。

1. 八卦：巽卦，巽为风，风可以出入任何地方，免疫细胞可以出入人体各个地方而不受任何限制，是巽卦特性，脾脏（最大的免疫器官）在八脏排序为五，与巽卦先天之数相同，说明胸系统八卦定位为巽卦。胸系统居于后天坤位与胎系统通气，现代医学发现内分泌激素可以调节免疫功能，免疫功能也能影响内分泌。

2. 五行：五行属木，生长之象，人体免疫细胞清除体内垃圾，代谢毒素，维护人体细胞正常生长，是帮助生长的系统，所以胸系统五行属木。

3. 天干：木受阴气为乙，是逆境生长之象，胸系统的免疫功能就是保护人体在逆境生长的功能，所以胸系统的天干为乙。

4. 颜色：蓝色。巽卦之色，保护、杀菌。

5. 五味：淡，促进生长的功能，提高神经兴奋程度。

6. 天体：木星。木星运行会影响胸系统功能。

表6-8　胸腺系统表

脏	腑	清窍	浊窍	系	体	精微物质	内八液	外八液	八脏循环	经络循环
胸脏	三焦	咽	尿道	淋巴管	免疫细胞	免疫因子等	淋巴液	痰	淋巴循环	胸腺三焦阴维

二、系统构成

系统由器官、组织、津液、循环、精微物质五部分构成（见表6-8）。核心器官是胸腺。

（一）器官：包括脏、腑、窍、系四类器官。

1. 脏：胸脏器官群：包括胸腺、脾脏、扁桃体，胸腺是系统的核心脏器，脾脏和扁桃体是辅助器官。八卦定位巽卦，五行属木，天干为乙，八音为嘻（xi）。

（1）位置与功能：

①胸腺：位于胸腔，胸骨后面，心脏上方紧靠心脏位置，呈灰赤色，扁平椭圆形，分左、右两叶，由淋巴组织构成，青春期前发育良好，青春期后逐渐萎缩。胸腺是人体中枢免疫器官，具有合成T淋巴细胞，分泌胸腺素、胸腺肽等功能。淋巴细胞游走于人体各个部位，具有杀死外来细胞，监视变异细胞，清除体内垃圾的作用，是人体的健康卫士。胸腺素、胸腺肽则具有显著提升免疫的功能。

②脾脏：位于左季肋部后外方肋弓深处，上方为膈，前方有胃，后方与左肾、左肾上腺毗邻，下端与结肠脾沟相邻。脾脏是机体最大的免疫器官，占全身淋巴组织总量的25%，含有大量的淋巴细胞和巨嗜细胞，是机体细胞免疫和体液免疫的中心。脾脏还具有合成免疫细胞、调节血量的功能。中医有脾统血的理论。

③扁桃体：位于咽部。是人体抵御细菌病毒侵入的重要防线。扁桃体可产生淋巴细胞和抗体，具有抗细菌抗病毒的防御功能，监视有害物质进入体内、杀死细菌病毒、拒绝外来有害物质进入体内。

④胸腺、脾脏、扁桃体的关系：胸腺是胸系统的核心器官，脾脏是人体最大的免疫器官，扁桃体是人体直接与外界接触最前沿的免疫器官。胸腺位于胸腔，有庞大的肺脏包围在周围，金克木非常凶悍，所以胸腺一分为三形成头、胸、腹相互通气的局面维持平衡。胸腺、脾脏、扁桃体、肝脏、肺脏形成金木平衡（见图6-4）。

（2）八音：嘻，具有提高免疫力的作用。

2. 腑：三焦，八卦属性震卦，五行属木、土，天干为甲。

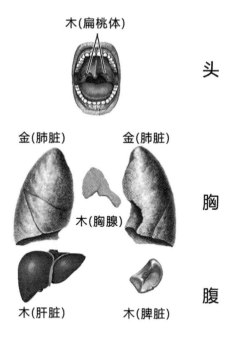

图 6 - 4　金木平衡图

（1）位置：就是我们的躯体软组织。由皮肤、肌肉、筋、神经、血管、淋巴管等组织构成，是人体最大的器官，包括躯干和肢体两部分。脏、腑、窍、系各个器官都生长在三焦上面，如果说子宫是胎儿的母亲，三焦就是人体脏腑窍系各个器官的母亲。

（2）功能：是免疫细胞和免疫因子执行免疫功能的场所，是脏腑器官赖以生存的环境，是脏腑器官的保护者，同时三焦与骨骼完成人体运动、支配、调节等功能，是人体运动系统的重要器官。

3. 窍：

（1）清窍：咽，是一前后略扁的漏斗形肌性管道，位于第 1～6 颈椎前方，上端附于颅底，向下于第 6 颈椎下缘或环状软骨的高度与食管相连。咽有前壁、后壁及侧壁，其前壁不完整，故咽向前分别与鼻腔、口腔、耳、食管及喉腔相通，是外界物质进入体内的枢纽。一个咽对应一个胸腺，胸腺分成两个叶，咽是左右对称的形状。咽具有吞咽功能，呼吸功能，咽也是一个重要的发音共振器，配合喉、口腔等发音器官完成发音功能。咽部的扁桃体具有监视外界免疫物质进入体内的功能，起着保护和防御作用，是人体胸系统的重要器官。所以胸系统开窍于咽。

（2）浊窍：尿道。

4. 系：淋巴管道，遍布全身，分成毛细淋巴管、淋巴管、乳糜管、淋巴导管等部分。淋巴管道具有传输淋巴液的功能，其中乳糜管和淋巴导管能够把小肠吸收的营养直接传输给心脏，是沟通心脏和小肠的桥梁。淋巴管上有大量淋巴结，是淋巴细胞工作的重要场所，具有清除细菌病毒的功能。

（二）组织：包括基本组织和八体组织两部分。

1. 基本组织：构成胸腺、脾脏、扁桃体、三焦、咽、淋巴管的核心组织，其功能体现在这些器官的功能上。

2. 八体组织：就是免疫细胞，分成两种。

（1）游走型免疫细胞：在体内到处游走，不受任何组织器官的限制，消灭对人体有害的各种物质。如：各种淋巴细胞、巨噬细胞、杀伤细胞等。

（2）固定型免疫细胞：发挥功能的位置固定。例如神经胶质细胞，包绕在神经纤维外面，就像电线皮包裹电线一样将神经纤维包裹起来，具有保护神经纤维的功能。一旦神经胶质细胞死亡，神经纤维暴露出来，传导神经信息的速度就会显著变慢，严重影响神经传导功能。

3. 津液：

（1）内液：淋巴液，淋巴液来源于体液，进入淋巴管以后称为淋巴液，淋巴液经过淋巴结时候淋巴细胞会杀死里面的细菌病毒等有害微生物。

（2）外液：痰是胸系统的外液。体内的垃圾不能及时排出，堆积到体内也是痰，痰的出现预示着免疫功能下降。

4. 循环：包括淋巴循环和经络循环两部分。

（1）淋巴循环：

①循环物质：淋巴液。

②淋巴液生成：淋巴液来源于组织液。

③循环途径：组织液进入毛细淋巴管以后成为淋巴液，淋巴液沿着淋巴管，淋巴导管最终回流到上腔静脉，进入血液循环，完成淋巴循环。

④生理功能：淋巴循环具有单向性，调节经络循环和血液循环之间的平衡。淋巴循环是被动循环，依赖血液循环做动力，同时，淋巴循环也需要淋巴管周围组织推动淋巴液体的流动，如肌肉收缩，外部物体对身体组织的压迫和按摩等都能增加淋巴液的回流量。淋巴排毒手法主要是沿着淋巴管方向把淋巴液推向淋巴结（如腋下、下颌、锁骨外侧、耳前、耳后），通过淋巴结免疫功能强化人体健康。

（2）经络循环：手厥阴胸腺经、手少阳三焦经、阴维脉。

①手厥阴胸腺经：就是手厥阴心包经。传统中医理论认为心包经是心脏外面的包膜发出的经络，所以叫心包经。按照中医原理经络内属于脏腑，外络于肢节，所以心包经也应该是脏器发出的经络，而中医并没有发现这个器官，用心脏为君主之官不能受邪，而以心包经代君受过来解释胸腺经。现代医学证实胸腺的存在，其作用与脏相同，说明胸腔三个脏器是客观存在的，八脏理论形成以后肯定了胸腔三个脏器的同等地位，中医应该承认胸腺作为胸腔脏器的事实，西医也不应该把胸腺当成腺体看待。胸腺与心脏无论是解剖关系还是在生理功能上，都具有非常密切的关系也是医学界的共识，所以可以肯定心包经是联系胸腺的经络。定名为手厥阴胸腺经，是为了符合经络与器官的对应关系。

1）循行部位：手厥阴胸腺经起于胸腺，从胸中分出，横出胁部，当腋下3寸处（天池穴），向上至腋窝下，沿上肢内侧中线入肘，过腕部，入掌中（劳宫穴），沿中指桡侧，出中端桡侧端（中冲穴）。与手少阳三焦经相表里。左右 18 穴。

分支一：从胸部中央向下穿过横膈膜进入腹腔，联络三焦。

分支二：从掌中分出，沿着环指尺侧端前行到关冲穴与三焦经会合。

《灵枢·经脉篇》原文：心主手厥阴心包络之脉，起于胸中，出属心包络，下膈，历络三焦；其支者，循胸出胁，下腋三寸，上抵腋下，循臑内，行太阴、少阴之间，入肘中，下臂，行两筋之间，入掌中，循中指，出其端；其支者，别掌中，循小指次指，出其端。

3）联络脏腑：胸腺、三焦、乳腺。

4）联系经络：手少阳三焦经、足少阴肾经。

5）生理功能：主要调节胸腺代谢。具有调节胸腺、三焦、乳腺代谢，调节手少阳三焦经、足少阴肾经气血的功能。

②手少阳三焦经：中医对三焦的争论一直都没有停止，但是三焦经却是中医的共识，按照中医理论三焦经应当属于八腑器官发出的经络，八腑都是空腔器官，三焦经所属的器官也应该是空腔器官，人体最大的空腔器官就是体基中的软组织。中医认为三焦经通则十二经络全通，十二经络就在我们体基的软组织中运行，所以躯体健康十二经络自然畅通，这样就证明了三焦经通，十二经络全通的理论，从经络理论又一次证明三焦就是体基中的软组织。

1）循行部位：三焦经起于环指尺侧（关冲穴），向上出第四第五掌骨之间，循手背侧阳池穴上行，出臂外两骨之间，上贯肘，循臑外上肩，交于足少阳经之后，入缺盆，布膻中，散络胸腺，向下穿过横膈膜进入腹腔，遍属三焦。

分支一：从膻中，上出缺盆，上颈项，至耳后（翳风穴），直上至耳上角（角孙穴），然后弯曲向前下方，经面颊部至目眶下。

分支二：从耳后入耳中，出走耳前，过上关穴前，在面颊部与前一分支相交，到达目外眦（瞳子髎穴）。左右 46 穴。

《灵枢·经脉篇》原文：三焦手少阳之脉，起于小指次指之端，上出两指之间，循手表腕，出臂外两骨之间，上贯肘，循臑外，上肩，而交出足少阳之后，入缺盆，布膻中，散落心包，下膈，循属三焦；其支者，从膻中上出缺盆，上项系耳后，直上出耳上角，以屈下颊至顜，其支者，从耳后入耳中，出走耳前，过客主人前，交颊，至目锐眦。

2）联络脏腑：胸腺、三焦、耳、目。

3）联系经络：手厥阴胸腺经、足厥阴肝经、足少阳胆经、督脉。

4）生理功能：主要功能是调节三焦代谢。具有调节胸腺、三焦、耳、目功能，调节手厥阴胸腺经、足厥阴肝经、足少阳胆经、督脉气血的作用。

（3）阴维脉：

①循行路线：阴维脉起于小腿内侧（筑宾穴），循股内廉上行入少腹，与足太阴胰腺经会合（大横穴、腹哀穴）上行，入胁部与足厥阴肝经会合（期门穴），继续上行穿过横膈膜进入胸腔，沿纵隔上行至咽喉，与任脉会于天突、廉泉，上至顶前而

终。左右 14 穴。

②联络脏腑：咽是阴维脉唯一经过的器官。

③联系经络：足少阴肾经、足太阴胰腺经、足厥阴肝经、任脉。

④生理功能：调节咽代谢，调节足少阴肾经、足太阴胰腺经、足厥阴肝经、任脉气血。

⑤阴维脉与阳维脉的关系见阳维脉。

（五）精微物质：胸腺素、抗体、补体、白介素等。

1. 胸腺素：具有显著提高免疫功能的作用。

2. 抗体：由 B 淋巴细胞分泌，用来鉴别与中和外来物质（细菌、病毒等）的蛋白质。

3. 补体：是经活化后具有酶活性的蛋白质。辅助和补充特异性抗体，介导免疫溶菌、溶血作用，故称为补体。

4. 白介素：在传递信息，激活与调节免疫细胞，介导 T、B 细胞活化、增殖与分化及在炎症反应中起重要作用。

三、系统空间结构

1. 三才结构：头部、胸腔、腹腔各有一个胸系统的代表，扁桃体在头颈部的咽上面、胸腺在胸腔心脏上方、脾脏在腹腔的胃壁上，是胸系对人体全身发挥作用的一种表现形式。而且这三个器官都不与三焦直接连接，是同类器官的相同表现。

2. 三焦结构：三焦是人体器官的基础，八系器官藏在三焦之内，脏腑窍各个器官都长在三焦之上，尤其保护骨骼，与骨骼一起构成人体的体基，完成运动功能，是人体的支撑结构。

3. 脏系结构：淋巴管、脾脏、上腔静脉之间形成淋巴循环。淋巴结是淋巴管上用来杀灭病原微生物的场所。

4. 咽：形成人体屏障，链接诸窍，沟通体内外联系。

四、系统功能

主八体组织，司免疫。八神为断，情志为恶，行为为夷。

1. 主八体组织：负责调节八体组织的功能。八体组织形成三焦，是人体重点防御部位，在八体组织内含有大量的淋巴细胞。所以胸腺主八体。

2. 司免疫：抵御外来细菌病毒等病原微生物，清除体内垃圾维持人体内环境稳定，监视变异细胞的出现并且消灭变异细胞。人体免疫细胞可以出入人体任何部位而不受限制，显示出巽主出入的特性，更是胸系完成免疫功能的必要条件。

3. 神：断，就是决断。是胸系功能的外在表现，现在免疫学已经发现人体免疫细胞对待侵入体内的细菌病毒是毫不留情的，要么吞噬，要么杀死，要么与之同归于尽，杀戮之坚决是非常让人钦佩的。所以断是胸系的神。

4. 情志：恶，不接受。巽主出入，当出则出，当入则入。对外来事物的拒绝，人体的过敏反应就是对外来事物的拒绝，外在表现情志为恶。

5. 行为：夷，消灭，对敌人毫不留情。

五、系统关系

1. 胸、脑、胎三个系统形成神经—内分泌—免疫调节网络：见脑系统。

2. 胸系统合脑系统：见脑系统。

3. 胸系统与肝系统交感和五行通气：见肝系统与胸系统交感和五行通气。

4. 胸系统生心系统：免疫细胞分布于血管内，就像卫兵一样保护血管健康，淋巴液回流以后注入静脉进入心脏调节血量。小肠内膜下面有大量的淋巴组织保护小肠防止细菌病毒进入体内。脾脏具有调节血量，合成血细胞的重要功能。

5. 胸系统克胰系统：胸腺对外界进入体内物质具有选择权，要求胰系统对食物的消化必须符合人体需要，现代医学已经发现很多过敏反应与肠道消化功能不好有关。

6. 胸系统克胎系统：胸与胎两个系统关系及其复杂，绝大多数功能通过神经—内分泌—免疫网络实现，免疫功能过强会抑制怀孕是胸系统克胎系统的体现。

第七章　肾系统

一、系统定位

八卦定位坎卦，居于后天兑位，五行属水、火，天干为癸、丁，颜色为黑色，五味为苦，天体为土星。

1. 八卦：坎卦，坎为水，肾系统调节人体水盐代谢，为坎卦之象。肾脏的八脏顺序为六，与坎卦先天之数相同，所以肾系统八卦定位为坎卦。肾脏居于后天兑位与骨骼和肺脏通气，所以中医有肾主骨的论断，现代医学也发现肾脏在骨骼形成过程中的重要作用，肺脏则是内源性水的源头。

2. 五行：水、火。

（1）五行为水，水润下，肾系统向下代谢水液。五行属水。

（2）五行为火，人体水液变化直接影响体温变化，肾系统也有调节体温变化的功能，有火的特性。

3. 天干：癸、丁。

（1）癸：水受阴气为癸，癸水向下，肾系统向下代谢水液，所以肾系统天干为癸。

（2）丁：水受阳气有温热向上之象，肾系统通过肾素—血管紧张素—醛固酮系统和激肽—缓激肽—前列腺系统调节血液循环有火之象，所以肾系统天干又为丁火。

4. 颜色：黑色。坎卦之色。

5. 五味：苦，降心火。

6. 天体：土星。土星运行会影响肾脏功能。

二、系统构成

（一）系统由器官、组织、津液、循环、精微物质五部分构成（见表6-9）。核心器官是肾脏。

表6-9　肾脏系统表

脏	腑	清窍	浊窍	系	体	精微物质	内八液	外八液	八脏循环	经络循环
肾脏	膀胱	耳	尿道	输尿管	软骨组织	肾脏激素	原尿	唾	原尿循环	肾经膀胱经

1. 脏：

（1）肾脏，是肾系统的核心器官。八卦定位坎卦，五行属水、火，天干为丁（肾脏通过内分泌调节血液循环的功能）、癸，八音为粗（cu）。

①位置：肾脏位于脊柱两侧，紧贴腹后壁，居腹膜后方。左肾上端平第11胸椎下缘，下端平2腰椎下缘。右肾比左肾低半个椎体，右侧第12肋斜过右肾后面的上部，下端平3腰椎上缘。左右两侧肾门约在第1腰椎体平面，在正中线外侧约5cm。

②主要功能：体现在水液代谢、体温和激素调节三个方面。

生成尿液、排泄代谢产物。体内垃圾过多时候，绝大部分废物通过肾小球滤过，肾小管的分泌，随尿液排出体外。水分过多时候肾脏通过肾小球的滤过，肾小管的重吸收及分泌功能，排出体内多余的水分，调节酸碱平衡，维持内环境的稳定。

人是恒温动物，各个器官需要在恒定的体温下才能正常工作，也就是需要体液有恒定的温度，影响体液温度变化的一个重要因素就是体液的多少，肾脏是人体水液代谢器官，所以肾脏也具有调节体温的功能，体现出肾脏具有癸水和丁火两重性特点（本书在肾脏后面无论是标注癸水还是丁火都是为了体现五行和天干的作用，两个方面都是肾脏功能属性）。中医很早就知道肾脏是水火之脏，八脏理论用现代医学成果对这一论断进行新的阐释。

肾脏一方面分泌激素，另一方面又能够灭活激素，是内分泌调节的重要器官。

（2）八音：粗。具有改善肾脏功能的作用。

2. 腑：膀胱，八卦属性为坎卦，五行属性水、火，天干为壬、丙。

（1）位置位于腹部正下方，骨盆腔内，下端与尿道连接，有两个输尿管与两个肾脏连接。

（2）功能：具有贮存尿液，协助肾脏代谢尿液的功能。

3. 窍：

（1）清窍：耳，位于头部两侧，左右各一只，对应两个肾脏。具有感知声音的功能。外界声波通过淋巴液震动基底膜，基底膜又触动了毛细胞，最后由毛细胞转换成神经冲动经听觉神经而传到听觉中枢。声音在耳内的传播是在水中进行的，肾系统负责人体水液代谢，所以肾系统开窍于耳。

（2）浊窍：尿道，具有排泄尿液的功能。

4. 系：输尿管，是连接肾脏和膀胱的器官，具有传输尿液的功能。

（二）组织：包括基本组织和八体组织两部分。

1. 基本组织：构成肾脏、膀胱、耳、输尿管的核心组织。其功能的发挥体现在这些器官上面。

2. 八体组织：软骨，是肾系统的体，分成两部分，一部分位于骨骼内部是形成骨骼的基础，这就是中医认为肾主骨原因之一；另一部分位于骨骼两端，是骨骼之间的连接部分，具有缓冲运动压力的功能。中医认为关节是肾脏的体很模糊，现代医学已经知道关节是由骨骼、软骨、筋腱等组织构成的囊腔结构，关节面是在骨骼末端的软骨之间形成的，外面由和骨骼紧密结合在一起的筋腱形成的关节囊包裹在一起。这个结构中筋腱是肝脏的体，骨骼是奇恒之腑（中医认为），是一个复合结构怎么能说成是肾脏的体呢，所以需要改正，软骨才是肾系统的体。软骨细胞合成透明质酸涵养水分是肾系统涵养水分的体现。

（三）津液：

1. 内液：原尿。原尿代谢过程中透过肾小球滤过膜尚未被重吸收时，内含较多葡萄糖、小分子蛋白、矿物质等营养物质的液体称为原尿，原尿在肾小管重吸收以后剩余的部分称为尿液，通过输尿管输送到膀胱，然后排出体外。尿液是人体代谢到体外的垃圾，既不是内液也不是外液。

2. 外液：唾，就是浓稠的唾液，唾为肾精所化，咽而不吐，有滋养肾中精气的作用。

（四）循环：包括原尿循环和经络循环两部分。

1. 原尿循环：

（1）循环物质：原尿。

（2）原尿生成：血液通过毛细血管进入肾小球，通过肾小球的滤过作用产生原尿，原尿通过肾小管进入集合管，集合管外管壁中缠绕着一些毛细血管，这时，原尿中的营养物质会重新返回到血液中，原尿里面只剩余垃圾毒素等废物，这些废物通过肾盂输尿管送入膀胱，原尿也就变成尿。

（3）循环途径：通过肾小球、肾小管滤过作用和重吸收，剩余部分通过肾盂进入输尿管、膀胱、尿道排出体外。

（4）生理功能：原尿循环实现了营养物质的重吸收，确保人体营养代谢的良性循环。而多余的水分和垃圾毒素则通过尿液排出体外。

2. 经络循环：足少阴肾经、足太阳膀胱经。

（1）足少阴肾经：

①循行部位：足少阴肾经起于足小趾下，斜走足心（涌泉），出于舟骨粗隆下，沿内踝后，进入足跟，再向上行于腿肚内侧，出于腘窝内侧，上经大腿内侧后缘，通向脊柱，属于肾脏，联络膀胱，还出于前（中极，属任脉），沿腹中线旁开 0.5 寸、胸中线旁开 2 寸，到达锁骨下缘（俞府）。两侧 54 穴。

分支一：向上通过肝脏和横膈，进入肺脏，沿着喉咙，挟于舌根两侧。

分支二：从肺出来，联络心脏，流注胸中，与手厥阴心包经相接。

《灵枢·经脉篇》原文：肾足少阴之脉，起于小趾之下，邪走足心，出于然谷之下，循内踝之后，别入跟中，以上踹（腨）内，出腘内廉，上股内后廉，贯脊，属肾，络膀胱；其直者，从肾上贯肝膈，入肺中，循喉咙，挟舌本；其支者，从肺出络心，注胸中。

②联络脏腑：肾脏、心脏、肺脏、膀胱、喉、舌。

③联系经络：足太阳膀胱经、手厥阴胸腺经、冲脉、任脉。

④生理功能：主要功能是调节肾脏代谢。具有调节肾脏、心脏、肺脏、膀胱、喉、舌代谢，调节足太阳膀胱经、手厥阴胸腺经、冲脉、任脉气血的功能。

（2）足太阳膀胱经：

①循行部位：起于眼角睛明穴，上行至头顶，从头顶部向后行至枕骨处，进入颅腔，络脑，回出分别下行到项部，下行交会于大椎穴，再分左右沿肩胛内侧，脊柱两旁，到达腰部，进入脊柱两旁的肌肉，深入体腔，络肾，属膀胱。

分支一：从腰部分出，沿脊柱两旁下行，穿过臀部，从大腿后侧外缘下行至腘窝中。

分支二：从项分出下行，经肩胛内侧，从附分穴挟脊下行至髀枢，经大腿后侧至腘窝中与前一支脉会合，然后下行穿过腓肠肌，出走于足外踝后，沿足背外侧缘至小趾外侧端，交于足少阴肾经。

分支三：从头顶部分出，到耳上角部。

《灵枢·经脉篇》原文：膀胱足太阳之脉，起于目内眦，上额，交巅；其支者，从巅至耳上角；其直者，从巅入络脑，还出别下项，循肩髆内，挟脊，抵腰中，入循膂，络肾，属膀胱；其支者，从腰中下挟脊，贯臀，入腘中；其支者，从髆内左右，别下，贯胛，挟脊内，过髀枢，循髀外，从后廉，下合腘中，以下贯踹（腨）内，出外踝之后，循京骨，至小趾外侧。

②联络脏腑：脑脏、卵脏、肝脏、胸脏、肾脏、心脏、胰脏、肺脏、骨骼、胞宫、胆囊、三焦、膀胱、小肠、胃、大肠、目。

③联系经络：足少阴肾经、手太阳小肠经、督脉、阴跷脉、阳跷脉。

④生理功能：主要功能是调节膀胱代谢。具有调节脑脏、卵脏、肝脏、胸脏、肾脏、心脏、胰脏、肺脏、骨骼、胞宫、胆囊、三焦、膀胱、小肠、胃、大肠、目代谢，调节足少阴肾经、手太阳小肠经、督脉、阴跷脉、阳跷脉气血的功能。

（五）精微物质：肾素、前列腺素、激肽、活性维生素 D、促红素等。

1. 肾素：是肾素—血管紧张素—醛固酮系统促进血管收缩的重要物质。

2. 前列腺素：前列腺素作用广泛，对生殖、消化、呼吸、心脏等器官都具有调节作用。是激肽—缓激肽—前列腺素系统舒张血管的重要物质。

3. 激肽：是激肽—缓激肽—前列腺素系统舒张血管的重要物质。

4. 活性维生素 D：促进钙向骨骼沉积，调节钙磷代谢。

5. 促红素：促进红细胞生成的作用。

三、系统空间结构

1. 脏腑系浊窍结构：肾脏—尿道—膀胱形成尿液代谢通路，与浊窍链接完成代谢尿液的功能。

2. 耳：与脑脏一起完成听觉功能。

3. 软骨：是骨骼的基础，在胎儿阶段和刚出生时候骨骼结构主要是软骨，随着年龄的增长逐渐钙化形成坚硬的骨骼，只在关节表面形成软骨结构缓解震动、润滑关节。

四、系统功能

主水，司代谢。八神为志，情志为喜，行为为恒。

1. 主水：肾系统具有调节人体水液平衡的功能，一方面通过软骨组织合成透明质酸涵养水分，确保人体水液均衡，另一方面通过肾脏滤过作用将体内多余的水分、垃圾毒素、寒气代谢出去，是人体水液代谢的核心。

现代医学则很少讨论这件事情，本书发现人体内水液代谢是影响体温的重要因素，通过代谢尿液可以升高体温，换句话说排尿可以调节体温，也就肯定了中医将寒邪归于肾的论断。

2. 司代谢：通过对水液的代谢，将体内代谢垃圾、毒素等有害物质排出体外。

3. 神：志。肾脏是垃圾毒素汇聚的地方，逆境中或者别人看不到希望的情况下继续坚持。

4. 情志：喜，因为获得而高兴。

5. 行为：恒。不变。

五、系统关系

1. 肾系统与心系统：肾系统本身在癸水位置，肾系统分泌的激素具有丁火的特性，心系统本身在丙火位置，心系统分泌的激素具有壬水的特性，两个系统之间存在相互生克、相互通气、相互化合的关系，中医称为"心肾相交"，是调节内环境的重要功能（见图 6-5）。

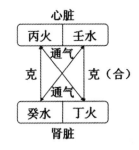

图 6-5　心肾相交图

（1）肾系统（癸水）克心系统（丙火）：肾脏癸水负责人体水液代谢，心脏丙火负责体温调节，水是人体主要成分（占 65%～70%），也是人体内需要热量最多的物质（常压下水的定压比热为 4.2kJ/Kg. K），人体需要热量的多少主要由体内水分多少来决定，所以肾脏对水的代谢功能决定了心脏运输热量的多少。

（2）肾系统（丁火）与心系统（丙火）通气：体现在肾脏与心脏合作完成人体血液循环。肾脏分泌肾素、前列腺素、激肽。通过肾素—血管紧张素—醛固酮系统、激肽—缓激肽—前列腺素系统双向调节血压，没有肾脏对血管弹性的调控心脏就无法把血液输送到身体各个部位。肾脏对血液循环的调节功能证实真火在肾是有道理的。高盐饮食能增加心脏分泌负担，引起高血压，进而出现心脏肥大是高血压病出现的一系列反应，是肾脏功能对心系统产生影响的典型例子。

（3）肾系统（癸水）与心系统（壬水）通气：体现在肾脏与心脏合作完成人体水液代谢。现代医学研究发现心房利钠素具有很强的利钠、利尿作用。同时也增加钾、钙、镁、氯离子及磷酸盐的排泄，抑制肾素－血管紧张素－醛固酮系统对水液的吸收作用。肾脏（癸水）与心脏（壬水）共同完成人体水液代谢，证实了中医真水在心的是有道理的。

（4）心系统（壬水）克（合）肾系统（丁火）：肾脏激素与心脏激素协同作用调节人体水盐代谢维持内环境稳定，对人体细胞生长、发育、分裂、繁殖具有非常重要的意义。

2. 肾系统与胰系统：

（1）肾系统（丁火）生胰系统，肾系统协助胰系统完成对食物的消化、吸收和利用。肾脏是胰岛素、胃肠激素等的降解场所，当肾功能不全时，这些激素半衰期明显延长，从而引起代谢紊乱。

（2）胰系统克（合）肾系统（癸水），艮（胰系统）为燥土需要水的滋润，消化液就是由消化酶和水组成的，是胰系统和肾系统合作的结果。

3. 肾系统与胎系统：

（1）肾系统（丁火）生胎系统：肾脏能够分泌雌激素帮助卵巢维持激素平衡。

（2）胎系统克肾系统：见胎系统。

（3）卵脏居于肾脏位置，在经络运行中冲脉也与肾经伴行，所以胎系统赋予肾系统调节激素的功能，肾脏也能够合成激素协助胎系统。

4. 肾系统与肝系统：

（1）肝肾同源：肾脏和肝脏都具有灭活激素的功能，可以相互调节，同时好的肾脏可以减轻肝脏的排毒压力，好的肝脏可以减轻肾脏的代谢压力，这种互补性中医称为肝肾同源。

（2）肾系统生肝系统：肾系统是调节人体水液代谢的系统，将体内垃圾毒素代谢到体外，把人体所需要的营养物质保留下来，为肝脏合成人体所需营养提供原料。

5. 肾系统生胸系统：胸系统的免疫功能通过水液发挥作用，水环境就是免疫细胞的工作环境，免疫细胞出入人体任何部位都离不开水，水帮助胸腺完成免疫功能。人体水液分布的均衡（三焦体液稳定）对免疫功能的发挥具有作用。

6. 肾系统（丁火）克脑系统：肾脏合成1.25二羟基钙化固醇是促进骨骼形成的重要激素，肾脏分泌促红素对骨骼产生红细胞有决定作用。红细胞将氧气送入脑髓才能使脑髓正常工作。肾系统的软骨组织是构成骨骼的基础。

7. 肾系统（丁火）克肺系统：肾脏激素对血液循环的调节影响肺脏的气体交换。肾脏分泌促红素使骨骼生成红细胞数量增加，决定肺脏氧气进入血液的多少。肺脏是被动呼吸的，必须依靠运动系统才能完成，关节软骨决定了关节的灵活性也就决定了肺脏的呼吸功能。

第八章　心系统

一、系统定位

八卦定位离卦，居于后天震位。五行属火、水，天干为丙、壬，颜色为红色，五味为辛，天体为金星。

1. 八卦：离卦，离为火，红色，火的运动方向只有一个，就是向上，心系统负责血液循环，血液流动方向始终是动脉、毛细血管、静脉，血液颜色也为红色，具有传输热量的功能，这些都属于离卦之象。心脏在八脏排序为三，与离卦先天之数相同，说明心系统八卦定位为离卦。心脏居于震位与肝脏通气，小肠吸收的营养送给肝脏，肝脏则把加工后的营养物质送入心脏，肝脏也具有调节保护血管的功能。

2. 五行：火、水。

（1）五行为火，火炎上，血液为红色，向一个方向流动，传播热量的特性都是火的特性，心系统五行为火。

（2）五行为水，心系统传输热量需要有水的参与，热量的变化也随着体内水液变化发生变化，所以心系统分泌心房利纳素调节水液代谢，有水的特性。

3. 天干：丙、壬。

（1）丙：火受阳气为丙，火势旺盛如太阳，和煦的阳光普照大地，为世界带来勃勃生机。心脏系统传输血液维持人体体温恒定，细胞得以在适宜的环境下生长代谢，所以心脏系统的天干为丙。

（2）壬：火受阴气为壬，阴气向下有水象，心脏通过分泌利钠素调节肾脏水液代谢，表现出水的特性，所以心系统天干又为壬水。

4. 颜色：红色。离卦之色，温暖。

5. 五味：辛。发散解表。

6. 天体：金星，金星运动会影响心脏功能。

表 6 - 10　心系统表

脏	腑	清窍	浊窍	系	体	精微物质	内八液	外八液	八脏循环	经络循环
心脏	小肠	舌	肛门	血管	红细胞	心房利钠素等	血浆	汗	体循环	心经小肠经

二、系统构成

系统由器官、组织、津液、循环、部位五部分构成（见表 6 - 10）。核心器官是心脏。

（一）器官：包括脏、腑、窍、系四类器官。

1. 脏：心脏，是心脏系统的核心器官。八卦定位离卦，天干为丙、壬，五行属火、水，八音为呵（he）。

（1）位置：心脏位于胸腔内，膈肌的上方，二肺之间，约三分之二在正中线左侧。心脏如一倒置的，前后略扁的圆锥体，像一个桃子。心尖钝圆，朝向右前下方，与胸前壁邻近，其体表投影在左胸前壁第五肋间隙锁骨中线内侧 1~2cm 处，故在此处可看到或摸到心尖搏动。心底较宽，有大血管由此出入，朝向右后上方，与食管等后纵隔的器官相邻。

（2）主要功能：心脏主要功能是推动血液循环和通过分泌心房利钠素对肾脏水液代谢的调节作用，所以心脏与肾脏一样为水火之脏，具有丙火和壬水两重性。

①心脏是血液循环的枢纽，具有推动血液循环的功能，是维持体温、物质循环、毒素代谢的动力器官。心脏传输血液的功能实质也是对水液的运输过程，对人体水液输布起着重要作用，所以心脏也是人体体液平衡重要调节器官。

②心脏分泌心房利钠素则具有协助肾脏调节水液代谢的功能。

（3）八音：呵，具有改善心脏功能的作用。

2. 腑：小肠，八卦定位离卦，五行属性火、土、水，天干为丁、癸。

（1）位置：小肠位于腹腔中央区域，盘曲于腹腔内，上连胃幽门，下接盲肠，全长约 3~5 米，分为十二指肠、空肠和回肠三部分，小肠黏膜展开以后有足球场大，有利于营养素吸收。

（2）功能：小肠是人体最重要的营养吸收器官。食物进入小肠以后首先是在十二指肠上 1/3 段吸收钙、铁、锌等溶于酸的矿物质，继续向前受到来自胆囊的胆汁、胰腺分泌的胰液以及小肠自身分泌的小肠液的消化作用，使食物彻底消化，空肠和回肠主要吸收蛋白质、脂肪、碳水化合物以及维生素。消化后的营养素一方面小肠通过乳糜管和淋巴导管直接为心脏提供脂肪（脂肪是心脏最重要的能量来源），反映出小肠与心脏的表里关系。另一方面通过门脉循环把吸收的营养物质输送到肝脏进行解毒和初加工，进一步通过血液循环输送到身体的各个部位，满足人体需要。

3. 窍：

（1）清窍：舌，位于口腔中央，一个舌对应一个心脏。搅拌并吞咽食物，经过充分咀嚼，有利于食物的消化吸收减轻消化过程的负担。舌还具有味觉感知功能，有酸、甜、苦、咸四种味蕾感知味道，口腔黏膜对辛辣刺激敏感，所以有五味。对味觉的感知可以防止有毒有害物质通过口腔进入体内。辅助发音。

舌背面的黏膜非常薄，可以清晰的看到皮下毛细血管，通过观察毛细血管的变化可以发现心系统的变化。如：肺心病出现青紫色，血管瘀滞黏膜会出现斑点，静脉曲张可见血管怒张出现。所以心开窍于舌。

（2）浊窍：直肠，具有排泄粪便的功能。

4. 系：血管，具有传输血液的功能，血管不是从心脏长出来的管道，而是由各个部位长成的血管连接到一起形成的。是人体代谢的高速公路。

（二）组织：包括基本组织和八体组织两部分：

1. 基本组织：构成心脏、小肠、舌、血管的核心组织，其功能的发挥体现在这些器官的功能上。

2. 八体组织：红细胞，存在于血管内。红细胞具有两种状态，一种是与氧气结合状态，另一种是与二氧化碳结合状态，所以具有运输氧气和二氧化碳的功能。

（三）津液：

1. 内液：血浆，含有人体所需要的各种营养素、氧气、身体器官分泌的激素等活性物质，以及垃圾、毒素等物质。血浆在体内的定向流动为人体细胞带来了丰富的营养物质，同时将垃圾毒素代谢到体外，维持人体内环境的稳定。

2. 外液：汗液，人体通过出汗调节体温。汗液的分泌与血管的扩张具有共同的神经递质—氧化氮，心脏血管堵塞时候会释放大量一氧化氮以松弛血管，同时人体会大量出汗。汗液流出以后血液的浓度会增加，血液中营养物质增多，黏度也会增加，所以出汗影响心脏功能。

（四）循环：包括体循环和经络循环两部分。

1. 体循环：

（1）循环物质：血液。包括血细胞和血浆。

（2）血液生成：血液中的血细胞来源于骨骼、脾脏、肝脏，血浆来源于组织液、淋巴液。

（3）循环途径：血液从心脏出发经过动脉、毛细血管、静脉最终回流到心脏，形成一个封闭的循环。

（4）生理功能：是心系统的体液循环。人体各种体液循环的动力来源，具有协助完成营养代谢、气体代谢、垃圾排放等功能。

血液循环由体循环和肺循环构成，体循环属于心系统，天干为丙，肺循环属于肺脏系统，天干为辛，丙与辛合构成人体血液循环。其它系统的体液循环都需要在血液循环系统的帮助下完成，血液循环中的微循环部分是沟通人体各个循环的部位，尤其是各个脏器内部微循环是决定脏器功能的重要因素。

2. 经络循环：手少阴心经、手太阳小肠经。

（1）手少阴心经

①循行部位：起于心脏，上行经过肺脏，向下浅出于腋下（极泉穴），沿上臂内侧后缘前行到达肘中，继续沿前臂内侧后缘前行到达腕部，入手，沿小指挠侧直出末端（少冲穴）。

分支一：从心脏出来直下腹腔联络小肠。

分支二：从心脏出来沿着食道上行，经过咽，上行连接目系。

《灵枢·经脉篇》原文：心手少阴之脉，起于心中，出属心系，下膈，络小肠；

其支者，从心系，上挟咽，系目系；其直者，复从心系却上肺，下出腋下，下循臑内后廉，行太阴心主之后，下肘内，循臂内后廉，抵掌后锐骨之端，入掌内后廉，循小指之内，出其端。

②联络脏腑：心脏、小肠、肺脏、咽、舌、目。

③联系经络：手太阳小肠经、足太阴胰腺经、任脉。

④生理功能：主要功能是调节心脏代谢。具有调节心脏、小肠、肺脏、咽、舌、目代谢，调节手太阳小肠经、足太阴胰腺经、任脉气血的功能。

（2）手太阳小肠经

①循行部位：起于小指外侧端（少泽穴），沿手背外侧行至腕部，出尺骨茎突上行，沿前臂外侧后缘过肘，沿上臂外侧后缘上行，出肩关节，绕行于肩胛部，交督脉于大椎穴，折回向下进入缺盆，从缺盆出来，沿颈部上行到面颊，至目外眦，侧行至听宫穴入耳。

分支一：从缺盆深入体腔，联络心脏，沿食道下行到达胃部，继续下行到小肠。

分支二：从面颊部分出，向上行于目下框，抵达鼻旁，最后到达目内眦（睛明穴），与膀胱经相通。

《灵枢·经脉篇》原文：小肠手太阳之脉，起于小指之端，循手外侧，上腕，出踝中，直上循臂骨下廉，出肘内侧两筋之间，上循臑外后廉，出肩解，绕肩胛，交肩上，入缺盆，络心，循咽，下膈，抵胃，属小肠；其支者，从缺盆循颈上颊，至目锐眦，却入耳中；其支者，别颊上顿，抵鼻，至目内眦，斜络于颧。

②联络脏腑：心脏、小肠、胃、目、鼻。

③联系经络：手少阴心经、足太阳膀胱经、督脉。

④生理功能：主要功能是调节小肠代谢。具有调节心脏、小肠、胃、目、鼻代谢，调节手少阴心经、足太阳膀胱经、督脉气血的功能。

（五）精微物质：血小板、心房利钠素。

1. 血小板：血小板产生于骨骼，没有细胞核，具有离卦特性，是保护血管的重要物质。

2. 心房利钠素：调节水盐代谢。

三、系统空间结构

1. 脏腑系结构：心脏—血管—小肠（以及人体各个组织器官），从小肠吸收营养，经过血管和心脏输送到身体各个部位供细胞利用。这个结构让我们打破了血管是封闭管腔的错觉（因为西医血液循环的讲课思路就是血液在血管里运行，不断循环，而且西医也称这个系统为循环系统，这就容易误导血管是封闭的管腔），本书人体结构自然而然的把血管理解成有出有入的代谢通道。

2. 舌：搅拌食物，吞咽食物，也是人体的动力器官，推动食物运行到食管。

3. 红细胞：存在于血管中，是极其分散的组织，每一个红细胞都单独存在。

四、系统功能

主八脏循环，司血液。八神为疑，情志为忧，行为为动。

1. 主循环：血液循环是八脏循环的主要环节，为脑脊液、淋巴液、肺循环提供动力；为肝肠循环、原尿循环、消化液循环、乳汁循环、羊水循环提供血液。是人体运输系统的核心，核心器官是心脏。

心系统还有一个重要功能就是运输热量。中医讲心属火是很有道理的，人体各个器官产生的热量并不均衡，肝脏产热最多，其它心脏、大脑、肾脏、肌肉都是产热较多的器官，但是肺脏、胃、膀胱等器官产热都是很少的，还有人体皮肤会大量散热，这些都导致人体热量是不均衡的，有了心系统的运输功能，这些热量就会均匀的分布到身体各个部位，使人体维持恒定的体温。

中医讲心主血脉体现在心脏系统负责人体循环、维持体温等功能方面。

2. 司血液：血液在血管内有规律的循环，为人体输送营养物质和氧气，同时也代谢垃圾。

3. 神：疑，对事物不信任的状态，自己心里没有底气。

4. 情志：忧，对己方事物的不放心状态。

5. 行为：动。

五、系统关系

1. 心系统生胰系统：心脏帮助胰系统把营养物质输送到身体各个部位，然后才能够由胰腺分泌的胰岛素送入细胞加以利用。心系统维持体温恒定对胰系统的消化功能具有重要的保护作用。

2. 心系统生胎系统：男女交媾时候需要大量血液充盈到生殖器官才能完成性行为。女性月经是心系统通过精血的排出冲刷掉脱落的子宫内膜净化子宫环境的功能，正常女性 28 天来一次月经，每次 5 天左右。而男性则是通过供给尿道血液，使阴茎充血进而完成生殖行为。女性孕期胎盘的血液供应都是心系统的贡献。

3. 心系统（壬水）生肝系统：见肾系统。

4. 心系统克脑系统：心脏输出的 1/4 氧气和 1/5 血液都是供给脑髓工作的。心脏功能决定脑髓的功能。心脏功能越好脑髓得到营养物质越多，工作效率也就越好，是火炼真金的体现。

5. 心系统克（合）肺系统：心脏输出血液在肺脏进行气体交换并且把氧气输送到全身的功能是决定肺系统工作效果的决定因素；红细胞与氧气结合，体循环与肺循环结合形成人体的体液循环；八脏循环和经络循环形成人体大循环。都是两个系统合作完成的。

第九章　胰系统

一、系统定位

八卦定位艮卦，居于后天乾位，五行属土，天干为戊，颜色为橙色，五味为鲜，天体为天王星。

1. 八卦：艮卦，艮为山，阳土，有受纳之能却不能育化万物，胰系统能够受纳水谷消化食物，为细胞提供原料却不能完成细胞的生长发育，为艮卦之象。胰腺在八脏排序为七，与艮卦先天之数相符，说明胰系统八卦定位为艮卦。胰系统居于后天乾位与脑系统通气，吃多少饭由脑系统决定，也就是胰腺消化食物的多少由脑系统决定，消化以后的营养物质主要供给脑系统利用。

2. 五行：五行为土，土爱稼穑，胰系统为人体细胞生长提供大量营养物质，所以五行为土。

3. 天干：土受阳气为戊，土为万物生长提供养分，阳土为燥土没有育化万物的功能，胰系统为人体提供各种营养物质，是人体细胞生存的物质基础，但是不能合成细胞，也就是不能育化万物，所以胰系统天干为戊。

4. 颜色：橙色。艮卦之色，表达心意。

5. 五味：鲜。促进食欲。

6. 天体：天王星。天王星运行会影响胰腺功能。

二、系统构成

系统由器官、组织、津液、循环、精微物质五部分构成（见表6-11）。

表6-11　胰系统表

脏	腑	清窍	浊窍	系	体	精微物质	内八液	外八液	八脏循环	经络循环
胰脏	胃	口腔	肛门	食管	肌肉组织	胰岛素消化液	消化液	涎	消化液循环	胰腺经胃经

（一）器官：包括脏、腑、窍、系四类器官。

1. 脏：胰脏器官群，包括胰腺、唾液腺，胰腺是胰系统的核心器官。八卦定位艮卦，五行属土，天干为戊，八音为呼（hu）。

（1）位置和功能：

①胰腺：横卧于上腹部，相当第一、二腰椎高度，周围有胃、十二指肠、结肠、脾脏、肾脏等器官包围。是物质代谢系统的核心器官。胰腺能够分泌消化酶，将蛋白质、脂肪、碳水化合物这些大分子物质分解成氨基酸、脂肪酸、葡萄糖等精微物质

（中医称为水谷之气），这些物质被吸收以后，通过血液输送到细胞周围，再由胰腺分泌的胰岛素送入细胞加以利用。胰腺一方面为人体提供可吸收的精微物质，一方面为细胞提供这些精微物质，是对人体宏观系统和微观系统同时发挥作用的器官，所以胰腺是物质代谢系统的核心器官。人体物质代谢离不开胰腺，物质属土，所以胰腺的五行也属土。

②唾液腺：位于口腔内，分为颌下腺和腮腺，分泌唾液，用于消化淀粉和滋润口腔，刺激胃酸分泌。

（2）八音：呼，具有改善胰腺功能的作用。

2. 腑：胃，八卦定位坤卦，五行属土，天干为己。

（1）位置：位于腹腔上部胸骨剑突的下方，大部分位于左季肋区，小部分位于腹上区。胃上连食道，下通小肠，中医称胃为水谷之海。

（2）功能：

①受纳食物，食物进入胃以后，胃通过调节水液多少（胃既能够吸收水也能够分泌水）使食物在胃内形成食糜，通过胃壁肌肉收缩产生机械搅拌作用使食物与消化液充分混合，有利于消化。

②腐熟食物的功能，胃是一个囊袋结构是食物贮存器官，胃分泌盐酸和胃蛋白酶原，腐蚀食物，将大分子蛋白质进行初步分解。

③调节食物进入小肠的节奏，使消化功能有序进行的功能。在胃、胰腺、胆囊之间有一个复杂的调节系统对食物的消化进行调节，表现出胃和胰腺的相互协助特性以及和胆囊之间的关系。

3. 窍：

（1）清窍：口腔，是食物进入人体的第一个器官，后面与咽连接，具有咀嚼食物、吞咽、分泌唾液的功能，一个口腔对应一个胰腺。口腔是胰系统受纳食物的器官，所以是胰腺系统的窍。

（2）浊窍：直肠，具有排泄粪便的功能。

4. 系：食管，上端与咽连接，下端连接胃，具有传输食物的功能。

（二）组织：包括基本组织和八体组织两部分。

1. 基本组织：构成胰腺、唾液腺、胃、口腔、食管的核心组织。功能的发挥体现在这些器官的功能上。

2. 八体组织：就是肌肉组织，具有舒张和收缩功能，协助人体完成运动功能。分成骨骼肌、平滑肌和心肌三种。

（1）骨骼肌：是受动物神经支配的肌肉，受到人类思维系统的调控，完成人体各项运动功能。

（2）平滑肌：受植物神经支配，完成人体各个器官的运动和分泌功能。特点是不受人体主观意思的支配。

（3）心肌：是一种特殊的肌肉，具有推动心脏运动的功能。

（三）津液

1. 内液：消化液，具有消化食物的功能。

2. 外液：涎，是外溢的唾液，胰腺虚弱时候无力制约，消化液外溢出口腔形成的。

（四）循环：包括消化液循环和经络循环两部分。

1. 消化液循环：

（1）循环物质：消化液。

（2）消化液生成：消化液来源于口腔、胃、胰腺、小肠。

（3）循环途径：消化液循环既复杂又特殊，口腔、胃、胰腺、小肠、胆囊都向消化道分泌消化液，使小肠水液达到最大，到大肠开始吸收水分，浓缩粪便，完成胰系统的水循环。

（4）生理功能：消化食物。

2. 经络循环：足太阴胰腺经、足阳明胃经。

（1）足太阴胰腺经

①循行部位：起于足大趾内侧端（隐白穴），沿足大趾内侧赤白肉际前行至内踝前面，沿腓肠肌中线上行，继而沿着胫骨后面上行，在内踝上八寸走在足厥阴肝经前面，经膝、股内侧前缘进入腹部，属胰腺，络胃，向上穿过横膈膜，沿食道两旁上行，联系舌根，散于舌下。

分支：从胃部别出，向上通过横膈膜，注入心脏，交于手少阴心经。

《灵枢·经脉篇》原文：脾足太阴之脉，起于大趾之端，循趾内侧白肉际，过核骨后，上内踝前廉，上端内，循胫骨后，交出厥阴之前，上膝股内前廉，入腹，属脾，络胃，上膈，挟咽，连舌本，散舌下；其支者，复从胃，别上膈，注心中。

②联络脏腑：胰腺、胃、心脏、口腔、舌。

③联系经络：足阳明胃经、足厥阴肝经、手少阴心经。

④生理功能：主要功能是调节胰腺代谢。具有调节胰腺、胃、心脏、口腔、舌代谢，调节足阳明胃经、足厥阴肝经、手少阴心经气血。

（2）足阳明胃经：是胰腺系统的经络。

①循行部位：起于鼻翼两旁（迎香穴），上行到鼻根部与足太阳膀胱经交会，向下沿着鼻翼外侧进入上齿龈内，回出环绕口唇，左右两经交会于承浆穴，向后至腮后，出于下颌（大迎穴）入颈部，下行沿喉咙入缺盆，出体表，沿乳中线下行，入腹腔，挟脐两旁（二寸）下行，进入少腹（气街穴），继续下行大腿髀关处，沿大腿前外侧继续下行，入膝盖，再沿胫骨外侧前缘下行至足背，进入第二趾外侧端（厉兑穴）。

分支一：从下颌（大迎穴）至下颌角（颊车穴），上行至耳前（上关穴），沿发髻到达前额。

分支二：在缺盆处经过体内向下通过横膈膜入胃，联络胰腺。

分支三：从胃口下（幽门）分出，沿腹腔内下行至气街穴与直行之脉会合。

分支四：从膝盖下三寸（足三里）分出，下行，至足中趾外侧端。

分支五：从足背上（冲阳穴）分出，进入足大趾内侧（隐白穴），与足太阴胰腺经会合。

《灵枢·经脉篇》原文：胃足阳明之脉，起于鼻之交頞中，旁纳太阳之脉，下循鼻外，入上齿中，还出挟口环唇，下交承浆，却循颐后下廉，出大迎，循颊车，上耳前，过客主人，循发际，至额颅；其支者，从大迎前下人迎，循喉咙，入缺盆，下膈，属胃，络脾；其直者，从缺盆下乳内廉，下挟脐，入气冲中；其支者，起于胃口，下循腹里，下至气冲中而合，以下髀关，抵伏兔，下膝膑中，下循胫外廉，下足跗，入中指内间；其支者，下廉三寸而别下入中趾外间；其支者，别跗上，入大趾间出其端。

②联络脏腑：胃、胰腺、口腔、喉、乳腺。

③联系经络：足太阴胰腺经、手阳明大肠经、督脉。

④生理功能：主要功能是调节胃代谢，具有调节胃、胰腺、口腔、喉、乳腺代谢，调节足太阴胰腺经、手阳明大肠经、督脉气血的功能。

（五）精微物质：消化酶、胰岛素、胰高血糖素、胰激肽等。

1. 消化酶：具有消化蛋白质、脂肪、碳水化合物的功能。

2. 胰岛素：主要作用是将糖、脂肪、蛋白质送入细胞，调节营养代谢。

（1）糖代谢：促进组织细胞对葡萄糖的摄取和利用，促进糖原合成，抑制糖异生，使血糖降低。

（2）脂肪代谢：促进脂肪酸合成和脂肪贮存，减少脂肪分解。

（3）蛋白质：促进氨基酸进入细胞，促进蛋白质合成的各个环节以增加蛋白质合成。

总的作用是促进合成代谢。胰岛素是机体内唯一降低血糖的激素，也是唯一同时促进糖、脂肪、蛋白质合成的激素。

3. 胰高血糖素：主要作用是迅速使肝脏中的糖元分解，促进肝脏葡萄糖的产生与输出，是促进分解代谢的激素。

4. 胰激肽：舒张血管，降血压。

三、系统空间结构

1. 脏腑窍系结构：胰腺系统的结构具有特殊性，口腔、食管、胃以及胰腺借助于胸系统的咽和心系统的小肠，构成上消化道的主体。

2. 肌肉结构：分成骨骼肌、心肌、平滑肌三种。

（1）骨骼肌：通过筋腱与骨骼连接，参与运动系统的运动功能。

（2）心肌：构成心脏主要结构。

（3）平滑肌：主要存在于腑和系两种器官，是腑和系完成运动功能的组织。

四、系统功能

主人体空间结构，司物质代谢。八神为意，情志为恐，行为为止。是人体的物质代谢系统，具有消化吸收并且把营养物质送到细胞内部的功能。

1. 主人体空间结构：人是由细胞构成的，细胞是由八大营养物质构成的，胰腺分泌消化液对食物进行消化吸收，八大营养物质进入体内，之后又通过胰岛素把营养物质送入细胞，从而使细胞完成生长、发育、衰老、死亡的生理过程，本质就是形成人体空间结构，所以胰腺系统微观角度负责精微物质，宏观上负责人体空间结构。

2. 司物质代谢：将营养物质输送到细胞，为细胞代谢提供原料。

3. 神：意，意向。

4. 情志：恐，对事物的恐惧。

5. 行为：止，停止。

五、系统关系

1. 胰系统和胎系统五行通气：见胎系统。

2. 胰系统生（交感）肺系统：肌肉属于胰系统，肺脏的呼吸功能依赖于胸壁肌肉的收缩和舒张，所以胰系统生肺系统。肺系统吸入体内的氧气又将胰系统消化吸收的营养物质分解代谢掉，体现胰系统和肺系统的交感共同完成人体物质能量代谢。

3. 胰系统生脑系统：胰系统可以促进钾、钙、钠、锌、镁等矿物质的吸收，钾、钙、钠是神经调节的重要介子，锌是大脑发育的重要物资，钙镁是构成骨骼的重要矿物质；脑系统的重要构成物质脂类也是在胰腺参与下被吸收和利用的；脑系统唯一的能量来源葡萄糖也是通过胰系统的消化后吸收到体内的。

4. 胰系统克（合）肾（癸水）系统：体内物质代谢分成两个途径，一个是通过胰岛素作用送入细胞参与同化作用，另一个就是通过肾脏代谢出体外，肾脏代谢出体外的物质都是经过胰系统进入体内的，所以胰腺功能决定了肾系统负担的轻重。

5. 胰克小肠（癸水）：胰腺分泌消化液决定小肠对营养素的吸收，小肠属于心系统。

第十章　肺系统

一、系统定位

八卦定位兑卦，居于后天巽位，五行属金，天干为辛，颜色为白色，五味为香，天体为水星。

1. 八卦：兑卦，兑为泽，湖泊接收自然界之气孕育水中生命，人体细胞是生活在水里的，盛水的器官是皮肤，人体通过肺脏进行气体代谢，将氧气输送到身体各部位滋养细胞，与湖泊养育生命相似，为兑卦之象。肺脏八脏排列次序为二，与兑卦先天之数相符。说明肺系统八卦定位为兑卦。肺脏居于后天巽位与胸腺通气，肺脏受胸腺之气有五个肺叶，胸腺的外液痰由肺脏排出。

2. 五行：五行为金，金从革，肺系统为人体细胞提供氧气使人体完成分解代谢，改变人体生长节奏，所以肺系统五行属金。

3. 天干：金受阴气为辛，辛金的变革实是破坏作用，果实成熟预示母体衰老和死亡。肺系统提供氧气进行氧化是对人体不断破坏的过程，所以肺系统天干为辛。

4. 颜色：白色。兑卦之色，纯洁。

5. 五味：香。兴奋食欲。

6. 天体：水星，水星运动会影响肺脏功能。

表 6 – 12　肺系统表

脏	腑	清窍	浊窍	系	体	精微物质	内八液	外八液	八脏循环	经络循环
肺脏	大肠	鼻	肛门	气管	上皮组织	前列腺素等	组织液	涕	肺循环	肺经大肠经

二、系统构成

系统由器官、组织、津液、循环、精微物质五部分构成（见表 6 – 12）。核心器官是肺脏。

（一）器官：包括脏、腑、窍、系四类器官。

1. 脏：肺脏，是肺系统的核心器官。八卦为兑卦，五行为金，天干为辛，八音为唰（si）。

（1）位置：位于胸腔纵隔两侧，覆盖于心脏和胸腺之上。肺有分叶，左二右三，共五叶。肺泡是肺脏进行气体交换的场所，成年人有数亿肺泡（有人认为有 3 ~ 4 亿，有人认为有 7 亿），表面积有 50 ~ 100 平方米，肺泡间有丰富的毛细血管，为肺泡气体交换提供血液。

②主要功能：负责呼吸，吸入氧气、呼出二氧化碳，氧气是人体氧化代谢产生能量的基本物质，二氧化碳是人体氧化代谢的终端产物。

③八音：唰，具有改善肺脏功能的作用。

2. 腑：大肠，八卦定位乾卦，五行属性金、土，天干为庚。

（1）位置：为消化道的下段，围绕在空肠、回肠的周围，形似方框。起自回肠末端，在八脏理论中包括盲肠（阑尾）、升结肠、横结肠和降结肠四部分。大肠口径较粗，肠壁较薄，具有三种特征性结构：

①在肠表面，沿着肠的纵轴有结肠带，由肠壁纵行肌增厚形成。

②由肠壁上的横沟隔成囊状的结肠袋。

③在结肠带附近由于浆膜下脂肪聚集，形成许多大小不等的脂肪突起称肠脂垂。

（2）功能：浓缩来自小肠的食物残渣形成粪便，待条件成熟通过直肠排出体外。

①具有气体代谢功能，大肠菌群能够产生气体，一部分气体进入血液，一部分气体通过肛门排出体外，同时血液内的气体也可以进入大肠通过肠道排出体外，所以大肠也是气体代谢的通道。

②吸收矿物质和水，将残渣浓缩成粪便贮存在乙状结肠，等待时机排出体外。

③大肠细菌的酵解作用，大肠是人体微生态最活跃的器官，在盲肠端有一个阑尾平时就贮存大量细菌，当食物残渣进入大肠以后阑尾就将细菌与这些残渣混合，通过细菌作用使大肠重新恢复到酸性环境，一些溶于酸的矿物质会游离出来被大肠吸收，尤其是对钙的吸收对人体钙代谢具有重要意义。

④大肠分泌黏液，大肠分泌的黏液呈碱性，以平衡肠道的酸环境，具有保护肠道的功能，同时润滑肠道有利于排便。

3. 窍：

（1）清窍，鼻，两个鼻孔对应肺脏左右两部分。是肺系统的门户，空气通过鼻腔、咽、喉进入肺脏，体内浊气通过鼻腔呼出体外，鼻腔具有调节空气温度、湿度、净化空气保护肺脏的功能。当外界气温发生变化对肺系统造成伤害的时候，鼻腔首先做出反应，所以是肺系统的清窍。

（2）浊窍：直肠，据有排泄粪便的功能。

（4）系：气管，上端连接喉，下端深入肺脏内部，分为气管和支气管两部分，是气体出入人体的通道。

（二）组织：包括基本组织和八体组织两类。

1. 基本组织：是肺脏、大肠、鼻、气管的核心组织，其功能的发挥体现在这些器官的功能上。

2. 八体组织：上皮组织，是人体的表面组织，是人体与外界环境和人工环境直接接触的组织，包括皮肤和黏膜两类。

（1）皮肤：位于人体体表，是人体与外界环境直接接触的组织，是人体的第一道屏障，具有保护人体的作用。

（2）黏膜：位于体内器官与人工环境接触的表面。

（三）津液：

1. 内液：组织液，氧气进入人体以后到组织液才和其它营养物质混合在一起，并进入细胞参与代谢。

2. 外液：涕，鼻腔排泄物。

（四）循环：包括肺循环和经络循环两部分。

1. 肺循环：

（1）循环物质：血液。

（2）血液生成：血细胞来源于骨骼、脾脏、肝脏、血浆来源于组织液、淋巴液。

（3）循环途径：从右心室开始经过肺动脉、肺脏、肺静脉返回到心脏，完成肺循环。

（4）循环功能：进行气体交换，通过肺脏将二氧化碳排出体外，同时将氧气转运到体内。

2. 经络循环：手太阴肺经、手阳明大肠经。

（1）手太阴肺经：

①循行部位：起于中焦，下络大肠，循环胃口（幽门、贲门），向上回到胸腔，

入肺脏，从气管横出至锁骨下方（中府穴），沿大臂内侧前行，至小臂桡侧继续前行经腕部（太渊穴），上鱼际，最后到拇指外侧（少商穴）。

分支：从手腕后（列缺穴）分出，沿掌背侧走向食指桡侧端（商阳穴），与手大肠经会合。

《灵枢·经脉篇》原文：肺手太阴之脉，起于中焦，下络大肠，还循胃口，上膈属肺，从肺系横出腋下，下循臑内，行少阴心主之前，下肘中，循臂内上骨下廉，入寸口，上鱼，循鱼际，出大指之端；其支者，从腕后直出次指内廉出其端。

②联络脏腑：肺脏、大肠、胃。

③联系经络：手阳明大肠经、足厥阴肝经、任脉。

④生理功能：主要功能是调节肺脏代谢。具有调节肺脏、大肠、胃代谢，调节手阳明大肠经、足厥阴肝经、任脉气血的功能。

（2）手阳明大肠经：

①循行部位：起于食指桡侧端（商阳穴），沿食指桡侧上行经过虎口处（合谷穴）向上，过腕部，沿小臂外侧前缘上行，至肘部外侧（曲池穴），循大臂外侧前缘上行至肩端（肩髃穴），再沿肩峰前缘前行，入缺盆，联络肺脏，向下经过横膈膜进入腹腔，入大肠本府。

《灵枢·经脉篇》原文：大肠手阳明之脉，起于大指次指之端，循指上廉，出合谷两骨之间，上入两筋之中，循臂上廉，入肘外廉，上臑外前廉，上肩，出髃骨之前廉，上出于柱骨之会上，下入缺盆，络肺，下膈，属大肠。其支者，从缺盆上颈，贯颊，入下齿中，还出挟口，交人中，左之右，右之左，上挟鼻孔。

分支：从缺盆上走颈部，经过面颊过人中穴，至对侧鼻翼旁（迎香穴），与足阳明胃经相交。

②联络脏腑：肺脏、大肠、鼻。

③联系经络：手太阴肺经、足阳明胃经、督脉。

④生理功能：主要功能是调节大肠代谢。具有调节肺脏、大肠、鼻代谢，调节手太阴肺经、足阳明胃经、督脉气血的功能。

（五）精微物质：血管紧张素 II，前列腺素。

1. 血管紧张素 II：是肾素—血管紧张素—醛固酮系统收缩血管重要物质。

2. 前列腺素：前列腺素作用广泛，对生殖、消化、呼吸、心脏等器官都具有调节作用。是激肽—缓激肽—前列腺素系统舒张血管的重要物质。

三、系统空间结构

1. 窍系脏结构：鼻、气管、肺（借助咽、喉），形成肺系统的主要部分。

2. 大肠：大肠负责浓缩粪便，并与直肠协同作用代谢粪便。

3. 上皮结构：分成皮肤和内皮两种。

（1）皮肤分布在人体体表，上面有汗腺、皮脂腺、毛囊等附属物。

（2）内皮分布在腑窍系各个器官表面，其中腑与窍分布在与外界相通的表面，系则分布在管道的内表面。

四、系统功能

主经络循环，司呼吸。是人体的能量流动系统。八神为魄，情志为怒，行为是击。

1. 主经络循环：经络是由筋膜组织构成的，人体脏、腑、窍、系、体等组织器官外面的包膜组织间隙连接而成的庞大筋膜系统，筋膜内的体液循环就是经络循环，经络循环与血液循环不同，本身没有动力器官的推动，是通过肌肉的收缩和舒张被动形成循环，这一点与肺脏的被动呼吸十分相似，而且经络内流动的组织液是肺系统的内液，所以肺系统主经络。中医讲肺主气是指体内运行之气，经络是运行的通道。

2. 司呼吸：本职工作是进行呼吸，完成人体的气体代谢，氧气从鼻腔进入，经过咽、喉、气管、肺、血管、组织液进入细胞，二氧化碳则按照这个道路原路返回。

3. 神：魄，用非常手段改变现状。违反常理，否定。

4. 情志：怒，对外界信息的反应。

5. 行为：击，攻击性。

五、系统关系

1. 肺系统与脑系统五行通气：见脑系统。

2. 肺系统与胰系统交感：见胰系统。

3. 肺系统合心系统（丙火）：见心系统。

4. 肺系统生心系统（壬水）系统：肺脏提供氧气，肌体氧化作用产生的热量通过心脏的运输作用输送到全身。肺脏将血管紧张素转换成血管紧张素 Ⅱ 增强了收缩血管的能力，合成前列腺素具有松弛血管的作用，对血液循环具有调节作用。

5. 肺系统生肾系统：肺脏和肾脏同时具有调节水液的功能，肺脏为机体输送氧气完成氧化代谢并产生水，表明肺脏间接为肌体提供水，肾脏负责人体水液调节。

6. 肺系统克肝系统：肺脏克肝脏是在传统中医早就确定了的，但是西医还没有发现其中的秘密，八脏系统中仍然有肺系统克肝系统，其中的道理就是肺脏对气体的调节功能直接影响肝脏生长发育功能的作用，肺脏吸入氧气呼出二氧化碳看是简单，其中蕴含着复杂的身体代谢过程。简单的说肝脏的作用是合成我们身体，是同化作用，肺脏的功能是分解我们的身体，是异化作用，我们的体重就是二者达到平衡的结果，肺脏对身体的分解作用决定肝脏工作成绩的好坏。

7. 肺系统克胸系统：免疫细胞的功能受到人体 PH 值大小的影响，弱碱性能提高吞噬细胞的活性，而人体产生的二氧化碳通过肺脏排出体外，肺功能不好时候酸性的二氧化碳就会在体内堆积，使人体内环境呈现酸性状态，所以肺脏对人体酸碱性的调节作用也影响免疫功能。肺脏克胸腺，胸腺居于胸腔，周围有巨大的肺脏包围，肺脏克制胸腺而使其气下移到腹腔形成脾脏，上移到咽形成扁桃体。三焦体液氧气含量多少与肺脏有直接关系。

第十一章　揭开肾之谜

中医和西医对肾的论述有着很大的差别，原因是中医和西医的解剖基础不同，中医的肾代表的是系统，西医的肾代表的是器官。中医把脑系统和胎系统都归结到肾系统范围内，所以才会有中医和西医如此巨大的反差，虽然西医认为中医对肾的认识没有道理，但是中医肾的应用却取得了巨大的成功，很多医学难题都在中医肾理论指导下迎刃而解。原因是很多疾病与肾功能有着千丝万缕的联系，西医则没有对这种联系进行深入的阐述。八脏系统建立以后将脑系统、胎系统与肾系统分开的同时，进一步阐述了肾与这些器官的关系，从而揭开了中医肾之谜。

一、对肾的剖析

1. 肾主藏精：先天之精实质是遗传物质，"遗传"是外来词汇，中医理论没有论述，但是中医理论也通过语言阐释了遗传现象，"人禀受父母先天之气"实质就是遗传现象，人类一代一代禀受父母先天之气连贯下来不是遗传又是什么呢，只是遗传一词是西医引进中国以后的新词汇，中医典籍没有罢了，不能就此否定中医对遗传的认识。中医理论遗传物质藏在肾中，并且把睾丸称为外肾，睾丸是生殖系统重要器官，产生精子，所以肾藏先天之精又主生殖。其实这是将两个器官功能混合在一起的结果，肾脏和睾丸根本不是一个器官，功能也不同，但是原始卵巢与肾脏在同一个位置，所以肾脏承袭了部分胎系统的功能，如：肾脏具有灭活激素的功能，具有分泌雌激素的功能，对矿物质代谢等。八脏系统建立以后把生殖内分泌功能从中医肾系统分离出来，成为独立的胎系统。卵巢和睾丸产生的卵子和精子是人体延续后代的物质，对于新人类而言这就是父母精气，先天精气藏于生殖腺中。生殖功能从中医肾分离出来以后也不是否定肾对生殖功能的作用，肾脏能够分泌雌激素对维护胎系统健康具有非常重要的意义。

2. 主生长发育：生长发育是肝系统的功能，肾主生长发育是中医的失误，八卦中震卦对应肝脏，《说卦传》有帝出乎震。但是肾脏对肝系统的相生作用具有促进生长发育的功能，中医肝肾同源之说则把肾脏与生长发育联系起来了，由此弥补了肾主生长发育的错误。

3. 命门之火：命门穴在第二腰椎下方，这个位置是颇令人玩味的位置，上方（第一腰椎下方）是脊髓的终点，脊椎（第一、第二腰椎）内侧（靠近肾脏一侧）则与肾脏和肾上腺连接，对命门穴的刺激能同时对神经调节和内分泌调节以及肾脏发挥作用，脑系统为阳，肾上腺是胎系统的器官，现代医学研究已经知道去甲肾上腺素是重要的神经递质，具有重要的神经调节功能，表现出阴中之阳的特性。骨骼与三焦通过乙庚化合形成对称结构，所以命门穴位置还是骨骼的重心位置，与胸系统形成对应关系。现代医学发现命门之火与神经—内分泌—免疫网络有密切关系，也就揭开了命门之火的秘密。

4. 水火之脏：

（1）人体内影响体温最大的因素是水，肾脏对水的代谢也就直接影响体温变化，热量五行属火，体现出肾脏具有水火两重性特点。

（2）肾脏之火也体现在肾脏激素对血液循环的调节作用，心脏和肾脏共同推动血液循环，肾脏本身是水液代谢的主要器官，在天干中的丁火和癸水都代表肾脏，所以肾脏是水火之脏。

5. 肾主骨，骨生髓，髓通脑，脑为髓之海：现代医学研究发现肾脏与骨骼关系密切，肾脏具有活化维生素 D 的功能，活性维生素 D 是形成骨骼的重要激素，而骨骼是在软骨组织上面沉积大量矿物质形成的，软骨是肾系统的八体组织，所以肾系统主骨骼；骨生髓是因为脑脏与骨骼相表里，互帮互助；髓通脑，脑脏与脊髓相通已经是人人皆知的事情。从经络看肾经和膀胱经通过阴跷脉和阳跷脉对脑脏发挥作用，尤其是下午 15：00 - 19：00 时膀胱经和肾经活跃的时间对调节脑脏气血具有非常重要意义。八卦中肾脏对应坎卦，骨骼对应兑卦，先天坎卦肾脏居于后天兑卦骨骼位置，有先天养后天含义。无论是现代科学还是古代哲学都证明了肾主骨是有道理的。

6. 肾主水：肾脏具有调节水液代谢的作用。这一点与西医观点完全一致。

7. 肾主纳气：肾的纳气功能与运动系统有关，肺脏的呼吸功能是被动的，胸腔的扩张和收缩决定肺活量的大小，关节软骨属于肾系统，在关节的参与下肢体才能够运动，肺脏才能够呼吸，所以肾主纳气在传统中医理论是正确的。

8. 肾开窍于耳和二阴：耳是感觉声音的器官，声音在体内是依靠体液传播的，肾脏主水，直接对体液有调节作用，耳部听小骨是在水里工作的，肾脏对水液代谢功能直接影响耳的听力，所以肾系统开窍于耳。肾开窍于前阴尿道，脑系统开窍（浊窍）于后阴肛门，因为传统中医脑系统属于肾，所以中医有肾开窍于二阴。

9. 肾藏志：肾脏八卦属于坎位，坎是危险的意思，肾脏在危险的境地工作，可以理解为在逆境中工作，志的含义是在恶劣条件下努力坚持工作。

10. 力量：传统中医认为力量是肾脏发出的，现代医学研究发现肾脏具有调节钾钙钠代谢的作用，肌肉的收缩舒张与这些元素有直接关系，这些还不能完全说明力量来自于肾脏，从解剖位置看，人体支点恰好在肾脏附近，而承载巨大压力的关节软骨是肾脏的八体组织，人体的承载负重能力与关节软骨关系密切，所以力量从肾系统来。

二、中医肾功能归纳

1. 肾系统：

（1）肾主水，调节人体水液代谢，又具有调节血液循环的功能。所以八卦属坎，五行属水、火，天干属丁、癸。也就是传统中医的肾为水火之脏。

（2）肾主骨：骨骼具有支撑、护卫脏腑器官，运动等功能。纳气、力量都源于肾。

（3）肾藏志：肾系统的神为志。

（4）水火之脏：肾脏本身具有水火两重性。

2. 胎系统：藏精。卵脏主藏精、分泌，繁殖后代。

3. 肝系统：主生长。肝系统合成营养物质促进生长的功能。

4. 脑系统：司开合。脑系统的调控作用。

5. 命门之火：命门穴位置是对神经、内分泌、免疫功能都产生影响的位置。命门之火是神经—内分泌—免疫网络功能的体现，是脑、胎、胸三个系统的共同作用。

经过归纳知道肾除了系统本身的职能以外，还有脑、胎、胸、肝四个系统的功能，四个系统构成生长调节系统，负责组织器官的生长发育，进一步肯定了中医肾的功能，说明中医重视补肾非常科学。

第十二章　小　　结

本部分对人体系统进行从新解读，确立了新的八脏系统，由此描绘出全新的人体系统观，使人体系统更加符合客观实际，也更符合自然原理，实现人与自然的和谐统一。

一、通过对生命结构剖析发现了人体系统的层次结构，使复杂的人体变得有序化，找到了人体构成的哲学基础，实现八脏理论与传统中医的对接。

二、人体系统中核心器官的确立标志人体系统更加科学。人无头不走，鸟无头不飞是一句普通的乡间俗语，蕴含着深刻的道理，一个没有核心的系统就是一个没有目标的系统。人体系统也是如此，系统的核心是什么，目的是什么都需要有核心器官来完成，核心器官的确立标志着人体科学向前迈出重要步骤。

三、人体系统中辅助模块的出现标志着环境因素纳入人体系统，人体系统更加科学。

四、神、情志、行为纳入系统体现了人体的社会属性（将在功能系统进一步讨论），是中医神、情志理论的推广，西医身体、心里、社会健康模式的具体体现。

五、系统属性与核心器官属性相同，体现了核心器官在系统中的主导地位。

六、揭开了中医主和司两种生理功能的面纱，使中医又向现代科学迈进一步。

七、八脏系统的建立使复杂的人体结构有了清晰的脉络，各个系统都是由脏、腑、窍、系、体、体液、八脏循环、经络循环、精微物质组成的，系统功能都分成主、司、神、情志、结构、功能、系统关系几部分，核心器官也都有固定的模式，这种模块式结构体现了人体的完美和科学。

八、系统组合规律进一步印证了中医理论的正确性，是中医与现代医学对接的重要节点，为中西医学融合扫平了道路。

第七部分　功能系统

每一个人都是社会一份子，具有社会属性，所以医学上的人要满足社会意义上的人才是完美的医学体系，现代医学已经知道生理、心理和社会三因素决定了人体健康，也有人提出了心身性疾病概念，这些都要求医学理论要走出生理学范围，解释更加复杂的人类行为现象。本书将人与人，人与社会、自然进行交流的系统称为功能系统，把阐释有血有肉的生理意义人，拓展到有着丰富的思想感情，人与人、人与社会、人与自然之间能够不断进行信息交流，通过各种行为对社会产生影响，并能够延续后代以维持人类社会健康发展的社会意义人。

社会意义人体功能分成两部分，一部分是从自然界寻找并获得信息、食物、水等所需物质，同时完成繁衍后代的使命，为此人们进行社会分工协作，表现出人的社会属性；另一部分是人体对获得的物质、能量进行消化、吸收，然后将代谢产物排泄到自然界。所以功能系统（见图7－1）分为两个大的系统：生理功能系统、社会功能系统。

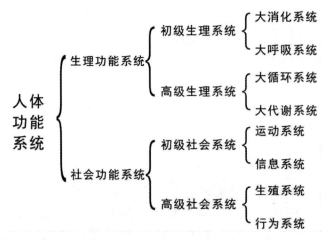

图7－1 人体功能系统

一、生理功能系统

生理功能系统是人体获得物质、能量进行代谢的系统。与基础系统中的质能系统有相似之处，但是也有很大区别，基础系统中的质能系统是按照器官之间的属性建立起来的，在核心器官作用下完成系统的生理功能；功能系统的生理功能系统是按照人与环境之间相互作用关系建立起来的，在脑脏的作用下完成系统的生理功能。分为初级生理系统和高级生理系统两部分。

1. 初级生理系统：人体从外界获得物质和能量的系统。

（1）大消化系统：与西医的消化系统非常接近，是以胰系统为主多系统共同构成的，受到脑系统直接调控，以消化、吸收食物为主要功能的系统，是人类进行物质供给的系统。

（2）大呼吸系统：与西医的呼吸系统非常接近，是以肺系统为主多系统共同构成的，受到脑系统直接调控的系统，是人体与外界进行气体交换的系统。

2. 高级生理系统：维持人体内环境稳定的系统，包括大循环系统和大代谢系统两部分。

（1）大循环系统：是以心系统为主多系统共同构成的体液循环系统，受到脑系统直接调控。是人体运输营养物质、能量和垃圾的系统，是维持人体内环境稳定的重要系统。

（2）大代谢系统：是以肾系统为主八脏系统共同构成的体液代谢系统，具有维持人体水液平衡、保留营养物质，将体内垃圾毒素代谢出体外的功能。

二、社会功能系统

是人与人、人与自然进行信息交流，获得物质能量的系统。是积极主动的系统，是人与人、人与自然的纽带系统，可以分为初级社会系统和高级社会系统。

1. 初级社会系统：包括运动系统和信息系统，是人类一切活动的基础。

（1）运动系统：运动是所有动物都具有的功能，人体已经形成了完美的运动系统，能够完成非常复杂的动作，无论是信息系统还是生殖系统都需要运动系统的配合才能够完成。运动系统是由体基构成的，受脑系统的调控。

（2）信息系统：是人与人、人与自然之间进行信息交流的系统，具有接收信息和释放信息的功能，由脑系统和窍组成的功能系统。

2. 高级社会系统：包括行为系统与生殖系统两部分，是人类最高级系统。

（1）行为系统：是人体最高级系统，是在信息系统基础上，通过脑脏的思维作用支配运动系统产生各种行为的系统。与行为模式不同的是，行为模式是对人类行为表象的研究成果，是人们对行为现象的猜测。行为系统是由各个系统组成的支配人体行为的系统，体现行为规律。

（2）生殖系统：是人体繁殖后代，使人类种群能够世代延续的系统。在信息系统和运动系统的协助下，实现人类繁衍优秀后代的功能。是一种特殊的行为系统。

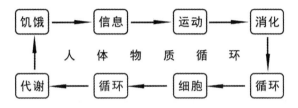

图 7 - 2　人体物质循环

三、各个功能系统之间有着非常密切的协作关系

生理功能系统是人体与外界进行物质能量交换的系统，这个过程需要社会系统的帮助，需要运动系统将食物、水、氧气送入体内，信息系统则为运动系统提供这些物质的信息。我们以吃饭为例（见图 7-2），饥饿预示着我们的身体缺乏营养，这时最先启动信息系统，让我们获得食物的信息，哪里有食物，好吃吗？当我们确定吃馒头的时候信息系统就完成了自己的工作；第二个登场的是运动系统，将馒头拿来，送入口腔；第三个就是消化系统，进行咀嚼、吞咽，对食物进行消化、吸收，这时候我们的饥饿问题就解决了。之后是大循环系统将营养物质送入细胞，然后大代谢系统将垃圾排出体外。这个过程是人与自然之间形成的封闭环，周而复始，永不停歇，直到生命尽头才结束。消化系统只是人体物质循环的一部分。各个系统相互协作才能完成某一个具体行为。

四、系统的兼容性

在功能系统中一个系统的器官也可以成为另一个系统的器官，既属于这个系统也属于那个系统，成为两个或则三个系统的共有器官，比如脑脏就属于所有功能系统，这种特性与基础系统的严格对应关系形成鲜明对比。也是中西医学都需要突破的方面。

五、脑脏是功能系统的核心器官

古人有一句经典语言"食色性也"，这四个字体现了人的本质。通过吃饭使生命得以延续，通过性活动使人类得以延续，是人类生存发展的两个基本内容，无论是古代的王朝更替还是现在的国际关系本质上都是这两个内容的表现。完成食与色两个基本功能需要人体功能系统的协同作用。在物质循环图中可以看到，食物是在脑脏支配下获得的，而通过性活动延续后代的功能也是在脑脏的支配下完成的，其它生理功能也需要脑系统的调控，而脑脏是社会功能的核心器官，是人体的大主（见图 7-3）。至此把人们知道脑脏是人体最重要器官变成在理论上证明脑脏是人体最重要的器官，实现医学理论的又一个突破。功能系统的提出是八脏系统理论与传统中医和西医的显著区别。

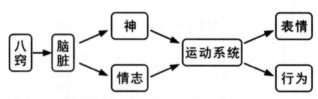

图 7-3　信息与行为关系

第一章　功能系统与脑髓

传统中医称脑为元神之府。在明朝以前的中医已经知道人体器官的社会功能（如：肝藏魂、脾藏意），称之为神，后来进一步发现脑脏是这些功能的主宰，这些器官的社会功能都是受到脑脏的指挥，于是脑脏的功能成为众神之神，叫元神。这也就确立了脑脏在人体的作用。现代医学已经知道人的各种生理活动和社会活动都是在脑系统的调节下完成的，脑脏是人体生命活动的根本，生命的主宰。这一点在脑的结构中也得到了充分的体现。解剖学上脑脏可以分成三部分，也可以分成四部分，还可以分成五部分，更可以分成六部分，各有各的道理。八脏理论从脑脏的功能出发将脑脏分成端脑、间脑、小脑、脑干四个部分，八个调控中心，形成脑脏的八卦天干模型，为脑脏研究提出新的思路。

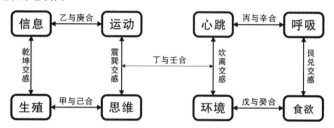

图7-4　脑髓八卦天干模型

按照脑脏的功能可以分成思维、生殖、运动、信息四个大的调控中心，调节人体运动、信息、生殖、行为四个系统。另外心跳、呼吸、环境、食欲调控中心主要分布在脑干和丘脑，负责大消化、大呼吸、大循环、大代谢四个生理系统。八个调控中心按照八卦天干模型（见图7-4）实现对人体社会功能的调控。信息、运动、生殖、思维四个调控中心完成人与外界交流。心跳、呼吸、环境、食欲四个调控中心负责人与外界物质能量交换，内环境稳定的调控。

一、调控中心

1. 思维调控中心：位于端脑，负责人与外界进行交流，人体诸窍将看到、听到、触到、嗅到及品尝到的外界讯息传入到端脑，经端脑进行处理以后通过语言、行动发布出去，实现人与外界的信息交流。左脑主要控制分析、判断、思考等，具有逻辑思维的能力，理性强，被称为理性脑。右脑具有处理声音和图像等具体信息，具有想象、创意、灵感和超高速反应（超高速记忆和计算）等功能，有感性和直观的特点，所以又称感性脑或者图像脑，侧重于处理随意的，想象的，直觉的以及多感观的影像。能够发挥独自的想像力、思考，把创意图像化，同时具有作为一个故事述说者的卓越功能，右脑是天才脑，天才与普通人的根本区别在于天才在有意无意中很好地开发和利用了右脑。端脑是人类在长期进化过程中发展起来的思维和意识的调控器官，是人类脑脏中体积最大部分，其他动物的端脑都没有人类发达，这也是人类比其他动物更高级的原因。端脑与脑脏的生殖部分、运动部分、信息部分分工协作完成对人体社会功能的调节。对应震卦，天干为甲。

2. 生殖调控中心：主要位于间脑，负责人类繁衍后代的功能。其中的下丘脑通过分泌促激素指挥脑垂体对内分泌功能调控，是神经信息和内分泌信息的转换器。两情相悦时候人们的行动、目光、情绪等反应都与间脑有直接关系。对应坤卦，天干为己。

3. 运动调控中心：主要位于小脑，作为对外界信息的反应，人体可以完成非常复杂的动作，一个动作重复多次以后就会成为习惯，剧烈运动时候动脉血压明显升高、心率加快、心律异常等都与小脑有关。小脑与人体的运动功能相关。对应巽卦，天干为乙。

4. 信息调控中心：主要位于脑干，接收来自体内和体外的各种信息，将信息传输到脑脏各个神经中枢进行处理，调节人体生理功能，包括心跳、呼吸、消化、体温、睡眠等生理功能，以及对面部表情和八窍器官功能进行调节。对应乾卦，天干为庚。

5. 心跳调控中心：以心脏功能为主要调节目标的中枢，主要是心跳中枢。对应离卦，天干为丙和壬。

6. 呼吸调控中心：以呼吸功能为主要调节目标的中枢。主要是呼吸中枢。对应兑卦，天干为辛。

7. 环境调控中心：以内环境为主要调节目标的中枢。人体环境因素包括物质能量两个方面，通过位于下丘脑的体温调节中枢，还包括发汗中枢、寒颤中枢，以及促进排尿的激素等对体温进行调节；通过下丘脑对胎系统进行调控，进而实现对物质的调控。进而达到对环境的调控。对应坎卦，天干为癸和丁。

8. 食欲调控中心：以调节食欲为主要目标的中枢。主要是调节人们饮食的多少，决定了人们营养物质的摄入量。对应艮卦，天干为戊。

二、调控中心的关系

1. 生理功能系统调控关系：
（1）心跳与呼吸：共同推动人体体液运行。
（2）心跳与环境：协作完成物质运输和代谢。
（3）呼吸与食欲：完成物质能量摄入数量的调节。
（4）环境与食欲：维持物质摄入与代谢的平衡。
（5）心跳呼吸食欲：物质能量在体内的循环。
（6）心跳呼吸环境：维持人体循环和代谢的平衡。
（7）呼吸环境食欲：维持物质能量的摄入与代谢的平衡。
（8）心跳环境食欲：血液循环对物质摄入和代谢的作用。
2. 社会功能系统调控关系：
（1）信息与运动化合：接收信息以后就做出反应，表现出人的情志变化。

（2）信息与生殖交感：是有性繁殖的体现，表现出人的动物本性。

（3）生殖与思维化合：理性对待生殖行为，体现人类与动物的差别。

（4）运动与思维交感：体现人类的主观行为。

（5）信息、运动、生殖组合：反应出选择两性生殖行为历程。

（6）信息、生殖、思维组合：是理性选择两性生殖行为的体现。

（7）运动、生殖、思维组合：是人类理性稳定生殖行为。

（8）信息、运动、思维组合：表现出人的理性社会行为。

哈佛大学一项长达 25 年的跟踪调查发现，27% 没有目标的人生活在社会最底层，60% 目标模糊的人生活在社会中下层，10% 有短期目标的人成为社会中上层人士，只有 3% 有清晰长远目标的人成为社会各界的成功人士。然而，这 3% 的人占据了世界上 80% 的财富。这个调查统计其实也证实八脏理论的正确性，脑脏是人体的司令部，统帅人体八脏系统进行社会活动，能够做到有计划有目标，而其它七脏系统不具有统帅作用，只是默默工作，所以只有 1/8 人能够达成目标，12.5% 与 13%（有目标）的统计结果及其接近，说明成功者是用脑脏思维的。极大成功的人占成功人士的 1/4，是所有接收调查者中的 3%，说明在用脑思维中有一个最佳组合能让人获得极大成功。

第二章　大消化系统

大消化系统是人体对从外界获得的营养物质进行消化、吸收，将剩余的糟粕排出体外的功能系统，是由脏腑窍系体各个器官和组织构成的（见表 7 – 1）。

表 7 – 1　大消化系统表

八卦	乾	兑	离	震	巽	坎	艮	坤
脏	脑系统			肝脏		肾脏	胰脏	
腑	大肠	骨骼	小肠		胆囊			胃
窍	直肠	口腔	舌		咽			
系							食管	

一、八卦与消化器官

脏、腑、窍、系都参与了消化食物的过程。其中腹腔器官是消化系统的主体。

1. 兑卦：口腔，胰腺的窍本来属于艮卦，一方面口腔与鼻相交感，另一方面牙齿属于骨骼为兑，口腔八卦属性用兑卦表示，是胰系统的窍。

2. 坤卦：胃，受纳和腐熟食物。

3. 离卦：分为舌和小肠两个器官。

（1）舌，搅拌食物，感知食物。

（2）小肠，接受并消化吸收来自胃的食物，是食物进入体内的主要场所。

4. 巽卦：胆囊、咽。

（1）胆囊，协助肝脏分泌胆汁助消化。

（2）咽：分别食物，将食物送入食管。

5. 震卦：肝脏，分泌胆汁助消化。

6. 艮卦：分为食管和胰脏两个器官。

（1）食管，食物传输的管道。

（2）胰脏，分泌消化液消化食物。艮土为燥土，所以胰腺本身不具备分泌功能，需要有水的滋润才能做到，于是胰腺居于肾脏高下之间以获得肾水的滋润。

7. 坎卦：肾脏，肾脏通过灭活激素调节人体消化功能，慢性肾衰时，肾脏对胃泌素的灭活减少，导致胃溃疡。

8. 乾卦：分为脑系统、大肠、直肠三个器官。

（1）脑系统，通过交感神经和迷走神经实现对消化系统的调控。

（2）大肠，吸收水分浓缩粪便。

（3）直肠是人体浊窍，为阳，为乾卦，有排便的功能。

二、八脏理论的大消化系统与西医的消化系统区别

主要是脑系统、肾脏参与了消化系统的构成，脑系统通过神经调节参与消化系统的功能是公认的，肾脏也参与消化系统的功能却很少有人知道，不过这也是经过现代科学证实了的，只是西医没有基础系统和功能系统的区分又没有系统的兼容性，所以无法把脑系统和肾脏纳入消化系统。

三、营养素循环

自然界存在物质循环和能量流动两大规律，这两大规律也体现在人体内部，人体通过消化系统完成物质循环，其核心就是实现营养素的循环。很早的时候《黄帝内经》已经有了对食物流动的描述："食气入胃，散精于肝，淫气于筋。食气入胃，浊气归心，淫精于脉。脉气流经，经气归于肺，肺朝百脉，输精于皮毛。毛脉合精，行气于府。府精神明，留于四脏，气归于权衡。权衡以平，气口成寸，以决死生"。《黄帝内经》将食物称为气，可见古人并没有把气看成空气那样，而是把食物也理解成气，精是食物精华（七大营养素和生物化学素）。食物经过口腔进入消化道，然后吸收进入体内，一部分通过门脉循环进入肝脏，经过肝脏加工处理以后送到心脏，另一部分通过淋巴管道直接送入心脏，两部分在心脏会合以后进入肺脏与氧气会合，出肺脏回到心脏，通过动脉血管输送到身体各个部位，经过细胞代谢以后一部分通过血液输送到肝脏排泄进肠道进而排出体外；一部分通过血液循环进入肾脏，进而通过尿液排出体外；还有一部分通过肺脏呼吸等其他器官排出体外；未被吸收的垃圾通过肛门

排出体外，完成营养素的循环。

四、大消化系统与水

大消化系统通过口腔把水送入体内（饮水）是人体水液最重要的来源。在营养素消化吸收过程中必须有水的参与，从分泌唾液开始的一系列消化液分泌都是在水的作用下完成的，到结肠以后人体又开始了对水液的吸收，实现人体的水液循环，最后排泄到体外的粪便也需要有适宜的水分，所以大消化系统也是人体水液代谢的重要组成部分。

第三章　大呼吸系统

大呼吸系统是完成人体能量流动的系统，人体停止能量流动就意味着寿命的终结，大呼吸系统是由脏、腑、窍、系、体各个器官和组织构成的，比西医的呼吸系统更能反应出呼吸功能的全貌（见表7－2）。

表7－2　大呼吸系统表

八卦	乾	兑	离	震	巽	坎	艮	坤
脏	脑脏	肺脏	心脏					胎盘
腑	大肠	骨骼						
窍	喉直肠				咽		鼻	
系	神经	气管	血管					
体				筋		软骨	肌肉	

一、代谢通道

乾、巽、离、兑四卦是氧气进入体内的通道，对应解剖学的呼吸系统和循环系统，逆向就是二氧化碳从细胞代谢出来后排出体外的过程。

1. 乾卦：脑脏、大肠、直肠、喉。

（1）脑脏：通过呼吸中枢实现对呼吸的调控。

（2）大肠：是气体产生和代谢的器官。

（3）直肠：代谢粪便的同时也是排泄气体的通道。

（4）喉：是气体进入肺脏的门户。

（5）神经：传递神经信息。

2. 兑卦：气管、肺脏、骨骼。

（1）气管：气体传输的通道。

（2）肺脏：通过肺泡实现气体交换，是将氧气转运到体内的器官。气管是将气体送入肺脏的器官。

（3）骨骼：构成胸廓的骨架，对肺脏器官具有保护作用。

3. 离卦：心脏、血管。心脏和血管承接肺脏转运到体内的氧气，并将氧气输送到组织液，为细胞提供氧气，同时把细胞代谢产生的二氧化碳送入血管，通过血液循环输送到肺脏进行气体交换。包括心脏、动脉、静脉、毛细血管、红细胞。

4. 巽卦：咽。咽是肺脏系统的保护神，具有保护肺脏系统的功能。

二、代谢动力

肺脏是被动呼吸器官，震、坎、艮通过肌肉舒张和收缩完成人体呼吸功能，是大呼吸系统的动力部分，坤卦胎盘把氧气供给胎儿。八脏理论的呼吸系统对人体气体代谢表述更详尽。

1. 艮卦：

（1）鼻：是肺脏的窍属于兑卦，兑卦与艮卦交感使艮卦形状出现在鼻的位置，兑为艮象。

（2）肌肉：肺脏呼吸是被动的，需要借助于肌肉收缩舒张来完成。

2. 坎卦：软骨的柔韧使胸腔具有弹性，减缓外界对肺脏的冲击。

3. 震卦：筋膜在肺脏表面形成保护膜，筋腱将肌肉和骨骼链接在一起形成胸廓，胸廓的扩张和收缩是肺脏进行呼吸的动力来源。

4. 坤卦：胎盘是胎儿气体代谢通道。

5. 大呼吸系统与水：大呼吸系统在代谢过程中吸入氧气呼出二氧化碳同时生成大量的水，是人体内源性水的主要来源，在呼出二氧化碳时又带出大量水蒸气，而皮肤既有保水的作用，也有代谢水的功能，所以大呼吸系统也是水液代谢的重要器官。

第四章　大循环系统

大循环系统完成人体水液循环，通过水液循环将营养物质送入细胞，同时将细胞代谢产生的垃圾送到代谢器官进行代谢，为了区别西医的循环系统称之为大循环系统，包括八脏循环和经络循环两部分（见图 7 - 5）。

一、八脏循环

人体每一个系统都有自己的循环，通过循环调节系统功能。

1. 脑脊液循环：血液通过血脑屏障进入脑室，脑室中的脉络丛形成脑脊液、脑脊液沿着侧脑室、第三脑室，以及小脑、延脑和脑桥之间联通的孔道向前流动，最终进入静脉参加血液循环，称为脑脊液循环，是脑脏代谢的重要组成部分。具有调节颅内压力，改善脑髓环境，代谢垃圾的作用。

2. 羊水循环：羊水循环是胎儿时期的代谢循环，来自母体和胎儿的羊水经过胎儿口腔吞咽进入胃肠道，经过吸收进入血液，再通过血液循环将垃圾毒素输送到母亲血液进行代谢，从而取得羊水量的平衡。

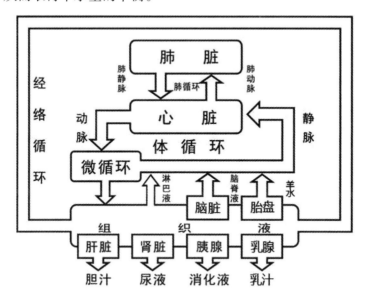

图 7 - 5　人体循环示意图

3. 肝肠循环：是肝系统的体液循环，胆汁起于肝脏，经过胆管和胆囊进入十二指肠，在小肠被重吸收回血液，通过门脉循环返回肝脏。肝肠循环一方面将多余的胆固醇和对垃圾、毒素排出体外，另一方面将脂类物质和溶解于脂类的营养成分吸收进入体内，如：维生素 A、D 等都是溶解在脂类物质以后在小肠吸收的。

4. 淋巴循环：组织液进入淋巴管成为淋巴液，淋巴液通过淋巴管、淋巴导管等管道向前运行，最终到达上腔静脉进入血液循环，结束淋巴循环。具有免疫、平衡体液、运送营养的功能。

5. 原尿循环：血液通过毛细血管进入肾小球，通过肾小球的滤过作用产生原尿，原尿通过肾小管进入集合管，集合管外管壁中缠绕着一些毛细血管，原尿中的营养物质会重新返回到血液中，这时原尿里面只含有垃圾毒素等废物，原尿也就变成尿，通过输尿管、膀胱、尿道排出体外。原尿循环实现了营养物质的重吸收，确保人体营养代谢的良性循环。正常人两侧肾脏的血流量占全身血流量的 1/4 ~ 1/5，单位时间内肾小球滤过的血浆量称为肾小球的率过滤，正常成人的肾小球率过滤每分钟约为 120ml。两侧肾脏每日从肾小球虑过的血浆总量达 150 ~ 180L。所滤过的这部分血浆称之为原尿。原尿流经肾小管及集合管时，其中约 99% 被重吸收。因此排除体外的尿液仅有 1500ml 左右。

6. 体循环：血液循环包括体循环和肺循环，其中体循环属于心系统。血液从心脏出发，经过主动脉、动脉、毛细血管、静脉，最后回到心脏的循环过程称为体循环，在体循环过程中氧气、营养素和各种活性物质源源不断的送往身体各个部位，同时将细胞产生的垃圾带回血管，最后通过代谢途径排出体外。体循环是在心脏的动力推动和各个器官分泌的激素作用下完成的。很多人对血液循环还有一些误解，认为血管是封闭的管腔是错误的，它一方面通过小肠微循环，将小肠吸收的营养物质转运到血液参与血液循环，一方面通过周身微循环的真毛细血管把这些精微物质送到组织液供细胞利用。

7. 消化液循环：口腔分泌唾液、胃分泌胃液、胰腺分泌胰液、小肠分泌小肠液，这些消化液在肠道消化食物，使小肠内含有水液，这些含有人量消化液的水液在大肠被重新吸收回体内，形成消化液循环。

8. 肺循环：血液循环中的肺循环是肺脏系统的循环。将体内含有二氧化碳等有害气体的血液输送到肺脏，同时将含有氧气的新鲜血液输送到心脏。

二、经络循环

经络是人体重要的水液循环系统，是中医对人类的重要贡献。祝总骧作为西医出身的科学家，在没有任何中医知识情况下通过科学手段证明经络线的存在，揭开了经络的千古之谜，现代医学一个新分支筋膜学也有力的支持了经络的存在，现代医学正在逐渐揭开经络的面纱。

1. 经水生成：组织液沿着经络线定向流动称为经水。

2. 经络循环：从肺经开始依次进入大肠经、胃经、胰腺经、心经、小肠经、膀胱经、肾经、心包经、三焦经、胆经、肝经，最后回流到肺经。形成一个封闭的循环。

3. 运行物质：经水。经水实质是组织液，里面含有的大量营养素和各种活性物质，由于古人没有现代科学技术，无法充分认识这些物质，但是知道这些物质对人体的重要性，于是用一个非常简单的词汇概括了这些物质，就是"气"。

八脏系统的每一个脏腑都至少与一条经络相通，这些经络在体内相互衔接形成了比血液循环更加复杂的循环网络，传统中医很早时候就总结出经络的循行规律，整个经络系统主要由十二正经和奇经八脉组成。经络理论是中医理论的重要支柱，是中医最伟大的成就之一。

三、组织液

组织液存在于细胞间隙，是细胞生存的环境，里面既含有丰富的营养物质，又含有大量的垃圾，人体通过各种循环不断的将营养物质输送到组织液，也是通过各种循环把垃圾毒素运出去进行代谢。组织液的流动可以分为四个方向，组织液是沟通各个循环的桥梁。

1. 进入血液循环：血液循环几乎是人人皆知的循环系统，由心脏、动脉、毛细血管、静脉构成的。组织液进入血液发生在真毛细血管与组织液之间，真毛细血管一方面推动富含营养物质的血液向组织液渗透，另一方面将含有垃圾毒素的组织液吸收回血管，实现血液与组织液的交换。除此之外组织液通过八液循环进入血液循环。

2. 进入淋巴循环：组织液进入淋巴管成为淋巴液，开始淋巴循环，淋巴循环是一个单向循环，通过淋巴管、淋巴结等器官把组织液中一些细菌、垃圾、毒素进行处理后，通过静脉输送到心脏，参与血液循环。

3. 进入经络循环：组织液沿经络线流动形成经络循环，张维波先生发现组织液具有流动的现象，而且是沿着经络线流动，就像海流一样不需要管道一样可以流动，当把经络线堵上时候人体就会出现病理反应，这些发现解开了几千年的谜团，证实经络理论的科学性。

4. 排出体外：人体代谢器官的功能细胞将含有垃圾毒素的组织液转运到代谢器官存储起来（胆囊、膀胱等），在适当时机排出体外。

四、血液循环

1. 血液循环是心系统的体循环和肺系统的肺循环共同完成的，体现了心系统与肺系统八液循环的合作关系（丙与辛合）。

2. 血液循环与天干的对应关系（如表 7 - 3）。

表 7 - 3　天干与血液循环

天干	甲	乙	丙	丁	戊	己	庚	辛	壬	癸
血液循环	肺泡	肺静脉	左心房	左心室	动脉	毛细血管	静脉	右心房	右心室	肺动脉

（1）甲与己合：肺泡是氧气进入血液的部位，毛细血管是二氧化碳进入血液的部位，甲与己合体现了肺泡和毛细血管的对应关系。

（2）乙与庚合：肺静脉对应静脉，都是血液流向心脏。

（3）丙与辛合：左心房对应右心房。

（4）丁与壬合：左心室对应右心室。

（5）戊与癸合：动脉对应肺动脉，都是血液流出心脏。

从以上对应关系可以看出，把血液循环的起始点定位在肺脏更好一些，从肺脏开始一直到周身毛细血管流淌的血液都是含有氧气动脉血，而通过毛细血管最终流回到肺脏的血液都是含有二氧化碳的静脉血，实现血液的阴阳平衡。

五、血液循环和经络循环关系

血液循环和经络循环是人体两大重要循环，二者有着显著的对应关系。

1. 血液循环是通过真毛细血管上面的一个个非常细小的小孔与组织液进行营养交换的，经络循环则是通过一个个穴位在人体发挥作用。

2. 血液循环有体循环和肺循环，经络循环有十二正经和奇经八脉。

3. 血液循环与天干对应，经络循环与地支对应，干支相应是人体循环功能的完美体现。

六、八脏循环和经络循环共同完成人体水液循环

八脏循环包含每一个系统的体液循环，心系统（天干为丙）负责八脏循环的调控，其他循环都依赖血液循环的推动，没有血液循环就没有其他循环的正常运行；经络循环受肺系统（天干为辛）调控，是人体最复杂的循环系统，内连脏腑外达四肢百骸，没有固定的组织结构，但是却滋养人体每一个细胞。血液循环和经络循环相互作用（丙与辛合），共同完成人体的体液循环，完成输送营养、调节体温、代谢垃圾、平衡体液等重要生理功能。

第五章　大代谢系统

大代谢系统是人体水液代谢系统，包括水液进入体内到排泄出体外的全过程，同时将体内产生的垃圾通过水液代谢到体外的系统。人体细胞产生的垃圾毒素通过水液进行代谢，不溶于水的物质首先转化成溶于水的物质，进入体液循环然后进行代谢。人体各个系统都参与代谢。大代谢系统由脏、腑、窍、系、体各个器官和组织构成，以肾、胰、肺三个系统为主要代谢系统（见表7-4）。

一、基础系统与大代谢系统

基础系统包括生长调节系统和质能系统两部分，他们分别对人体大代谢系统发挥作用。大代谢系统本质是人体水液代谢系统，质能系统实现水液在人体的进出，生长调节系统调节水液进出人体的多少。

1. 生长调节系统与大代谢系统关系：

生长调节系统包括脑、胎、肝、胸四个子系统。脑系统通过神经调节实现对人体水液调控，通过分泌血管加压素实现对人体水液的调控。胎系统通过内分泌激素实现对水液调控。肝系统通过对内分泌的调控间接影响对水液的调控。这三个系统是人体水液代谢的调节系统。胸系统的三焦是人体的大水库。

表7-4　大代谢系统表

八卦	乾	兑	离	震	巽	坎	艮	坤	
脏	脑髓	肺脏	心脏	肝脏		肾脏	胰腺	胎盘	肾上腺
腑		大肠	小肠	胆囊	三焦	膀胱	胃		
窍	喉	鼻		目	咽	尿道	口腔	脐带	阴道
系		气管	血管	胆管		输尿管	食管		
体		皮肤							

2. 质能系统与大代谢系统的关系：

质能系统包括胰、肺、肾、心四个子系统。胰系统是外源性水的重要来源，肺系统是内源性水的重要来源，肾系统是人体水代谢的重要途径，中医三焦水道本质就是指人体水液代谢。心系统是人体水液的运输系统。四个系统共同完成人体水液代谢。

二、八脏系统在大代谢系统中的作用

1. 脑系统：具有调节饮水、排尿等功能，是水液进出体内的主要调节器官。

（1）脑脏：是人体代谢系统的总协调官，通过神经调节完成对水液代谢的调节。

（2）喉：水的传输通道。

2. 肺系统：首先、肺系统是人体内源性水的主要来源。其次皮肤即是水液的代谢器官也是保护水液的器官。第三、肺脏呼吸过程中也会带走大量水液。

（1）肺脏：肺脏在气体代谢过程中通过水蒸气代谢掉大量水分。

（2）大肠：在代谢粪便过程中同时带走一部分水。

（3）鼻：通过分泌水蒸气湿润空气，呼出二氧化碳带走一些水蒸气对人体水液代谢发挥作用。

（4）气管：也是水气代谢通道。

（5）皮肤：保持水分、排泄汗液。

3. 心系统：

（1）心脏：推动血液循环，是运水液的动力器官。

（2）小肠：人体盛装水液的器官。

（3）血管：是运送水液的管道。

4. 肝系统：分泌胆汁，将胆汁排入人工环境，这个过程也将大量的水液代谢到小肠人工环境，使一部分水液通过大肠排出体外。肝系统还通过调节内分泌间接调节肾系统的水盐代谢。

（1）肝脏：解毒器官，将垃圾毒素通过水排入胆囊或者通过血液送到肾脏进行代谢。通过灭活醛固酮调节肾脏水盐代谢。

（2）胆管：排泄胆汁的通道。

（3）目：泪腺分泌眼泪滋润眼睛。

（4）胆囊：贮存胆汁，依据肠道需要排泄胆汁，同时将垃圾毒素排入肠道。

5. 胸系统：是人体涵养水分的重要系统，具有滋养各个器官的重要作用。

（1）三焦：三焦是人体的大水库。

（2）咽：水进入体内通道。

6. 肾系统：是人体水液排出的主要系统，对调控人体水盐平衡具有极其重要的作用。

（1）肾脏：水液代谢中心，是人体水液代谢到体外的重要器官。过滤血液，保留营养，将多余的水和垃圾毒素转化成尿液进行代谢。

（2）输尿管：传输肾脏产生的尿液。

（3）膀胱：贮存尿液的器官，依据外界条件代谢尿液。

（4）尿道：排泄尿液的通道。

7. 胰系统：首先、胰系统是人体水液的供给系统，是外源性水的主要来源。其次、胰系统在水的参与下完成对食物的消化。

（1）胰腺：通过分泌消化液对人体水液代谢进行调节。

（2）胃：吸收水分，是人体水液来源地。

（3）口腔：人体饮水的器官，是人体外源性水液的重要来源。

（4）食管：水液传输通道。

8. 胎系统：胎系统通过分泌激素实现对水液代谢的调节，最主要的器官是肾上腺。具有调节水盐平衡的重要作用。

（1）胎盘：接受脐带传输的垃圾送入子宫。

（2）脐带：接受胎儿产生的垃圾毒素送入胎盘。

（3）肾上腺：通过分泌肾上腺素调节水盐代谢。

（4）阴道：分泌阴液保护阴道。

三、中医理论对大代谢系统的贡献

体现在质能系统对水液代谢的调节。

1.《素问·经脉别论》云："饮入于胃，游溢精气，上输于脾，脾气散精，上归于肺，通调水道，下输膀胱，水精四布，五经并行"。说明古人很早就知道胰系统、肺系统、肾系统是水液进出人体的三个重要系统。

2.《素问·灵兰秘典论》云："三焦者，决渎之官，水道出焉"。渎是指沟渠，也就是说水在体内的沟渠里流淌，王冰注："引导阴阳，开通闭塞，故官司决渎，水道出焉"。是古人对水液运行通道的描述，对应人体结构的八系器官，说明古人已经发现八系器官穿行于三焦和脏腑窍各个器官之间，是水在体内运行通道。

3. 肾主水是中医重要理论，不仅体现出大代谢系统中肾系统的重要作用，中医肾还包括脑系统和胎系统的功能，是水液调节和代谢整体功能的体现。

四、西医对大代谢系统的贡献

主要是现代医学对大代谢调节机制的研究，脑系统是通过神经调节发挥作用、胎系统通过内分泌发挥作用、肾系统通过泌尿发挥作用等八大系统都对大代谢系统发挥作用。

总之，传统中医理论用特有的语言对人体大代谢系统进行了形象的描述，反映了质能系统对大代谢系统的作用，西医运用现代医学成果描述了生长调节系统对水液代谢的作用，两种医学理论从不同角度对人体大代谢系统进行阐释，可以说没有中西医学的结合就没有大代谢系统的产生，大代谢系统是中西医学理论结合产物。

第六章　信息系统

信息系统是人体与外界进行信息交流的系统。主要由清窍和脑系统构成。可以分成信息收集系统和信息释放系统。中医认为脑为五官九窍之司，五官是灵机之窗，窍者，神机出入之所；诸窍，皆由脑之祖窍所统。说明中医已经知道脑脏与窍之间的重要关系，八脏系统沿袭了中医的这一正确论断，将之上升为信息系统，更加明确了脑脏与八窍的关系。八脏系统与西医系统的区别之一就是信息系统，西医把信息系统（如：眼、耳）看成是孤立的器官，没有上升到系统水平是很遗憾的。

一、信息收集系统

由脑脏、窍（主要是清窍）、皮肤构成。

1. 脑脏：是人体信息汇集并贮存的场所，窍和皮肤收集到的信息通过神经传输到脑脏，经过加工处理以后一方面贮存在脑脏，另一方面释放到外界，实现人与人、人与自然的交流。

2. 清窍：暴露于体表的乳腺、目、耳、口腔、鼻是信息收集的主要器官，藏于体内的舌、咽、喉辅助收集信息。

（1）腹腔四脏的清窍：

①乳腺：胎系统的窍，是婴儿哺乳器官，具有感知婴儿吸吮的功能，进而分泌乳汁，满足婴儿哺乳的需要。另外，对乳腺刺激可以引起性兴奋，是卵巢获得性信息的器官。

②目：肝系统的窍，具有感知光线的功能。人是夜伏昼出的动物，在夜间人体细胞需要整理恢复、生长发育、排泄毒素、净化身体，眼睛对光线的感知有利于调节人体生长规律。白天人体进行各种社会活动都需要眼睛的参与，写字、看书、走路、观察等都要在眼睛参与下完成。由于光线直线传播，眼睛长在面部最上方，最大限度获取信息。

③耳：肾系统的窍，耳感知声音的功能，语言是一种复杂的声音，通过对声音的识别我们可以知道大量信息，耳是人与人进行交流的重要工具。声音是空气震动形成的声波，为了获得更多的声音信息，耳分布在头部两侧。

④口腔：胰系统的清窍，具有感知食物信息的功能，包括食物的软硬、味道、湿度等。

（2）头胸腔四脏的清窍

①鼻：肺系统清窍，肺系统与胰系统相交感，鼻感知空气的湿度、气味，以辨别环境的好坏。还可以协助发音。

②舌：心系统的窍，具有辅助口腔感知味道、搅拌食物的功能。

③咽：胸系统的窍，协助口腔感知细菌病毒等有害物质，调节食物、气体之间的

平衡，使消化和呼吸功能顺利进行。

④喉：脑系统清窍，具有发音的功能。

3. 囟门：是脑系统的先天窍，具有感知电磁作用，出生以后感知能力下降，方向感是人脑的感知功能，一般男性方向感比女性强。

4. 阴道（尿道）：是女（男）性的浊窍，具有感知性刺激的功能。

5. 皮肤：皮肤内部具有很多神经小体，具有感知温度、湿度、硬度、黏度等多种功能，通过神经传输到脑髓。

二、信息释放系统

信息释放是人体通过语言、行动、表情等向外界传递信息的行为，包括语言系统和非语言系统。

1. 语言系统：

语言是人们进行交流的工具，发音是语言的基础，看似简单的发音却有着深深的奥密，八脏系统都参与发音。膈肌是重要的呼吸肌，担负肺脏通气量的60%，因此膈肌在发音方面有重要作用。膈肌运动是胸腔与腹腔的阴阳交感的结果，发音也反应人体阴阳盛衰情况（见图7-6）。

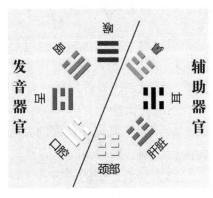

图7-6　语言中天八卦

（1）头胸腔四脏是发音的主要器官，从喉→咽→舌→口腔一气呵成，构成发音器官，发音器官在脑系统的指挥下形成丰富的语言，将信息传递到世界的各个角落。

①喉：脑系统通过喉向外界释放信息，所以喉是最重要的发音器官。气流通过喉上面的声带发出声音，是语言的基础。

②咽：是语言系统的重要器官，咽将气流一分为二，大多数进入口腔，少部分进入鼻腔，在口腔和鼻腔作用下声音更加丰富。

③舌：是语言系统的重要器官，舌运动非常灵活，通过舌在口腔的位置变化使声音多样化，把脑系统的信息准确释放出去。

④鼻：鼻腔与口腔交感后，肺系统发音功能由口腔完成，口腔成为发音主要器官，这一点古人早就总结出来了，口腔为兑，鼻为艮，这种表述与八脏理论正好相反，不是古人的错误，是艮兑交感的结果，口腔聚拢声音，通过口型变化向外发布信息，出现优美的语言。

（2）腹腔四脏则以不同方式表现出对语言的反应。

①颈部：是胎系统的肢体部位，发音器官喉就在颈部。所以女性比男性更爱说话。

②肝脏：肝脏是八脏系统中与发音关系密切的器官，肝脏与膈肌紧密相连，肝脏动膈肌就动，膈肌动肝脏就动，而膈肌运动对发音有非常重要推动作用，所以肝脏对

发音也具有重要作用，另外声音本身卦象为震卦与肝系统相同。

③耳：肾系统开窍于耳，耳是接收声音的器官，把语言信息传递给脑髓。

④口腔：鼻与口腔相交感，胰系统发音功能由鼻腔来完成，具有辅助发音的功能。

发音器官和接收器官都齐备了，要想成为语言还需要脑系统的参与，语言是脑脏意志的表现，人类脑系统比其它任何动物都发达，所以人类的语言更复杂。

2. 非语言交流系统：八脏系统都能够通过肢体语言反应自己的意愿。窍、肢体等暴露于体外的器官都可以进行信息交流，表情、举手投足、目光都是非语言交际范围。

（1）眼：现代人知道眼睛是心灵的窗口，古人很早就总结出五脏精气皆上于目，所以人的情绪变化可以在眼睛看出来。八脏系统中眼睛属于肝系统，有离火之象。肝属木，肝脏主生长，所以眼睛具有积极向上的气息，给人春天般祥和的感觉。人发怒时候金克木太凶，眼睛睁得很大像要突出来的样子，悲痛时候火不炼金，金不能生水，水外溢成为眼泪，恐惧时候肾水受伤，眼睛无肾水生而呆滞。喜悦时候肾水旺盛（生木）眼睛会眯成一条缝。所以眼睛最能反映一个人的精神状态。

（2）耳：耳属坎水，坎有危险之意，所以人把头侧向一边给你看耳朵的时候就是不好的兆头（耳背者除外）。

（3）鼻：鼻是肺系统的窍，对应兑卦，这里与口腔交感，所以鼻为艮、艮为山，冷峻的屹立在面部中央，几乎没有独立的表情，大多数表情通过口腔和面部肌肉表达出来。

（4）口腔：嘴角微张让舌看到外面的世界，就是人高兴的时候露出的喜悦之色。不高兴的时候则嘴唇紧闭有的甚至撅起来。

（5）头：头为乾，乾为天，通晓一切，高高扬起是信心十足，低头代表缺乏信心。

（6）脖颈：脖颈为坤，坤为地，包容万物，扬起是坤土旺盛可以包容万物，代表可以承担。把脖颈藏起来则没有信心承担。

（7）胸部：胸部有木、火、金之气，有火炼真金之象。挺胸，代表自信、胸有成足。含胸金气收藏不能充盈，不自信。

（8）腹部：腹部土气旺盛，安静，几乎没有表情。

（9）手：手与胃相通，口腔与胰腺相通，手口协同人就可以吃饭。

（10）肩部：肩部为艮，艮为山，无法逾越，耸起的肩膀传递出一种无能为力的信息。

人类肢体语言是非常丰富的，远远不止上面这些含义，比如两个表情动作的组合就具有更复杂的含义。

（11）随着文字出现，人类比其它动物增加了文字信息，文字的出现使人类改造自然的能力大大增强，成为地球的主宰。

第七章 运动系统

第一节 空间结构

动物和植物的生存方式不同，植物通过根吸收水分和营养，依靠光合作用获得能量就可以生存，不用到处寻找食物，动物没有这种功能，必须到处寻找食物以维持生命，所以动物就有了运动系统。运动是所有动物都具有的基本功能，人类也不例外，而且人类的运动功能远远比其他动物复杂。现代医学对运动系统的结构非常清楚，有骨骼、肌肉、关节等组成，也知道运动系统的生理作用，由于受到医学模式的限制，无法从理论上全面揭示运动系统的内在规律。八脏理论把人体明确区分为基础系统和功能系统，清楚的告诉人们运动系统属于功能系统。

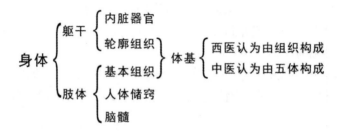

图7-7 传统人体结构

一、运动系统生理基础

1. 体基：就是人的身体架构，人体空间组成包括躯干和肢体两部分（见图7-7），躯干负责保护器官，肢体完成运动，两部分紧密结合形成不可分割的整体。人体器官可以分成两类，一类是深藏于体内的脏、腑、系各个器官，另一类是暴露于外面的人体诸窍，介于这两种器官之间的人体结构又是什么呢？医学上还没有严格定义，对于脏腑系来说是轮廓组织，对于人体诸窍来说是基本组织。轮廓组织与基本组织是密不可分的整体，这个整体又叫什么呢？西医解剖学将这个整体分解为各种组织，中医也是将其分解为骨、皮、肉、筋、脉五部分，称为五体。但是都没有对这部分的整体进行定义。八脏理论充分考虑人们语言习惯和医学科学将这个整体定义为体基。

体基是八脏理论提出的人体部位名词，体基就好比是一棵大树的树干，骨骼相当于里面的木头支撑人体，三焦相当于树皮，人体器官是上面的枝叶、花、果实，这样人们就可以理解体基在人体的定位了。无论是中医还是西医都没有注意到体基这一器官组合的生理意义，也就没有对体基进行定义。

2. 体基的形成原理：

（1）八卦天干模型中三焦属于胸系统，天干为乙，骨骼属于脑系统，天干为庚，乙庚合金形成体基。

（2）体基的组成依据五行规律排列，遵循水、木、火、土、金的五行相生顺序，最内部是软骨（含骨骼）五行属水、筋腱（筋膜）五行属木、血液（分布在体基各个部位）五行属火、肌肉和脂肪五行属土、皮肤五行属金。

（3）体基形成人体的空间结构不是一个呆板的整体，而是具有高度灵活性的，可以完成很多极其复杂的动作。人体的运动功能是通过体基实现的。

3. 人体空间结构（见图7-8）：体基是构成人体空间结构的基础，脏、腑、窍、系等器官生长在体基上面。脏、腑、系生长在体基的内部，人体诸窍则镶嵌在体基外面，与体基构成人体外部形态。体基在人体属于什么器官呢？体基是由三焦和骨骼按照天干化合原理形成的器官组合体，严格说脏腑窍系各个器官是生长在三焦上面的，但是构成三焦的八体组织都是软组织，无法支撑出人体的空间结构，人体空间结构必须有刚性的骨骼做支撑，三焦与骨骼组成体基支撑起人体的空间结构，其中骨骼构成体基的骨架，三焦构成人体脏、腑、窍、系各个器官赖以生存的基础。体基内部形成颅腔、胸腔和腹腔三个体腔，脏腑器官分布在体腔内，体基外部附着人体诸窍，八系器官穿行于体基和脏、腑、窍之间，具有传输物质和信息的功能，于是人体的空间结构就完整的体现出来了。

身体 { 人体诸窍　体基　脏腑器官　八系器官

图7-8　人体结构

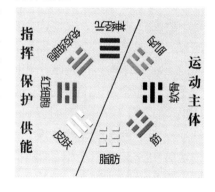

图7-9　运动系统中天八卦

4. 组织结构：体基是运动系统的基础，拥有稳定的组织结构，体现在运动系统与中天八卦的对应关系上（见图7-9），腹腔四脏的八体组织构成运动系统的空间结构，头胸腔四脏的八体组织负责营养、调节和保护作用。

二、体基划分

人体结构是按照阴阳五行原理构建的，形成完美的空间结构（见图8-12）。按照阴阳五行模型体基分为躯干和肢体两部分。

1. 躯干：躯干就是人体的主干，拥有扁圆柱形空间结构，内部通过横膈膜形成胸腔和腹腔两个体腔，体现人体阴阳平衡。脏、腑、系各个器官藏于体腔内，躯干具有保护脏腑系各个器官、连接肢体和有限的运动功能。

（1）胸腔：位于躯干上半部，由胸骨、肋骨、椎骨以及八体组织围成，有纵隔将胸腔分为左右两部分，内部有心脏、肺脏、胸腺，外部有两个乳腺，胸腔与头颈部、上肢和腹腔连接。

（2）腹腔：位于躯干下半部，由骨盆、椎骨以及八体组织围成。内部有肝脏、肾脏、胰腺、卵巢、胆囊、胃、小肠、大肠、膀胱、子宫。外部与胸腔和下肢连接。

2. 肢体：与人体躯干部位相连接，是人体躯干的延伸，是运动功能的主体，头颈、四肢五部分构成，体现人体的五行关系。

（1）头颈：分为头部和颈部，头部内部形成颅腔，有脑脏，外部附着人体诸窍；颈部内部藏有喉、甲状腺、甲状旁腺，人体诸系通过颈部。

（2）四肢：分为上肢和下肢，是人体完成运动功能的主要部分。

三、脏腑器官在躯干的投影（反射区）（见表 7－5）

表 7－5　八脏躯干对应表

八脏	脑脏	卵脏	肝脏	胸脏	肾脏	心脏	胰脏	肺脏
躯干	脑脏区	卵脏区	肝脏区	胸脏区	肾脏区	心脏区	胰腺区	肺脏区

传统中医已经发现人体内脏器官与体基的关系，同样用一句精炼语言体现出来，诸于内必形之于外，人体内脏器官藏于体内，健康状况则可以通过在体基的投影表现出来。人体是由一个受精卵发育而成的生命体，在发育过程中每一个器官都形成不相同的形状和结构，但是唯一相同的是人体每一个细胞的基因组成不变，也就是人体每一个细胞都含有相同的遗传信息，可以通过任何一个细胞了解到人们的遗传信息（如：在进行 DNA 比对时候可以通过血液、皮屑、骨骼等获取遗传信息）。这种不变性在宏观上也有明显的体现，人体按照老子宇宙原理发育到器官水平就不再有变化，形成脏腑窍系各个稳定的器官，这些器官与赖以存在的体基之间的对应关系就是投影。现代中医则将这一理论拓展成全息理论，对身体健康也具有很好的指导意义，本章讨论脏腑器官在体基的投影（见图 7－10、7－11）。

1. 部位

（1）脑脏区：由脊柱和肩背部（肩胛骨、锁骨覆盖部分）连接而成，保护胸腔器官和脊髓。

（2）卵脏区：由下腹部和骨盆腔连接而成，下腹部位于脐部以下，脐部与髋骨上缘连线下方的腹部区域，骨盆腔位于人体躯干最下方，保护卵巢，左右两部分下腹部联合在一起形成一个整体。

（3）肝脏区：在上腹部季肋区，第六肋骨下方肋骨覆盖部分。左肝区保护脾脏，右肝区保护肝脏，肝脏分两个叶所以有左右两肝区与之对应。

（4）胸脏区：胸骨柄覆盖部分，保护胸腺，一个胸腺对应一个胸脏区。

（5）肾脏区：位于左右腰部，前面为乳头垂线，延伸到后腰部的脑脏区，上方连接肝区，下方与卵脏区连接。保护肾脏，有两个肾脏对应左右两个肾区。

（6）心脏区：胸骨体和剑状软骨覆盖的部分，保护心脏，一个心脏对应一个心区。

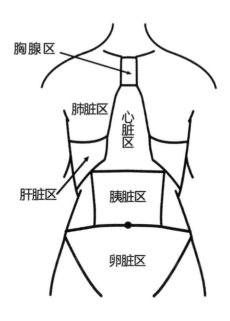

图 7 - 10　八脏器官躯干投影（一）

（7）胰脏区：脐部上方肋骨下方，两侧为乳头垂线中间的腹腔部分，保护胰腺，一个胰腺对应一个胰腺区。

（8）肺脏区：胸部肋骨覆盖的部分，保护肺脏，肺脏分为两部分对应左右两个肺区。

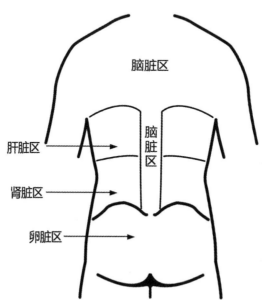

图 7 - 11　八脏器官躯干投影（二）

2. 躯干部位特点：

（1）脏器与部位严格对应，一个器官对应一个躯干部位。

（2）脑脏和卵脏比其他六个器官各多一个对应部位，脑脏多一个背部（锁骨和肩胛骨覆盖部分），卵脏多一个骨盆腔覆盖部分。显示出脑脏与卵脏与其他六脏的不同。

3. 八腑器官在腹部投影（见图7－12）：八腑器官以脐部为中心分布，在体基的投影也都反映在腹部，按照后天八卦的分布规律分布在脐部周围，形成九宫模式。这一现象已经被葛钦甫先生发现，并在中医针灸中得到运用，取得很好的效果。

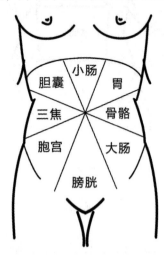

图7－12　八腑器官腹部投影

四、肢体结构（见图7－13）：

上臂、前臂、手构成上肢，大腿、小腿、足构成下肢，上下肢都由左右两部分构成，合称为四肢。四肢和头部、颈部组合在一起又称为什么呢，圣经上说"但如今肢体是多的，身子却是一个"，所以我们把四肢、头部、颈部组合称为肢体。躯干向外延伸的部分称为肢体，具有运动、保护等功能，是运动功能的主体，由头颈、四肢五部分构成，每一部分都由部位和关节构成，体现人体的阴阳五行关系，八脏器官亦通过投影反映在肢体方面。

1. 头颈：分为头部和颈部，头部形成颅腔，内有脑脏，外部附着人体诸窍；颈部内部藏有咽、喉，人体诸系通过颈部。

（1）头部：保护脑脏，与骨骼对应。

（2）颊车关节：负责咀嚼食物和语言发音，对应脑脏。

（3）颈部骨骼：颈椎七块支撑头部，连接胸部，与胞宫对应。

（4）颈部关节：颈部八个关节使颈部运动，对应卵脏。

2. 四肢：分为上肢和下肢，是人体完成运动功能的主要部分，上肢和下肢分别由左右对称的两部分构成，所以称为四肢。四肢由12对部位和关节构成。

（1）上肢：上肢构成：手部、腕关节、前臂、肘关节、上臂、肩关节。

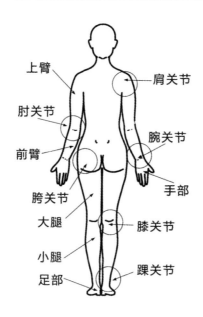

图 7 - 13　肢体结构

①手部：上肢末端，与腕关节连接，人体进行各项活动的工具，与胃对应。

②腕关节：连接手部和前臂，与胸脏对应。

③前臂：上肢中段，上连肘关节，下接腕关节，与胆囊对应。

④肘关节：连接上臂和前臂，与心脏对应。

⑤上臂：上肢上段，上接肩关节下连肘关节，与膀胱对应。

⑥肩关节：连接肩部和前臂，与肺脏对应。

（2）下肢：下肢构成：足部、踝关节、小腿部、膝关节、大腿部、胯关节。

①足部：下肢末端，与踝关节连接，支撑人体和运动的工具，与小肠对应。

②踝关节：连接小腿和足部，与肝脏对应

③小腿：下肢中段，连接膝关节和踝关节，支撑人体。与大肠对应。

④膝关节：连接大腿和小腿，与肾脏对应。

⑤大腿：下肢上端，与胯关节和膝关节连接，支撑躯干，与三焦对应。

⑥胯关节：连接骨盆和大腿，与胰腺对应。

第二节　运动原理

　　人体运动是按照杠杆原理进行的，在力的作用下绕着固定点转动的硬棒就是杠杆。部位相当于杠杆中的硬棒，关节是运动系统的支点。例如：手、前臂、上臂相当于硬棒，腕关节、肘关节、肩关节相当于支点，部位和关节之间相互作用完成运动功能。运动方向则需要从四肢结构详细剖析。

一、四肢结构

四肢各个部位和关节是如何实现相互协调，完成运动功能的呢？首先要弄清楚部位和关节之间的关系，由于人们对四肢各个部位的连接司空见惯，没有人深刻探讨这个问题，但是为了弄清楚运动功能我们必须弄清楚各个部位和关节之间的内在联系。

中医很早就有"经络内连脏腑外络肢节"的论断，说明肢体与脏腑经络之间有一种内在联系，人们侧重于经络在四肢的循行和对脏腑功能的调理，对于四肢的结构却没有了下文，不知道肢体部位和经络之间的更多关系。本书发现六脏六腑与十二正经以及四肢部位关节存在对应关系。经络有十二正经，六脏六腑有十二个器官，四肢部位和关节分成十二部分；十二正经有阴阳之分，六脏六腑有脏腑之别，四肢有部位与关节对应；十二正经有手足之分，六脏六腑有胸腔腹腔之别，四肢有上肢下肢对应。这种对应关系如此精妙可谓叹为观止。我们通过经络理论、脏腑理论，推演出四肢部位和关节的构成规律，得到人体四肢的构成原理，揭开运动系统的奥秘。

1. 阴阳定位：

（1）上肢：上臂、前臂、手部三个部位为三阴，对应下肢膀胱、胆囊、胃三条阳经和相应腹腔三个腑；肩关节、肘关节、腕关节三个关节为三阳对应上肢肺脏、心脏、胸腺三条阴经和相应胸腔三个脏。

（2）下肢：大腿、小腿、足部三个部位为三阴，对应上肢三焦、大肠、小肠三条阳经和对应的三个腑；胯关节、膝关节、踝关节三个关节为三阳，对应下肢胰腺、肾脏、肝脏三调阴经和腹腔三个脏。

2. 脏腑与经络和四肢部位和关节对应（见图 7 - 14）：

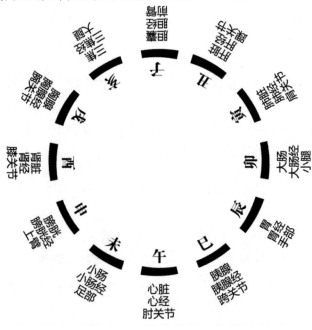

图 7 - 14　脏腑　经络　部位关系图

无论是中医还是西医在人体结构与经络和脏腑对应方面的研究有限，本书经过深入研究终于发现膝关节与肾脏以及肾经之间的对应关系是一种可靠的对应关系，于是找到了四肢与脏腑对应关系的钥匙，揭开了四肢的运动规律。

（1）上肢与脏腑器官对应关系：按照对称原理肩关节对应肺脏和肺经，上臂对应膀胱和膀胱经，肘关节对应心脏和心经，前臂对应胆囊和胆经，腕关节对应胸腺和胸腺经，手部对应胃和胃经。

（2）下肢与脏腑对应关系：胯关节对应胰腺和胰腺经，大腿部对应三焦和三焦经，膝关节对应肾脏和肾经，小腿部对应大肠和大肠经，踝关节对应肝脏和肝经，足部对应小肠和小肠经。

人体四肢部位和关节与脏腑、经络的关系就清晰的表现出来了。这种关系很好的解释了人体四肢之间相互协作完成运动功能的现象（见表7－6）。

二、四肢结构模型

我们将部位和关节连接成四肢结构，上肢从肢端开始手部、腕关节、前臂、肘关节、上臂、肩关节；下肢从足部开始足部、踝关节、小腿、膝关节、大腿、胯关节。由于四肢与脏腑和经络的严格对应关系，确定了四肢遵守地支运行规律。

1. 四肢与地支对应关系：子对应前臂部，丑对应踝关节，寅对应肩关节，卯对应小腿部，辰对应手部；巳对应胯关节；午对应肘关节；未对应足部；申对应上臂部；酉对应膝关节；戌对应腕关节；亥对应大腿部。上肢和下肢与地支关系分别用两个图表示。

表7－6　脏腑经络部位地支关系表

地支	子	丑	寅	卯	辰	巳	午	未	申	酉	戌	亥
经络	胆经	肝经	肺经	大肠经	胃经	胰腺经	心经	小肠经	膀胱经	肾经	胸腺经	三焦经
脏腑	胆囊	肝脏	肺脏	大肠	胃	胰腺	心脏	小肠	膀胱	肾脏	胸腺	三焦
部位	前臂	踝关节	肩关节	小腿	手	胯关节	肘关节	足	上臂	膝关节	腕关节	大腿

2. 上肢（见图7－15）：

（1）寅午戌三合局形成上肢关节：肩关节、肘关节、腕关节形成上肢关节结构，对应手部肺经、心经、胸腺经三条阴经。

（2）申子辰三合局形成上肢部位：上臂部、前臂部、手部形成上肢部位，对应足部膀胱经、胆经、胃经三条阳经。

（3）上肢部位关节之间的关系：

①上肢连接：从手部向上各个部位的五行属性依次为土（手部）、土（腕关节）、水（前臂）、火（肘关节）、金（上臂）、木（肩关节），表现出五行相克（冲）关系。

②上肢运动：手部与前臂是相克关系，我们人类还没直立行走的时候，手部和前

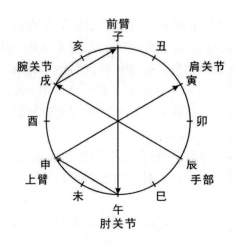

图 7 – 15　上肢原理图

臂是垂直关系，运动的时候手部重心远离前臂方向，体现出相克关系；前臂与上臂之间则是相生关系，在运动过程中两个部位重心是一种拉近的过程。

3. 下肢（见图 7 – 16）：

（1）巳酉丑三合局形成下肢关节：胯关节、膝关节、踝关节相互合作形成下肢关节结构，对应足部胰腺经、肾经、肝经三条阴经。

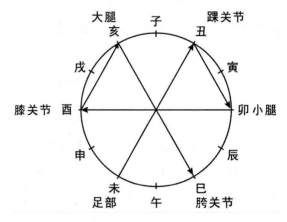

图 7 – 16　下肢原理图

（2）亥卯未三合局形成下肢部位：大腿部、小腿部、足部相互合作形成下肢部位结构，对应手部三焦经、大肠经、小肠经三条阳经。

（3）下肢部位和关节之间的关系：

①下肢连接：从足部开始向上依次是未土（足部）、丑土（踝关节）、木（小腿）、金（膝关节）、水（大腿）、火（胯关节）。下肢关节和部位的五行关系是足部到膝关节、大腿到胯关节是相克关系，而膝关节和大腿之间是相生关系。这种关系与上肢的相克（冲）关系明显不同，区别就在于膝关节比肘关节多一块髌骨，于是导致上下肢连接规律的不同。是地支原理对四肢结构的经典阐释。

②下肢运动：足部与小腿之间是相克关系，体现在足部运动时候重心远离小腿方向，小腿与大腿之间相生关系，运动时小腿重心向大腿方向运动。

总之，人体四肢运动是在部位和部位之间相生相克（冲）作用下完成的。

4. 手部规律（见图 7 - 17）：手部的结构是我们身体结构的缩影，是人体的次级结构。手掌部分与躯干形成对应关系，手指与肢体形成对应关系。我们可以通过肢体的规律找到我们拥有一双灵巧的手的原因。

（1）手掌：分为腕骨部和掌骨部两部分，两部分紧密结合形成手掌结构，手心为阴，手背为阳。

①腕骨部：通过腕关节与前臂连接，血管、神经、淋巴管、经络接收来自前臂的物质、能量以及神经信息，使手部各个部位能够顺利生长发育完成各项活动功能。

②掌骨部：与腕骨部紧密连接，形成手掌结构，是手指的构成基础。

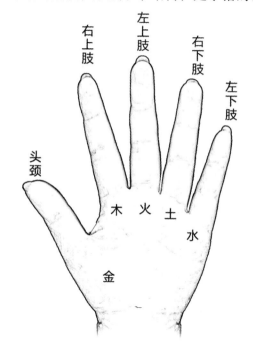

图 7 - 17　肢体与手对应图

（2）手指：按照人体肢体结构形成对应关系。

①拇指：对应头颈部。近节指骨对应颈部，远节指骨对应头部。

②食指：对应右上肢。近节指骨对应右上臂，中节指骨对应右前臂，远节指骨对应右手。

③中指：对应左上肢。近节指骨对应左上臂，中节指骨对应左前臂，远节指骨对应左手。

④无名指：对应右下肢。近节指骨对应右大腿，中节指骨对应右小腿，远节指骨对应右足。

⑤小指：对应左下肢。近节指骨对应左大腿，中节指骨对应左小腿，远节指骨对

应左足。

5. 足部规律：与手部相同（参见手部规律）。足部与小肠对应，小肠通过吸收营养物质满足全身需要，足部通过自身结构与人体形成对称关系，通过足部运动可以促进营养物质的吸收，足疗是很好的保健方法。

三、上下肢结构的应用

1. 通过比较上下肢五行关系可以看到，各个部位和关节连接方面整体体现了相克关系，不同的是膝关节和大腿部之间是五行相生关系，这种差异我们随手摸一摸膝盖就会知道，膝关节比上肢肘关节处多一块髌骨，这是膝关节和大腿部与其他部位不同的地方，四肢结构模型中得到充分体现。

2. 四肢与开合枢的关系（见表7-7）：开合枢在《素问》和《灵枢》都有描述，后世医家也多有阐释，八脏理论的四肢结构理论进一步证实了开合枢理论的科学性。不过在次序上读作"开枢合"更符合四肢结构，一方面开枢合顺序与四肢顺序一致，另一方面枢有枢转阴阳的功能位于阴阳之间，也应该读作"开枢合"。

表7-7　开合枢与关节部位对应表

	开	枢	合
上肢	肩关节、上臂	肘关节、前臂	腕关节、手部
下肢	胯关节、足部	膝关节、大腿	踝关节、小腿

3. 对八虚的修正：《灵枢·邪客》记载，黄帝问于岐伯曰：人有八虚，各何以候？岐伯答曰：以候五藏。黄帝曰：候之奈何？岐伯曰：肺心有邪，其气留于两肘；肝有邪，其气流于两腋；脾有邪，其气留于两髀；肾有邪，其气留于两腘。凡此八虚者，皆机关之室，真气之所过，血络之所游，邪气恶血，固不得住留，住留则伤筋络骨节，机关不得屈伸，故痀挛也。这是《灵枢》关于肩关节、肘关节、胯关节、膝关节的论述，成功的地方是肘关节对应心脏、膝关节对应肾脏、胯关节对应胰腺。肩关节对应肝脏应验的就比较少，究其原因就是古人没有八脏理论的支撑无法准确定位各个关节与六脏器官的对应关系，肝脏对应踝关节才更科学。

表7-8　脏腑别通与关节部位对应表

脏腑别通	肺脏别通膀胱	心脏别通胆囊	胸腺别通胃	胰腺别通小肠	三焦别通肾脏	大肠别通肝脏
部位关节链接	肩关节链接上臂	肘关节链接前臂	腕关节链接手部	胯关节呼应足部	大腿链接膝关节	小腿链接踝关节

4. 对脏腑别通理论的肯定（见表7-8）：董氏针灸学以独特的视角解释了《黄帝内经》的开合枢理论，并且取得了很好的效果。这一理论在八脏系统建立以后得到了进一步印证，脏腑别通与四肢关节部位之间对应关系非常明确，上肢从肩关节依次向下形成三对紧密衔接的关节和部位，与三对别通脏腑形成严格对应关系，下肢由于髌

骨的原因形成别通与上肢不同，膝关节向上连接大腿对应肾脏与三焦别通，小腿向下连接踝关节对应大肠与肝脏别通，最后是胯关节与足部呼应对应胰腺与小肠别通。当我们对脏腑别通感觉困惑的时候想一想四肢连接规律就全明白了。

四肢结构理论对《黄帝内经》开合枢理论和八虚理论一个进行了肯定，一个进行修正，说明《黄帝内经》也存在些许瑕疵，过于拘泥于古人论断只能制约中医的发展。

四、头颈部

分为头部、颊车关节、颈部骨骼、颈部关节四部分构成。

1. 头部：保护脑髓，与骨骼对应。

2. 颊车关节：对应脑髓，与喉、咽、舌、口腔等发音器官密切合作完成语言和咀嚼功能。

3. 颈部骨骼：颈部七块骨骼支撑头部，连接胸部，与子宫对应，子宫对应艮卦，先天之数为7。

4. 颈部关节：卵巢为纯阴之脏，八为老阴之极，用八个关节对应卵巢。

第八章　行为系统

八脏理论中的人不仅是生理学上的人，更是社会意义的人，所以八脏系统的功能必然会通过各种行为对自然、社会产生作用，对外界发挥作用就是通过行为系统实现的。人的喜怒哀乐、行住坐卧无不是在行为系统控制下完成的（见图7－18）。现代人都知道人的行为是受大脑控制的，但是在突发事件面前人们往往还没有思考就采取了行动，这是为什么呢？有人说是本能，这个本能又是什么呢？这就没有人说清了，行为系统的建立就解决了这个问题，八脏理论认为人的行为是由行为系统控制的，由信息接收、处理、行动三部分构成，信息收集是由信息系统完成，而信息处理和行动则由神（思维）、情志和行动（运动系统完成）三部分构成（见表7－9）。

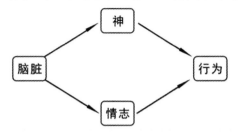

图7－18　脑脏对行为调控图

人们都希望自己是成功人士，拥有很高的社会地位，有足够的经济基础，过上有钱有闲开心快乐的生活，让人们钦佩、敬仰、羡慕等。但是现实生活是残酷的，大多数人实现不了这个梦想，原因是什么呢？就是我们的所作所为与实现目标相差甚远，要么是选择方向错误、要么是方法错误、要么是努力不够，为什么会出现这样的问题呢？就是我们的行为系统出问题了。人通过神和情志两个途径决定人的各种行为。对信息的直观解读通过情志表达出来，表达出的行为往往具有直观和冲动性；经过严格思考作出的决定由神负责表达，神所表达的决定往往是理性的。而表达形式就是表情、语言、行动等外在行为。由于情志和神都能支配人的行动，所以人就具有两面性，一方面服从情志需要，一方面服从神的理性需要，当两者出现矛盾的时候人就出现困惑，矛盾达到无法调和的时候，人就表现出非常痛苦的境地，甚至会出现行为失控状态，也会因此导致身体疾病，也叫心身性疾病。神和情志是脑脏决定行为的两个方面。本章就讨论人的行为规律。

第一节　神

神是伴随人类文明出现的，没有人见到神，古人感觉到有一种未知力量主宰世界，把这种未知力量的幕后推手称为神，是支配自然的能力，古人对神充满恐惧和敬畏。随着自然科学的发展，一个个未解之谜得到科学的解释，神秘现象越来越少，神的地位逐渐被科学所取代，最典型的是哥白尼的太阳中心说取代了地心说，表现出人进神退的现象，是科学发展的必然趋势。中医理论中也有神，在西医引进中国以后中医的神也随着中医步入低谷，只在中医范围内少量运用，八脏系统建立以后将中医的神和现代科学进行比较分析，肯定了中医神就是支配人体对外界发挥作用的能力，是人体器官的社会功能。本节就对神进行探讨。

神有广义和狭义两种，传统中医对神的认识比较透彻，《灵枢·本神》所指的神、魂、意、志、思、虑等是神的固有功能，藏于体内而不外现，由此产生情感变化，即喜怒忧思悲恐惊，称为七情（亦称五志）则人人可以见到。《素问·八正神明论》所云"神乎神，耳不闻，目明，心开而志先，慧然独悟，若风吹云，故曰神"，即超常智慧与灵感使人们提前预知事物发展趋势，这实际就是脑为元神的具体表现，是人类思维活动对未来预知的智慧。在信息系统接受外界信息以后，人类进行的思维活动就是信息处理过程，从中抓住正确的，有规律的东西，进而得出有价值的论断。广义上神分成外在表现、情志和思维三个方面，其中：外在表现是人体功能的自身表现，包括表情、气息、灵敏性、面目五色等，是一种自然流露；情志是人对外界事物的直观反应；思维是经过思考过程做出的理性判断的过程。狭义上的神是指思维，人们对外界信息的处理能力，是创造力的来源。

信息系统获得外界信息以后，将信息传输到脑脏并进行处理，这种处理外界信息的过程就是思维，是支配人体对外界施加影响的能力，也就是神。八脏系统中每一个系统都有自己的特性，这种特性在思维上的表现就是系统的神。脑脏是思维器官，各个系统的神都是在脑脏进行的，西医对神的认知有限，中医对神则有充分的认识，研究神的规律要从中医开始，《素问·宣明五气篇》讲"五脏所藏：心藏神，肺藏魄，肝藏魂，脾藏意，肾藏志。是谓五脏所藏"。知道人体内有一种内在机制调控我们的情绪、语言、行为等，但是由于缺少完备的理论做基础，不能对这种调控机制进行全面解释，又认为人的气魄、胆识、记忆、思维、情感都源自五脏六腑。心主神明，肺主气魄，肝主谋略，胆主决断，膻中主喜乐，肾主志。而肝脏是八脏之一，胆囊是八腑之一，膻中是一个穴位，三者根本就不是一个层次的却分别能够主宰人的思维显然是不正确的。由于没有完备的理论做支撑，中医对思维的理解只能在大门前徘徊，无法登堂入室摘取皇冠上的明珠。八脏系统完善了中医的思维观念，帮助人们建立科学的思维观念，也就可以用医学理论解释人们的情绪、行为等现象。

一、八神（见表 7 - 9）

表 7 - 9　系统八神思维情志行为表

系统	脑	胎	肝	胸	肾	心	胰	肺
八神	道	藏	魂	断	志	疑	意	魄
思维	归变	储存	谋划	决断	坚持	怀疑	意向	否定
情志	忍	欲	思	恶	喜	忧	恐	怒
行为	言	静	凝	夷	恒	动	止	击

1. 道：脑系统的神，五行属金，乾卦，天干为庚。道有两方面的含义，一方面为归，脑脏是人体最主要的器官，具有对外界信息和身体状况的全面掌握的能力，收集信息越多对自然规律的掌控能力就越强，所以一切信息都要汇集到脑脏，称为归，就是归纳集中。另一方面是变，按照自然规律改变，条件反射就是变的表现，把光线、声音等信息转换成神经信息也是变的表现，自然界也非常普遍，温差形成风就是变。信息收集起来，按照自然规律进行改变就是脑脏的功能，所以神为道，是归和变的体现。

2. 藏：胎系统的神，五行属土，坤卦，天干为己。坤为地，有受纳万物的功能。胎系统具有孕育生命的功能，孕育生命就需要付出，没有平时的积累就没有付出，所以胎系统有收藏贮备物质的特性，称为藏，就是贮藏。

3. 魂：肝系统的神，五行属木，震卦，天干为甲。震为雷，雷是云端之物，古人对"魂"的理解是鬼上升到云端之意，预示着由黑暗走向光明，由违反规律到顺应自然规律发展的大道。肝系统负责生长发育，生长发育是按照一定程序进行的，需要对遗传信息编码排序组合才能有序的进行，这种功能在思维方面表现为对事物未来发展的分析和研判能力，称为魂，就是思考、谋划。

4. 断：胸系统的神，五行属木，巽卦，天干为乙。巽出入也，当出则出，当入则入，具有决断是非的能力，对威胁自身安全采取对抗行为。现代医学已经发现胸系统对侵入体内的细菌病毒是绝不留情的，即使同归于尽也在所不惜。在思维方面称为决断是非的能力，称为断，就是决断。传统中医认为胆主决断，胆与胸脏八卦位置相同，所以发生混淆。

5. 志：肾系统的神，五行属水，坎卦，天干为癸、丁。外表柔弱内心强大，还有身处险境努力向上的意思。肾系统代谢人体内各种垃圾毒素，环境非常恶劣而坚持工作从不懈怠。在思维方面表现出一种坚持不懈的精神，称为志，就是坚持。

6. 疑：心系统的神，五行属火，离卦，天干为丙、壬。给人带来光明，但是内心不实。心脏为人体输送营养物质，唯恐满足不了人体需要，将绝大多数营养物质都输送到身体各部，自身只留下很小的一部分。在思维方面表现为努力做到尽善尽美唯恐出现失误，表现出不放心状态，称为疑，就是怀疑。

7. 意：胰系统的神，五行属土，艮卦，天干为戊。有受纳功能。胰脏分泌消化酶是有选择性的，脂肪酶专门消化脂肪，蛋白酶专门消化蛋白质，而且消化液只是把营养物质消化了，没有直接采取行动去吸收。在思维方面对特定事物接受进而喜欢却不主动表达的行为称为意，就是意向。

8. 魄：肺系统的神，五行属金，兑卦，天干为辛。在解释"魄"这个词的时候往往理解出鬼神来，兑金白色，所以魄是阴金也就是兑金肺脏的神。兑有二阳灭阴的象，阴即被灭也就打破了阴阳固有平衡。肺脏吸入氧气进入体内，氧气不断氧化我们的肌体，就是一个对肌体不断破坏的过程。在思维方面魄是以非常手段改变现状的行为。是打破正常思维进程的行为。称为魄，是否定。

二、思维功能（见表 7-9）

思维是脑脏的工作，也是神的反应，分为横向和纵向两个方面，横向方面就是八脏系统思维的综合反映。纵向思维则体现出叠加性，这一过程与脑脏的记忆功能是分不开的，脑脏的记忆功能不但可以记忆外界信息，更能够记忆每一次分析的结果，所以脑脏会在每一次分析结果基础上进行再分析，再记忆，之后再再分析，再再记忆，不断进行下去，就是现代心理学不断递进的思维过程。包括分析、综合、比较、分类、抽象、概括、判断和推理（具体和系统），实质是推理过程，从分析综合开始一个层次比一个层次高，最后得出所需要的结果。

三、习惯和创新

思维的结果就是决策，分为习惯型决策和创新型决策二种：

1. 习惯型决策：是指人们不断强化已有决策内容，不断重复这种决策，最终形成固有的模式，让我们拥有习惯和印象。

2. 创新型决策：是指人们不断探索新的思路和方法，使决策不断进行改变，始终朝着最好的方向发展。

两种决策都有自己的优点，但是也都有缺点，这就好比我们购买手机，多年以前我们购买的是 2G 手机，用了很顺手，不愿意更换，这就是习惯，后来 3G 手机出来了，4G 手机也出来了，4G + 也出来了，不断追求最好的手机就没有最好的手机，所以人们的决策最好两者兼而有之，如此才能使自己处于既有存在又有发展的有利位置。

第二节　情　　志

古人用七情六欲来表示情志，其中的七情受文化的影响有三种描述方法，最早见于《礼记·礼运》说：喜、怒、哀、惧、爱、恶、欲七者弗学而能。而佛教的七情与儒家七情大同小异，指的是喜、怒、忧、惧、爱、憎、欲七种情愫，这时的古人对人内心世界的认识还是客观的。中医理论稍有变化，七情指喜、怒、忧、思、悲、恐、惊七种情志，又把七情分成五种以对应五脏理论，称为喜怒忧思恐五志，中医理论七情和五志并用表现出一种困惑，但是沿用至今也没有确切定义出究竟是七情正确还是五志正确。三种七情表述虽然有些差别，但是都认为七情是人与生俱来的，这是古人难能可贵的财富，为八脏情志理论提供有效依据。

一、情志（见表 7 - 9）

八脏情志理论是在总结中医情志理论、易学观点，以及现代社会成果基础上形成的，与传统中医情志不同。

1. 忍：脑系统的情志，脑系统的神有归和变的含义，所有信息都归于脑脏，不好的信息也要归于脑脏，受纳不好的信息就需要忍耐，所以忍为脑系统的情志，表现出对不良信息的包容。

2. 欲：胎系统的情志，胎系统的神为藏，获得而收藏。卵巢孕育生命的过程需要获得阳精、获得物质、获得能量，这种希望获得就是欲。

3. 思：肝系统的情志，肝系统的神为魂，有谋略之意，就是构思、思考，谋划实现目标的方法，是创造力的源泉。肝系主生长发育，生长发育的过程就是一个构建人体的过程，思就是谋划如何构建的过程。

4. 恶：胸系统的情志，胸系统的神为断，决断是非的功能，在谋划过程中拒绝不利因素。

5. 喜：肾系统的情志，肾系统的神为志，逆境中坚持的状态，得到少许帮助就非常高兴，所以喜是肾脏的情志。

6. 忧：心系统的情志，心系统的神为疑，一种不自信的表现。心脏居于离位，离火普照大地，不断付出过程中担心能源枯竭。表现为忧，现代人表现的焦虑也属于忧的范围。

7. 恐：胰系统的情志，胰系统的神为意，是一种对事物的选择倾向，因而担心平衡被打破，加上心脏的担忧状态推波助澜，形成非常强烈的担心状态。胰腺本身为燥土不能育化万物，寄居于肾脏高下之间才有运化的能力，自己的生命线掌握在别人手中，对这种依赖关系强烈的担心。所以恐是胰腺的情志。

8. 怒：肺系统的情志，肺系统的神为魄，以非常手段改变现状的能力，情绪变化表现为怒。

二、八脏情志与中医情志的差别

1. 喜、怒、忧、思、恐五志的对应关系发生了变化。我们以怒为例进行说明，中医认为怒伤肝，肝脏的情志是怒，这是不对的，这种说法就好比自己拿刀残害自己一样，是违背自然法则的，而怒本身是对违背自己意志行为的反抗。肝脏的神是魂，不具有这方面的功能，所以怒不是肝脏的情志。肺脏的神具有这种反抗能力，而且是非常手段改变这种状态，正符合怒的特性，肺脏又克肝脏，肺脏的情志伤害肝脏符合规律，所以怒是肺脏的情志。其他几个脏器也属于这种情况。出现这种情况的原因可能是古人对心脏的理解造成的，古人认为心脏是君主之官，不应该受外邪的侵害，也就不能有忧的状态，把心脏的情志、定义为喜，所以调整了对情志的定位。

2. 确定了脑、胎、胸三个系统的情志：脑、胎、胸的情志都是在古人论述基础上依据神与情志的关系推演出来的。

（1）脑系统：脑系统的情志是忍。脑脏是君主之官，如太阳普照大地一样注视着我们的身体，我们身体每一个器官都把信息传输到脑脏，里面自然有好信息和坏信息，脑脏照单全收，体现出对不良信息的忍耐，也因此能客观的对身体状况和外界形势做出判断。

（2）胎系统：胎系统的情志是欲。六欲是指人们生活中存在的一些欲望、情欲，《吕氏春秋·贵生》首先提出六欲概念："所谓全生者，六欲皆得其宜者。"那么六欲到底是什么呢？东汉哲人高诱对此作了注释：六欲，生、死、耳、目、口、鼻也。"可见六欲是泛指人的生理需求或欲望。人要生存，惧怕死亡，要活得有滋有味，有声有色，于是嘴要吃，舌要尝，眼要见，耳要听，鼻要闻。这些欲望与生俱来，不用人教就会。后来又有人概括为"见欲，听欲，香欲，味欲，触欲，意欲"六欲。佛家的《大智度论》的说法与此相去甚远，认为六欲是指色欲，形貌欲、威仪姿态欲、言语声音欲、细滑欲、人想欲，基本上把六欲定位于俗人对异性天生的六种欲望，也就是现代人常说的情欲。八脏理论认为古人对欲的理解都有正确性，归纳起来就是获得而据为己有，八脏理论属于藏的范围，是胎系统的情志。古代中医可能已经认识到这一点，出于文化因素而刻意隐晦了对欲的阐释。

（3）胸系统：胸系统的情志是恶。"《周易》通过政令的深入"描述巽卦的含义，我们人体的生命过程就是贯彻基因的功能，拒绝外界环境对人体的伤害，这个功能由胸系统完成。胸腺是人体免疫器官，表现出对身体需要的物质具有包容性和对异己成分的坚决清除，远离不良信息。情志为恶。

三、情志与五行

忍和怒五行属金：是对事情的两种态度，一个忍耐，一个爆发。表现出金气对事情的不同态度。

思和恶五行属木：对事情的谋划过程中希望获得和剔除不良信息，使事情顺利进行，是事物发展过程的两个方面。表现出木性生长的特性。

恐和欲五行属土：恐是惧怕将要发生的事情，欲是希望事情发生，是事情的两个方面。表现出生物界对土的选择性需求。

喜五行属水：喜是对事情的肯定。把自己放在最低位置，广泛获得支持而成功，好比水放在低位而能有海纳百川一样。

忧五行属火：忧是对事情的不放心状态。自视比别人聪明，对别人做事总是不放心，总是教导别人。就好比火焰一样，不管人家是否喜欢总是把光明送给别人。

四、七情致病

七情是人体对外界客观事物的不同反映，是生命活动的正常现象，不会使人发病。但在突然、强烈或长期性的情志刺激下，超过正常的生理活动范围而又不能适应时，使脏腑气血功能紊乱，就会导致疾病的发生，这时的七情就成为致病因素，是导致内伤疾病的主要因素之一，故称为七情内伤，也有人叫心身性疾病。七情致病往往是在大喜大悲时候出现的，小的情志变化对人体器官影响有限。

中医对七情致病研究的非常透彻，八脏理论丰富了中医的七情致病理论，认为七情致病主要是五行相克造成的。

金克木：忍和怒伤害肝和胸两个系统，忍和怒都是对不符合自己意愿的事情的内心反应，发脾气和机械的克制都会使肝和胸两个系统受到伤害，根本的健康方法是明白事理和理解人，从对方角度考虑问题。怒伤肝大家已经非常清楚，忍也能伤肝则是需要增加的新概念，对不好的信息长期忍而不发必然会伤害肝脏。

木克土：思和恶伤害胰和胎两个系统，中医很早就总结出思伤脾（胰脏），常识告诉我们思虑过度会损伤消化功能。而对胎系统的影响则表现在思考问题抑制了性兴奋。

土克水：恐和欲伤害肾系统，大家都清楚恐伤肾的道理，更知道纵欲会伤肾，都是土克水。

水克火：喜伤害心系统。喜事来临，心里无忧，心之神失去用武之地，所以喜伤心。

火克金：忧伤害脑和肺两个系统，对一件事情的担心会影响脑系统功能，降低人的决策能力，忧伤肺大家已经清楚了，都是火克金的原因。

五、情志与表情的区别

情志是神对外界信息的直观反应，能够真实的表现出八脏系统状态。表情则是在信息系统收集到信息以后，经过脑系统的分析判断做出的有利于自身的反应。所以表情有虚假的一面，情志是人内心世界的真实反应。人习惯于依据理性做出反应的表现就是城府，城府很深就是很理性的人。测谎机就是把真实的自我和表象自我进行区分。

第三节 行 为

行为是神和情志功能的延续，通过行为表现人的意愿，有人理性，有人感性，有人情绪化等都是通过行为表现出来的。分为八脏系统固有行为和脑系统行为。系统固有行为是人意愿的真实体现；脑系统行为是根据理性做出的行为。是人们为达到目的采取的行为，脑系统行为具有大局观，叫以做违背自己某些意愿而顾全大局的事情。

一、八脏系统行为（见表7－9）

是不自觉间的流露，是本能的反应。

1. 言：脑系统。乾为天，君子之道，天道。通过语言向外界释放信息。

2. 静：胎系统。坤为地，静止不动，安静等待和接受各种物质和信息。

3. 凝：肝系统。震为雷，一阳始生，酝酿新的想法。凝是脑脏思维集中在某一点，反应对事件的思考状态，凝到一定限度就会发生变化，为一阳生。

4. 夷：胸系统。巽为风，巽之出入是正义力量的出入，消灭、清除，危害因素。对危险状态的反击。如：免疫细胞可以出入人体各个部位消灭病原微生物、清除垃圾，而不受任何限制。

5. 恒：肾系统。坎为水，一阳没于二阴之间，阴柔的外表得到内心阳刚之气的支持。在事件发生时处变不惊，继续坚持。

6. 动：心系统。离为火，处于动的状态无法安定下来。如：心脏从生到死一直在动。

7. 止：胰系统。艮为山，阻隔之意。阻止事件进行。如：胰腺分泌的消化液只能在消化道发挥作用。

8. 击：肺系统。兑为金，金主杀伐，世间万物中一切有生命的皆畏金。用非常手段改变现状。

二、脑系统行为

就是理性行为，知道什么可以做，什么不可以做。

可做的事情：有利于国家、社会、团体、家族、家庭等事情。

不可做的事情：违反法律、违反道德伦理，背叛亲情，背叛友情、背叛爱情等。

八脏行为和脑行为有时候会交叉出现，按照情感可以做，按照法律不可以做；按照感情可以做，按照利益不可以做；按照感情可以做，按照原则不可以做。这时候就出现矛盾，痛苦，困惑等现象。

三、行为模式

神和情志决定人的行为模式，西方早就知道人的九种性格，被称为九型人格，说明西方古人对人性格的认识程度已经达到相当高度，现代人也有一句流行语，就是

"性格决定命运"，这些都归结于人体八神的作用。

四、性格

性格就是性情和品格，性情是人们对事件的本能反应，品格是人们的素质修养。是八脏系统的情志和神在社会行为中的具体体现，表现在人对现实的态度和相应的行为方式中的比较稳定的、具有核心意义的个性心理特征，在性格中包含有许多社会道德含义。性格表现了人们对现实和周围世界的态度，并表现在他的行为举止中。性格主要体现在对自己、对别人、对事物的态度和所采取的言行方面。

前面讲过哈佛大学的一个调查，体现了脑思维的重要作用，而人的行为模式、性格等都是八脏系统功能通过脑脏表现出来的，现代科学很难对这一现象进行区别，古人的神、情志为八脏理论社会功能系统的建立打下坚实基础，使人类行为现象得到科学的阐释。

第九章　生殖系统

生殖系统是人体最具创造力的系统，运用祖先留给我们的信息孕育出新生命的系统，是功能系统中最玄妙的。从二人相识、相知到成为夫妻孕育出新的生命，是社会、心理、生理多方面发挥作用的系统，充分发挥了人体所有器官的功能，为实现人类成为世界的主宰立下了汗马功劳。在中医理论中没有完整描述这一生理过程的能力，只能在医学方面做简单的阐释，西医对生殖功能有非常详细的研究，发现大量生殖现象，但是由于没有一个科学的理论做指导，还不称其为科学的理论，不过这些素材在《超级中医学》理论指导下为我们揭开了生殖的秘密。从两父母相识开始就预示着启动了孕育后代的进程，在这一过程的运行当中包含了阴阳、三才、五行、八卦、天干等羲黄原理，人体通过对这些原理的运用，不知不觉间就完成了我们人类的重大使命，就是繁衍后代。生殖系统如此巨大的魔力是如何实现的呢？本章就为你揭开这个谜团。

第一节　生殖系统构成

在八脏系统中，生殖和内分泌属于胎系统的两个方面，内分泌属于胎系统中人体生命活动调节部分，生殖功能是胎系统的另一个重要功能，就是延续后代。人是男女有别的，差异就在于生殖系统不同，男性生殖系统包括睾丸、附睾、前列腺等器官，女性生殖系统包括卵巢、子宫、阴道等器官。两种根本不同的系统又怎么能说是同属于胎盘位置呢？现代医学已经发现人类胚胎早期的原始卵巢是不分男女的，胚胎发育几周后，男女两性的原始卵巢在解剖学位置上都一样，在肾脏上方，基本上类似雌性的生殖器官，所以被称作原始卵巢。男性胚胎的生殖器官是在 Y 染色体主导下发育的，女性生殖器官是在 X 染色体主导下发育的，所以第七周开始，原始卵巢有向卵巢（睾丸）发展的本能趋势，男性 Y 染色体发挥作用抑制了向卵巢方向发展，转而发育成睾丸生殖系统，成为男性，睾丸在腹腔内的位置仍然和卵巢差不多，继续发育睾丸就会逐渐下移，最后下移到腹腔之外，突出于腹腔下方，这就是男性睾丸的发育过程。女性的原始卵巢就直接发育成卵巢，成为女性，卵巢的位置也有一定的下移，移动到少腹部位两侧的骨盆腔内，这就是卵巢的正常位置。在八脏理论中卵巢和睾丸都是八脏系统最下方的脏器，符合坤为地的特性，有承载万物，滋养万物的功能。也就是说男女生殖系统是为了繁衍后代由一个原始卵巢系统分化出来的两个系统，属于坤卦系统的两个方面，而且无论是睾丸系统还是卵巢系统都具有脏、腑、窍、系等器官，他们分别在男人和女人体内形成坤卦系统（见表 7 - 10）。卵巢为阴是女性生殖脏，深藏于骨盆腔内，坤位，阴气使然；睾丸为阳是男性生殖脏，暴露于腹腔下方，坤位而有阳气，阴中之阳，阳气使然。本章就探索男女生殖系统相互作用延续后代的功能。

表 7 - 10　男女生殖系统表

性别	脏	腑	清窍	浊窍	系	体	液	精
男	睾丸	附睾、精囊腺、前列腺、尿道球腺	乳腺	尿道	输精管	脂肪组织	精液	精子
女	卵巢	子宫	乳腺	阴道	输卵管	脂肪组织	阴液	卵子

　　男性的生殖脏睾丸为阴中之阳，产生精子，生殖腑是附睾（孕育精子）、前列腺、精囊腺、尿道球腺，窍是尿道（暴露于体表的部分称为阴茎），系是输精管。

　　女性的生殖脏卵巢为阴中之阴，产生卵子，生殖腑是子宫（孕育胎儿），窍是阴道（包括外阴），系是输卵管。

一、阴阳关系（见图 7 - 19）

　　男女生殖系统具有复杂的阴阳关系。坤卦系统在男女体内各自发育成自己特有的生殖系统。这两个系统一阴一阳却不在同一个人身体上，于是就出现了男女之间的不平衡。阴者卵巢在下腹部，每次产生一个卵子为阴中之阳，不能动为阴，有受纳精子的功能，显示为阴象，所以女性表现出含蓄、矜持、爱心、包容等坤卦所特有的现象；阳者睾丸下移到腹腔下方，为阳气透出，一次射出众多精子，众多代表阴，是阳

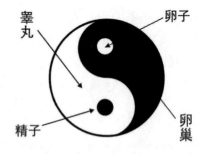

图 7 - 19　卵巢睾丸平衡图

中之阴；精子能动，为阴有阳象，所以男性表现出勇武、阳刚之气。男女之间协作才能实现阴阳平衡，所以异性相吸，两窍交媾，阳根深入女性阴道，阳主动、阴主静，一动一静，完成繁衍后代之功享受阴阳相搏之乐更是阴阳平衡的经典，所以从微观到宏观男女生殖系统都处于阴阳平衡机制下的不平衡状态，只有男女交媾才是阴阳平衡

之时。

二、精子和卵子

精子和卵子各含有人体一半遗传信息，所以子女一半特征像父亲一半特征像母亲，在遗传学中有这方面的详细描述。有些人没看到中医关于遗传的记载就认为中医不讲遗传，这是错误的，遗传一词来源于西方，在我们中国医学典籍中怎么能找到遗传这个词呢？根本找不到。但是遗传现象古人早就总结出来了，父精母血就是古人对遗传的描述，传统中医不知道精子和卵子为何物，只知道男人有精液注入女人体内可以使女人怀孕，女人性成熟以后有月经出现，怀孕以后不再有月经出现，古人认为是经血养育胎儿，所以中医称为父精母血，每个人都是父精母血的产物，父精母血一辈一辈传下去就是遗传，遗传二字的含义就是遗留下来再传下去，从遗传学发展知道父精母血的根本是精子和卵子。

精子：男性发育成熟产生精子，精子是含有一半遗传信息（染色体）的细胞，体积非常小，蝌蚪形状，可以游动。

卵子：女性发育成熟产生卵子，卵子是含有一半遗传信息（染色体）的细胞，体积较大，卵圆形，不能游动，靠输卵管纤毛摆动被动向前移动。

我国传统哲学中孤阴不生、独阳不长，人体演化过程也是如此，单纯的精子和卵子都发育不出新的生命体，阴阳交感男女和合形成受精卵以后才出现新的生命。

第二节　天癸与生理周期

古人对天癸一词的描述是很恰当的，依据八脏理论可知，人体发育过程的癸水位置就是人体成熟期（见表5-9），这时候男人出现遗精现象，女人出现月经现象；也许是自然规律的原因，也许是因为天干癸水的原因，古人称为天癸。八脏理论与古人都发现癸水在人体的特殊意义，现代医学也证实天癸实质是人体胎系统发育成熟的标志，所以我们仍然沿用天癸一词作为性成熟的标志。古人对天癸有详尽描述，认为天癸的形成来源于先天之精，具有化生精血的功能，从而使男女具有生殖能力。天癸的标志是女子月经和男子遗精现象出现，这时人体身体状况是：女子任脉通，太冲脉盛，月经按时来潮，可以怀孕；男子精气溢泻，这时阴阳夫妻和合，能够有子。遗憾的是古人没有发现卵巢，而把功能归之于子宫（称为胞宫），但是发现了任脉和冲脉两条重要经络，为生殖医学找到科学依据。八脏理论建立以后明确了卵巢（睾丸）发出的经络是太冲脉，卵巢（睾丸）发育成熟所以太冲脉盛。子宫（附睾等）发出的经络是任脉，子宫发育成熟月经来潮可以怀孕，所以任脉通，男子附睾发育成熟精气溢泻，能够有子。经过八脏理论的完善，中医生殖理论与西医的生殖理论得到了科学的统一。

一、月经

古人以月经的出现判断天癸的到来，实质是通过月经出现判断人体生殖系统的发育状况，不能就此把月经称为天癸（月经是表象，天癸是本质），月经是和我们人类一样的灵长类动物特有生理现象，其它哺乳动物就没有月经，我们不能就此否定其它哺乳动物的生殖规律。人类出现月经与五行关系密切，子宫为土，当受孕未成功时土气开始变得衰弱（黄体酮浓度下降），子宫营养供给减少，不足以支撑大量的子宫内膜细胞，于是子宫内膜老化，细胞开始大量脱落，但是女性生理周期受到月球周期影响，时间很短（只有 28 天），不足以实现自然更新，为了在 28 天内完成生殖周期就需要用火牛土的办法实现，用血液冲刷子宫内膜，这就是女性月经的原因。

二、生理周期（见图 8 - 16）

在八脏系统中，男女生殖系统是胎系统的子系统，是坤卦内部之变化，所以按照后天八卦规律运行。古人早就总结出男女性成熟和衰老过程的规律，在后天八卦中天癸居于坎位，从兑卦（代表少女）开始逆时针数到七为坎卦（天癸），女性周期以七为单位，二七天癸至（14 岁月经来临），七七而天癸竭（女性到了绝经期）；月经周期是 28 天（7 的 4 倍），怀孕周期（280 天）是月经周期的 10 倍；男性是从艮卦（代表少男）开始顺时针数到八为坎卦（天癸），男性生理周期是以八为单位，男人二八而天癸至（16 岁发育成熟开始遗精），七八（56 岁）而天癸竭，八八（64 岁）而天癸尽。随着人类寿命的延长，这个规律的年龄已经被很多人打破了，女性不再是 49 岁绝经，男性也不再是 64 岁天癸尽，但是女性以七为周期，男性以八为周期的规律还是不变的。

三、月经时间的长短

月经是女性生理周期的重要环节，随着内分泌的巨大变化，女性周期性出现子宫出血现象，这就是月经，是天癸的标志，现在经验认为女性月经持续 3 ~ 7 天是正常的，具体多长时间最理想没有人说的更清楚，也没有更多科学依据。八脏理论中男女是一对阴阳平衡的统一体，女性为阴（周期以 7 为单位），男性为阳（周期以 8 为单位），女性月经周期为 28 天，男性生理周期就应该是 32 天，中间间隔的 4 天时间是做什么的呢？就是女性月经时间。从开始来月经算起就是 5 天，5 天恰好是 3 ~ 7 天的中间值，这就是女性月经长短和最佳时间。

第三节　男女大道

当男女发育成熟以后一方面能够排泄成熟的精子和卵子，另一方面也因为身体的不平衡而发生异性相吸的求偶心理（天性使然），求偶的过程实质是一种适应过程，寻找适应自己的另一半。当心理相互适应以后就进入到身体接触阶段，由此开启繁衍生命之旅。男性睾丸系统为坤卦系统之阳，阳主动，当仁不让的具有主动性。胎系统为阴，负责繁衍后代的具体工作，阴主静，被动接受是女性的特点，最终完成繁衍后代的任务。

一、信息交流阶段

脑脏通过窍获得男女信息以后传递给胎系统，胎系统的情志为欲，情志是人们对各种现象的直观反应，欲是人们希望获得的心理，所以在获得两性信息以后最直观的表现是希望获得。但是胎系统的神为藏，这种表现只能埋在心里，能够把埋在心里的欲释放出来依靠语言和行动两方面的共同作用，这就是谈恋爱的过程。抛开这一过程从生理角度看男女对异性的选择，女性为坤，五行属土，同气相求男性发达肌肉（胰腺属土主肌肉）产生依赖心理，同时女性（土）生脑脏（金），对聪明男人有好感，这就是美女爱英雄的原因；男性为乾，五行属金，同气相求美丽肌肤（肺属金主皮毛），这就是英雄难过美人关的原因，外表总是喜滋滋的女性也是男性喜欢的对象，喜为肾脏情志，属水，男性为金，金生水的原因。关闭爱情大门的是木，肝脏的谋划和胸腺的抉择，压力大，思考问题就多，思考问题的时候人们的欲望就会下降。现代社会男女结婚年龄越来越晚，生育率出现下降，在没有计划生育政策的西方社会也出现人口生育率下降，贫困国家和地区的生育率普遍高于发达国家和地区，就是这一规律的体现。事业爱情两不误是人们的理想，但是实现理想需要人体的五行均衡。

二、阴阳交感阶段

就是男女完成性行为的过程。

第一步是异性接触，感知异性。性感知能力仍是窍的分内职责，身体接触引起的性反应依据部位不同呈现不同程度反应，其中腹腔四脏的窍性感知能力明显高于头胸腔四脏的窍，女性性感知能力也明显强于男性，其中卵巢系统的窍最敏感。

1. 卵巢系统：阴道和外阴是卵巢的浊窍，是性感知能力最敏感的器官。乳腺是卵巢系统的清窍，对性感知能力仅次于阴道和外阴。颈部是卵巢系统在肢体的代表，具有性感知能力。

2. 胰系统：口腔是性敏感器官。

3. 肾系统：耳是性敏感器官。

4. 肝系统：目是性敏感器官，感知异性的性反应。

5. 肺系统：鼻通过气味传递异性信息，皮肤也具有性感知能力。

男性由于睾丸系统为阳，感知信息能力比卵巢系统差，整个感知系统都不如女性强，但是仍具有一定的感知能力，以浊窍阴茎的感知能力最强。

第二步在阴阳交感阶段通过不断强化性感知作用，使人体两窍交合的欲望越来越强烈，欲望达到一定程度以后，阳入于阴，阳动而阴静，阴阳相搏，阳气上达于睾丸始能射精，阴气上达于卵巢始有排卵（在女性接近排卵期时候有助于排卵），精卵结合，新的生命就此诞生。

三、女性孕育生命全过程

女性逆运后天八卦是因为卵巢本身不能孕育后代，需要借助艮位子宫才可以。

女性孕育生命过程经过七个阶段：少女→卵巢→血管→阴茎→受精卵→子宫→羊

水（滋养胎儿）。对应了女性以七为单位的生理周期规律。

1. 兑：少女，发育成熟，能够排卵。
2. 坤：卵巢，受到异性刺激卵巢开始兴奋。
3. 离：血管，心系统给胎系统提供大量血液，生殖器官充血处于兴奋状态。
4. 巽：阴茎，阴道受纳阴茎（尿道暴露在体表部分）两性交媾。
5. 震：受精卵，卵子排出、受精，形成新的生命。
6. 艮：子宫，进入子宫着床。
7. 坎：羊水，子宫是无水之土，需要肾水滋养胎儿，胎儿在羊水中发育。

四、男性借助女性孕育生命过程

男性本身不能自己孕育后代，要借助于兑位少女才能够实现，所以男性顺运后天八卦。

男性借助女性孕育生命经过八个阶段：少男→精子→阴茎→交媾→附睾→少女→受精卵→羊水。对应了男性以八为生理周期的规律。

1. 艮：少男，发育成熟，能够排泄精子。
2. 震：精子，在附睾继续发育成熟。
3. 巽：阴茎，接受异性刺激阴茎出现反应。
4. 离：交媾，离为动，男女交媾。
5. 坤：附睾，排泄精子。
6. 兑：少女，精子进入少女体内与卵子汇合。
7. 乾：受精卵，开始发育。
8. 坎：羊水，肾水滋养胎儿。

第四节　孕育生命

我们应该感叹古人的智慧，一辈辈古人经过千万年探索终于在两千多年以前发现自然界运行是有规律的，这个规律就是道，道有阴阳两部分，于是就有一阴一阳之谓道，道的运行方式是：道生一，一生二，二生三，三生万物，万物负阴而抱阳，冲气以为和。这些和我们人体有什么关系呢？关系太大了！八脏理论已经有太多人与自然的共同规律，古人称为天人合一。在人体生长发育到性成熟过程中经历了十个阶段，成熟期的标志就是精子和卵子的出现，至此我们又发现一个人体生长发育重要规律，就是人体胚胎发育规律（见表7-11）。

表7-11　人体胚胎发育规律

规律	道	一		二		三			万物
生理阶段	精子卵子	受精卵	卵裂期	桑椹胚	囊胚	胎盘	原肠胚	器官发生	母体发育

道：一阴一阳就是精子和卵子，精子和卵子存在于成熟男女体内，通过交媾释放，结合而成胚胎，这就是阴阳结合的规律。

　　道生一：就是受精卵和卵裂期，是人体的诞生和最早期发育阶段。

　　一生二：桑椹胚和囊胚两个阶段，是人体发育最旺盛阶段，出现动物极细胞和植物极细胞，也就是出现阴阳分离现象，由一个整体发育成两部分的过程。

　　二生三：着床胎盘形成和原肠胚形成两个阶段，胚胎动物极细胞和植物极细胞形成三胚层。三胚层为器官发生做准备，在这里没有遵循儒家的两仪生四象、四象生八卦，而是按照道家二生三、三生万物的原则演绎生命。这其中的道理在后面我们会阐释。

　　三生万物：就是人体器官的发生阶段，三胚层形成人体各个器官，标志着人类生命形态的形成，在母体内完成人体先天发育阶段。

　　这就是胎儿在母体发育过程，完全遵守老子宇宙原理。

第五节　男女的自然差异

　　人们常说男性为阳女性为阴，在生理上也却是存在差异，也就有人延伸为男性为天，女性为地，天尊地卑，于是就有了古代的三从四德，这是古人为了维持社会稳定偷换概念，由此使女性在几千年中受到了更多的约束。八脏理论中脑系统为乾卦对应天，胎系统为坤卦对应地，所以无论是男性还是女性生殖功能都是坤卦系统。但是在坤卦内卵巢为阴，睾丸为阳，这才是男女差异。在人体结构中卵巢和睾丸分属于女人和男人，是同一个系统内部两个方面。卵巢、睾丸、脑髓之间形成一阳而二阴（见图3-9）的结构，是河图洛书演化规律在人体的具体体现。乾坤交感完成对人体生理功能的调节，完成人们的社会活动，这是男人和女人的共同点，人们的聪明智慧都是在这个乾坤交感中产生的，但是男女社会活动的表现还是有一些区别。卵巢和睾丸通过阴阳交感孕育新的生命，使人类能够世代相传则是坤卦系统自身的使命。这个过程中睾丸为阳，卵巢为阴。睾丸属于男性，卵巢属于女性，所以男性往往表现出积极主动，女性表现出特有的矜持。

　　人体与太阳系形成对应关系，太阳系以太阳为核心，各个行星都围绕太阳运行，形成了太阳系稳定的八卦结构。另外太阳与地球和月亮形成三才结构，实现地球的阴阳平衡，太阳和月亮体现出阴阳两个方面，太阳为阳，月亮为阴；人体则是最早形成胎系统，胎盘滋养各个器官，出生以后胎盘脱落，卵巢和睾丸两个系统继承胎系统的生殖功能，并且分别在女人和男人体内完成生殖功能。卵巢在女性体内为阴，对应月亮，所以有女性生理周期与月亮周期相同，女性体温比男性略低一些；睾丸在男性体内为阳，对应太阳，男性生理周期与太阳自转周期相同，太阳自传周期人们很难观察到，男性生理周期也很难察觉，太阳放射光线，睾丸释放精子。

第十章 小 结

功能系统是在羲黄理论基础上发展出来的新系统，填补中医、西医理论的空白，为身体、心理、社会的健康模式找到科学的理论依据。

信息模型：信息模型的建立让人们了解人体获得信息的途径和方法，以及释放信息的原理。

思维模型：思维模型的建立让人们了解思维的类型，从而为自己培养良好的思维习惯。

运动模型：运动模型建立让人们知道自己是如何运动的。

行为模型：行为模型的建立让人们懂得多用脑髓思维，少做情志的奴隶。

生殖模型：生殖模型揭开了人类繁衍后代的秘密。

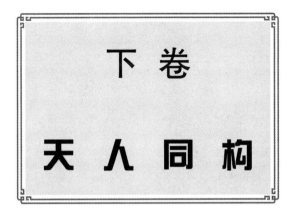

下 卷

天 人 同 构

第八部分　人体系统与羲黄原理

第一章　宇宙原理与人体演化

宇宙原理是《道德经》这部书的精华之一，"道生一，一生二，二生三，三生万物，万物负阴而抱阳，冲气以为和"的思想在人体生命形成、器官发生，以及生长发育过程都清晰的体现。本章将宇宙原理在人体生长发育的运用进行剖析。

第一节　道生一

受精卵是生命形成的时期，以男女之道成为生命的延续，是惊天地泣鬼神的大事。受精卵形成以后，新生命开启人生之旅。

一、受精卵

男女交媾，精子注入阴道以后就沿着子宫方向向内移动，到达输卵管壶腹时候遇到一个卵子（正常情况下女性一次只排出一个卵子），在大量精子中会有一个最健壮的精子冲破卵子透明带进入卵子内部，之后透明带关闭，其他精子无法进入卵子内部，确保一个精子与卵子结合，精子与卵子结合以后染色体又恢复到正常人的二倍体水平，成为受精卵。受精卵遗传了父母的遗传信息，发育成新人类时候就具有父母的特征。受精卵意味生命的开始，天干为甲。

二、卵裂

受精卵形成以后就开始分裂，遵循太极生两仪，两仪生四象，四象生八卦的分裂原则，从一个受精卵分裂到八个细胞称为卵裂期，这期间卵子分裂出的细胞大小均匀、排列规则，每一个细胞都可以独立发育出新的生命体，具有全能性。卵裂期的受精卵外还有大量精子企图进入卵子与卵子结合，透明带起到了阻隔作用。卵裂期主要特点是透明带保护卵子发育。天干为乙。

第二节　一生二

新生命要做的第一件大事就是分阴阳，以应一生二。阴阳交感是自然法则，人体生长发育每一步都离不开阴阳，这个过程通过桑椹胚和囊胚两个阶段完成。

一、桑椹胚

卵裂球再进一步发育就成为桑椹胚，因为形状与桑椹非常相似而称为桑椹胚，这时细胞发育与卵裂期区别不大，是人体细胞发育最剧烈的时期，细胞的形状、大小、排列方式变得复杂，受精卵变成由 16～64 组成的实心球体。特点是生长发育剧烈，天干为丙。

二、囊胚

桑椹胚再进一步发育，细胞数量达到 100 以上称为囊胚，顾名思义里面有一个囊腔，标志着细胞分化出阴阳，一侧细胞较大为动物极细胞，将来发育成新的生命，另一侧较小细胞为植物极细胞，将来发育成滋养层细胞，形成胎盘。特点是生长发育依然剧烈，但是阴阳开始分离，天干为丁。

第三节　二生三

阴阳即成，就可以实现天地交感，孕育复杂的生命，胎儿阶段母亲就是世界，是胎儿的天，于是胎儿以一部分阴性的植物极细胞与母体结合，获得物质和能源的供给，另一部分植物极细胞与动物极细胞一起形成具有三个胚层的原肠胚，为器官发生做准备，对应三生万物。这个过程就是胎盘与原肠胚阶段。

一、胎盘

囊胚继续发育透明带越来越薄，破裂，卵子在子宫内定植，也称着床，胎系统开始形成，胎儿与母体建立连接，进入新的生长发育历程。这时的胎儿还没有独立发育的能力，需要借助母体力量完成，于是需要建立一套母子连接的系统。胚胎早期的人体是由动物极细胞和植物极细胞两种细胞构成的，动物极细胞为阳，发育成新的生命；植物极细胞为阴，部分植物极细胞与动物极细胞一起发育成新的生命，另一部分发育成胎系统，所以胎系统是阴性的系统，八卦为坤卦，一方面与母亲的阳性之体连接，另一方面与胎儿的阳性之体连接，母亲（阳）—胎盘（阴）—胎儿（阳），以母亲的阳性之体养育胎儿的阳性之体，胎盘阴性系统是母亲和胎儿的桥梁，母亲与胎儿之间形成复合八卦系统（见表 8-1）。

表 8-1　母子系统关系表

八卦	坤	艮	坎	巽	震	离	兑	乾
母体系统	胎	胰	肾	胸	肝	心	肺	脑
母子系统	胎盘	子宫	肾	胸	肝	心	肺	胎儿

1. 坤卦：母亲胎系统孕育胎儿，胎儿通过胎盘与母体连接，胎盘是胎儿和母体链

接的桥梁。

2. 艮卦：母亲通过胰系统获得营养物质，经过子宫为胎儿提供营养。

3. 坎卦：母亲肾系统为胎儿提供水，帮助胎儿代谢垃圾。

4. 巽卦：母亲胸系统与胎儿之间形成胎盘屏障保护胎儿。

4. 震卦：母亲肝系统合成核酸等营养物质满足胎儿需要。

5. 离卦：母亲心系统为胎儿输送各种物质。

6. 兑卦：母亲肺系统为胎儿提供氧气。

7. 乾卦：胎儿在母体营造的环境下生长发育。

胎盘形成使胎儿结束了靠自身贮备营养发育的历史，从母体获得了新的营养来源，使生命得以继续成长发育。特点是与母体建立联系，天干为戊。

从此表可以看出孕育生命时胎儿和母体共同组成的八脏系统。

二、原肠胚

囊胚一方面完成了着床任务，另一方面继续发育成原肠胚，分化出三胚层，三胚层以后就逐渐发育出人体各个器官的原基。进一步发育成各个器官，也就是八脏器官是从原肠胚阶段的三个胚层发育而来的。天干为己。

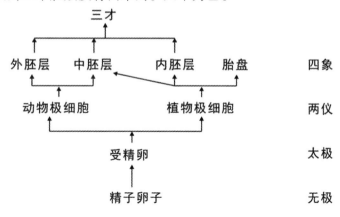

图 8－1　三胚层生成图

1. 外胚层：外胚层由动物极细胞形成。皮肤的表皮极其附属结构、脑系统和感觉器官由其发育而来。皮肤的表皮，表皮的延伸部分，如口腔黏膜、鼻黏膜等是由外胚层发育而来的。皮肤的附属结构是指汗腺、皮脂腺及唾液腺等。脑系统包括脑、脊髓和它们发出的脑神经等，感觉器官主要是指眼、耳等。

2. 中胚层：主要是由动物极内卷细胞形成的。骨骼和肌肉构成的运动系统、皮肤的真皮、整个心系统、肾系统、胎系统及内脏器官的外膜等由其发育而来。

心系统包括心脏、血管以及在心脏和血管中流动的血液，造血器官——骨髓也是由中胚层发育而来的。淋巴管、淋巴器官也是由中胚层发育来的。肾系统包括肾脏、输尿管、膀胱等均是由中胚层发育而来的。

3. 内胚层：内胚层是由植物极细胞形成。呼吸道上皮和消化道上皮以及由消化道上皮特化而来的各种消化腺，如肝脏、胰腺、胃腺、肠腺等由其发育而来。呼吸道上皮是指咽、喉、支气管、各级细支气管的内壁表面的上皮，肺泡上皮也属于呼吸道上皮。消化道上皮是指咽、食道、胃、小肠、大肠的内壁表面的上皮。

三、三胚层形成特点（见图8-1）：

三胚层演化过程中，动物极细胞为阳，参与形成外胚层和中胚层两个胚层，二为阴，体现出阳中有阴的规律；植物极细胞为阴，参与形成胎盘、内胚层、中胚层三个胚层，三为阳，体现出阴中有阳的规律。

第四节　三生万物

三胚层形成以后进入器官发生阶段，称之为三生万物，包括器官发生与母体发育两个阶段，直至发育成熟脱离母体成为人类大家庭新的成员。

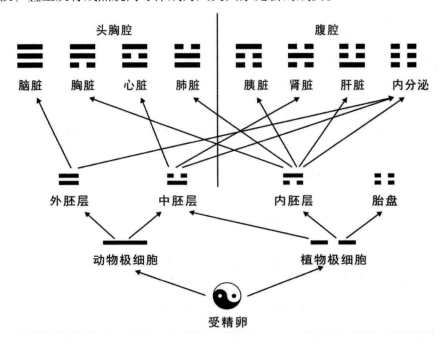

图8-2　八脏器官发生图

一、器官发生：从图8-1看出阴阳演化出四象，但是人体八脏器官的发生不是通过四象而是三胚层（三才），三胚层发育出人体的各个器官，但是，不是无规则发育出来的，而是遵循一定规则演化人体的，也就是到了三生万物的时候。现在将八脏、八腹、八窍的分布规律用八脏系统来描述。天干为庚。

1. 八脏器官发生（见图8-2）：

在八脏器官发生过程中，用八卦原理看三胚层演化器官言简意赅，比传统胚胎学的描述（见表8-2）更加明了、科学和透彻。器官发生过程中三胚层演化出人体各个器官和组织，本质是代表阳性的动物极细胞和代表阴性的植物极细胞相互作用的结果，两种细胞演化出三个胚层，进一步演化出八脏系统。

表 8 - 2　三胚层分化

外胚层	中胚层	内胚层
表皮及其附属结构、乳腺、口腔、鼻腔及肛门的上皮、角膜上皮、晶状体、视网膜、内耳神经、脑脏、脑垂体、肾上腺髓质。	结缔组织、肌肉组织、胸膜、腹膜、心血管、淋巴管、淋巴器官、肾脏、输尿管、睾丸、附睾、输精管、精囊腺、卵巢、输卵管、子宫、阴道、肾上腺皮质。	咽、食管、胃、小肠、大肠、直肠、胆囊、肝脏、胆管、胰腺、喉、气管、肺脏、甲状腺、胸腺、中耳鼓室、咽鼓管、膀胱、后尿道、阴道、阴道前庭。

（1）器官发生（见表 8 - 3）：

①脑脏：是由外胚层细胞发育而成的。乾卦脑脏由外胚层动物极细胞发育形成负责全身神经调节功能，脑脏是外胚层功能的代表。

②卵脏：是由外胚层、中胚层、内胚层细胞共同形成的。一部分内胚层细胞形成先天胎系统以后不再发育出人体各个器官，出生以后胎盘与人体脱离，代替先天胎系统功能的是以卵脏为核心的后天胎系统，其中脑垂体由外胚层发育，卵巢（睾丸）由中胚层发育，甲状腺由内胚层发育，说明三个胚层都参与了胎系统的形成。母亲子宫是在中胚层发育形成的，来源于动物极细胞，胎儿的胎盘是植物极细胞形成的，母与子之间实现阴阳平衡。

表 8 - 3　八脏八卦与三胚层关系

八卦	八脏	胚层	功能
乾卦	脑脏	外胚层	神经调节
震卦、巽卦	肝脏、胸腺	内胚层	生长与免疫
艮卦、兑卦	胰腺、肺脏	内胚层	物质与能量
坎卦、离卦	肾脏、心脏	中胚层	代谢与循环
坤卦	卵脏、胎盘	外胚层、中胚层、内胚层、滋养层	生殖内分泌调节

③心脏和肾脏：都来自中胚层，中胚层细胞由动物极细胞和植物极细胞形成，是阴阳平衡之处，心脏和肾脏共同完成人调节体内环境节这一个功能。

④胸腺、肺脏、肝脏、胰腺：都来自内胚层，内胚层细胞由植物极细胞形成，为阴，完成人体生长发育和物质能量供应两个功能。

现代医学研究发现，内胚层细胞向中胚层的间充质区域生长，两种细胞的相互作用形成器官。说明是植物极细胞和动物极细胞之间的相互作用形成了器官。

（2）八脏器官功能交感是成对进行的，并且都是同一类细胞分别在头胸腔和腹腔分化出的两个方面。与人体生长、调节、质能供给、质能代谢四个系统形成对应关系。

①肝脏和胸腺由内胚层发育形成，一个在胸腔一个在腹腔，共同完成人体生长发育，一个负责生长，一个负责保护，保证人体细胞健康成长。是生长系统的核心器官。

②肺脏和胰腺由内胚层发育形成，一个在胸腔一个在腹腔，一个满足能量需要，一个满足物质需要，共同为生长发育提供物质基础。是质能供给系统的核心器官。

③心脏和肾脏由中胚层发育形成，一个在胸腔一个在腹腔，一个向体内输送营养物质，一个在防止营养流失的同时向体外代谢垃圾，维持体内营养供给和环境平衡。是质能代谢系统的核心器官。

④脑脏和胎盘一个由动物极细胞形成，一个由植物极细胞形成，这两种细胞都是由胚胎全能干细胞发育而来，脑脏负责神经调节，胎盘负责内分泌调节，二者协同作用，共同完成人体的调节功能。是调节系统的核心器官。

出生以后胎系统核心器官分布在三个胚层，脑垂体在外胚层形成，甲状腺在内胚层形成，肾上腺在中胚层形成。

2. 八腹器官发生（见图 8 - 3）：

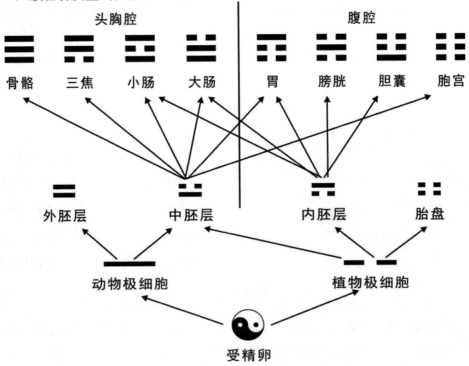

图 8 - 3 八腑器官发生图

八腹器官是在人体器官形成过程中，由中胚层和内胚层相互作用形成的，八腹器官的内皮和分泌部分由内胚层形成，肌肉和筋膜类结缔组织由中胚层形成。

八腹器官发生：

胆囊：由内胚层发育形成。

三焦：就是体腔由中胚层发育形成。

大肠：上皮成分大部来自内胚层，结缔组织和肌肉组织均由中胚层分化而成。

胃：上皮成分大部来自内胚层，其结缔组织和肌肉组织均由中胚层分化而成。

小肠：上皮成分大部来自内胚层，其结缔组织和肌肉组织均由中胚层分化而成。

膀胱：由内胚层发育形成。

骨骼：由中胚层发育形成。

子宫：由中胚层发育形成。

从图片可以清楚地看到外胚层对八腹器官没有贡献；内胚层参与 5 个器官形成，中胚层参与 6 个器官的形成。中胚层和内胚层形成八腹器官，协助八脏器官的工作。

中胚层决定了人体运动功能。

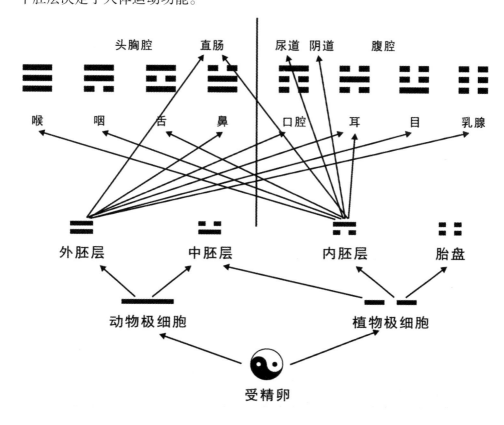

图 8-4　八窍器官发生图

3. 窍的发生（见图 8-4）：窍的功能是人与外界进行物质和信息交流的器官，由外胚层和内胚层发生的，说明在动物世界中没有形成中胚层之前就应该有窍的存在，科学发现即使在最原始的的原生动物也需要有窍与外界进行物质和信息的交流。窍是所有动物都必须具备的器官。

（1）先天窍：

囟门：中胚层发育。

脐带：内胚层发育。

（2）清窍：

乳腺：外胚层发育。

眼：外胚层发育。

耳：内耳外胚层发育。中耳由内胚层发育。

口腔：外胚层发育。

鼻腔：外胚层发育。

舌：内胚层发育。

咽：内胚层发育。

喉：内胚层发育。

（3）浊窍

肛门：外胚层发育。

阴道：内胚层发育。

尿道：内胚层发育。

（4）窍的形成特点：

后天清窍和浊窍由内胚层和外胚层形成，并且各占一半，实现平衡。外胚层形成皮肤、肛门、表面清窍。构成人体感知系统。内胚层形成脐带、阴道、外阴和藏于体内的清窍。

4. 系的发生（见图8－5）：

脊髓：外胚层形成。

输卵管：中胚层形成。

胆管：内胚层形成。

淋巴管：中胚层形成。

输尿管：中胚层形成。

血管：中胚层形成。

食管：内胚层形成。

气管：内胚层形成。

系形成特点：中胚层为主，有四个系，中胚层与内胚层和外胚层形成平衡，并且中胚层形成的四个系胸腔两个，腹腔两个。

5. 八体组织的发生（见图8－6）：

干细胞：中胚层形成。

脂肪组织：中胚层形成。

筋膜组织：中胚层形成。

免疫细胞：中胚层形成。

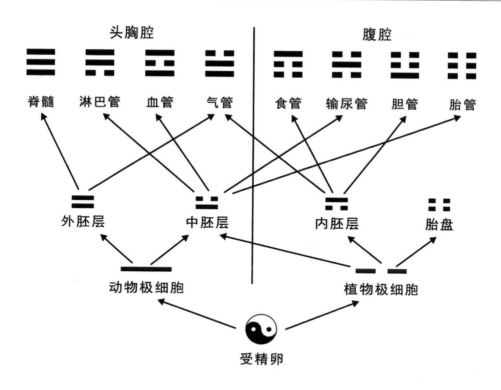

图 8-5　八系器官发生图

软骨组织：中胚层形成。

红细胞：中胚层形成。

肌肉组织：中胚层形成

上皮组织：外胚层形成。

总之，三个胚层共同形成八脏系统，其中人体八脏器官是由外胚层、中胚层、内胚层共同形成的；人体感知功能主要由外胚层形成；八腑器官主要由中胚层和内胚层构成；八系器官主要是由中胚层和内胚层形成的；八体组织主要由中胚层形成。看到这里我们不会发现其中的奥秘，也是现代医学停止不前的地方，按照八脏理论对人体系统进一步剖析就会发现其中的奥秘（见表 8-4）。

表 8-4　三胚层与人体结构

胚层	脏	腑	系	窍	体	总计
外胚层	2		1	6	1	10
中胚层	3	6	4		7	20
内胚层	5	5	4	7		21
合计	10	11	9	13	8	51

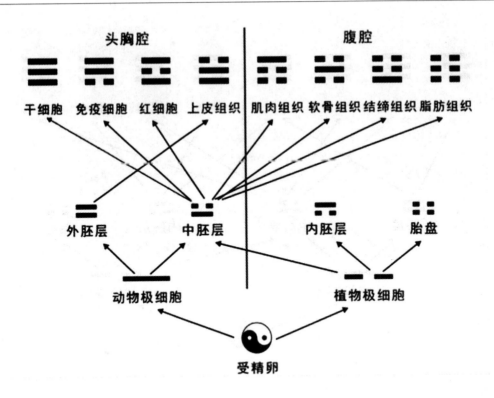

图 8-6　八体组织发生图

一、三胚层分工协作

内胚层主要形成人体内部器官，不参与八体组织的形成；中胚层主要形成脏腑器官和具有运动支持和联系作用的八系器官和八体组织，不参与窍的形成；外胚层主要形成脏、窍、系、体这些与外界发生联系的器官和组织，不参与八腑器官的形成。体现了三胚层与人体结构的层次关系。

二、内外兼顾

三胚层分工协作和内外兼顾使人体层次结构更加分明。主要负责人体生理功能的脏腑器官三胚层通过 21 次参与形成；主要负责人体社会功能的窍和体也是三胚层通过 21 次参与形成。外胚层、中胚层、内胚层参与组织器官形成的次数分别是 10 次、20 次、21 次。

三、植物极细胞和动物极细胞的平衡

人体先天发育期是在植物极细胞形成的先天胎系统的主宰下完成的，出生以后动物极细胞形成的外胚层细胞发育出脑系统，是人体各项功能的主宰，所以动物极细胞是人体后天的主宰，体现了两种细胞的平衡。

第五节　骨骼演化

　　西医解剖学认为人体共有 206 块骨头，按照空间结构分为颅骨、躯干骨和四肢骨 3 个大部分，其中，有颅骨 29 块、躯干骨 51 块、四肢骨 126 块。这种分类方法基本反映了骨骼的空间分布情况。但是骨骼作为人体重要的八脏器官不只是具有简单的空间结构，还蕴藏人体更多秘密。公开资料里新生儿骨骼数量为 305 块，儿童骨骼 217 到 218 块，成年人骨骼 206 块，也有人说我们中国人骨骼是 204 块，这些数量目前还有探讨的空间，比如新生儿有 305 块骨头就是一个谜团，很多人在网上也进行过很多讨论，但是找不到最原始的来源，不过可以肯定人的一生骨骼数量注定是一个动态过程，成骨阶段骨骼数量会一天天增加，到一定时候骨骼数量达到峰值，以后骨骼数量会通过融合而减少。骨骼功能则是依据骨骼在人体位置的不同而不同，有支撑、保护、咀嚼食物等不同功能，本书依据位置和功能把骨骼分成四个区域，八个部分。

一、骨骼区域划分

　　骨骼可以分成头区、体腔区、上肢区、下肢区四个部分，每一个区域又分成两部分，所以人体骨骼分成八个部分。

　　1. 头区：形成头部形态结构，由 63 块骨头构成，分为颅腔区和口腔区两部分。

　　（1）颅腔区：主要功能是形成颅腔，保护脑脏，完成人体饮食、呼吸、听觉等功能。分为颅骨（21 块）、耳骨（6 块）、舌骨（1 块）、肩胛骨（2 块）四部分，总计 30 块骨头。

　　①颅骨：分成脑颅和面颅。脑颅由 8 块骨骼构成，将脑髓严密包裹在中央，具有保护脑髓的重任。面颅由 6 块成对骨骼和一个单个骨头构成，计 13 块。

　　②耳骨：位于耳内，左右各三块，具有感知声音的功能。

　　③舌骨：由一块骨头构成，具有发音、吞咽等多种功能。

　　④肩胛骨：肩胛骨是颅骨漂移到肩背部的骨骼（与躯干没有关节连接），配合锁骨保护体腔和连接上肢，扩大了脑髓系统在躯干部位的作用。

　　（2）口腔区：主要功能是咀嚼食物，有 32 颗牙齿和下颌骨构成，总计 33 块骨头。

　　①下颌骨：一块下颌骨与颅腔区靠关节连接，通过关节活动完成咀嚼功能。

　　②牙齿：在上下颌骨上面分别镶嵌有 16 颗牙齿，总计 32 颗牙齿，是人体咀嚼食物的工具（通常描述的人体有 206 块骨头不包括牙齿）。西医认为牙齿不属于骨骼，中医认为齿为肾之余，八脏理论认为牙齿也是由骨骼构成的，是特殊的骨骼。不能因为特殊性就否定牙齿作为骨骼的本质。

　　2. 体腔区：形成体腔的形态结构，由 61 块骨头构成，分成脊柱区和围腔区。

　　（1）脊柱区：位于人体背部中线，从颈椎到尾椎依次为颈椎（7 块）、胸椎（12 块）、腰椎（5 块）、骶椎（5 块）和尾椎（1 块）五组骨骼，是人体的主干，也是最复杂的骨骼。主要功能是保护脊髓，支撑颅腔，与围腔区形成体腔，是人体的脊梁。总计30块骨头。

①颈椎：头部下方，由7节骨骼构成，下方与胸椎连接，具有支撑头部的功能。

②胸椎：位于背部，上方与颈椎连接，下方与腰椎连接，由12节骨骼组成，与围腔区肋骨连接。

③腰椎：位于腰部，上方与胸椎连接，下方与骶椎连接，由5节骨骼组成，代表五行。

④骶椎：位于骨盆的后部中央位置，与围腔区的髋骨形成盆腔，构成盆腔后壁，五块骶椎融合在一起。上与第五腰椎相连，下与尾骨相连。骶骨虽然融合在一起仍然有四对神经从两侧锥孔发出，而且四个锥孔形成的八髎穴是卵巢之气外出脊背的穴位，西医不会很重视，在八脏理论中是非常重要的，所以仍然按照5块骨头计数。

⑤尾椎：在骶椎下方，由四节骨骼融合在一起形成的整体构成。

（2）围腔区：与椎骨区形成体腔，具有保护内脏连接四肢的重要功能。胸骨（3块）、肋骨（24块）、锁骨（2块）、髋骨（2块，由耻骨、髋骨、坐骨融合在一起形成）四个部分，总计31块骨头。

①胸骨：位于胸部中央，两侧与肋骨连接，与胸椎、肋骨围成胸腔，保护内脏器官。胸骨由胸骨柄、胸骨体和剑状软骨三块骨骼构成，传统分类方法认为是一块骨头，在八脏理论中除了解剖结构以外还考虑了骨骼功能的不同，剑状软骨以其独特性（保护心脏）成为唯一纳入骨骼系统的软骨，胸骨柄、胸骨体也各有自己的功能，所以胸骨是由三块骨头构成的。

②肋骨：左右各12根肋骨，两端连接胸椎和胸骨，与胸椎和胸骨围胸腔，保护内脏器官。第1-7肋借软骨与胸骨相连接，称为真肋；第8-12肋称为假肋，其中第8-10肋借肋软骨与上一肋的软骨相连，形成肋弓，第11、12肋前端游离，又称浮肋。

③锁骨：左右各一根，架于胸廓前上方，内侧与胸骨通过关节连接，外侧通过肩关节与肩胛骨和上臂骨连接，全长于皮下均可摸到，是重要的骨性标志。

④髋骨：位于躯干的最下方，耻骨、髂骨、坐骨紧密连接在一起形成的，并且与骶骨、尾椎形成骨盆腔，具有保护脏器和胎儿的作用，髂骨与下肢的股骨连接。

3. 上肢区：形成上肢的形态结构，与肩胛骨连接，拥有活动度极高的关节，是人体完成各项社会活动的重要器官。上臂骨（1块）、前臂骨（2块）、手骨（27块）三部分，总计30块骨头，左右两部分总计60块骨头。

（1）上臂骨：由一根骨头构成。

（2）前臂骨：由挠骨和尺骨两根骨头构成。

（3）手骨：由27根骨头构成，包括腕骨8块、掌骨5块和指骨14块。

①腕骨：由8块短骨组成，分为远近两列，近侧列由桡侧向尺侧依次为：手舟骨、月骨、三角骨和豌豆骨。远侧列为大多角骨、小多角骨、头状骨和钩骨。各腕骨均以相邻的关节面构成腕骨间关节。近侧列的手舟骨、月骨、三角骨共同形成桡腕关

节的关节头，与桡骨下端的关节面相关节。

②掌骨：共 5 块，由桡侧向尺侧依次为第 1~5 掌骨。掌骨属于长骨，近侧端称掌骨底，邻腕骨，远侧端称掌骨头，与指骨相关节。握拳时，掌骨头显露于皮下。

③指骨：共 14 块，拇指为二节，第 2~5 指为三节，由近侧向远侧依次为近节指骨、中节指骨和远节指骨。

4. 下肢区：与围腔区的髋骨连接，具有支撑身体，运动等重要功能。股骨（1 块）、小腿（2 块）、足（27 块）三部分，总计 30 块骨头，左右两部分总计 60 块骨头。

（1）股骨：由一块骨头构成。

（2）小腿骨：由两块骨头构成。

（3）足骨：由 27 块骨头构成，跗骨 7 块、跖骨 5 块、趾骨 14 块、髌骨 1 块。

①跗骨：位于足的后半部，包括跟骨、距骨、舟骨、第一楔骨、第二楔骨、第三楔骨及骰骨，共 7 块。

②跖骨位于足的中部，共 5 块。由内向外，分别称为第一跖骨、第二跖骨、第三跖骨、第四跖骨、第五跖骨。

③趾骨：共 14 块。包括：拇趾 2 块（近节趾骨、远节趾骨）。第 2~5 趾为 3 节（分别称为近节趾骨、中节趾骨、远节趾骨）。

④髌骨：按照地支原理从足部漂移到膝关节的骨骼。左右各一块。

二、骨骼分布特点

1. 基准骨骼：将人体分成四个区域，八个部分。各个部分骨骼数量基本相等，颅腔区 30 块、口腔区 33 块、椎骨区 30 块，围腔区 31 块、上肢区总计 60 块、下肢区总计 60 块，人体总计 244 块骨头，平均每一部分都是由 30.5 块骨头构成，这恰好是一个月的平均值，也就是受到太阳和月亮共同作用。所以人体骨骼是由太阳月亮和地球共同作用的结果，这就是人体的基准骨骼。

基准骨骼是人体发育成熟以后的骨骼数量，西医认为有 206 块骨头，八脏理论认为有 244 块骨头，有如此大的差距是因为西医分类中 32 颗牙齿没计算在内，胸骨是一块，八脏理论将胸骨分成三块，骶椎西医分类为一块，八脏理论分为五块，所以人体基准骨骼总计 $206 + 32 + 2 + 4 = 244$ 块。

2. 骨骼对应：

（1）头区和体腔区对应关系：头区形成颅腔和口腔，体腔区形成胸腔和腹腔，颅腔和胸腔不与外界相通，口腔和腹腔都与外界以不同方式相通，形成明显对应关系。

（2）上肢区和下肢区：上肢之间完全对称，下肢之间也完全对称，上下肢之间结构非常相似，都是由 30 块骨头构成，骨骼排列规则也是 1：2：27 的排列方式，有相同的发生规律。

3. 人体骨骼层次关系：躯干和肢体是一个层次，手（足）是肢体的末梢部分，是肢体的次级层次，两个层次之间存在明显的对应关系。头部和颈部对应拇指（趾）

两个指（趾）节，四肢部分对应第 2~5 指（趾）。是中医全息理论在骨骼分布方面的反应。

（1）肢体与指（趾）对应：头颈分为两部分，拇指（趾）分成两节，上肢和下肢四部分都是由三段构成的，第 2~5 指（趾）都分成三节。

（2）躯干与手部的腕骨掌骨、足部的跗骨跖骨对应：躯干骨骼分成椎骨区和围腔区两部分，手掌分为腕骨和掌骨两部分、脚掌则分为跗骨和跖骨两部分。

第六节　诞　　生

本节的诞生有两个含义，一个是经过十月怀胎婴儿诞生，另一个是生殖器官发育成熟，产生精子和卵子，精子和卵子结合以后生命的形成。

一、胎儿发育期

这阶段的胎儿器官已经形成，只需要不断获得营养满足生长发育就可以，尤其是怀孕后期需要的营养物质显著增多，需要大量的营养物质，当怀孕达到 280 天（十个月球周期）胎儿降生。天干为辛。

二、后天发育期

人出生以后就与胎盘脱离，先天营养供给途径被切断，代之而来是母乳喂养，婴儿进入后天发育时代。现代医学已经确认人出生以后身体各个器官并没有发育成熟，很多器官还需要再进一步发育，以脑细胞为例：出生以后脑细胞数量不再增多，但是还需要一个发育过程。从出生到三岁，脑细胞发育完成 60%，而且这三年具有天才般的吸收能力。到了六岁，脑细胞的发育达到 80%，到八岁时，脑部的发育达到了90%，直到 20 岁才达到 100%。这一发育过程就是后天发育期，天干为壬。

三、成熟期

男子经过 16 年发育、女子经过 14 年发育达到性成熟，这时男子有遗精、女子会有月经出现，具有生殖能力，称为天癸至。我不知道古人为什么称为天癸，但是人类从受精卵发育到性成熟这个阶段也正好是十个阶段，遵循天干的运行规律。进入这个阶段男女之间经过情感的磨合就会组成家庭，进入性爱阶段，开始养育自己的宝宝，天干为癸。

四、生命形成期

精子和卵子结合形成新的生命。这个过程不只是人体的进一步发育，更主要男女阴阳之间相互协作完成的，新生命的诞生天干为甲，也就是形成了人体生命轮回。

第二章　阴阳原理与人体

第一节　阴阳平衡

阴阳是中医理论的重要内容，八纲辨证、脏腑辨证等都很好的运用了阴阳原理，八脏理论中更是从阴阳奇偶发现人体构成的阴阳规律。单为阳，双为阴；上为阳，下为阴；背为阳，腹为阴；功能为阳，物质为阴；阳中有阴、阴中有阳等。阴阳平衡现象在人体系统广泛存在。

1. 脑系统和胎系统的平衡：脑系统和胎系统是人体阴阳的代表（见图 8－7）。在阴阳相互转化过程中与古人的太极图表现出惊人的一致，脑脏为纯阳之脏，阳极生阴，在脑脏有下丘脑是神经内分泌转换器分泌促激素，是阳中之阴；卵脏为纯阴之脏，阴极生阳，腹腔的肾上腺能分泌神经递质具有神经调节功能，卵脏中的肾上腺是阴中之阳。

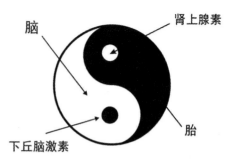

图 8－7　脑髓卵巢太极图

2. 头胸腔与腹腔平衡：人体好比一个太极球，横膈膜把人体分成头胸腔和腹腔两部分，头胸腔在上方为阳，腹腔在下方为阴，阴阳平衡。人体是一个活的太极八卦图。

（1）头胸腔平衡：头胸腔为阳，又分成颅腔和胸腔两部分，二为阴，实现头胸腔的阴阳平衡。

（2）腹腔平衡：腹腔为阴，有一个腹腔，一为阳，实现腹腔阴阳平衡。

3. 八脏器官数量阴阳：体现了单数为阳，双数为阴的规律。

（1）头胸腔四个脏器：脑脏有左右两个端脑、一个脑干、一个丘脑、一个小脑五部分构成；肺脏由五个肺叶构成；胸脏之气一分为三，由扁桃体、胸腺、脾脏三部分构成；心脏一个。都是单数为阳，体现出阳性特征。

（2）腹腔四个脏器：卵巢有左右两个；肝脏有大叶小叶两部分；肾脏左右两个；胰脏之气一分为二，由胰腺和唾液腺两部分构成。都是双数，为阴。体现出阴性特征。

4. 八脏阴阳：八卦理论中，卦爻数量单数为阳卦，卦爻数量双数为阴卦。人体八脏器官也是如此。

（1）阳脏：卦爻的数量为单数，单数为阳。脑脏、肝脏、肾脏、胰脏四个脏器，头胸腔脑脏统领腹腔三个阳脏，体现出阳脏之间的平衡。

（2）阴脏：卦爻的数量为双数，双数为阴。卵脏、胸脏、心脏、肺脏四个脏器为阴脏，腹腔卵脏统领胸腔三个阴脏，体现出阴脏之间的平衡。

5. 两大屏障：头胸腔脑脏有血脑屏障维护健康，腹腔胞宫有胎盘屏障维护胎儿健康。

6. 任督二脉：任脉总督一身阴经，督脉总督一身阳经。

7. 十二经络：六条阴经对应六条阳经。

8. 阴阳交感：男女交媾孕育新的生命。

9. 激素平衡：人体很多激素都是相互制约相互平衡的，典型的是雌激素与雄激素平衡。肾素—血管紧张素 醛固酮系统与激肽 缓激肽—前列腺素系统之间的平衡。

10. 肝脏与胸腺平衡：就是生长与免疫平衡，使人体健康成长。

11. 心脏与肾脏平衡：维持人体内环境的稳定。

12. 天道结构和地道结构平衡：天道结构形成人体右侧八脏器官，地道结构形成人体左侧器官，体现人体左右平衡。

以上只是列举了十二个阴阳平衡的例子，人体还有很多阴阳平衡现象，我们可以在生活中体会和发现。

第二节 对称和对应关系

人体的对称和对应关系是很普遍的现象，主要反映在人体结构上有左右对称、上下对应、轴对应、器官对称等，其中经络、穴位对称在针灸治疗过程中起着非常重要的作用。

1. 左右对称：左手与右手对称，左臂与右臂对称，左脚与右脚对称，左腿与右腿对称，左右肋骨对称，骨盆对称，五官对称，左右肾脏对称，左右卵巢对称，左右肾上腺对称，经络对称，大部分穴位也具有对称关系等。

2. 上下对应：左手与左脚对应，左臂与左腿对应，右手与右脚对应，右臂与右腿对应。

3. 轴对应：左手与右脚对应，左臂与右腿对应，右手与左脚对应，右臂与左腿对应。

4. 脏、清窍、募穴数量上对应：八脏与清窍、募穴也具有对应关系（脑髓和卵巢的募穴还有待探讨暂不讨论）。

（1）两个肝叶对应两个窍（目）、两个募穴（期门穴）。

（2）两个肾脏对应两个窍（耳）、两个募穴（京门穴）。

（3）两个卵巢对应两个窍（乳腺）。

（4）肺脏分为左右两部分对应两个窍（鼻孔）、两个募穴（中府穴）。

（5）一个脑脏对应一个窍（喉）。

（6）一个胸腺对应一个窍（咽）、一个募穴（膻中穴）。

（7）心脏对应一个窍（舌）、一个募穴（巨阙穴）

（8）一个胰腺对应一个窍（口腔），有两个章门（胰腺在腹腔一侧而不在中线上所以有两个募穴对应）。

5. 穴位对称：人体穴位绝大多数是左右对称的。

第三章　三才五行与人体

运用八卦天干模型对人体剖析发现人体分成生长调节和代谢两个系统，在生长调节系统中人们发现了神经—内分泌—免疫调节网络，肝脏作为生命的代表接受神经—内分泌—免疫调节网络的调控，在环境系统中有水、火、土、金四种要素，唯独没有木，大家可以想象没有生命（木代表生命）的世界是什么样子，了无生机！那就是我们地球早期生命起源之前的世界。地球上生命的兴起标志着五行状态的完备，那么生命是如何演化而来的呢？天干化合中的丁壬化木，木是生命的符号，所以生命的起源与水和火（适宜的温度）有直接关系，这方面已经得到科学的验证，如今人们寻找地外生命的时候第一个要找的是水就是这个道理。在人体内环境中有丁壬化合之木，是有神无形之木，有形有神之木是肝系统，将肝系统纳入到环境系统中实现人体内环境的五行均衡，与脑、胎、胸三个系统形成的神经—内分泌—免疫调节网络共同构成人体三才和五行调节系统，二者相互协调完成人体生理功能调节。

第一节　三才与人体

三才是古人的智慧，在医学方面的贡献也很大，但是医学上并没有更多注意到三才关系，中医的三焦学说虽然有正确的方面，但是与人体解剖基础存在很大差距，很难纳入现代医学体系，现代医学发现了神经—内分泌—免疫调节网络，是脑、胎、胸三个系统相互作用的体现，也是对人体三才关系的重大贡献。而八脏系统破解人体奥秘以后，三才在人体的重要性又一次显现出来，成为人体各种调控原理中不可或缺的重要原理。

一、三才结构

图 8 - 5　空间三才结构表

	结构	状态	调节	内分泌腺	生态
天	颅腔	神	神经	脑垂体、松果体	信息
人	胸腔	气	免疫	甲状腺、甲状旁腺	能量
地	腹腔	精	内分泌	肾上腺、卵巢（睾丸）	物质

1. 空间三才结构（见表 8 - 5）：人体结构、状态、调节功能、内分泌腺、生态环境等都符合三才结构，例如形成颅腔、胸腔、腹腔三个体腔。每一个体腔都有丰富的内涵，相互调节完成人体生理功能。

2. 四肢三才结构：

上肢：由上臂、前臂、手部三个部位，肩关节、肘关节、腕关节三个关节，两个三才构成。

下肢：由大腿、小腿、足部三个部位，胯关节、膝关节、踝关节三个关节，两个三才构成。

3. 胚胎阶段的三才结构：内胚层、中胚层、外胚层发育出人体各个器官和组织。

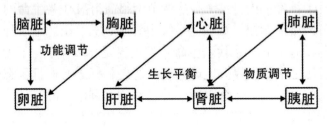

图 8-8　八脏三才调节

二、三才功能

主要表现在完成人体的功能调节、生长平衡、物质调节三个方面（见图 8-8）。

1. 功能调节：脑、胸、胎三个系统通过神经—内分泌—免疫网络实现对人体的调节，通过奇经八脉实现对经络的调节，以及通过功能系统进行调节等。

2. 生长平衡：木主生长发育，肝系统五行属木，心和肾两个系统相合又能化合出木，所以三者之间建立起新的平衡，生长平衡。

3. 物质调节：肺、胰、肾三个系统之间的调控，实现人体与外界的物质平衡，是人体生长发育的物质基础。

4. 能量调控：心、肾、肺三个系统负责人体能量调控，肺脏供给氧气确保氧化产生热量，心脏负责热量传输，肾脏负责体温调节。三个器官协同作用维持体内能量平衡。肝脏也是人体产热器官，但是肝脏只是产生热量不调节热量，肝脏产生的热量要送给心脏。

三、人体三胚层演化（见图 8-9）

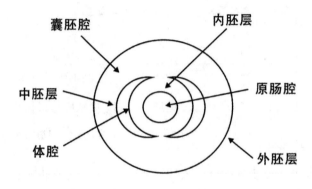

图 8-9　人体三胚层

1. 外胚层演化出三个体腔：颅腔、胸腔、腹腔。外胚层向外快速生长向内折转形成两个原始肠腔，之后在一侧发育出颅腔，从而产生三个体腔。颅腔内形成脑髓，实现人体自身调控和外界交流，胸腔形成胸腺、心脏、肺脏，完成人体物质输送和免疫，腹腔形成肝脏、肾脏、胰腺、卵巢，完成人体物质代谢以及生殖功能。

2. 三对内分泌腺：外胚层形成松果体和脑垂体完成生命周期的调控，中胚层形成肾上腺和卵巢完成，内胚层形成甲状腺和甲状旁腺，完成人体生长节奏的调控细胞共同形成的，它们对应人体功能调节、物质调节、生长平衡三个三才结构。

3. 三胚层演化：三胚层共同演化出人体八脏、八腑、八窍、八系、八体，在胎系统我们可以清楚的看到三胚层演化具有精确的对应关系。

四、卵脏与坤卦

卵脏之气由颅腔的脑垂体、松果体，胸腔的甲状腺、甲状旁腺，腹腔的肾上腺和卵巢三对构成，与坤卦结构完全一致。

五、胸脏之气由三部分构成

头部的扁桃体、胸腔的胸腺和腹腔的脾脏为胸脏三才结构。

六、细胞三才结构

核酸的构成：碱基—核糖—磷酸，磷脂构成：脂类—甘油—磷酸，蛋白质合成：DNA—RNA—蛋白质模板等都是三才。

第二节　五行与人体

我国最早的医学典籍《黄帝内经》中有五行与中医的详细记载，认为人体有心、肝、脾、肺、肾五脏，与五行之数相合（见表8-6），是天意还是巧合不得而知，因此演化出的中医五行理论取得极大成功却是人所共知的。八脏理论的建立从理论上肯定和发展了中医五行理论。

表8-6　天干八脏八腑五行对应表

天干	甲	乙	丙	丁	戊	己	庚	辛	壬	癸
八脏	肝脏	胸脏	心脏	肾脏	胰脏	卵脏	脑脏	肺脏	心脏	肾脏
八腑	三焦	胆囊	膀胱	小肠	胞宫	胃	大肠	骨骼	膀胱	小肠
五行	木	木	火	火	土	土	金	金	水	水

一、五行人体推演（见图8-10）

生长平衡和环境调节两个三才体系中有肝脏、心脏、肺脏、胰脏、肾脏五个器官，由于心脏和肾脏的两重性我们把这五个器官的关系图转化成三才变换图（一），进一步绘制出三才变换图（二），这时与现在公认的五行图仅差肝脏与胰腺和肝脏与肺脏之间的关系没有标明，而胰腺和肺脏一个为肝脏的生长发育提供物质，一个提供能量，都与肝脏有密切关系，将这两种关系加入三才变换图（二）就成为五行图，这个五行图与现在应用的五行图只差五行的生克方向没有确定，从人体的生理功能出发把一个器官对另一个器官的帮助称为生，一个器官对另一个器官的制约称为克，很容易就找到人体五行的运行规律，通过人体八脏系统功能推演五行结构说明五行规律是自然规律。

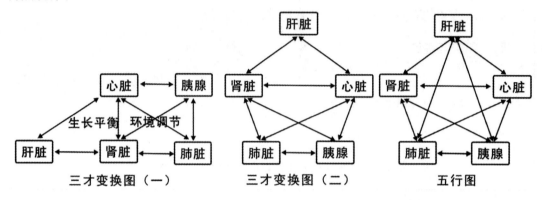

图 8 - 10 五行推演图

二、五形结构

1. 人体八脏的五形结构（见图 8 - 11）：

（1）五行顺序：人体八脏结构中，自下而上依次为土（卵脏和胰腺）、水（肾脏）、木（肝脏和脾脏）、火（心脏）、金（肺脏和脑髓），预示着土含水，水生木，木生火，火炼金的自然规律。

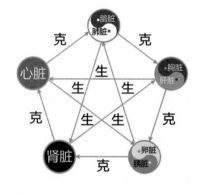

①土在人体最下方，有承载万物的功能。

②土含水：水在土上，水中有土才能孕育万物，实质是土水共生万物。

图 8 - 11 八脏器官五行结构

③水生木：水在下方能滋养万物。

④木生火：具有草木属性的物质都可以燃烧产生热量。

⑤火炼金：从胸腔的结构就可以看到，胸腔就是一个炼铁的炉子，使金气更加清纯。

⑥金在人体最上方，气势已经达到顶点，所以金预示着变革。

（2）八脏与五行八卦对应关系（见表 8 - 7）：人体八脏器官的排列是依据五行和八卦原理排列的，一方面顺应五行流转的客观规律实现左升右降的循环，另一方面顺应自上而下乾兑离震巽坎艮坤天尊地卑的先天八卦次序。体现了两个原理在人体八脏次序中的复杂关系和一致性。

表 8 - 7　八脏五行八卦对应表

八脏	脑脏	肺脏	心脏	肝脏	胸脏	肾脏	胰脏	卵脏
八卦	乾	兑	离	震	巽	坎	艮	坤
五行	金	金	火	木	木	水	土	土

（3）五行升降：

①木、火上升：木具有向上生长的特性，火燃烧的时候也是向上的，所以木火有上升的趋势。在人体表现为肝脏促进人体生长，心脏为细胞提供适宜的内环境，两者共同为细胞生长发育提供好的条件，属于上升趋势。

②土、金、水下降：土、金、水的自然趋势都是从高处下降的。在人体表现为代谢方面，土有向下运行的自然规律，胰腺分泌的消化液进入肠道以后向下运行发挥作用，食物通过食道、胃、向下运行；空气吸入体内以后也是向下进入肺脏完成气体交换的，这些现象都是向下，人体的异化作用也是在氧气的作用下完成的；人体的水最终通过肾脏排出体外。所以胰腺、胃、肺脏、肾脏代谢方向都属于下降趋势。

2. 阴阳五行模型（见图 8 - 12）：阴阳五行模型是人体外在空间结构，体现在人体躯干与肢体的关系。

（1）躯干：是人体的主干，由阴阳两部分构成，上部是胸腔为阳，下部是腹腔为阴，所以躯干是阴阳平衡体。

（2）肢体是人体完成运动功能部分，拥有五行结构。

①头部：五行属金，金气肃杀，居于高位而制下，脑力劳动者应该注意保护肝脏。

②上肢：五行属木、火，木火之气上升，形成上肢。木有形火无形，所以上肢从木，纤细。

（1）左上肢：五行属火，火炼金，左撇子的人往往更聪明，但是生命力相对偏弱，这也是为什么左撇子人少的原因，所以左撇子需要注意保养身体，尤其是肝脏需要保养。

（2）右上肢：五行属木，木生长，右撇子的人生命力旺盛，是右撇子人很多的

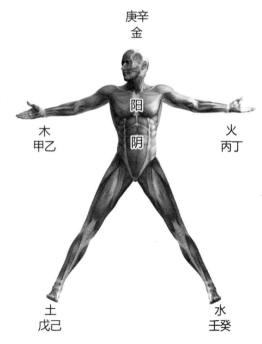

图 8 - 12　人体阴阳五行

原因。

③下肢：五行属水、土。水土之气下降，形成下肢。土有形水无形，所以下肢从土，粗壮。

（1）左下肢：五行属水，肾脏之气形成。

（2）右下肢：五行属土，胰腺和卵巢之气形成。

四肢之间协同运动也体现出五行相生相互协作的关系。左右上肢之间五行相生对应左右手相互协同关系，左右下肢之间是相克关系对应我们两腿一前一后交替运动完成行走的功能，左上肢与右下肢、右上肢与左下肢相生也表现出两者之间的手脚协同规律。

三、五行属性

1. 脑和胎两个系统具有全部五行功能，显示出万物皆赖天地而生的法则。

2. 八脏系统都具有分泌和贮藏的功能，这些功能表现出万物皆依赖水土而生的规律。

3. 八脏系统都具有自己的各自的五行属性。

（1）木：具有生长与免疫的功能，指具有合成人体细胞，促进生长，监视变异细胞，清除细菌病毒以及体内产生的垃圾，维持人体内环境稳定的功能。肝、胸、脑、胎四个系统都能够合成细胞具有木的属性。其中肝和胸两个系统参与五行循环，脑和胎两个系统主要是与胸系统一起通过神经—内分泌—免疫网络实现对人体调节的，体现在三才方面。

①肝系统：能够合成细胞，具有强大的再生功能，贮藏在筋膜内的干细胞是人体各个器官细胞再生的源泉，人体缺血时候肝脏会制造血细胞。

②胸系统：胸腺本身则将来自骨骼的不成熟免疫细胞加工活化，使之发挥作用，脾脏、扁桃体都能够合成免疫细胞。

③脑系统：脑脏为纯阳脏器，本身没有合成细胞的功能，通过八体组织干细胞合成血细胞等，完成生长特性。

④胎系统：睾丸合成精子，卵巢合成卵子，精卵结合形成生命。

（2）火：具有传输物质与热量的功能。心、肾、脑、胎四个系统具有这个特性。其中心和肾两个系统参与五行循环，脑和胎两个系统主要是与胸系统一起通过神经—内分泌—免疫网络实现对人体调节的，体现在三才方面。

①心系统：具有运输热量、氧气、营养和垃圾的作用。

②肾系统：肾脏激素参与心系统运输营养和垃圾的作用。

③脑系统：有指挥心脏跳动的低级中枢，调节心脏功能。

④胎系统：通过内分泌参与心脏跳动和调节血管弹性。

（3）土：具有受纳与分泌的功能，受纳就是接受和贮存，分泌消化酶和激素。胎、胰、脑、肝、肾、心、肺、胸八个系统都具有这个特性。其中胰系统直接参与五行循环；脑和胎两个系统主要是与胸系统一起通过神经—内分泌—免疫网络实现对人体调节的，体现在三才方面；肝、肾、心、肺、胸通过分泌作用实现对其他器官生理功能的调节。

①胎系统：具有分泌激素的功能，对全身调节。

②胰系统：具有分泌消化液和胰岛素等功能，为人体提供营养。

③脑系统：通过下丘脑分泌促激素，完成对激素的调节。

④肺系统：具有分泌前列腺素等功能。

⑤肝系统：分泌肝素、凝血因子等。

⑥胸系统：分泌胸腺素，抗体、补体、免疫因子等。

⑦心系统：具有分泌心房利钠素的功能。

⑧肾系统：具有分泌肾素等肾脏激素的功能。

（4）金：具有治理与调节的功能，治理含有改变、变革的功能，在人体则是约束、调节功能。脑、肺、胎三个系统具有这个特性。其中肺脏参与五行循环，脑和胎两个系统主要是与胸系统一起通过神经—内分泌—免疫网络实现对人体调节的，体现在三才方面。

①肺脏：为人体细胞提供氧气，促进肌体的氧化代谢功能，抑制同化作用，维持肌体稳定。

②脑系统：通过神经系统指挥调控人体生理功能。

③胎系统：通过激素分泌，实现人体生理功能调控。

（5）水：具有闭藏与代谢的功能，闭藏是指防止营养物质的流失，代谢是将垃圾毒素排出体外。肾、脑、胎、心、胰、肺、肝、胸八个系统都具有这个特性。其中肾和心两个系统参与五行循环；脑和胎两个系统主要是与胸系统一起通过神经—内分泌—免疫网络实现对人体调节的，体现在三才方面；肝、胸、胰、肺四个系统通过贮藏功能实现对其他器官生理功能的调节。

①肾系统：通过过滤作用将体内垃圾排出体外，保留对人有益的营养物质，是人体水液代谢核心。

②脑系统：贮藏信息，记忆力，骨骼贮藏矿物质，是矿物质的仓库。

③胎系统：贮藏先天精气，附睾贮藏精子，卵巢贮藏卵子。

④心系统：具有贮藏血液的功能，血液被封藏在血管内不能溢出。

⑤胰系统：胃受纳水谷的功能，肌肉贮存糖原。

⑥肺系统：大肠具有贮存粪便的功能，皮肤具有防止人体营养和水分流失的重要功能。

⑦肝系统：具有贮藏血液的功能，贮存糖原的功能。

⑧胸系统：脾脏具有贮藏血液的功能。

四、五行关系

在八脏理论确立以后推演出人体五行理论，从理论上证明了传统中医五行理论是正确的，也发现了传统中医五行理论的不足，八脏系统在五脏之外增加了脑、胎、胸三个系统也就有新的五行理论，这三个系统一方面形成神经—内分泌—免疫网络实现对人体的调节，另一方面虽然只参与本脏之五行生克，却使五行生克理论更加丰富。

1. 五行相生：五行在不同的系统之间发生的，一个系统对另一个系统的保护和帮助。

（1）木生火：肝、胸两个系统对心和肾（丁火）两个系统功能的保护和帮助。

（2）火生土：心、肾（丁火）两个系统对胰和胎两系统功能的保护和帮助。

（3）土生金：胰、胎两个系统对脑和肺两个系统的保护和帮助。

（4）金生水：脑、肺两个系统对肾和心（壬水）两个系统的保护和帮助。

（5）水生木：肾、心（壬水）两个系统对肝和胸两个系统的保护和帮助。

2. 五行相克：五行不同的系统之间发生的，一个系统对另一个系统的约束和限制。没有规矩不成方圆，在人体也是如此，一个系统功能的发挥离不开另一个系统的约束和限制。

（1）木克土：肝、胸两个系统对胰和胎两个系统功能的约束和限制。

（2）土克水：胰、胎两个系统对肾和心（丁火）两个系统功能的限制和约束。

（3）水克火：肾、心（壬水）两个系统对心和肾（丁火）两个系统功能的限制和约束，反映出心和肾两个系统之间的错综复杂关系，中医称为心肾相交。

（4）火克金：心、肾（丁火）两个系统对脑、肺两个系统功能的约束和限制。

（5）金克木：脑、肺两个系统对肝和胸两个系统功能的约束和限制。

3. 五行生克的表现：通过固有属性、储藏功能、分泌作用发挥作用。

（1）通过自身固有属性在人体发挥作用。

①生：肝系统在合成各种营养物质以及解毒过程中产生大量的热，是人体产热最多的器官之一，为血液循环的重要热量来源，胸系统通过三焦的运动功能产生大量热供给心脏利用，都表现为木生火；心系统通过血液循环为人体各个组织器官提供营养物质，把热量输送到全身各处，表现为火生土；胰系统通过胰岛素把营养物质送入细胞，使细胞获得充足营养，合成代谢增强，表现为土生金；肺系统把氧气送入细胞以后，细胞分解代谢增强，产生水和二氧化碳，表现为金生水；肾系统在代谢过程中保留对人有益的营养物质，成为肝系统的原料，表现为水生木。

②克：肝系统合成各种营养物质的多少决定了胰系统通过胰岛素送入细胞的营养有多少，肝系统还具有灭活激素的功能，表现为木克土；胰系统将营养素送入细胞的多少直接影响肾系统代谢，表现为土克水；肾系统对水液的调节决定了血液量的多少，表现为水克火；心系统为人体细胞提供热量，使细胞能够在适宜的环境下生存，表现为火克金；肺系统为细胞提供氧气决定细胞的生长发育，表现为金克木。

（2）通过贮藏作用在人体发挥作用，营养物质贮藏在各个器官内，根据需要释放到体内，以满足人体需要。

①生：肝和胸两个系统通过贮藏血液调节血量表现为木生火；心系统的血液贮藏在血管内，通过毛细血管向人体组织提供营养物质，表现为火生土；胰系统通过胃的受纳作用，胰腺消化功能使营养物质进入体内，肌肉贮藏糖原，需要时送入细胞，表

现为土生金；肺系统一方面通过皮肤保持水分，另一方面通过呼吸代谢水分，而大肠对水的重吸收也是人体对水进行调节的重要组成部分，表现为金生水；肾系统将营养物质留在体内为肝系统的生长发育提供营养保障，表现为水生木。

②克：肝脏贮藏糖原的功能可以使人体有稳定的血糖供应，表现为木克土；胃受纳水谷的作用决定了肾脏对水的代谢，表现为土克水；肾脏通过滤过作用保留对人体有益的营养物质，减轻心脏系统运输营养物质的负担，表现为水克火，这一点在高血压病人身上表现的非常明显，高血压本质是肝肾阴虚，往往会引起心室肥大；心脏系统为组织细胞提供营养物质的多少决定细胞的营养状况，表现为火克金；正常情况下大肠贮存粪便的同时，通过乳酸菌发酵作用还可以吸收大量的矿物质和有机酸等营养物质，为肝脏系统提供原料，表现为金克木。

（3）通过分泌作用在人体发挥作用，各个器官通过分泌激素实现对其他器官的调节（参见基础系统）。

4. 五行关系意义：在于系统对另一个系统生理功能的调控，使另一个系统能够正常完成生理功能，不同于系统的主，主是负责的意思。例如土克水，胎系统的肾上腺调节肾脏的水盐代谢，没有肾上腺的作用就不知道肾脏如何进行水盐代谢；胎系统的矿物质具有调节人体晶体渗透压的功能，胰系统的蛋白质具有调节人体胶体渗透压的功能，这两种功能都是维持肾系统对水液的调节。从水盐代谢到水液调节都依赖土克水的功能。

第四章　八卦与人体

第一节 八脏与八卦

一、八卦与八脏系统奥秘（见表 8 - 8）：

八脏理论与八卦密不可分，是一种双向的证明过程。古人的八卦理论一直以来认为是缺乏科学的迷信，但是人体系统的八脏理论是依据人体器官规律建立起来的，与八卦有着非常准确的对应关系，在八脏系统中运用八卦、五行、三才、天干、地支等中国古代哲学理论解释人体生命现象也很有效，证明了古人这些理论的正确性，为一直以来认为是玄学迷信的中国古代智慧找到了科学证据，同时也修正了古人的一些错误。

表 8 - 8　八脏系统与先天八卦对造表

八脏系统	八脏功能	五行	八卦意义	八卦
脑系统	脑脏是人体司令部，通过神经调节完成身体、心里、社会活动。	金	乾为天，君父，是万物发生发展的原始动力，刚健有力、生生不息。	乾
胎系统	贮藏先天精气，繁衍后代，分泌激素滋润身体各个器官。	土	坤为地，为母，生育抚养万物，而又依天顺时，性情温顺。	坤
肝系统	主生长，合成人体生长所需各种营养，调节内分泌，维持身体平衡。	木	震为雷，动物之气也。事物发展初始阶段，建功立业，声名大振。	震
胸系统	防御细菌病毒，监视身体变化，维护自身稳定。	木	巽为风，出入，顺天意反复推行政令，深入人心。	巽
肾系统	调节人体水液代谢，保留有益营养素，代谢垃圾、毒素。	水	坎为水，险，危险之地，运用智慧以求脱险。	坎
心系统	负责血液循环，输送营养素、氧气、垃圾、毒素等，是人体运输队。	火	离为火，太阳，普照大地，驱散黑暗。为世界提供光和热。	离
胰系统	食物消化、吸收对人有益的营养物质，代谢垃圾毒素。	土	艮为山，停止，做事要适度，勿抱幻想，该停止就停止。	艮
肺系统	气体代谢，将氧气输送到身体各个细胞。代谢二氧化碳。	金	兑为泽，高兴，泽中之水，滋润万物，使万物喜悦。	兑

　　八脏系统的核心器官排列顺序是从头部向下依次为，脑脏、肺脏、心脏、肝脏、脾脏（脾脏是胸系统最大的免疫器官，代表胸系统的位置）、肾脏、胰腺、卵脏，这个顺序就是先天八卦的排列顺序（乾兑离震巽坎艮坤）。这种排列顺序的一致性蕴含什么意义呢？我们可以通过表 8 - 8 看出其中的奥秘。

　　八脏系统在排列顺序上与八卦系统相同，功能也非常接近，说明八脏系统与八卦系统的一致性，可以表述为：

　　1. 乾卦：五行为金，在人体为脑系统，是八脏系统首位，为君父，核心器官是脑脏，脑脏是纯阳器官在人体最高位，是人体司令部，通过神经作用完成对身体、心里、社会活动的调节。

　　2. 坤卦：五行属土，在人为胎系统，为母，核心器官是卵脏，居于腹腔，负责贮藏先天精气，繁衍后代，分泌激素滋养身体各个器官。

　　3. 震卦：五行属木，在人为肝系统，为长男，核心器官是肝脏，居于腹腔，有代父司职的作用，合成人体生长所需各种营养，调节内分泌，维持身体平衡。

4. 巽卦：五行属木，在人为胸系统，为长女，核心器官是胸腺，居于胸腔（腹腔也有巽木之气），有代母司职的作用，防御细菌病毒，监视身体变化，维护自身稳定，是人体的保护神。

5. 坎卦：五行属水，在人为肾系统，中男，核心器官是肾脏，居于腹腔，负责调节人体水液代谢，代谢毒素、垃圾。坎有危险的意思，是人体容易受到伤害的器官，需要注意保护。

6. 离卦：五行属火，在人为心系统，中女，核心器官为心脏，居于胸腔，负责把营养、热量疏布全身，将垃圾毒素带出组织细胞，运送到肝、肾、肺、皮肤等器官排出体外。

7. 艮卦：五行属木，在人为胰系统，少男，核心器官是胰腺，居于腹腔，负责食物消化、吸收、代谢。艮有静止的意思，就是在饮食方面要适可而止，盲目贪嘴必然会对身体造成伤害。

8. 兑卦：五行属金，在人为肺系统，少女，核心器官为肺脏，居于胸腔，负责气体代谢，将氧气输送到身体各个细胞，润泽身体。

二、脏器位置的玄妙

八脏器官在人体排列遵循八卦顺序的同时，也受到五行生克的影响，两种规律共同作用完成人体器官的定位。

1. 脑脏与卵脏：分别在八脏器官最上方和最下方，反应天在上地在下，万物生于天地之间的自然顺序关系。

2. 胰腺：五行属土，为山，土蕴育万物必须有水，胰腺为干燥之土，而胰腺的位置恰恰横放在左右肾脏高下中间，受到肾水滋润，是有水的土，所以能滋润万物，俱有消化吸收功能。另一方面其气上移到口腔形成唾液腺，不失阳土的本性。

3. 胸腺通气（见图6-4）：胸腺位于胸腔中央，周围有五个肺叶，金克木太凶，其气下移到腹腔形成脾脏，上移到颈部形成扁桃体，胸腺、脾脏、扁桃体三个器官通气而活。

4. 心脏：在胸腔中央，上方是胸腺，下方是腹腔的肝脏和脾脏，四周为肺脏包围，是火炼真金的大熔炉（见图8-13）。

5. 脑脏：纯阳之脏，突出于躯干，居于颅腔，在人体最高位，阳气达到极点，阳极生阴。有下丘脑在下方，下丘脑为阳中之阴，与卵脏相呼应使阴阳达到平衡。

6. 肺脏、胸腺、心脏：居于躯干上部胸腔是阳位，三脏皆为阴脏，但是都为单数，一个心脏、一个胸腺、五个肺叶，数量又为阳，可见阴阳平衡达到如此玄妙程度。

7. 肝脏、肾脏、胰腺：居于腹腔阴位，为阳脏，两个肝叶、两个肾脏、胰脏分为两部分（胰腺和唾液腺），都由双数构成，为阴。

8. 卵脏：纯阴之脏，在腹腔最下方靠前的位置，阴中之阴位，为双数，属阴，说

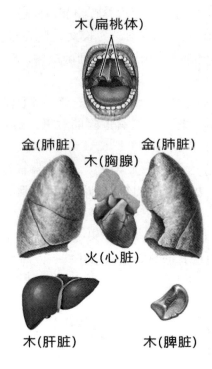

图 8 - 13　火炼真金图

明阴气到了极点。阴极生阳，其阳性功能是排卵延续生命，其气外移形成内分泌系统，肾上腺分泌去甲肾上腺素，去甲肾上腺素参与神经活动，延续生命和参与神经活动是阴中之阳，与脑脏相呼应。

第二节　八脏关系

如果说我们发现八脏器官与八卦对应关系是表象，我们发现器官发生规律与八卦规律的一致性就是本质，由此我们就可以更科学的解释人体奥秘（见图 8 - 14）。

一、八脏交感

八脏系统的交感体现了人体系统功能的提升，由八大系统上升为四个系统，是阴阳相互作用完成人体特定生理功能的体现。

1. 脑系统与胎系统交感：脑系统和胎系统是负责人体八脏调节的两大重要系统，二者相互作用将脑系统和胎系统上升为调节系统。

2. 胸系统与肝系统交感：是生长与防御的结合，使人体能够健康成长，两个系统上升为生长系统。

3. 心系统与肾系统交感：是对内环境的全面调节，两个系统上升为质能代谢系统。

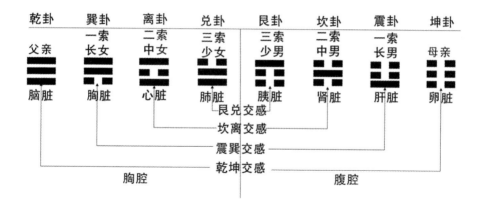

图 8 - 14　八卦生成原理与八脏交感

4. 肺系统与胰系统交感：为人体提供物质和能量，两个系统上升为质能供给系统。

同样道理，调节系统与生长系统提升为生长调节系统，质能代谢系统和质能供给系统提升为质能系统，这样一个复杂的人体从八脏系统上升为四大系统，四大系统又属于两个更大的系统，这两个系统就是人体生理功能的两大方面，实现对人体规律的科学阐释。

二、八卦生成与八脏

古人在八卦生成过程中是这样描述的，坤卦得乾卦一索（画）而成长男，即震卦；得乾卦二索（画）而成中男，即坎卦；得乾卦三索（画）而成少男，即艮卦。乾卦得坤卦一索（画）而成长女，即巽卦；得坤卦二索（画）而成中女，即离卦；得坤卦三索（画）而成少女，即兑卦。乾卦和坤卦是父母，其它六卦是子女。将八脏理论人体系统的生成与八卦生成放在一起进行比较。

1. 从八脏交感与八卦生成比较图（图 8 - 14）可以看出，人体系统和八卦生成理论都衍生出八卦，两者还是有很大区别的，人体八脏系统对应的八卦是从器官阴阳交感角度实现的，四个系统的两个方面形成八卦，是对立统一的关系。古人的中天八卦生成规律是从父母生子女的角度出发的，反应阴阳盛衰的顺序。两种科学殊途同归。

2. 将八脏和八卦放在同一个中天八卦图（见图 8 - 15）中会惊奇的发现，八卦图中对应两卦是交感关系，也就是人体八脏系统生成关系；旋转太极是八脏器官从上到下的自然顺序关系，是从两个侧面反应人体规律。一个是八脏器官的功能，一个是八脏器官的结构顺序，可见人体多么玄妙，与自然界多么和谐。也显示了古人智慧，现在我们可以用八卦的规律来探索人体奥秘。

三、脑胎两个系统与八脏关系

人体各个器官是由动物极细胞和植物极细胞演化而成的，脑系统是动物极细胞的代表，胎系统是植物极细胞的代表，脑与胎两个系统代表人体阴阳两大方面，在人体的主导地位体现在脑与胎两个系统与其他六脏系统的关系上。按照八卦原理脑系统衍生出胸腺、心脏、肺脏三个器官，胎系统衍生出肝脏、肾脏、胰腺三个器官，脑脏和卵脏是父母脏，其它六脏为子女脏。

1. 脑系统与胎系统：脑系统与胎系统是人体的父母。

（1）乾坤两卦在人体的表现形式（见图6-3）：人体最早期结构只是一个细胞，没有阴阳差异，继续发育出现动物极细胞和植物极细胞，这时候就出现了阴阳差异，进一步形成三胚层，由三胚层演化出人体各个器官，这个过程中外胚层细胞生长形成三个体腔，胎系统的六个脏器分布在三个体腔内，这就是乾坤两卦在人体的一种表现形式。出生以前人体八脏器官还没有成熟，主要作用体现在体腔维持人体结构，胎盘为人体提供物质能量以及代谢垃圾，出生以后纯阴的先天胎系统被抛弃了，人体变成以乾卦为主导的个体，先天胎系统的作用由后天胎系统来完成（主要是现代医学的生殖内分泌系统），造物主很公平合理的将它们分布到三个体腔内，颅腔有松果体和脑垂体，胸腔的颈部有甲状腺和甲状旁腺，腹腔有肾上腺和卵巢。这样的安排与乾坤两卦的结构完全相同（乾卦三爻是连续的，坤卦三爻是间断的）。是乾坤两卦在人体的表现形式。

（2）脑系统与胎系统：

人生在世有二大任务，一个是对社会尽到自己的责任，第二个就是孕育下一代。这二个任务就是在脑和胎两个系统主导下完成的。脑与胎两个系统共同调控八脏系统，是人体两大最重要系统，脑系统维护自身健康需要骨骼的帮助，胎系统完成繁衍后代使命。在生理功能的调控中体现出如下关系：

①相互协作：脑系统通过神经完成对人体的调节，后天胎系统继承了先天胎系统的功能，实现对人体的体液调节，两者共同完成对人体的调节功能。

②相互呼应：脑系统构建一个血脑屏障来呵护脑脏，防止细菌病毒以及代谢垃圾进入对脑脏造成伤害；子宫形成一个胎盘屏障以保证胎儿的健康发育。

③相互转化：阴极生阳，阳极生阴是阴阳相互转化的规律，在脑系统和胎系统之间有着明确的体现，脑脏有一个下丘脑主管人体内分泌系统，胎系统分泌的肾上腺素则具有神经调节的作用，出现阳中有阴、阴中有阳的局面。

④形成奇经八脉：脑和胎两个系统与胸系统共同形成了奇经八脉，一方面实现对十二正经的调控，另一方面从十二正经获得气血，所占比例是脑脏四条经络，卵脏二条经络，胞宫一条经络，骨骼一条经络，胸腺一条经络，从经络数量就可以看出脑髓是人体最重要的器官。

2. 脑系统衍生胸、心、肺三个系统：按照八卦原理，脑系统是君父，胸、心、肺三个系统是女，三个系统与脑系统关系密切，心系统和肺系统受到脑系统的心跳中枢和呼吸中枢控制，脑系统中虽然没有发现控制免疫的中枢，现代医学研究已经发现胸系统与脑系统之间有着非常密切的关系，情绪的好坏直接影响免疫功能，而肝、肾和胰三个系统与脑系统的关系就没有这样密切。

（1）脑系统与胸系统：八卦理论中巽卦有代母司职的功能，天干理论又有乙庚化合的功能，所以胸系统与脑系统体现的是合作关系。胸系统主免疫，脑系统是人体最重要的系统，胸系统对脑系统的保护就成为最重要的事情，现代医学发现神经外面包着一层免疫细胞（神经胶质细胞）直接对神经起到保护作用，神经一旦失去这层保护传导速度就显著下降，严重影响脑系统对人体的调控，胸系统免疫细胞识别记忆功能则属于脑系统，可见胸系统与脑系统更多的是合作关系。

（2）脑系统与心系统：脑系统通过心跳中枢调节心脏功能，体现君父的地位。心系统通过血液供给身体营养，输出血液的五分之一是供给脑脏的，而脑脏仅是人体重的四十分之一，心系统提供血液决定脑脏功能的发挥，体现了火克金的作用。

（3）脑系统与肺系统：脑系统通过呼吸中枢调节肺脏呼吸功能，体现君父的地位，肺系统为人体提供氧气，没有氧气就没有我们的生命，尤其是大脑一旦缺乏氧气就会很快出现缺氧症状，严重的会很快毙命，肺系统吸入氧气的四分之一是供给脑系统的。肺系统为脑系统提供氧气也体现了阴金和阳金的依赖关系。

3. 胎系统衍生肝、肾、胰三个系统：按照八卦原理，胎系统为坤母，肝、肾、胰三个系统是子，与胎系统关系密切，肝、肾和胰三个系统都有旺盛的分泌功能，这种分泌功能是胎系统的特征，三个系统又协助胎系统完成繁衍后代的功能，体现了母子依赖，互帮互助的关系。心、肺和胸三个系统虽然也有内分泌功能，但是程度都很低。

（1）胎系统与肝系统：八卦理论中震卦有代父司职的功能，天干理论有甲与己化合的功能，所以肝系统和胎系统主要是合作关系。胎系统赋予肝系统分泌功能，肝系统负责生长，人体器官的生长发育都需要肝系统提供营养物质，同时肝系统也负责调节人体内分泌。胎系统能够正常工作，必须有肝系统的调节。

（2）胎系统与肾系统：胎系统赋予肾系统分泌、调节激素的功能，同时肾系统分泌雌激素，帮助胎系统完成生殖功能。

（3）胎系统与胰系统：胎系统赋予胰系统分泌功能，一个以内分泌为主，一个以外分泌为主，胰系统是人体的物质供应系统，没有胰腺的物质供给就不可能孕育新的生命。

四、子女系统的关系

子女系统是肝、胸、心、肾、胰、肺六个系统。

我们所熟知的中医五行理论、脏腑理论、经络理论等主要是在子女系统的脏腑之间展开的。

1. 五行理论（五脏理论）：五行理论是中医的重要基础，由于中医只发现了五脏，所以中医叫五脏理论，八脏系统的建立恢复了中医五行理论的原貌。中医五行理论中只有心、肝、胰（中医的脾）、肺、肾五个系统，没有发现胸系统，但是缺失的是胸腺这个核心器官，而不是胸系统，于是代之以心包来表示，依附于心系统。所以中医五行理论本质上体现了子女系统之间的五行关系，只是要把心包改为胸脏、心包经改为胸腺经、三焦相火五行属木就可以了。

2. 脏腑理论：人体核心器官为脏，辅助器官为腑，脏腑理论就是子女系统脏腑关系的理论。包括胸腔胸系统的胸脏和三焦、心系统的心脏和小肠、肺系统的肺脏和大肠，腹腔肝系统的肝脏和胆囊、肾系统的肾脏和膀胱、胰系统的胰脏和胃。脏腑器官之间阴阳相互作用，共同完成人体生理功能。

3. 经络理论：指子女系统中的十二正经相互关系的理论。十二正经是人体四肢百骸与子女系统脏腑之间发生联系的通道，十二脏腑对应人体十二条经络，并且这个经络形成有规律的气血运行，具有滋养脏腑器官的功能。

第三节　八卦演变与人体

古人将连山易、归藏易和周易称为三易，三易的核心内容是八卦的变化规律，流传最久远的是伏羲先天八卦和文王后天八卦，为什么这两个八卦能流传千古呢？答案就在我们身体内部。

一、先天八卦（见图 5 - 1）

先天八卦与八脏器官排列从上到下顺序一致，依次为脑脏、肺脏、心脏、肝脏、脾脏、肾脏、胰腺、卵脏，其中脾脏是最大的免疫器官，代表胸脏在人体的位置，解剖学上肝脏位置高于脾脏，所以肝脏排在脾脏前面，两个器官在腹腔上部一左一右相互对应，体现了震巽交感的功能。古人只知道伏羲做八卦时候远取诸物近取诸身，但是不知道近取诸身时候都取了什么器官，八脏系统的确立看到伏羲的智慧。通过伏羲先天八卦我们看到了人体的奥秘，两种科学相互印证成为医学和哲学史上的奇葩，必将极大的推动医学和哲学的发展。

二、连山八卦被称为中天八卦（见图 8 - 15）

连山八卦有多个版本，是因为连山易记载有图无文或者有文无图，且失传已经有几千年了，今人都是根据各种记载中的只言片语还原出来的，准确性都有待商榷，本文发现乾、巽、离、兑、艮、坎、震、坤这个排序与人体八脏、八窍位置关系，信息系统、运动系统的结构都有很大关系，一方面印证了人体的科学性，另一方面也为连山中天八卦的争论画上句号。

1. 从人体中天八卦图（见图 8 - 15 中）可以看到头胸腔位于膈肌之上，有四脏；腹腔位于膈肌之下也有四个脏器；膈肌正好是分水岭，头胸腔是纯阳之脑系统负责统帅肺脏、胸脏、心脏三个阴脏，腹部是纯阴之胎系统负责统帅肝脏、肾脏、胰脏三个阳脏，完全符合八卦原理，这些都说明中天八卦的科学性。

2. 八窍排序是按照中天八卦排列的（见图 8 - 15 左），喉（乾）、咽（巽）、舌

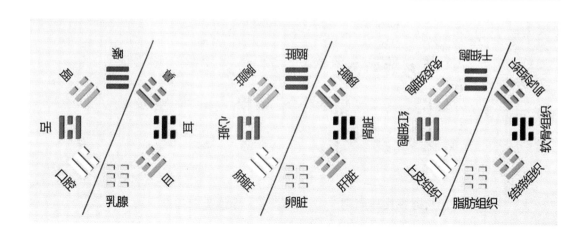

图 8 – 15　八窍八脏八体中天八卦图

（离）、口腔（兑）、鼻（艮）、耳（坎）、目（震）、乳腺（坤）。这是从内到外、从下到上、从头到胸的顺序，非常严谨。体现了人体八窍结构的科学性。

3. 发音系统：从连山中天八卦乾卦脑系统的窍喉开始，顺时针方向数四个窍，即喉、咽、舌、口腔（艮兑交感）四个窍为发音器官，这些器官都是头胸腔四脏系统的窍，它们依托颈部（坤卦）完成发音功能。腹腔四脏系统以另一种方式配合发音。

4. 运动系统：从连山中天八卦坤卦胎系统的脂肪组织开始，逆时针方向排列四个体，脂肪组织、结缔组织、软骨组织、肌肉组织为运动系统的构架，它们都是腹腔四脏系统的八体组织，形成运动系统的空间结构。其它胸腔四脏系统的体通过不同形式辅助人体运动功能（见图 8 – 15 右）。

运动系统的八体排列次序正好与信息系统八窍排列次序相反，只是正向阅读和反向阅读的区别，所以他们本质是一样的，都是中天八卦的反应。从人体八脏、八窍、信息系统和运动系统可以看出中天八卦排序的科学性，中天八卦负责组成人体信息系统和运动系统，两者是人体完成社会功能的根本，体现了中天八卦的开放特性和人的社会属性。

三、后天八卦就是文王八卦

1. 生理周期（见图 8 – 16）：男性少男阶段天癸至，天癸居于坎位，顺时针旋转至坎位为 8，所以男性以 8 为周期，16 岁天癸至；女性少女阶段天癸至，逆时针旋转至坎位为 7，所以女性生理周期以 7 为单位，14 岁天癸至。

按照文王八卦顺序推演出的女子 14 岁天癸至，男子 16 岁天癸至，与人体生理规律非常吻合。

2. 八腑器官：八腑器官以脐部为中心，按照后天八卦顺序排列（见图 5 – 4）。

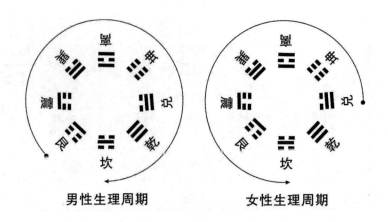

图 8-16 生理周期图

第五章 天干与人体

第一节 脏腑器官与天干

传说天干是中华始祖黄帝时代创立的，史书《世本》说："容成作历，大桡作甲子"，甲子是天干地支的代称。二人都是黄帝的臣子，可见历史之久远。天干是反映事物产生、发展、衰退、灭亡的自然规律。是事物存在的固有规律，我们人类也不例外。传统中医也有脏腑与天干定位的论述：歌诀为"甲胆乙肝丙小肠，丁心戊胃己脾乡。庚是大肠辛属肺，壬系膀胱癸肾藏。三焦亦向壬中寄，包络同归入癸方"。这里明显存在脏腑器官的混乱搭配，不过八脏理论也从中得到一定启发。八脏系统建立以后，对八脏系统的天干属性进行重新定位，使很多中医论断得到科学的解释。例如："真水在心，真火在肾"的论断、肾是水火之脏、肝是女性先天之本等都能在八脏天干理论中得到完美解释。

一、八脏配天干（见表 8-9）

八脏系统中各个子系统的天干与核心脏器的天干相同。

1. 甲：肝脏五行属木，居于腹腔为阳脏，所以五行为阳木，对应天干为甲。

2. 乙：胸腺五行属木，居于胸腔为阴脏，所以五行为阴木，对应天干为乙。

3. 丙：心脏五行属火，是唯一五行属火的脏器，为阳火，对应天干为丙。

4. 丁：肾脏具有调节血管收缩和舒张的功能，具有火的特性，这种火的特性为阴火，对应天干为丁火。

5. 戊：胰腺五行属土，居于腹腔为阳脏，所以五行为阳土，对应天干戊。

6. 己：卵脏五行属土，是人体最下方的八脏器官，为纯阴之脏，所以五行为阴土，对应天干为己。

7. 庚：脑脏五行属金，是人体最上方的八脏器官，为纯阳之脏，所以五行为阳金，对应天干为庚。

8. 辛：肺脏五行属金，居于胸腔为阴脏，所以五行为阴金，对应天干为辛。

9. 壬：心脏具有协助肾脏调节水液的功能，具有水的特性，这种水的特性不是真正的水，就好比水蒸气悬于空中未形成水一样，为阳，对应天干为壬。

10. 癸：肾脏五行属水，是唯一五行属水的脏器，水为阴，所以为阴水，对应天干为癸。

本书吸取古人精华，使八脏与天干科学匹配，进而演化出八卦天干模型，是本书一大重要成就。

二、八腑配天干（见表 8-9）：

1. 甲：三焦五行属木，为人体器官生长的基础，有生长之气，天干对应甲。
2. 乙：胆囊五行属木，居于巽位，有疏泄肝脏之功，天干为乙。
3. 丙：膀胱乃泻下之水，水少则火旺（水少不克火），故为丙。
4. 丁：小肠五行属火，居于腹腔中央，非离位之阳火，故为丁。
5. 戊：胞宫五行属土，需要借助水的滋养才能孕育出生命，为无水之土，阳土，所以为戊。
6. 己：胃五行属土，居于坤位，有受纳之功，故为己。
7. 庚：大肠属金，居于乾位，故为庚。
8. 辛：骨骼五行属金，骨骼在人体诸多器官中是唯一有稳定空间结构的质地坚硬的器官，有变革之意，故为辛。
9. 壬：膀胱五行属水，助水下行，故为壬。
10. 癸：小肠居于土位，藏水的器官，有丰富的营养，癸指万物闭藏于土，植物萌芽，故小肠为癸。

表 8-9　系统八脏八腑天干表

天干	甲	乙	丙	丁	戊	己	庚	辛	壬	癸
系统	肝	胸	心	肾	胰	胎	脑	肺	心	肾
八脏	肝脏	胸脏	心脏	肾脏	胰脏	卵脏	脑脏	肺脏	心脏	肾脏
八腑	三焦	胆囊	膀胱	小肠	胞宫	胃	大肠	骨骼	膀胱	小肠

腑是辅助八脏器官完成生理功能的器官，传统中医把脏腑关系比作夫妻关系，这些都只是对脏腑关系的理解，从表 8-9 中可以看出，脏腑是一对五行相同，阴阳各异的对立统一体。可见天干在人体准确定位丰富了中医理论，使中医理论更加完美。

三、天干化合

是天干运行的规律，化合就是两个系统的合作。是人体八脏系统各个器官发挥功能的重要形式，可以分为八脏化合、八腑化合、系统化合、脏腑化合、结构化合五种形式，通过化合作用对身体某些功能的调节和促进，使人体健康系统更加完美。

1. 八脏天干化合：八脏系统天干化合功能也主要通过八脏器官体现，所以把系统化合并入八脏天干化合中。

（1）甲与己合化土：肝脏与卵脏之合。肝脏主生长发育，卵脏主生殖内分泌，二者相合使生殖内分泌功能更加完美。中医讲肝脏是女性先天之本在这里得到很好的解释，生理学研究也发现肝脏通过对激素的灭活作用实现对内分泌的调节，说明甲与己合在现代医学体系中得到了很好的证明。两种属性化合以后的功能属于土的属性，是内分泌功能，说明二者化合影响内分泌功能。

（2）乙与庚合化金：胸脏与脑脏相合。免疫与神经相合的结果有助于对神经的保护，神经胶质细胞对神经的保护作用就是使脑系统正常工作的前提。二者化合强化神经传导功能。另一方面三焦和骨骼形成体基是人体各个器官赖以生存的基础。

（3）丙与辛合化水：心脏与肺脏相合。宏观上表现在体循环和肺循环结合构成人体血液循环系统，微观上反应红细胞与氧气的结合。另外肺脏能将血管紧张素Ⅰ转化成血管紧张素Ⅱ，血管紧张素Ⅱ能显著收缩血管调节血液循环。二者化合使氧气及时送到身体各个部位参与氧化反应，进而会生成水，是人体内水液的又一个来源。

（4）丁与壬合化木：肾脏与心脏相合。心脏与肾脏共同调节人体水液代谢，心脏（心房利钠素）调节水的功能中医称为真水。肾脏分泌激素调节血管弹性（肾素—血管紧张素—醛固酮），进而调节血压，这种对血管调节的功能中医称为真火，所以有真水在心真火在肾的说法，中医称心肾相交就是指心脏真水下降肾脏的真火上升的状态，二者化合使人体内环境更加优越，营养素等建筑材料能及时补充到位，有利于肝脏的生长功能和胸腺的免疫功能更好的发挥。

（5）戊与癸合化火：胰系统与肾系统相合。肾脏激素作用使血管平滑肌收缩是推动血液循环的动力之一，肾系统主水液，无论是血液还是淋巴液、组织液都受肾脏调控，胰系统主肌肉，无论是血管平滑肌还是心肌、骨骼肌都受到胰系统调控，二者相合的结果有助于心脏推动血液循环。

2. 八腑天干化合：反应人体代谢过程中八腑器官的协同作用或者对应关系。

（1）甲与己合：三焦与胃合。都是受纳器官，三焦受纳脏腑器官，胃受纳水谷。

（2）乙与庚合：胆囊与大肠合。都参与消化功能，胆囊分泌胆汁助消化脂肪为主，大肠通过细菌酵解为主。

（3）丙与辛合：膀胱与骨骼合。体内矿物质代谢的两个方向，矿物质一方面通过膀胱排出体外，一方面储存在骨骼里。

（4）丁与壬合：小肠与膀胱合。都是储水器官，小肠为了吸收营养，膀胱为了代谢垃圾。

（5）戊与癸合：胞宫与小肠合。都是营养吸收器官，胞宫吸收营养供养胎儿，小肠吸收营养供养人体。

3. 脏腑天干化合：

（1）甲与己合；肝脏与胃化合。共同调节消化酶的分泌。

（2）乙与庚合：胸脏与大肠化合。胸脏通过免疫细胞杀死细菌病毒，大肠通过有益乳酸菌杀死细菌病毒。

（3）丙与辛合：心脏与骨骼化合。骨骼造血，心脏推动血液运行。

（4）丁与壬合：肾脏与膀胱化合。完成人体水液代谢。

（5）戊与癸合：胰脏与小肠化合。完成人体消化功能。

（6）己与甲合：卵脏与三焦化合。卵巢孕育生命，三焦孕育器官。

（7）庚与乙合：脑脏与胆囊化合。胆囊分泌胆汁助消化脂肪，为脑脏提供充足的脂类物质，使人类更聪明。

（8）辛与丙合：肺脏与膀胱化合。水液代谢的两个通道。

（9）壬与丁合：心脏与小肠化合。完成人体营养物质的吸收与运输。

（10）癸与戊合：肾脏与胞宫化合。肾脏通过分泌雌激素协助子宫孕育胎儿。

4. 人体结构与天干（见表 8 - 10）：人体结构受到八脏系统主导，符合天干化合规律，其中甲与己合、乙与庚合形成人体的复合结构，丙与辛合、丁与壬合使人体功能得到更充分的体现，戊与癸合则反映了人体存在的基础。

表 8 - 10　人体结构天干对应表

天干	甲	乙	丙	丁	戊	己	庚	辛	壬	癸
结构	系	体	八脏循环	八液	精微物质	腑	窍	经络循环	八脏循环	八液

（1）甲与己合：系与腑化合。表示各个系统的系与腑之间紧密衔接的关系。肝脏系统的系（胆管）与腑（胆囊）之间紧密连接形成通路调节胆汁分泌，胃和食管结合形成食物通路，输尿管和膀胱形成尿液通路，输卵管和子宫形成卵子通路，骨骼和脊髓相互依托形成神经通路，淋巴管穿行于三焦内形成淋巴循环通路，小肠与血管结合完成人体吸收营养，并将营养物质送入各个组织细胞的运输过程，大肠与气管形成气体代谢两个方面。

（2）乙与庚合：体与窍化合。人体诸窍都生长在八体组织上面，通过八体组织获得营养物质和代谢，形成人体的外部形态。

（3）丙与辛合：八脏循环与经络循环化合。八脏循环和经络循环共同完成人体体液循环。

（4）丁与壬合：八液与八脏循环化合。表示在心脏推动下的人体八液循环。

（5）戊与癸合：精微物质与八液化合，表现为体液富含营养物质。

四、人与自然对应

《黄帝内经·平人气象论篇》肝见庚辛死，心见壬癸死，脾见甲乙死，肺见丙丁死，肾见戊己死，是谓真脏见皆死。虽然是危重病人才能够出现的重病危象，说明人体五脏与天干关系，反映人体脏腑器官运行规律与自然环境的天干之间的密切联系。

第二节　天干与生命轮回

一阴一阳之谓道，是古人最大的智慧，当我模仿古人通过一阴一阳推演出伏羲先天八卦以后，虽然感觉到神奇，但是还没有达到震撼的程度，直到有一天，我发现身体八个最重要器官的排列就是遵循先天八卦的次序，才产生强烈的震撼！明白了几千年延续下来的华夏文明究竟是什么。也明白了伏羲画卦时候远取诸身近取诸物是多么富有科学性。而天干与人体生长发育历程密切相关，并将这种震撼达到新的强度。

表 8 – 11　人生阶段天干对应表

天干	甲	乙	丙	丁	戊	己	庚	辛	壬	癸
人生阶段	受精卵	卵裂期	桑椹胚	囊胚	胎盘	原肠胚	器官发生	先天发育	后天发育	成熟期

一、人体发育经历十个阶段（见表 8 – 11）：

甲、受精卵：卵子能生存 1 天左右，精子在女性输卵管内能生存 1~3 天，精子与卵子相遇后，在输卵管壶腹部结合获得新的生命力，标志新生命的开始。符合甲的特性，用甲表示。

乙、卵裂期：受精到受精后 60 小时，是受精卵经过三次分裂形成八细胞体的过程。这阶段的细胞排列规则，细胞个体之间基本没有什么区别，突出特点是卵子发育在透明带保护下进行，透明带阻止了其它精子的进入。符合乙的特性，用乙表示。

丙、桑椹胚：第三次卵裂后，卵裂球一边向子宫移动一边继续分裂，而且分裂速度和细胞大小也出现明显不同，细胞内容物也出现差异，但是这个时候细胞团还是一个实心的球体，受精 3~4 天后到达宫腔时已发育成桑椹胚，桑椹胚阶段的每一个细胞仍然具有发育成完整胚胎的潜力，属于全能细胞，是人体发育最旺盛的时期，符合丙的特性，用丙表示。

丁、囊胚：桑椹胚进一步发育，细胞开始出现明显分化，个体较大的细胞，聚集在胚胎一侧，称为内细胞团，将来发育成胎儿的各种组织。而沿透明带内壁扩展和排列的，个体较小的细胞，称为滋养层细胞，这些细胞不参与新生命的生长发育，而是发育成胚膜和胎盘，为新生命提供营养和代谢垃圾。可见这阶段的细胞已经出现阴阳分化，一分为二，一类是较大的内细胞团，一类是比较小的滋养层细胞，中间出现一个囊腔叫囊胚腔，标志我们的身体细胞发育到阴阳分离阶段，阴阳分离以后的细胞就不是全能细胞了，细胞虽然也是旺盛发育但是已经出现阴阳差异，这时的胚胎称为囊胚，在受精后第 4~5 天形成。这阶段与无极生太极、太极生两仪，或者道生一、一生二是没有什么区别的。符合丁的特性，用丁表示。

戊、胎盘：大约在受精后 6 ~ 8 天胚胎进入子宫内膜，这个过程叫做胚胎着床，胚胎进入子宫以后透明带变薄、破裂，滋养层细胞与子宫接触，进而进入子宫内膜皮下发育，这时人类胚胎开始实现从自身营养阶段过渡到从母体获得营养阶段，符合戊的特性，用戊表示。

己、原肠胚：在受精以后第二周囊胚阶段细胞进一步发育，囊胚细胞开始有规则地移动，使未来的内胚层和中胚层细胞迁入胚胎内部，而未来的外胚层细胞铺展在胚胎的表面，形成原肠胚，也称为原肠运动。原肠作用的结果产生了外胚层、内胚层和中胚层三个胚层的分化，作为进一步发育的基础。三胚层的出现是孕育器官的开始，符合己的特性，用己表示。

庚、器官发生：受精以后第三周开始器官分化，到第八周末分化出人体各个器官，器官形成。符合庚的特性，用庚表示。

辛、先天发育期：第九周开始胚胎在母体内进入成长阶段，这阶段人体器官已经形成，生长发育是胎儿主要任务。符合辛的特性，用辛表示。

壬、后天发育期：出生以后发育到性成熟阶段。符合壬的特性，用壬表示。

癸、成熟期：性成熟阶段来临，女孩子开始排卵，外在标志是出现月经，男孩子则出现遗精现象。中医称为天癸至，人类进入新生命繁殖阶段。符合癸的特性，用癸表示。

二、天干化合与人体规律

天干与人体生长发育的关系是一种时间关系，两者没有空间的结合，只有时间的对应。

甲与己合：受精卵与原肠胚合。受精卵标志生命的诞生，原肠胚代表器官演化的开始，是人生的两个起点。

乙与庚合：卵裂期与器官发生合。卵裂期细胞发育而没有分化，每一个细胞都可以独立发育成新个体，是人体第一次发育；器官发生过程则是人体细胞剧烈分化的过程，每一个细胞都开始定向分化，标志人体形态和功能系统的建立，是人体第二次发育。表现出两个阶段的对立统一性。

丙与辛合：桑葚胚与先天发育期合。桑椹胚标志卵裂球进入完全发育状态，第一次达到发育高峰；先天发育期标志胎儿进入全方位发育阶段，第二次达到发育高峰。都属于人体旺盛发育阶段。

丁与壬合：囊胚与后天发育期合。囊胚标志胚胎出现阴阳分离阶段；后天发育期标志人体脱离母体进入后天时代，都属于阴阳分离过程。

戊与癸合：胎盘与成熟期合。胎盘标志胚胎进入子宫与母体会合阶段；成熟期标志性发育完全成熟，开始排泄精子卵子。一个进入子宫，一个离开卵巢（从卵巢脱落），实现人体生命循环。

天干与人体发育有着准确的对应关系，古人没有先进的仪器设备，但是却找到天干运行规律，不能不说明古人的智慧。

第三节　人体八卦天干模型

八卦天干模型在人与自然关系中可谓是大显身手，成功的描绘了自然界、原核生物、原生动物、植物，以及人体细胞的结构，这种普适性模型也同样适用于人体生命结构和八脏系统，并且显示了与其他理论无法比拟的优越性。八卦天干模型反映人体生理功能，无论是八卦交感还是天干化合都是简单的对应关系，单纯出现的时候表达出的人体关系是简单的二元关系，缺少系统之间的相互协调，将八卦交感和天干化合结合在一起就会勾画出一个清晰的人体模型。

一、人体辅助结构与八卦天干模型（见图 8 - 17）

人体结构由脏、腑、窍、系、体、体液、循环、经络、精微物质九部分构成的，其中脏形成人体八脏结构，腑、窍、系、体、体液、循环、经络、精微物质形成人体辅助结构，八脏对应八卦，辅助结构是一个 8 * 8 方阵，与六十四卦模型如出一辙，说明人体结构也遵守八卦运行规律，人体结构的天干化合同样是人体规律的体现，这些为人体结构的八卦天干模型建立提供可靠依据。

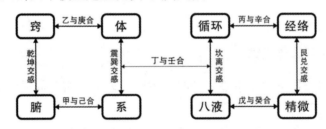

图 8 - 17　辅助结构八卦天干模型

1. 八卦交感：

（1）系与体交感：形成人体空间基础，也就是八系管道、三焦、骨骼形成的空间结构，是脏腑窍三类器官生存空间的基础。

（2）窍与腑交感：窍居于外，腑居于内，体现窍腑内外对应关系。

（3）八脏循环与体液交感：为人体营造好的内环境。

（4）经络循环与精微物质交感：经络完成精微物质的输送。

2. 天干化合：见天干与人体。

3. 辅助结构八卦天干模型意义：

（1）形成生存空间：人体脏腑窍器官生长在三焦上，三焦是软组织无法形成空间结构，于是三焦与骨骼化合形成体基，作为人体器官的生存空间。

（2）反应人体内外结构关系：在体基基础上，外面是窍与体化合形成外部结构，内部是腑与系化合形成人体内部结构，窍、体基、腑形成人体的内外结构。

（3）形成动态的内环境：人体器官的空间分布确定以后，赋予适宜的环境是人体器官生存的必要条件，人体内环境就是水环境，八液与精微物质化合使水液富含营养。流水不腐户枢不蠹，这些水要流动、要代谢，于是有八脏循环和经络循环化合使人体形成完整的水液循环，富含丰富营养的体液在体内循环为人体器官提供稳定的内环境。

二、八脏系统八卦天干模型（见图 8 - 18）

是八脏系统与八卦天干模型相结合形成的人体结构模型，更清晰的体现人体各个系统之间的关系。

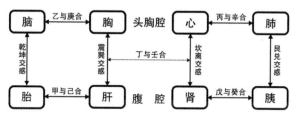

图 8 - 18　八脏系统八卦天干模型

1. 同腔化合：

（1）头胸腔系统之间化合：

①脑与胸两个系统相合化金：反应胸腺系统对脑系统的保护作用，使脑系统更好的实行对身体的调节。骨骼与三焦形成体基是人体安身立命的基础，而三焦包围在骨骼的外面也是对骨骼的保护。骨骼合成淋巴细胞则是脑系统对胸系统的贡献。

②心与肺两个系统相合化水：共同完成了人体氧气的运输，增加组织的含氧量，为细胞代谢提供能量保障。体循环与肺循环、八脏循环和经络循环都是心系统与肺系统密切合作的典范。

（2）腹腔系统之间化合：

①胎与肝两个系统相合化土：反映了肝系统对胎系统的调节作用，使胎系统更加平衡。

②肾与胰两个系统相合化火：在胰腺的作用下很多原本不容于水的有机物质可以很好的溶解在水中，使组织液成为营养丰富的营养水。

（3）同腔化合出现火、土、金、水，唯独缺木，木代表生命的意思，说明头胸腔与腹腔单独作用不会孕育出生命现象。丁与壬合化木是唯一的异腔化合，实现无生命到有生命的演化。

2. 异腔交感：头胸腔与腹腔之间的脑与胎、肝与胸、心与肾、肺与胰四对相互交感。

（1）脑和胎两个系统交感：代表人体神经调节和体液调节两大调节功能的对应关系，事实上这两大调节系统共同完成了对各个器官的功能调节，也完成了自身生存、社会活动和延续后代的能力。神经调节与体液调节之间的平衡，是人体最重要的调节系统。本书称为调节系统。

（2）肝和胸两个系统交感：肝系统的生长功能与胸系统的免疫功能构成了人体的

生长与保护之间的调节，胸系统具有防御外界病原体的入侵、维护自身环境稳定、监视正常细胞的变异的功能，这些功能都是保护人体正常生长发育的，所以肝与胸两个系统之间的调节是人体生长发育和抗御外来伤害之间的一种关系。本书称为生长系统。

（3）肾和心两个系统交感：肾和心之间的调节是人体内环境的调节，肾和心代表体内废物排泄和营养运输之间的关系，这种关系实现了人体内环境的稳定。中医称之为心肾相交。本书称为质能代谢系统。

（4）胰和肺两个系统交感：是饮食与呼吸的关系，通过饮食获得的营养物质必须在氧气的氧化代谢作用下才能完成代谢。反应了物质和能量的关系。本书称为质能供给系统。

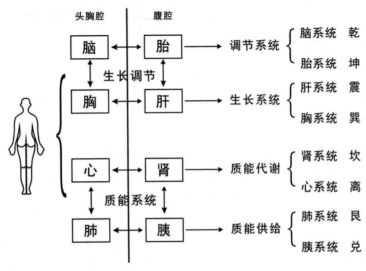

图 8 - 19　基础系统八卦天干模型

3. 八卦天干模型与基础系统（见图 8 - 19）：在人体基础系统构建过程中分为生长调节系统和质能系统两部分，脑、胎、胸、肝四个系统构成一个封闭环，心、肾、肺、胰四个系统构成一个封闭环，这两个环恰恰就是生长调节系统和质能系统，由此我们可以自信的说人体这两大系统的划分是正确的。

（1）生长调节系统：分成生长与调节两大系统。

①调节系统：脑系统和胎系统。

脑系统：通过神经递质的释放完成对人体的调节。

胎系统：通过内分泌激素的分泌完成对人体的调节。

②生长系统：肝系统和胸系统。

肝系统：通过对营养素再加工和遗传物质的合成完成为细胞提供最直接的营养，确保细胞的生长发育。

胸系统：通过合成具有免疫功能的成熟白细胞以及分泌各种免疫因子实现对人体环境的净化、对外界细菌病毒的清理，维持人体内环境的稳定。

（2）质能系统：形成质能代谢与质能供给两大系统。

①质能代谢系统：

肾系统：代谢体内垃圾、毒素、多余的水液。

心系统：为组织细胞输送营养物质。

②质能供给系统：

胰系统：为人体提供营养物质。

肺系统：为人体提供能量。

4. 八脏系统八卦天干模型与三才：通过八脏系统的交感和化合作用形成许多三才结构，是人体生理功能的又一种表现。

（1）脑、胎、胸三个系统形成神经—内分泌—免疫网络。

（2）脑、胎、肝三个系统丰富人体内分泌调节系统，下丘脑、垂体、靶器官形成的内分泌调节是脑和胎两个系统调节功能的体现，肝系统灭活激素使调节功能更加完美。

（3）胸、肝、脑三个系统形成的三才结构表现出对脑系统的营养和保护。

（4）胸、肝、胎三个系统形成的三才结构体现了对胎儿的营养与保护。

（5）心、肾、肝三个系统形成的三才结构是丁壬化木的体现，反应人体内环境孕育生命的能力。

（6）心、肾、肺三个系统形成的三才结构反应体液代谢情况。

（7）心、肾、腺三个系统形成的三才结构体现了营养物质在体内的运行状况。

（8）肺、胰、心三个系统形成的三才结构体现了人体氧气、营养物质的供给状况。

（9）肺、胰、肾三个系统形成的三才结构体现了人与外界物质交换。

总之，从基础系统生成的八脏系统和八卦天干模型生成的八脏系统，具有殊途同归的结果，体现了人体系统的科学性，证明了八卦天干模型和八脏理论的正确性，人体结构的八卦天干模型使人体结构更加清晰，更符合实际。传统医学让人体成为一个极其复杂的系统，使人体系统更加神秘，但是经过八卦天干模型的简化，人体系统变得极其简单，让我们对人体的认识更加透彻。

第六章　地支与人体

人是自然界的产物，与自然之间有着千丝万缕的联系，地支是自然规律的表现，所以人类也必然遵守地支规律。传统中医发现人体经络与地支有密切关系，谷道、水道和气道是壮医非常重视的人体与外界进行物质交换的三个途径，这些都是人类医学的宝贵财富。八脏系统在总结这些经验基础上进一步揭示了代表自然规律的地支与人体的关系，八脏理论认为地支的时间属性和空间属性都蕴含着人体奥秘。从时间角度看：人体生长、发育、衰老、死亡这个过程与地支有密切联系；一年十二个月的季节轮替也与人体生长发育有密切关系。从空间角度看：人体内环境就是细胞的外环境，从细胞角度看待内环境时候发现地支与内环境有着非常密切关系；谷道、水道、气道是人体形成的三种人工环境，受外界影响很小，各个器官能够在稳定的环境下完成提供物质、能量，以及代谢垃圾的功能，这三种人工环境也与地支有密切关系。本章通过地支规律探讨人体环境的奥秘。

第一节　人体内环境

人体内环境是一个由人体自身主导的环境系统，八脏系统都有自己的循环功能，但是能实现全身循环的只有血液循环、淋巴循环和经络循环。血液循环和淋巴循环是在心脏驱动下的循环系统，经络循环则是在自然规律支配下的人体自然调节系统。如果把血液和淋巴循环比喻成人体的公路，经络循环就相当于散落在广大乡村的乡间小路，这些乡间小路虽然没有人工雕琢，但是也可以翻山越岭达成人们目标。所以经络循环与自然之间的关系更加密切，是人体内环境重要组成部分。

经络作为千古之谜已经逐渐被人们揭开了，远古的经络逐渐变成了真实的实在，筋膜学的提出证实了经络的科学性，一方面筋膜产生于中胚层，包绕在人体体腔、各个器官和组织的周围，为脏器提供稳定的生存环境，筋膜提供的这种环境就是人体内环境。一方面筋膜学研究表明人体经络是由筋膜构成的，也就证明了经络的存在，我国科学家祝总骧的科研队伍也证实了经络线的存在。经络系统的运行规律则很早就被中医发现了，是平衡人体内环境的重要循环系统，与十二地支有密切联系（见表8－12）。由此可以推出人体内环境与地支有密切联系，按照经络运行规律可以推出人体每天生理变化。

表8-12　地支时辰经络表

地支	子	丑	寅	卯	辰	巳	午	未	申	酉	戌	亥
时辰	子时	丑时	寅时	卯时	辰时	巳时	午时	未时	申时	酉时	戌时	亥时
经络	胆经	肝经	肺经	大肠经	胃经	胰腺经	心经	小肠经	膀胱经	肾经	胸腺经	三焦经

一、内环境日周期变化

1. 寅时：肺经活跃，人体呼吸功能增强，为一天的活动做准备为主。
2. 卯时：大肠经活跃，代谢堆积体内的宿便为主，减少毒素的吸收。
3. 辰时：胃经活跃，通过饮食获得营养为主，满足一天的营养需要。
4. 巳时：胰腺经活跃，胰腺分泌功能旺盛为主，为小肠吸收做准备。
5. 午时：心经活跃，为人体各个器官输送营养。
6. 未时：小肠经活跃，小肠吸收功能增强为主。
7. 申时：膀胱经活跃，膀胱代谢尿液的功能增强，将一天工作生活产生的毒素代谢到体外。

8. 酉时：肾经活跃，加速过滤体内毒素，净化身体为主。

9. 戌时：心包经活跃，胸系统清除体内产生的垃圾为主。

10. 亥时：三焦经活跃，人体气血均匀分布在身体各处为主，为细胞分裂繁殖做准备。

11. 子时：胆经活跃，细胞分裂繁殖活动为主。

12. 丑时：肝经活跃，为细胞生长发育提供营养为主，细胞继续分裂繁殖。

按照地支之间的关系，我们可以推测出人体各条经络之间的内在关系，一则反应人体内在联系，二则证实地支的科学性，两者相互印证，为传统文化与现代科学搭建新的桥梁。

二、内环境特点

分为三部分，准备期、功能发挥期、营养辅助期。

1. 寅申巳亥：地支为长生，在人体是重要生理活动的准备期。

（1）寅时：肺经活跃，为一天活动做准备。

（2）巳时：胰腺经活跃，为小肠吸收做准备。

（3）申时：膀胱经活跃，为代谢毒素做准备。

（4）亥时：三焦经活跃，为细胞生长做准备。

2. 子午卯酉：地支为帝旺，在人体是功能发挥期。

（1）卯时：大肠经活跃，大肠排毒期。

（2）午时：心经活跃，营养供给期。

（3）酉时：肾经活跃，毒素代谢期。

（4）子时：胆经活跃，细胞生长期。

3. 辰戌丑未：地支为库，在人体为辅助期，人体器官通过分泌作用，辅助生理功能的完成。

（1）辰时：胃经活跃，胃贮存食物，有规律的向小肠输送食物，使胰腺能有计划的消化食物，为小肠吸收营养做准备。

（2）未时：小肠经活跃，小肠为心脏系统提供营养，使心脏系统将更多的营养物质输送到身体各个部位，满足细胞生长发育需要。

（3）戌时：胸腺经活跃，胸腺清除体内垃圾，为细胞生长发育提供可靠的环境。

（4）丑时：肝经活跃，肝脏为细胞补充营养使细胞生长得到更充足营养。

三、六合与人体功能

反应脏腑协同关系。

1. 子与丑合：反应人体细胞生长阶段。

2. 寅与亥合：生理功能准备阶段，寅时肺脏为一天活动做准备，服务于功能系统；亥时三焦为细胞生长做准备，服务于微观系统。

3. 卯与戌合：清除垃圾阶段，卯时大肠清除肠道垃圾，戌时胸腺清除体内垃圾。

4. 辰与酉合：供给阶段，辰时胃给人体输送营养，酉时肾脏保留营养，实现营养再吸收利用。

5. 巳与申合：排泄阶段，胰腺排泄消化液为小肠吸收服务，膀胱排泄尿液净化身体。

6. 午与未合：营养供给阶段，心脏与小肠协同作用完成人体营养供给。

四、三会局与人体功能

反应人体代谢循环。

1. 寅卯辰三会局：吐故纳新期，呼吸代谢加快、大肠排泄为主的吐故纳新阶段。

2. 巳午未三会局：消化吸收期，以消化吸收活动为主要特征。

3. 申酉戌三会局：净化排毒与营养输布期，排泄一天代谢产生的垃圾，清除体内毒素。

4. 亥子丑三会局：细胞生长期，以细胞分裂繁殖为主要特征。

五、三合局与人体功能：反应六脏六腑的关系。

1. 寅午戌三合局：反应肺脏、心脏、胸腺三个胸腔脏器发出的经络。

2. 巳酉丑三合局：反应胰腺、肾脏、肝脏三个腑腔脏器发出的经络。

3. 亥卯未三合局：反应胸腔三脏对应的八腑器官三焦、大肠、小肠发出的经络。

4. 申子辰三合局：反应腑腔三脏对应的八腑器官膀胱、胆囊、胃发出的经络。

第二节　消化道人工环境

人体为了从自然界获得食物，构建了一个非常完美的消化道，食物从口腔进入这个人工环境进行消化以后，剩下的糟粕通过肛门排出体外，这段路程就是食物在人体内的通道，称为消化道。食物进入消化道后不受外界环境的影响，按照人的意志一步步向前移动，是藏在人体内部的可以受到人体调节系统控制的环境，消化道与自然界构成一个食物循环圈。这个循环圈可以分成12段，用地支表示器官及其顺序可以发现其中的秘密（这里的地支不代表方位）。

一、地支与消化道各个器官对应关系（见表 8 - 13）：

表 8 - 13　地支与消化道

地支	子	丑	寅	卯	辰	巳	午	未	申	酉	戌	亥
消化道	自然环境	口腔	咽	食管	胃	十二指肠	空肠	回肠	盲肠	阑尾	结肠	直肠

1. 子：自然环境。是人体与自然形成食物循环圈的一部分，食物和代谢出体外的粪便，都归属于自然环境，自然环境将垃圾转化成食物供人体利用，人体将食物转化

成粪便供自然界各种生物利用，体现人与自然的和谐关系。

2. 丑：代表口腔，是食物进入人工环境第一关，以咀嚼食物为主，是物理消化的场所。

3. 寅：代表咽，是鉴别和传输食物通道，食物通过咽以后才真正进入人工环境。

4. 卯：代表食管，是食物进入胃的通道。

5. 辰：代表胃，是食物进入人工环境的第二个加工场所，以研磨和化学分解相结合。

6. 巳：代表十二指肠，是人体向环境注入消化液的场所，开始进入食物消化阶段。

7. 午：代表空肠，是人体消化吸收食物的主要场所。

8. 未：代表回肠，是消化和吸收食物将食物送入下一个重要场所。

9. 申：代表盲肠，释放细菌的场所，为下一步对食物残渣进行发酵做准备。

10. 酉：代表阑尾，向肠道提供免疫细胞、有益菌，维持肠内菌群平衡的作用。

11. 戌：代表结肠，是吸收水分、厌氧发酵、贮存粪便的场所。

12. 亥：代表直肠，具有排泄粪便的功能。

二、消化道规律：

1. 对应关系：地支排列表现出人体上下消化道的对应关系。上消化道包括自然环境、口腔、咽、食管、胃、十二指肠六部分，与地支子、丑、寅、卯、辰、巳对应；下消化道分为空肠、回肠、盲肠、阑尾、结肠、直肠六部分，与地支午、未、申、酉、戌、亥对应，这种分法与人们习惯的分法基本一致。

（1）子与丑合：自然环境与口腔对应，人们都知道咽与鼻腔、耳、喉、口腔、食管多个管道相通，所以真正进入消化道人工环境是从咽开始的，口腔是消化道人工环境的特殊部分，子与丑合反映了这种特殊性。

（2）寅与亥合：咽与直肠对应，一个是食物进入消化道环境，一个是食物排出人体，形成对应关系。

（3）卯与戌合：食管与结肠对应，两者都是以分泌黏液为主。

（4）辰与酉合：胃与阑尾对应，胃通过分泌胃酸杀死细菌，分泌消化酶为化学消化做准备；阑尾通过免疫细胞杀死细菌，释放有益菌为生物学消化做准备。

（5）巳与申合：十二指肠与盲肠对应，十二指肠有胆囊和胰腺的开口，食糜由酸性变成碱性的过度器官；盲肠有回肠和阑尾两个开口，食物残渣在此进入生物学消化和浓缩的过程，是由碱变酸的过程。

（6）午与未合：空肠和回肠对应，都显示碱性，是消化吸收主要器官。

2. 消化阶段：地支三会局将消化道分成四个部分，与现代医学对肠道划分方法完全一致，体现了八脏系统的科学性。

（1）亥子丑：物质交换阶段，包括自然环境、口腔、直肠三部分，主要反应人与自然物质交换，口腔是这个阶段的物质停留场所，人体机械咀嚼食物的器官。有人建议一口饭咀嚼 30 次，这大可不必，只要我们把食物充分咀嚼就可以，不可狼吞虎咽。口腔是以物理方法对食物进行初加工为主。口腔环境为弱碱性环境。

（2）寅卯辰：胃酸腐蚀阶段，包括咽、食管、胃三部分，胃是食物停留场所，以胃酸腐蚀食物为主，这期间代谢时间需要 4 小时。胃和十二指肠上三分之一段的环境为强酸环境。

（3）巳午未：小肠消化阶段，也是人体最主要消化吸收阶段，包括十二指肠、空肠、回肠三部分，主要消化吸收场所，以化学消化为主，食物在空肠和回肠消化时间达到 6 小时，如果食物过于肥腻可以达到 9 小时。空肠和回肠环境为强碱环境。

（4）申酉戌：大肠酵解阶段与代谢，包括盲肠、阑尾、结肠三部分，进行食物酵解，贮存和代谢粪便，食物进入大肠以后停留时间差异较大，最理想的是到第二天早晨排出体外。结肠的环境为弱酸环境。

3. 消化时期：每个消化阶段都包括接收期、准备期、消化期三个阶段。

（1）接收期：寅、巳、申、亥分别为咽、十二指肠、盲肠、直肠，接收前一阶段消化过的食物，食物停留时间短。

（2）准备期：子、卯、午、酉分别为自然环境、食道、空肠、阑尾，为消化做准备。空肠土气太盛已经开始消化食物。

（3）消化期：丑、辰、未、戌分别为口腔、胃、回肠、结肠，为主要消化阶段。

三、消化道与饮食：

食物在消化过程中是被动的，在每一个消化器官内的停留时间，如何被消化、吸收、利用、传输和代谢都是被动的。人体消化器官具有主动性，可以咀嚼食物、传输食物、消化食物、代谢残渣，每一种处理过程都由我们的消化器官自己决定。食物进入消化道就是进入流水线，每一段消化道都有自己独特的功能对食物进行处理，由于是人工可控环境，食物在每一段停留的时间也就按照人体需要来安排，而不是象自然时间那样均匀（比如食管只是食物的通道，没有贮存食物的功能，所以食物在食管中停留的时间很短，只是一个过客，胃则具有贮存功能，食物可以在胃内停留 4 小时）。在人体十二正经循行过程中有胃、胰腺、小肠、大肠四个经络与消化消化器官有关，分别对应早晨 7.00 ~ 9.00 时、上午 9.00 ~ 11.00 时、下午 13.00 ~ 15.00 时、早上 5.00 ~ 7.00 时。这四个时间段是我们的消化器官最繁忙的时间，也是他们当值的时间，其他时间进行的工作都属于加班。

现代医学发现食物在胃的停留时间一般是 4 个小时（难消化的停留时间会长一些，容易消化的就短一些），食物在小肠停留时间一般是 6 小时，其余时间就是在大肠停留时间。我们可以据此进行解析，假设早晨 7.00 时开始进食，食物很快就会进入胃内，而且吃饭的时间也不是很长，所以我们就以早晨 7.00 时为准，确定食物在胃内停留时间，我们再以食物在胃停留时间的一半作为胃向小肠输送食物的时间，也就是上午 9.00 时开始向小肠输送食物，中午 11.00 时输送完毕，我们从上午 9.00 时开始计算食物在小肠停留时间，恰好在下午 15.00 时小肠排空，直到第二天早晨起床排便的时间属于大肠。当胃开始向小肠输送食物时候，酸性的食糜刺激胰腺分泌消化液，直到胃内的食糜排空以后，没有酸性物质进入小肠，胰腺分泌消化液过程结束，所以胰腺分泌消化液的时间与胃排空的时间几乎一致。于是我们又得到一组数据，早晨 7.00 时 ~9.00 时以胃消化食物为主，上午 9.00 ~ 11.00 时以胰腺分泌消化液为主、中午 11.00 ~ 15.00 时以小肠消化为主、下午 15.00 ~ 第二天早晨 7.00 时以大肠消化为主。这组数据与人体胃经、胰腺经、小肠经、大肠经活跃时间非常一致。说明古人的经验总结与现代科学成果如出一辙，这就是食物的消化规律。

我们知道了食物的消化规律也就找到了健康饮食的方法，但是一个残酷的现实是，一天内人体消化器官最活跃的时间只有一次，我们不可能一天只吃一顿饭，难怪孔子有过午不食的饮食习惯。我们现代人该如何饮食呢？一日三餐的饮食习惯可以有，但是吃什么东西却可以重新调整。

早餐：7：00 左右，食物要求富含蛋白质等营养物质（食物中有蛋白质就会有脂肪，我们不必追求脂肪的供给），吃饱又吃好。

午餐：12：00 之前吃饭最好，不宜太晚，营养物质以易于消化的食物为主，尤其是富含膳食纤维的食物为首选，膳食纤维可以刺激胃肠蠕动，减少在胃内停留时间，可以充分利用好下午 15.00 时之前小肠消化能力最强的这段时间。

晚餐：5：00 左右，饮食应该更加清淡饮食，以富含维生素和矿物质的水果和蔬菜为主，减少食物尤其是主食的摄入量，从而最大限度的减轻胃肠道的负担。

晚间的夜宵奉劝大家不要吃了。晚间是人体净化血液，细胞分裂繁殖的时间，过多的饮食会导致人体额外负担加重，破坏人体内环境，干扰细胞分裂繁殖，不利于健康。

这个饮食安排兼顾了人体生理规律，人体对蛋白质、膳食纤维、维生素和矿物质的营养需要（目前人们的饮食习惯脂肪严重超标，碳水化合物也能够满足需要，这两点可以不必特殊考虑），尤其对膳食纤维的补充，一方面可以净化胃肠道，维护胃肠健康；另一方面还能够充分利用大肠乳酸菌的酵解功能产生更多的营养物质，更有效的维护健康。在大肠乳酸菌的发酵作用就好比发面一样，体温 37 度环境下很快就能够产生大量乳酸，使大肠呈现酸性环境，溶解出大量的钙铁锌等矿物质被身体吸收利用，同时还能够促进排便，早晨 5.00 ~7.00 时间天门地户开的时候就可以顺利排便。

第三节　人生过程与地支

提起人与自然环境就会想到我们在大自然中享受阳光、呼吸新鲜空气的情景，很少有人想到我们在母亲体内生活的日子。从受精卵开始直到死亡这一过程才是我们人生的全过程，经历了十二个时期，每一个时期都给人生留下了精彩。

一、地支与人生各个阶段对应关系（表8－14）：

表8－14　地支与人生阶段

地支	子	丑	寅	卯	辰	巳	午	未	申	酉	戌	亥
人生阶段	受精卵	卵裂期	桑椹胚	囊胚	胎盘	原肠胚	器官发生	先天发育	后天发育	成熟期	衰老期	轮回期

1. 子：精卵结合形成受精卵。

2. 丑：形成卵裂球，受精卵分裂成八个完全一样的细胞，每一个细胞都可以发育成新的生命。

3. 寅：桑椹胚阶段，阴阳开始分离的早期阶段，外观上细胞大小发生变化。

4. 卯：囊胚阶段，阴阳分离中间有囊胚腔出现。

5. 辰：胎盘形成，透明带破裂，胚胎着床与子宫建立联系。

6. 巳：原肠胚阶段，人体三才形成，为八脏系统形成做准备。

7. 午：器官发生阶段，八脏系统形成。

8. 未：先天发育阶段，在母体内发育。

9. 申：后天发育阶段，出生以后继续发育直至身体成熟。

10. 酉：成熟期，人体发育成熟，能够独立完成自然和社会赋予的各种使命，具有孕育后代能力。

11. 戌：衰老期，丧失生殖能力，社会能力下降。

12. 亥：轮回期，死亡，结束历史使命。精子、卵子，是有形无神的状态。

这时的地支代表人体各个时期，各个时期并不是均匀分配的，有一种天上一天地上十年的感觉。

二、人生四个重要阶段

1. 亥子丑：精卵结合期，这期间人体最大的变化是精子与卵子结合在一起形成新的生命，是生命诞生期，人类做的第一件翻天覆地的大事。

2. 寅卯辰：自体营养期，这期间人体最大的变化是实现阴阳分离，胚胎着床，建立起与母体的营养关系，这阶段是盘古开天的真实写照。

3. 巳午未：母体营养期，这期间人体最大的变化是演化出八脏系统，完成人体在母体内的发育，人体组织器官形成。

4. 申酉戌：后天营养期，这期间人体最大的变化是脱离母体成为独立的人，完成自然和社会赋予我们的使命，改天换地来到人间。

无论哪一阶段都有特定的生理特点，都有与环境适应的方式。有趣的是人体出生以后地支申酉都属于金，戌也含有金气，所以需要食物滋养（土生金），这可能是第一次完美解释人体为什么需要吃饭的问题。

人在自然环境的生存需要完成第一步精卵结合，第二步和第三部则是通过对母亲的调养间接完成对胎儿的呵护；第四步后天营养期就是我们需要长期保养的阶段了。

三、各个生理阶段

1. 寅申巳亥：是人生四个阶段中的准备期，为人生每个阶段生长发育做准备。

（1）寅：桑椹胚，阴阳分离的准备阶段。

（2）巳：原肠胚，器官分化的准备阶段。

（3）申：后天发育期，尚处于未成年的发育阶段，是生殖准备阶段。

（4）亥：精子、卵子，生命诞生前的准备阶段。

2. 子午卯酉：人生长发育过程中的四个重要阶段，人体在每个阶段中都发生了翻天覆地的变化。

（1）子：受精，精卵结合。阴阳结合，生命诞生。

（2）卯：囊胚。阴阳分离，演绎人生。

（3）午：器官发生。完成人体系统构建。

（4）酉：成熟期。完成后天发育，具有繁衍后代的能力。

3. 辰戌丑未：人体四个生长发育阶段与外界的关系。

（1）辰：胎盘。为胎盘形成期，人体接触第一个世界（子宫）。

（2）戌：衰老期。为人生总结期，完成社会责任。

（3）丑：卵裂期。胚胎在透明带保护下与外界完全隔绝的自我发育状态。

（4）未：先天发育期。胚胎在胎盘保护和营养下生长发育。与自然环境处于隔绝状态。

第四节　地支密码

四肢结构与十二地支相对应，上肢与胸腔肺脏（寅）、心脏（午）、胸腺（戌）三脏和腹腔三脏的腑膀胱（申）、胆囊（子）、胃（辰）形成对应关系。下肢与腹腔胰腺（巳）、肾脏（酉）、肝脏（丑）三脏和胸腔三脏的腑三焦（亥）、大肠（卯）、小肠（未）形成对应关系。脏为实体器官，关节为空腔结构，一实一虚形成对应关系。腑为空腔器官，部位是实体结构，一虚一实形成对应关系。关节和部位通过别通关系融合在一起，并且交替出现，它们之间的地支又是冲克关系。而上下肢的差异则源于一块骨头（详见功能系统）。

人体四肢结构中，上肢关节和部位之间是相冲克的关系，在下肢结构中相冲克的关系是主要关系，膝关节（酉金）和大腿骨（亥水）之间的关系就不是相克关系，而是相生关系，这就与关节和部位之间相冲克的规律不符，如何调节才能满足相克关系呢，自然界的伟大就在这里，增加一块髌骨，使下肢满足关节和部位的相克关系。髌骨的出现就弥补了这个差异，髌骨五行属火，膝关节五行属金，大腿五行属水，满足相克关系。这就是髌骨存在的特殊性。

肢体结构酉金位置出现髌骨是自然规律形成的特殊性，那么地支关系中酉金位置是不是都有特殊性与之对应呢？有的。地支在人体结构中对应六脏六腑、十二经络、肢体部位、肠道人工环境、一年四季，这些都有其特殊性：

一、十二经络

十二经络中酉金是肾经在地支的位置，有阴维脉、冲脉，阴跷脉的出现。

二、肢体部位

（酉金）位置出现髌骨（略）。

三、脏腑结构

酉金对应肾脏，肾脏的位置就是卵脏（原始卵巢）的位置，肾上腺则和肾脏共用一个营养供给系统，肾上腺属于胎系统，肾脏后面脊髓的尽头则与肾门相对应，骨骼的重心也在这个位置，传统中医则是围绕这个问题进行了广泛的讨论，命门学说、肾脏是先天之本、肾主生殖等。

四、繁衍后代

人从受精卵形成到死亡要经历十二个阶段，受精卵（子）、卵裂期（丑）、桑椹胚（寅）、囊胚（卯）、胎盘（辰）、原肠胚（巳）、器官发生（午）、先天发育期（未）、后天发育期（申）、成熟期（酉）、衰老期（戌）、死亡（亥），在这 12 阶段中的酉金阶段正是我们人类发育成熟繁衍后代的时期。

五、人工环境中酉金对应阑尾

阑尾在消化道中则是具有特殊地位的器官，属于消化道上面的附属物，并不是食物残渣必经之路，阑尾本身有大量免疫细胞，囊带结构内则藏有大量细菌，是为大肠提供细菌和负责免疫的器官。

六、地支也与一年四季有密切关系

阴历每年并不是准确的十二个月，而是每年要少几天，为了弥补这个差异就设置了闰月，按照地支规律应该是每年在酉月置闰几天以实现每年的平衡。另外酉月正是金秋时节，人体酉金孕育新生命，自然界植物也在孕育生命。

通过对地支规律的剖析我们发现酉金位置具有非常特殊的意义，这也是在传统地支原理中一个新的发现，同样是人体结构对羲黄原理的新贡献。能够不断在人体内找到古代哲学原理，自然规律。同时也通过古代哲学原理不断验证人体规律，形成哲学原理、自然规律、人体规律三方面相互印证、相互补充的三才关系，必将为人体科学和自然科学的发展做出新的贡献。

第五节　八脏系统与四季养护 (见图 8-20)

古人的三才包括天、地、人三部分，并且指出人与天地之间存在相互影响、相互制约的关系。天地之间相互作用形成我们赖以生存的自然环境，人是自然环境的一份子，人与自然环境必然存在密切关系。

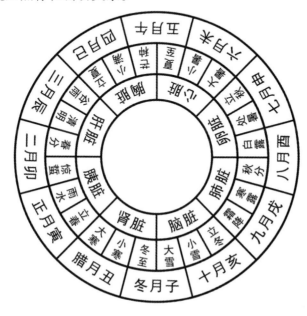

图 8-20　八脏系统与月份节气关系表

经过几千年的探索人们对季节变化的研究已经比较清楚了，包括四时、八节、十二月、二十四节气。几千年来这种划分方法更多的用于农业生产，似乎与人体没有更多联系，但是随着一年四季气温变化万物荣枯有序进行，人体各个器官工作强度也在默默的发生变化。《黄帝内经》中比较详细的论述了一年四季的养生理论，春养肝、夏养心、秋养肺、冬养肾，这一理论经过几千年的实践已经证明是正确的，但是以《黄帝内经》为代表的传统中医还有一定不足，没有详尽揭示出人体八脏与自然的关系。如何找到人与自然的关系也是八脏理论的重要内容，在一年中的八节与八卦相对应，也就与人体八脏相对应，那么这个推论是否正确呢？经过几千年留下的习俗和现代科学都证明了这一推论的正确性。

一、胰系统

在八脏系统中居于艮位，五行属土，完成人体器官的构成，一年中最容易受伤的是立春、雨水、惊蛰三个节气，这期间万物有复苏迹象但是还没有达到旺盛生长发育的时候，需要储备营养物质为下一阶段的生长发育做准备，如果营养贮存不足将对人体产生很大影响。中国过年的习俗都是把吃放在第一位，只要有时间能够吃到阴历二月二，可见春节期间对吃的重视程度。也就是通过春节把大家身体营养补足，为下一阶段生长发育做准备。过春节是古人最重要的养生节日。

二、肝系统

在八脏系统中居于震位，五行属木，完成人体的生长发育，一年中最容易受伤的是春分、清明、谷雨三个节气，这期间万物开始复苏，人体器官也开始加快生长发育的脚步，需要合成更多的营养素来满足生长发育的需要，一旦营养素供给不足就会对生长发育产生影响，严重的还会引起各个器官营养脱节引发疾病，有人说春季是百病复发的季节就与营养素供给不足有直接关系。所以这期间肝脏负担最重，养生保健要以保护肝脏为主，同时防止营养供应不足。肝脏负担加重还会引起灭活雌激素能力下降，导致女性体内雌激素水平升高，更加表现出女性魅力，外在表现就是对异性的更加渴望，所以古人有女子思春的说法。

三、胸系统

在八脏系统中居于巽位，五行属木，完成人体免疫功能。一年中最容易受伤的是立夏、小满、芒种三个节气，这三个节气万物蓬勃发展欣欣向荣，也带来各种细菌病毒等有害微生物的复苏，胸系统的负担就开始加重，所以需要对胸系统进行维护保养，同时要满足生长发育的需要。

端午节：现代人知道端午节纪念屈原，但是有很多关于端午节的传说与屈原没有关系，如："踏百草"、"斗百草"、"采草药"等与屈原没有丝毫关系。在屈原之前就已经有端午节出现了，那么端午节的另一层含义是什么呢？在先秦时代，普遍认为五月是个毒月，五日是恶日，相传这天邪佞当道，五毒并出。据《礼记》载，端午源于周代的蓄兰沐浴。《吕氏春秋》中《仲夏记》一章规定人们在五月要禁欲、斋戒。《夏小正》中记："此日蓄药，以蠲除毒气。"这天采草药贮存起来，留待有病时候治病。《大戴礼》中记，"五月五日蓄兰为沐浴"以浴驱邪，认为兰汤沐浴可以驱除病邪。屈原《楚辞》里就有"浴兰汤兮沐芳华"的句子。《史记·孟尝君列传》记历史上有名的孟尝君，在五月五日出生。其父要其母不要生下他，认为"五月子者，长于户齐，将不利其父母。"《风俗通》佚文，"俗说五月五日生子，男害父，女害母"。《论衡》的作者王充也记述："讳举正月、五月子；以正月、五月子杀父与母，不得举也。"东晋大将王镇恶五月初五生，其祖父便给他取名为"镇恶"。宋徽宗赵佶五月初五生，从小寄养在宫外。古代以五月初五为恶日，是普遍现象。可见从先秦以后，此日均为不吉之日。这样，在此日插菖蒲、艾叶以驱鬼，薰苍术、白芷和喝雄黄酒以避疫，用草药驱邪则是治病救人。扣除其中的迷信成分，还科学以本来面目，可以确定最早的端午节是为了健康提高免疫力制定的节日。阴历五月五日都是五，与巽卦卦数五对应，与八脏理论的胸系统相对应，古人选择五月初五对应人体负责免疫的胸系统，这个季节万物复苏细菌活跃，自然就会增加胸系统负担，需要提高免疫力。是暗合天机还是古人已经知道这个秘密呢？至少说明古人确定节日的科学和严谨。

四、心系统

在八脏系统中居于离位，五行属火，完成人体的运输功能，对人体各个器官功能调节都有重要作用，一年中最容易受伤的是夏至、小暑、大暑三个节气，这段时间是一年中气温最高的节气，温度高湿度大，人体血液循环达到最旺盛的时期，很多体液通过出汗排出体外，心脏负担明显加重，养生要注意保护心脏功能，减轻心脏负担。民俗有头伏饺子二伏面，三伏烙饼摊鸡蛋，本质就是强调了这个节气对心脏的保养。

五、胎系统

在八脏系统中居于坤位，五行属土，完成人体内分泌调节功能。一年中最容易受伤的是立秋、处暑、白露三个节气，这期间气温开始下降，人体开始贮备营养为冬季御寒做准备，需要万物精华来营养自己，所以有贴秋膘的习俗。另一方面气温由上升转为下降引起人体代谢功能的变化，内分泌调节负担加重，注意内分泌系统的保护。

六、肺系统

在八脏系统中居于兑位，五行属金，具有完成能量代谢的重要作用，一年中最容易受伤的是秋分、寒露、霜降三个节气，这段时间气温明显下降，空气中水分减少，开始变得干燥，肺脏需要水汽的滋润，空气干燥带来肺脏的工作环境变坏，养护肺脏就是人体养生的重要环节。

七、脑系统

在八脏系统中居于乾位，五行属金，具有指挥人体完成各种生理和社会功能的作用，一年中最容易受伤的是立冬、小雪、大雪三个节气，这段时间已经进入冬季，人体外周毛细血管因为环境温度下降而关闭，全身血液需要量减少，相对流向脑脏的血液明显增多，增加脑脏的压力，所以这个季节要注意对脑脏的保护。另一个方面就是脑脏从血液中获得足够的营养以后会更加聪明，对事业的渴望也就越发强烈，美好愿望与现实差距的落差容易引起伤感，于是有男子悲秋的说法。

八、肾系统

在八脏系统中居于坎位，五行属水，完成人体水液调节，一年中最容易受伤的节气是冬至、小寒、大寒。这期间的气温达到一年中最寒冷的时刻，人体皮肤蒸发量明显减少，水液代谢主要靠肾脏来完成，肾脏负担明显加重，所以注意对肾脏的保养。喝腊八粥在养生方面体现了对肾脏的保养。

需要说明的是在我国南方几乎没有真正意义的冬季，八脏养生就需要适当做一些调整，夏季时间长心脏负担重需要增加保养心脏时间，东北地区冬季时间长肾脏负担重需要增加补肾时间。

总之，随着季节的变化，八脏系统工作强度也发生周期性变化。一年四季对人体的养护从《黄帝内经》的肝心肺肾四脏扩大到八脏，体现了医学的进步，清楚的解释了民俗节日对人们健康的作用，也揭示了人体八脏系统运行规律与自然之间的密切关系。体现出人与自然的和谐关系。

民俗：春节、端午节、三伏饮食、抢秋膘、腊八粥，都体现了养生精髓。

通过人体八脏系统与自然关系得出以上论断以后，我忽然想起古人针灸理论的人神避忌歌，两者八卦与四季又表现出一致性，现在附录于此：

太一人神避忌歌（针灸破痈切宜忌之）：立春艮卜起天留，戊寅己丑左足求。春分左胁仓门震，乙卯日见定为仇。立夏戊辰己巳巽，阴洛宫中左手愁。夏至上天丙午日，正值膺喉离首头。立秋右手当玄委，戊申己未坤上游。秋分仓果西方兑，辛酉还从右胁求。立冬右足加新洛，戊戌己亥干位收。冬至坎方临叶蛰，壬子腰尻下窍流。五脏六腑并脐腹，招摇诸戊己中州。这里的八卦与二十四节气对应关系与八脏与二十四节气对应关系是一致的。

有些人对十二星座很感兴趣，本书也就十二星座与二十四节气与八脏制成养生图供大家参考（见图 8 – 21）。

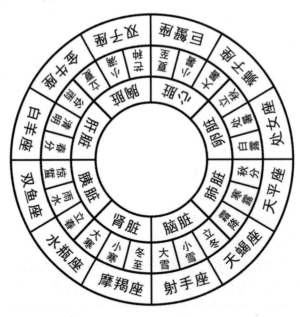

图 8 – 21　八脏系统与星座节气对应表

第七章　小　　结

本部分在古代哲学和人体生命结构和系统基础上，进一步运用古人宇宙原理，以及阴阳、三才、五行、八卦、天干、地支等哲学思想直接阐释人体规律，将错综复杂的人体结构清晰的摆放在世人面前，人体规律得到进一步揭示，使大家能够清晰的了解我们自己。

1. 运用《道德经》宇宙原理揭示人生从孕育到成长的整个历程。同时生命过程证实了宇宙原理，这是一个双向证明的过程。人体生命过程是客观事实，《道德经》宇宙原理则是未解之谜，人体证实了《道德经》宇宙原理的科学性，为玄学找到了现代科学基础。

2. 从人体结构客观实际出发对骨骼结构进一步剖析，找到骨骼结构的规律，也找到了骨骼规律与自然规律的内在联系。

3. 丰富了五行理论，揭开了人体空间结构形成的奥秘。

4. 通过儒家八卦原理进一步证实八脏系统的科学性。

5. 天干原理的运用使人体结构、系统、脏腑关系都得到极大的提升。

6. 地支模型的运用进一步肯定了人与自然关系。揭开了人体结构、生理规律等一系列人体奥秘，也肯定了人与自然之间拥有密切关系，任何单独从人体角度研究人体都是不完备的，进行全方位考虑才是科学的人体观。

生命的秘密是地球上最大的秘密！西方科学家提出了 DNA 的双螺旋结构，破译了遗传密码，制成了《国际普适遗传表》但西方科学家也终于发现，中国的《易经》与《遗传密码》有着惊人的一致性，生命的最隐秘之处与《易经》相通。与中国古人类智慧相比，几千年后的遗传学只是古代哲学思想的一个注解，而人类生命体从形成到发育成熟乃至死亡的这一伟大过程，也同样面临对中国传统文化的回归，本书部分运用我国传统哲学思想构建起科学的人体模型，让人们更加钦佩华夏古人类的伟大。

同样，用现代医学知识阐释古代哲学规律也是本部分的另一个侧面，人体规律即与现代科学有密切关系，古代哲学则是中西医学的桥梁，所以本部分是中医、西医、哲学的高度凝结，是古代哲学全面引进医学领域实现中西医学统一的关键。

第九部分　病因病机

　　病因就是发病的原因，分为外感病因和内生病因两种。病机是疾病发生、发展和变化的机理，分为外感病机和内生病机两种。人体生命过程的运行机制与病因之间不断进行作用。各种致病因素为邪气，侵害我们身体组织器官，我们肌体的运行机制是正气，身体正气足则出现良性转归过程，身体得到康复，正气衰弱邪气旺盛等待我们的就是病情恶化，病机就是正邪相争的整个过程。防止疾病发生是预防，扭转这个过程就是治疗。我们可以这样理解，病因是导致疾病发生的原因，病机是疾病侵袭人体的路径，治疗就是采取针对性解决方案。病因侵袭人体的过程就是破坏人体运行机制的过程，治疗的过程就是修复运行机制的过程。

第一章　外　　因

　　外因就是外在的因素，也就是自然环境、饮食、信息等因素，这些因素本来是大自然赋予我们人类生存的基础，但是在与自然、社会的沟通过程中人们无法适应，导致身体调节机能发生异常，也就出现疾病，而这种外在因素也就成为病因。可以分成环境、物质、信息三个方面。

第一节　环境因素

　　环境因素导致疾病传统中医描述非常到位，《伤寒论》将之分为伤寒、中风、温病非常准确，其中的伤寒和中风在《伤寒论》亦有详细阐释，温病的治疗《伤寒论》却所谈甚少，直到明清时期才有温病理论的形成，至此，中医外感病发病以及传变规律、治疗方法基本弄清楚了。是中医对人体科学的巨大贡献。环境因素都包括哪些呢？包括自然环境和生物环境两部分。

　　我们地球环境因素很多，华夏祖先很早就总结出有天、地、风、雷、水、火、山、泽八种自然现象，这些现象中我们大多数是可以回避的，只有水和火我们无法回避，我们人体细胞是生活在水里的，离开水就无法生存。火在人体就是热量，是一个相对词，我们身体与自然界温度存在的差异体现出火的性质，地球自然环境的平均气温在15℃左右，我们人类是恒温动物，最理想的体温是36.8℃，这就是说我们人类体温和地球平均温度之间存在差异，如果不注意保暖就要受到寒冷的侵袭，我们在日常生活中时常遇到着凉感冒，这就是地球温度对我们的伤害。而水火在地球气候变化中形成了大气流动，古人则用六气来表述这种现象，所以六气是自然之气。六气变化剧烈引起发病就成了致病因素，也就是中医的风寒暑湿燥火。

本书已经发现现代科学与古代哲学之间的密切关系，将自然界划分为自然环境和生物世界两部分，也就使五运六气思想找到现代科学基础。五运六气最早出现在《黄帝内经》，经过几千年的沉睡以后，唐代王冰对此进一步做了阐释，于是唤起中医对五运六气的学习热潮，到了宋代则列为医家的必修课，而这只是汉文化的部分。本书发现五运是太阳、月亮、地球三者共同作用形成的大气运行规律，六气则是大气本身运行规律。

表 9-1　地球八气表

八卦	乾	坤	震	巽	坎	离	艮	兑
八气	纯阳	纯阴	厥阴	少阳	太阳	少阴	太阴	阳明

一、八气

1. 八气是自然之气：

《黄帝内经》率先提出五运六气的概念，地球上为什么会有五运六气呢，这就要看地球所处的位置了，地球是太阳系一份子，同时自己又有地月系，地球是联系太阳和月亮的纽带，前面已经知道地球在太阳和月亮之间恰好是平衡点，这个平衡点让地球引力可以形成大气层。而太阳是极热之地，其气为纯阳，月亮是极寒之地，其气为纯阴，地球则是一年四季寒热往来，寒热往来形成大气运动，就是空气流动。也就出现风、寒、暑、湿、燥、火六气，现代中医教科书称为六淫。两者是有一定区别的，六气是自然界空气运动变化现象，六淫是侵害人体导致疾病的病因，是对人体的伤害。六气是在太阳月亮寒热作用下形成的，换句话就是说地球上的六气与太阳和月亮之气合在一起是八气（见表 9-1），厥阴以风木为主令，故风多；太阳以寒水为主令，故冬季为寒冷，夏季则雨多；少阳以相火为主令，湿热为主，现代称为桑拿天气；太阴以湿土为主令，故湿气盛，此处湿气不只是夏季有，在海边、水边湿气都盛；阳明以燥金为主令，气候以干燥为主；少阴以火热为主，表现炎热。八气与八卦气息相通，通过变换推演出天干与八气关系（见表 9-2）。八气通过五运六气在地球上形成周期循环，这就是太阳、月亮对地球大气的作用。

表 9-2　八气天干对应表

天干	甲	乙	丙	丁	戊	己	庚	辛	壬	癸
八气	厥阴	少阳	少阴	太阳	太阴	阴气	阳气	阳明	少阴	太阳

2. 八气与现代科学：

现代科学对地球气候变化的认识主要有温度和湿度二种核心因素。大多数家庭都有温度计，有些家庭还有湿度计，这些都说明对温度和湿度的认识已经走进寻常百姓家里，而温度和湿度就是火和水在空气中的表现形式，现在我们就分析温度和湿度与六气的关系。

（1）温度：寒暑往来形成温度变化，在自然界中形成寒、热（火）、风三种状态。寒热是对立统一体，评判寒热标准是什么呢，就是我们的适宜温度。现在的天气预报提醒人们每天穿多少衣服就是对寒热评判的体现，温度太高超过我们身体适应范围称为热，温度太低，低于我们身体承受能力称为寒。而风则是温度变化形成的，尤其是每年春秋季节变换的时候大风施虐无人不体会到风的力量。从这里我们可以体会到温度与寒、热（火）之间是有区别的，寒热有人体适应能力在其中，同样一个温度有些人感觉冷，有的人感觉热。而温度是一个绝对的数值，不因为人们感觉而改变。例如 2016 年一月份天气特别寒冷，冻得人要死，但是我注意到那几天沈阳的极端气温是零下 24℃，比我记忆中极端温度 32℃还高 8℃，冷的原因就是气温急剧下降，从一月十五日开始到二十三日八天时间气温从零下 3℃下降到零下 24℃，降温幅度达到 21℃，冷是人们身体的感受。这就是寒热和温度的区别，也是人们身体冷热感觉与温度的差别，更是中国传统经验科学与现代科学的差别。但是两者并不是矛盾的，气象学家根据 2015 年夏天厄尔尼诺现象持续时间长，预测冬季会更寒冷，可能出现冻害，六气变化则是主气和客气都是太阳寒水，两气叠加出现大寒可能性增多，两种预测方法不同而结果一致。

风则是温差造成的空气流动，风轻轻吹过人们就感觉到凉爽，现代环境科学发现了风冷却力指标，这个指标告诉我们同样温度下有风就感觉到凉。我举一个例子，当空气温度是 15 度时侯没有风皮肤感觉就是 15 度，有风状态下可能感觉到是 13 度，那么我们脑神经进行调节时侯是按照 15 度进行调节还是按照 13 度进行调节呢，让脑系统无所适从，于是就会出现混乱，进而导致疾病，尤其是贼风的出现让我们调节系统更是防不胜防，不怕狂风一片就怕贼风一线，体现风对人体局部调节功能的影响。风为百病之长是中医长期经验的总结。

（2）湿度：湿度是水蒸发到空气中形成的，是空气含水量多少的标志，含水量多称为湿，含水量少称为燥。

温度和湿度体现水和火对空气的影响，他们共同形成暑这种气候现象。现代科学发现一个指标，叫温湿度指标，温度越是升高空气里的水汽就越多，湿度大表现出更热，超过人体适应能力称为暑，所以在炎热夏季才会出现暑热天，现在则称为桑拿天气。有些人把暑和热等同来看是不对的，热不一定湿度大，只有湿和热加在一起才是暑。那么寒冷和湿又会形成什么天气呢，气温越低空气里的水汽就越少，空气就越干燥，秋燥和冬天的燥形成的原因不同，但是结果都是空气干燥。在我国南方某些地区，尤其是海边冬季则是阴冷潮湿，是因为空气中水汽太盛的原因，这种阴冷潮湿之气是特定范围内的空气变化，而不是大气变化，所以不是六气的范围。

我们仔细体会上面的分析就会发现，温度和湿度对人体的影响是客观因素，具有绝对性。而六气则是自然之气与人体的适应能力的综合体现，也是客观存在的，所以

《黄帝内经》六气的描述是用不同方法揭示自然界环境对人们的影响。温度、湿度是高度概括，风寒暑湿燥火对人体影响描述的更具体，更具有医学意义。适应六气变化对我们的影响，顺应自然规律是养生保健的基础，也就是道法自然。一旦适应能力下降就会出现疾病，这就是外感病。

前面已经讲过月球的关联值是18.6，这个数值就是天文大潮的周期，现代气象学研究已经发现很多极端天气的出现都与太阳和月亮有密切关系，现代科学对地震、海啸还不能做出准确预报，但是发现这些现象也与太阳和月亮周期运动有密切关系，如果说六气对地球气候的影响是和风细雨，太阳月亮对地球环境的影响就是狂风暴雨，太阳月亮是父母，地球环境的六气则是子女，在一个家庭子女发怒不会有大的影响，父母之怒则是石破惊天。

3. 人体与八气关系：

我们人类八脏系统与太阳月亮对地球的作用具有相似性，在人类生命活动中，脑系统主导的智力周期与太阳平均后期一致，男人的生理周期也与太阳平均周期一致，都是32.486天；人的情绪周期和女人生理周期都与月亮平均自转周期一致，是28.425天。这说明人的思维和男人接受来自太阳的气多，现实中男人体温往往比女性高一些；情绪和女人接受来自月亮的气多，女人体温比男性略低一些。现代医学也发现雌激素多可以使体温下降，这一点在判断女性排卵期尤其明显，女性生理周期中激素变化是排卵之前雌激素会形成高峰，排卵以后则迅速下降，这种变化表现在排卵期临近体温有一个快速下降过程，排卵以后体温又快速上升。体温下降女性就会觉得寒冷，抱团取暖，女性就需要男性的温暖，从而完成生殖行为，这就是大自然赋予我们人类的美妙与和谐。智力和情绪、男人和女人生理周期都受到太阳和月亮影响是固定不变的，这是太阳和月亮之气在人体的具体体现。

地球六气与我们人体脏腑器官是如何对应的呢？六气有三阴三阳，子女系统则有十二个脏腑，数量多出一倍，如何进行取舍以实现对应呢？首先要区分出脏腑阴阳，脏在内为阴，也就是厥阴、少阴、太阴对应脏；腑在外为阳，太阳、阳明、少阳对应腑。其次要看六气与天干对应关系，在表9－2中甲丙戊壬四个阳干对应肝脏、心脏、胰腺三脏，阳气阴取，应脏；同样道理，乙丁辛癸四个阴干对应三焦、膀胱、大肠三个腑，阴气阳取，应腑。于是得到脏腑八气对应关系（见表9－3）。八气对地球作用主要分成五运和六气两部分。

表9－3　脏腑八气对应表

脏腑	脑脏	卵脏	肝脏	心脏	胰脏	膀胱	大肠	三焦
八气	阳气	阴气	厥阴	少阴	太阴	太阳	阳明	少阳
五行	金	土	风木	君火	湿土	寒水	燥金	相火

人们都习惯了一年春夏秋冬四季的划分方法，中医认为春天应肝，夏天应心，秋天应肺，冬天应水，四季末对应胰（中医称为脾），与五脏理论对应的很好，是四分

法；另外，一年分成五段则是将一年分成春天对应木，气候特点是风多，夏天对应火，气候特点是热，长夏对应土，气候特点是湿热，秋季对应金，空气干燥，冬天对应水，气候特点是寒冷，这种划分方法比四季划分更符合气象规律，是五分法，对应五运；六分法就是气候变化按照六气规律进行划分，将一年分成厥阴、少阳、少阴、太阴、阳明、太阳六段，是六分法，对应六气。每一种分法都有自己的含义和道理，也都是《黄帝内经》对一年气候变化规律的总结，当我们放下四季的概念，就会对气候变化的认识有更人的提升。

二、杂气

疫疬之气、瘴气称为杂气。是由地球生态环境造成的局部现象，有些是细菌病毒形成的，有些是动植物尸体腐败形成的有毒气有害体，现在环境污染形成的雾霾也是杂气。其中疫疬之气和瘴气的出现与细菌病毒等微生物有很大关系。大灾之后有瘟疫流行就是病原微生物兴风作浪的原因。所以杂气的出现也与温度和湿度有关，可以说杂气是温度、湿度、微生物、污染物四种因素形成的。前面已经讲了六气是温度和湿度两种因素形成的大气运动的产物，杂气与局部生态环境有关，这就出现了明显的对比，六气是浩然之气，是大环境，杂气是局部小环境。现在的家庭环境，社会环境都受到杂气的污染，人们生存空间受到威胁，保护我们的环境是每一个公民应该做的事情。

我们的地球有动物、植物、微生物各种各样的生物，动物能够伤害我们的身体、植物能够毒害我们的身体，这两种伤害我们可以避开。微生物对我们的伤害就很难避免了，我们看不到它们，它们在人类周围无处不在，甚至我们身体内部就有大量的微生物。这些微生物在我们人体免疫力正常的情况下不会致病，一旦我们免疫力下降它们就会兴风作浪，伤害我们的身体。更有甚者一些病原微生物在我们身体免疫力还没有下降的情况下就会伤害我们的身体，而且表现出大规模流行，这就是瘟疫，中医称为疫疬之气。而动植物尸体在微生物作用下腐败分解还会产生一些有毒有害的气体，悄悄的伤害我们的身体，称之为瘴气。

1. 微生物：

（1）环境中的微生物：

微生物和我们人类一样也是生命体，需要适宜的环境才能更好的分裂繁殖，例如：大家都知道高温可以灭菌，这就是超出了细菌的适宜生存环境，是指绝大多数情况而言的，目前已经有人发现在火山口也能找到细菌的存在，这是特殊情况。低温干燥情况下细菌会存活很久，什么原因呢？细菌外面形成一个包膜保护起来，以适应低温干燥环境，现在几乎每个家庭都有冰箱，但是要知道冰箱环境无论是冷藏还是冷冻都只能抑制细菌的繁殖，而没有杀死细菌的功能（除非特殊增加灭菌功能）。细菌病毒等病原微生物也是在地球六气之内生存的生物，一旦环境适宜就会很快恢复活力，什么环境才适合微生物分裂繁殖呢？一年四季中，夏季是微生物最活跃的季节，这个季节温度高湿度大非常适合微生物的分裂繁殖，夏季卫生尤其重要。春季随着气温回升微生物也开始活跃，随着空气流动到处兴风作浪，人们总是感觉春季是百病复发的季节而不是夏季，这是为什么呢？根源是春季气温变化大，人体适应能力不足，而不是春季微生物比夏季微生物更活跃，现代人卫生环境远远优于古代，虽然夏季微生物活跃，但是卫生环境让微生物没有侵袭人体的机会。秋季空气开始变得干燥微生物的活跃程度开始下降，人类感染发病的概率也就下降，冬季微生物活跃程度最低，只要注意防寒保暖一般不会出现感染发病，有些人冬季也会感冒，有些人尤其是小孩子更容易发病，这主要与免疫功能低下或者不健全有关，而不是病原微生物猖狂施虐的季节。

（2）人体内的细菌：

现代医学发现人体在出生以后马上就会有细菌开始侵入，我们看到可爱的小宝宝却是欣喜，但是小宝宝身体已经侵入大量的细菌，并且人一生都与细菌为伍，只是小宝宝没有发病，为什么大量细菌的侵入小宝宝不会得病呢？这就要知道细菌对人体的作用。细菌对人体的作用可以分成有益菌、有害菌和中性菌三种，顾名思义有益菌就是对人体有益，有害菌就是对人体有害，中性菌就是介于中间摇摆状态的细菌。

①有益菌：细菌在代谢过程中产生的代谢产物对人体有益，其中最典型的乳酸菌，乳酸菌在大肠中繁殖，其代谢产物有丰富的乳酸，这一类细菌产生的乳酸可以抑制其他有害菌的繁殖，从而为人体细胞提供健康的环境，我们希望体内有足够的有益菌。

②有害菌：细菌在代谢过程中产生的代谢产物对人体有害，破坏人体内环境，从而危害人体健康，例如结核杆菌可以引起肺结核，伤寒菌可以导致伤寒，这些细菌对人体只有害处没有益处，是我们预防的对象。

③中性菌：这一类细菌在人体健康的情况下和我们人体共同生存，也会为人体健康提供有益的帮助，但是当人体免疫功下降以后这些细菌就会兴风作浪危害人们的健康，例如大肠杆菌，我们每个人体内都有，平时也不危害我们的健康，但是我们免疫功能下降以后就会让我们得病。又比如臭名昭著的幽门螺旋菌也是我们体内的常驻细菌，可以引起我们得胃溃疡和十二指肠溃疡，一位西医科学家发现他的危害，为了证明它的有害性自己把幽门螺旋菌吃进体内，结果他真的得了胃溃疡，把细菌杀死了他的病也好了，为了这件事他获得了医学最高奖项诺贝尔奖。但是几乎人人体内都有幽门螺旋菌，为什么有的人得病有的人不得病呢？经过研究发现这些幽门螺旋菌只在酸性环境下生存，并且可以协助胃酸杀死外来的细菌，为人体健康服务，只有当胃及十二指肠功能下降时候才发病，这种细菌就是中性细菌，象投机分子一样生存在我们体内。

细菌病毒等病原微生物存在于空气中，随着空气流动而扩散，当有害病原微生物在空气流动接触人体以后就容易让人得病，大面积流行就是瘟疫。但是病原微生物在空气中并不是固定不变的，它随着温度和湿度的变化而变化，在冬季寒冷干燥的季节病原微生物活动能力下降，对人类危害就小，不容易爆发大规模传染病；春天开始气温升高，病原微生物开始活跃，这时候人们的发病率也开始上升，尤其是夏季高温高湿正是细菌等病原微生物活跃的时候，也是人体容易感染疾病的时候。

2. 污染物：

是指空气中有毒有害物质，瘴气是空气中含有腐败尸体产生的毒素，雾霾则是空气中含有各种污染物，而我们家庭小环境也存在污染的，化学污染在我们生活中随处可见。大环境需要国家治理和人们的积极配合，家庭小环境则是需要我们自己的维护。

3. 噪声、辐射：

噪声、电磁辐射、太阳光辐射都在伤害我们的身体，也是现代人们生活中的致病因素，只是这种因素对人民伤害是渐进性的，时间长，短期内很难发现对人体危害，所以往往被忽视。

以上就是人们的环境，包括自然之气、微生物、污染物、噪声、辐射场五个部分，这五个部分构成了人们的生存环境，当我们的肌体能够适应环境的时候就表现出健康状态，不适应的时候就会引起身体调节机能的变化，进而导致亚健康状态或者疾病。

第二节　物质因素

主要体现在饮食方面，另外还有药物、我们接触的物质，如机械伤害（刀伤、枪伤、钝器利器的伤害），虫蛇等毒物咬伤等也属于物质方面。这些都是自然界中的物质因素。物质因素对于身体来说不是一个不可避免的因素，不喜欢的我们可以不接触，对我们有害的也可以不接触，道家有一句话叫趋吉避凶，就是我们可以有选择地接触。这类致病因素的根源不在于物质本身，而在于我们对待物质的态度，由此引起的疾病也是我们自身的原因，所以物质因素不是主要外因。

一、饮食因素

饮食是一个与我们息息相关的话题，无论是远古人类还是现在 4G 新人都离不开饮食，很早以前的周朝就设有食医，在《黄帝内经》更有五谷为养、五果为助、五畜为益、五菜为充的精辟论述，这就是最原始的营养科学。现代营养学的出现为人们研究营养又找到了新的途径，但是还只限于资料的积累和初步认识，没有形成真正科学的理论，这一点最反感的当然是营养学界。我也是营养师，经过长期探索还是要面对这个现实，服从人体规律。本书运用羲黄原理重新对营养素进行归类，使现代营养学与古代哲学得到统一，这时的营养学才是真正的科学。

现代营养学最大的成功和败笔就是制订了营养标准，以为达到营养标准才是科学饮食，这种观点适合于一部分人的正常情况，对于特殊情况和特殊人就不适合了，营养学把人体当成一个简单机器看待，完全违背了人体规律，人体是一个复杂的有机体，与机器最大的区别就是有思维，思维引起的变化是无法用对机器的理解来描述的。我在讲营养的时候从不回避那些百岁老人清淡饮食（大都低于营养标准）的现实，也不回避病人需要的营养要高于营养标准的现实，营养学不能单独解释这些现象，需要借助于其他科学来解释，这就是营养学的不完美。我对很多病人做过调查，他们在大多数情况都是正常的，当家里、单位、亲朋好友出了大事的时候心理压力突然增大，问题得不到解决长期压在心里，最终导致疾病。从营养学角度看压力会增加人体代谢，需要的营养就多，按照营养标准吃饭就会出现营养缺乏，进而导致疾病。只有把营养学与我们身体需要紧密联系的时候才是科学的。不足或过多都会引起疾病，西医认为是营养缺乏或者过剩导致疾病，近些年有人提出代谢综合症概念也是营养不均衡造成的，中医认为是饮食内伤。解决这个问题就需要科学饮食，无论是现代营养学提出的营养膳食宝塔，还是《黄帝内经》的五谷为养，都是可以借鉴而不能生搬硬套的。

在我们中国绝大多数人已经解决了温饱问题，但是还是有很多人出现营养缺乏，这是为什么呢？就是营养不均衡，是营养过剩导致的营养不均衡，而不是绝对的营养过剩（特殊因素除外），主要体现在能量摄入过多，维生素矿物质类营养素摄入相对偏低。人们知道这些疾病与营养代谢有关，但是在没有发现人体规律情况下很难有大的提升。中医在这方面亦有丰富的经验，从五行理论到脾胃论都是对这类疾病治疗的很好参考。最主要的是合理饮食，中国营养学会制定的营养膳食宝塔就是一个很好的参考，对于普通人来说按照营养膳食宝塔思想饮食就可以了，对于病人来说每天消耗比普通人多，要增加营养素摄入量，健康人则是清淡饮食就行。老年人消化吸收能力下降，儿童生长发育剧烈，都需要适量增加营养。

二、药物因素

药物因素导致疾病也是很多的，最普遍的就是乱用抗生素，现在很多地方都禁止门诊静脉输液，但是输液只是一种手段，根本杜绝不了抗生素的使用，我就见过诊所给幼儿用抗生素灌肠，还说效果比输液好。乱用抗生素的治理还是一个漫长的过程，也只是其中一个因素。还有农药残留问题，十年前一亩地温室黄瓜需要 500 元农药，现在会更多，这也是国家正在治理的范围，包括环境污染国家都在治理之中，一切都在逐渐变好。

有的人喜欢吃新鲜蔬菜，现吃现买，认为新鲜蔬菜营养物质没损失，同样吃饭吃进去的营养物质多，很有道理。也有的人喜欢把买来的蔬菜放一天，降解一下农药，减少残留，吃进去更安全，也是有道理。哪一种习惯更好呢？在放置降解过程中营养物质损失最多的是维生素 C，只要在吃饭的时候注意增加富含维生素 C 的食物就可以了，降解一下还是有好处的。

第三节　信息因素

信息通过人体诸窍的感知传入我们的大脑，大脑做出分析判断以后再指导我们的行动（或等待）。这就是人们对信息产生的反应，信息对人体来说有好信息、中性信息、坏信息三种。能引起情绪变化的是好信息和坏信息，好信息给人们带来愉悦的心情，坏信息给人们带来愁苦恼怒，很多人这时候会想到七情治病，其实七情致病是人们自身的问题，自己掌控不了自己，发脾气、恼怒，都是自己掌控不了自己，而不是信息本身，佛家讲一个空字，其实就是看淡世俗琐事，这样做就可以减少信息因素对人体的伤害，信息本身对人们的作用是均衡的，关键在于我们对待信息的态度。

脑系统是人的信息处理中心，神是道，有归和变含义，归就是信息的收集，变就是对事件的反应，归和变决定脑系统的决策，脑系统的情志是忍，情志是人体的本能反应，不需要思考就可以做出来，神和情志是一对阴阳平衡体，脑系统的神功能下降以后就会阴阳失衡，不能很好的控制自己的情志，成为情志的奴隶，于是就出现了七情致病。

一、七情致病的根源

人们知道七情致病，中医也称七情内伤，这没有错，但是内伤病不止于此，从内伤的字义就可以知道内伤病来源于人体内部，具体在哪里呢？就在我们的脑系统。在功能系统中人体有两大重要功能，一个是接收信息，一个是接收物质（食物），能量则是伴随物质进入体内。信息和物质就是我们内伤病的外部因素，所以七情内伤的本质是脑系统对来自于外部世界的反应。也就是说七情内伤是外界信息对人体的作用导致的，信息因素就是外因。

世界是均衡的，有好就又坏，有坏就有好，理性看待这一问题就可以做出正确的判断和决策。情志在好与坏的循环过程中也表现出上升和下降的循环，在五行中水→木→火→土→金→水形成完整的循环，人体情志也存在这样的循环，喜（肾）→思（肝）→忧（心）→恐（胰）→怒（肺）→喜（肾）。这个循环的含义是：肾系统喜气始生，其性积极向上，故有做事的欲望，于是传之于肝系统；肝系统则开始构思、思考、谋划，胸系统情志恶的参与就会使肝脏的构思更完美；世界没有十全十美的事情，构思中发现问题于是传于心系统，令心系统生忧；忧心既生得到强化而传之于胰系统，胰系统则恐，忧被化解以后传之于胎系统，就有实现的欲望；恐惧之事传之于肺系统，肺系统则怒，脑系统的忍使肺系统的怒得以平息；怒气消则复归于肾系统，肾气喜，形成情志的五行循环。从肾系统的喜到心系统的忧是上升过程，心系统的忧也是下降趋势的萌芽，接下来就是恐和怒的下降过程，并且这个循环按照五行相生的顺序进行。脑系统的情志忍可以完全容纳好坏信息也就能做出科学的判断，将五行平衡完全掌握好，但是脑系统功能下降以后不能很好的掌控五行，五行失去制约就会出现太过和不及，出现疾病。这一规律传统中医很早就总结出来了，怒伤肝、喜伤心、思伤脾、忧伤肺、恐伤肾，情志对五脏的伤害起于怒，前面讲过肺系统情志怒气消则复归于肾，但是脑系统情志忍与肺系统的情志怒失去平衡，无法制约怒，怒气未消而是发作就形成了伤害作用，于是有怒伤肝；肝受伤思虑混乱，思虑即伤害胰系统，产生恐惧；恐惧既生哪有喜气出现，于是伤肾；没有喜气则有忧患，于是伤心；忧患则又伤肺脏，于是就有了七情致病。

二、中医情志错位

中医认为怒伤肝，怒是肝系统的情志；喜伤心，喜是心系统情志；思伤脾（胰腺），思是胰系统情志；忧伤肺，忧是肺系统情志；恐伤肾，恐是肾系统情志。情志对五脏的伤害没有错，但是情志的归属却是不对的。情志根源是神的表现，五脏的神是什么呢？肝藏魂、肺藏魄、心藏疑、肾藏志、脾（胰腺）藏意。疑是《超级中医学》确定的心系统的神，这是八脏理论与传统中医不同之处，其他四个系统的神与传统中医没有区别，所以我们以心系统神为例进行剖析。

心系统八卦为离卦，卦象可以看出上下为阳，中间为阴，中空之象，阳为坚定有信心，阴却是没有信心，中空之象为表面有信心内在的却是没有信心，表现出来就是怀疑。从五行看，心系统五行为火，火没有自己的固定形状，空心，也没有独立存在的，需要依赖于木的存在而存在，也是没有根基，依赖于别人而存在不放心是难免的，表现出来也是疑。心脏的结构大家也是非常清楚的，中空结构，心里空虚就没有底。卦象、五行、心脏结构都体现出一种空虚状态，所以心系统神是疑。因为对事情的怀疑而对结果产生忧虑很正常，是自然规律，所以心系统的情志是忧。其它五个系统的情志也是这个道理，情志与神保持一致都符合八卦规律。所以五个系统的情志为：肾系统情志为喜、肝系统情志为思、心系统情志为忧、胰系统情志为恐、肺系统情志为怒。

传统中医神和情志没能做到保持一致，也就是不符合天人同构原理，但是传统中医情志理论对人类的贡献仍然是巨大的。重新定位以后告诉我们情志致病的规律，肺系统情志怒（金）伤肝系统木，肝系统情志思（木）伤胰系统土，胰系统的情志恐（土）伤肾系统水，肾系统情志喜（水）伤心系统火，心系统情志忧（火）伤肺系统金。这个过程就是五行相克的循环，也就是情志致病的规律。说明古人的观点是正确的，我们要辩证看待古人智慧。

第二章　内　因

内因就是人们生病的内在因素，也就是我们的身体素质和心理素质。唯物辩证法认为外因是变化的条件，内因是变化的根据，外因通过内因起作用，所以我们了解生病的外在因素以后更不能忽视内在因素。现代医学已经发现60%疾病都是由生活方式引起的，这些因素都是内因的范围。生病的内因很多，但是都具有共同特点。

一、共同特点

1. 长期性：对身体的影响是长期的，潜移默化中影响我们的健康。比如，抽烟伤害肺脏，烟本身是外在因素，但是有烟瘾的人都体会到抽烟是一种需要，不抽烟就难受，短时间又体会不到抽烟对身体的伤害，有的人抽一辈子烟也体会不到，但是统计结果显示抽烟会损害我们的肺脏，但是作用缓慢，是累积过程，肺脏功能下降就成为其他疾病发生的内因，所以我们可以认为内因是外因长期作用下人体反应的结果。具有长期性。

2. 多因性：性格、体质、习惯不是一种因素单独伤害身体，而是多种因素综合在一起形成的，性格的形成就包含自身因素、家庭环境、社会环境、信仰等多种因素；体质的形成也包含人们的思想观念、遗传因素、生活条件等多种因素；生活习惯的形成则更是受到家庭条件、社会风气、喜好等诸多因素。例如我们家乡有一句俗语"酒越喝越厚"，就是说朋友聚会喝酒是为了联络感情，这里的因素就有很多，朋友、同事、战友、同学、应酬、工作等等，体现出喝酒习惯的养成就有很多因素。

3. 隐秘性：长期多因素作用才能导致疾病，让我们很难短时间注意到对身体的影响，也就是隐秘性极强。

4. 直接性：直接伤害脏腑器官，没有外感疾病的传变过程。所以这类疾病发病就不轻，有些会直接危及生命。

人体与外界交流过程中形成的内在的固定模式，主要表现在性格、体质、习惯三个方面，分别与脑、胎、胸三个系统相对应，性格是脑系统功能的外在表现，体质是胎系统功能的体现，习惯是胸系统功能的体现。

二、性格

性格是指人对现实的态度和相应的行为方式中的比较稳定的、具有核心意义的个性心理特征，它是一种与社会相关的最密切的人格特征，性格决定命运体现的就是性格与社会活动能力之间的密切关系。性格中包含有家庭熏陶、社会道德、信仰、职业等很多因素，是在社会活动中逐渐形成的，不仅仅表现在社会活动方面，也会对身体健康造成直接影响。现代医学已经发现急躁好胜的人容易得心脏病，凡事想得开的人容易长寿，忍气吞声长期压抑容易得癌症，性格孤僻则容易出现自闭症，可见性格与健康有密切关系。性格是脑行为的体现，是人们的思想活动，所以性格引起的疾病本质上就是脑系统造成的，是疾病的内在因素。

脑系统通过神和情志对外界发挥作用，神主导性格时候表现出稳健、成熟、老练等理性思维特征，情志主导性格的时候就表现出简单、敏感、情绪化等感性思维特征，两方面表现综合在一起形成长期稳定的思维定式就是性格。脑脏负责人与外界进行物质信息交流，性格是人与外界进行交流过程中为达到目的所表现出的思维方式，也就是实现欲望所表现出的方式。很早以前伊斯兰苏菲派发现人有九种欲望，后来有人把九种欲望放在一个图形之中也就出现了风靡世界的九型人格。认真剖析九种欲望以后发现符合八卦属性，与八脏功能相对应，也就说明人格与性格是一致的，符合古代哲学原理。正常情况下性格不会导致疾病，只有在性格表现过度的情况下才会伤害我们的身体，表现过度就是情绪化，这就又回到情志对健康的影响，所以传统中医讲情志致病而没有性格致病。

三、体质

体质是近些年出现的新医学名词，体就是身体，质是根本、特性、本体、本性。体质可以理解为身体的本质，体质是身体状况的词汇，可以进一步理解为体质是人体各个系统状态的综合反应，每一个人都有自己的身体特点，也就是说每个人都有自己的体质特点，这方面中医师深有体会，同样一个病 100 人会有 100 个药方，为什么呢？就是体质不同需要对药方加减以平衡身体阴阳。很多人都有不同的饮食习惯、生活习惯、社会环境、年龄等共同因素，所以很多人有不同的体质特点，这就为对病人分型论治找到了基础，普通人也因此可以总结出共同的体质特点，这就是体质学说。

体质导致疾病是近些年发展起来的学说，也可以从《黄帝内经》中找到理论依据，体质与性格不同，是可以看到的人体状态，与营养代谢有密切关系。诸于内必形之于外，所以体质也是人体内在因素的反应。胎系统负责八腑器官的调控，营养物质的消化吸收都在八腑器官完成，营养物质合成我们的身体，代谢体内产生的垃圾，都是胎系统协助下完成的，脑系统的神经调节也是与胎系统的内分泌调节协同作用下完成的，所有这些都体现出胎系统对人体体质的决定作用。

体质学说认为人体分成九种基本类型体质，即平和质、气虚质、阳虚质、阴虚质、痰湿质、湿热质、血瘀质、气郁质和特禀质，是对国人体质的高度概括，是进行养生保健、康复理疗、以及疾病治疗的最佳参考。

四、习惯

习惯，是指积久养成的生活方式。一个动作或者行为不断重复以后就会形成习惯，是行为现象。包括生活习惯、饮食习惯、工作习惯等。习惯是人们在工作和生活中形成的，是被动的行为现象，人们可以很简单的列出有害健康的行为习惯，抽烟、喝酒、熬夜等。这是行为的表现，深层的基础是胸系统，胸系统的腑三焦与骨骼构成人体体基，骨骼负责支撑，三焦负责运动。所以三焦是人们各种行为的执行者，包括各种习惯。人们通过锻炼可以强身健体，缺乏锻炼则会伤害身体，这些都是三焦运动的结果。也就是锻炼可以强身健体的深刻基础。

五、内因对人体影响

1. 对内环境影响：内环境与外界自然环境相对应，外界自然环境有风寒暑湿燥火，人体内也有风寒暑湿燥火，称为内风、内寒、内湿、内燥、湿热（内暑）、内火等，是天人同构的体现。自然界有一年四季寒暑往来，人体也有体温调节机制，这就是两方面的一致性，内环境的变化根本原因则是器官功能下降，也是各种内因和外因长期作用的结果。

2. 对组织器官的影响：导致组织器官功能失衡，这一点可以在经常锻炼的人和不经常锻炼的人之间明显的看到，温饱问题解决以后，长期锻炼的人肌肉发达，长期不锻炼的人脂肪组织发达。糖尿病人则是胰岛细胞长期超负荷工作导致功能下降，用脑过度也会引起神经衰弱，心脏、肾脏、肝脏等其它器官也是如此。

总之，内因有他的共同特点，性格、体质、习惯是导致疾病的主要内在因素，不好的性格、体质、习惯都会导致身体素质下降，心理承受能力下降，行为能力下降等。一方面为外界致病因素侵害身体创造条件，另一方面影响人体内环境、组织器官的生理功能，为致病因子创造条件，比如：气滞血瘀容易导致癌症发生、痰湿体质容易引起动脉硬化等、长期上电脑容易引起颈椎病、长期压抑容易得癌症、长期紧张焦虑容易得高血压等。

第三章　内生病机

本书从结构和系统两个角度对人体运行机制进行剖析，全面客观的揭开了人体构成的面纱，也就是找到了人体生命运行机制，内生病机是内生病因对人体运行机制的干扰和破坏，所以内生病机就可以分成结构病机、系统病机二种。

一、结构病机

人体结构总体可以分成躯干和肢体两部分，从上到下分成头、胸、腑三个部分，由外到内可以分成表、里、半表半里三个部分，进一步剖析则是由脏、腑、窍、系、体、体液、精微物质、八脏循环、经络循环九个部分构成，其中脏是核心器官，具有对腑、窍、系、体、体液、精微物质、八脏循环、经络循环八个部分进行调节的功能。这些种剖析方法都是人体构成规律的体现，也都表现出各自的病机。

1. 脏腑器官与肢体病机：人体体基内有脏腑器官，肢体是体基的主要组成部分，在营养代谢中各种营养物质满足身体需要是有区别的，首先满足对脏腑器官的需要，然后才是满足肢体的需要，所以营养缺乏首先表现在肢体，人们身体肌肉松弛、关节有响声、皮肤粗糙、体重下降等现象都是营养缺乏或者是营养物质传输通道不畅通的表现。营养学在这方面作出了非常优秀的成绩，是需要学习。

2. 头胸腹病机：

（1）头部：主要体现在窍与窍之间病机的相互传变，比如感冒的时候咽喉肿痛，两耳鸣响、涕泪横流等。

（2）胸部：主要表现在胸腺、心脏、肺脏、乳腺器官之间的传变，尤其是心脏和肺脏之间丙辛化合更容易引起疾病互传，胸腺和肺脏、胸腺和心脏、肺脏和乳腺之间也有疾病传变现象。如：温病中上焦病侵袭肺系统可以逆传心包，心包代君受过。肺脏疾病也可以转变成肺心病，现代医学发现乳腺癌可以向内发展成为肺癌等都是胸腔器官之间的传变规律。

（3）腹部：腹腔内有四脏六腑加上器官群有十多个器官，之间的传变病机非常复杂，尤其是病原微生物的侵袭下焦可以引起多处感染，例如盆腔炎就是子宫、阴道、输卵管、卵巢、骨盆腔等多器官感染；尿道炎发展成膀胱炎，进一步发展成肾炎也是多器官感染。

3. 表里病机（见第十部分杂说）：人体上部外感病的传变规律是表→半表半里→里，下部外感病的传变规律是表→里→半表半里→里。

总之，人体生命结构中每一种要素之间都有病机传变的可能，脏与脏之间可以通过五行、八卦、天干等羲黄原理相互影响；腑与腑之间则可以通过连接关系、羲黄原理相互影响；窍与窍也可以通过器官链接、羲黄原理相互影响；脏、腑、窍、系之间，八液之间、经络之间等都可以相互影响。

二、系统病机

1. 系统内部病机：人体是由八脏系统构成的，每一个系统内部都有自己的运行机制，内部各个要素之间相互协作完成共同生理功能，体现脏腑器官之间的协调关系。在致病因素作用下就会出现各个器官之间功能失调。例如心移热小肠、脾胃不和、动脉硬化引起冠心病等。

2. 系统与所主生命结构之间病机：主要体现在脏功能下降对所主生命结构的影响。例如肝系主八系器官，核心器官肝脏功能下降就会引起血管功能下降，出现动脉硬化等病理现象。

3. 系统之间病机：人体按照羲黄原理建立了复杂的调节机制，通过阴阳、三才、五行、八卦、天干、地支几个方面对人体发挥作用，确保细胞生长发育正常进行，宏观上就是维护健康。羲黄原理本身就是平衡机制，其中每一个具体原理都具有平衡人体的功能，传统中医阴阳五行两个原理运用的最多，本书认真剖析发现其它原理对人体调节也是同样非常重要的，每一种机制对应一种病机，下面简单介绍。

（1）阴阳机制：

阴阳是最核心的机制，无论任何疾病都离不开阴阳失衡这种病机，另外，三才、六经、八卦、天干原理则可以分解出阴阳原理，体现出阴阳是人体重要的调节机制。

（2）三才机制：

由脑、胎、胸三个系统构成，对内通过神经—内分泌—免疫网络实现对人体脏腑器官的调节，对外负责人体与外界进行物质、信息、能量的交流，人体与外界之间建立稳定关系以后表现出性格、体质、习惯三个方面的特质。三才机制主要表现在脑胎父母系统对人体的作用，胸系统参与三才调节只是一种保护机制。

（3）五行机制：

主要负责对外界因素的进一步处理，其中物质代谢方面表现出逆运五行的规律，一步步净化掉进入体内的垃圾毒素；能量代谢方面表现出顺运五行的规律，完成能量的生产、传输、消耗过程；信息处理方面则体现出五行相克的规律。物质、能量、信息三个因素在人体内都通过五行运转得以完成，体现五行规律在人体的重要性，也证明传统中医五行理论的正确性。

①对物质处理机制：

食物从开始消化吸收到成为我们身体的组成部分，最后排出体外，是有规律可循的，现代医学有着清晰的运行路线。营养物质被吸收进入血液，通过门脉循环到达肝脏，在肝脏进行初步加工以后送到心脏，由心脏进入肺脏与氧气会合后再返回心脏，然后通过血液循环送到身体各个部位满足细胞需要，经过细胞代谢以后再回到血液，最后通过肾脏排出体外。还有一部分气体通过肺脏排出体外，一少部分则是通过皮肤等器官排出体外。

中医则有自己的认识，很早的时候《黄帝内经》已经有了对食物流动的描述："食气入胃，散精于肝，淫气于筋。食气入胃，浊气归心，淫精于脉。脉气流经，经气归于肺，肺朝百脉，输精于皮毛。毛脉合精，行气于府。府精神明，留于四脏，气归于权衡。权衡以平，气口成寸，以决死生"。

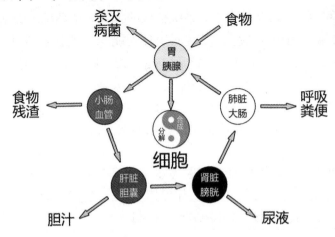

图 9-1　营养物质代谢图

两种医学都有自己对营养物质循环的基本认识，而不是更深刻的认识。我们将营养物质进入人体过程上升到哲学高度就是，营养物质逆向运转五行，与五行相生规律正好相反（见图 9-1），也就是营养物质每向前运行一步都是经过筛选的，首先是食物从口腔到胃，这个过程的器官五行属土；食物从胃进入小肠，营养素在小肠被吸收，吸收的营养进入血液，小肠和血管五行属火；营养物质通过门脉循环进入肝脏，肝脏五行属木；由血液进入肝脏的营养物质经过加工处理以后产生的垃圾则是进入到肾脏进行代谢，肾脏五行属水；再经过肺脏代谢掉二氧化碳等气体垃圾，肺脏的五行属金；最后剩下的精华物质才能被送入细胞，把氨基酸、葡萄糖、脂肪酸等营养物质送入细胞的物质是什么呢？就是胰岛素，胰岛素是胰腺分泌的，五行属土，于是我们就清晰的了解了营养物质进入细胞过程是逆运五行的，营养物质在这个过程中是过客，而人体五脏系统则是不断重复这一个过程，循环往复生生不息，是人体对五行哲学原理的科学利用，体现出人体这部机器的完美和精妙。

这类疾病的传变规律是按照系统次序依次为：胰→心→肝→肾→肺→胰，是五行逆向运行的规律。营养物质在这一过程中不断有垃圾毒素被代谢掉，胃内有胃酸杀死病菌病毒等病原微生物，小肠将消化吸收以后的食物残渣送到大肠进行代谢，肝脏将产生的废物一方面通过胆汁代谢，一方面送到肾脏代谢，肾脏则过滤掉有害的垃圾毒素，最后气体性质的废物由肺脏进行代谢，剩下的精华物质才由胰岛素送入细胞，在营养物质五行循环中每一个系统都是代谢毒素的系统，营养物质在这一循环中不断得到净化，最后成为可以被细胞利用的精微物质。这也就是为什么逆运五行的原因。

饮食伤内是食物对人体的伤害，与环境因素对我们的伤害不同的是食物虽然也是外来者，但是通过饮食进入体内，是外部因素进入体内对我们形成伤害，威胁我们身体的内脏器官，所以叫饮食伤内。这就为饮食内伤的出现提供了物质基础。我们以现代医学的营养物质循环规律为基础，对营养过剩引起的体内变化进行分析，营养素吸收过多（胰系统负担加重，主要是胃出现疾病）→血液黏稠（心系统负担加重，出现高血脂、动脉硬化等疾病）→肝脏负担加重解毒能力下降（肝系统负担加重，出现脂肪肝、胆囊炎、胆结石等疾病）→肾脏代谢压力增大内环境变坏（肾系统负担加重，出现肾脏功能下降、肾病综合征、肾衰等）→肺脏代谢压力增大细胞需要更多营养素对抗恶劣环境（肺系统负担加重，出现哮喘等疾病）→加重胰系统负担，胰岛素分泌异常（糖尿病），于是完成一个恶性循环。这种循环无限进行下去就会出现器官的实质性病变，实质性病变又会强化这种恶性循环，导致人体器官功能越来越差，最后等待的就是死亡。

常见营养物质循环过程引起的疾病：

胰系统：糖尿病、胃炎、胃溃疡、胃癌、胰腺癌、食道癌等。

心系统：动脉硬化、静脉曲张、脉管炎、冠心病、心绞痛等。

肝系统：脂肪肝、肝硬化、肝癌、胆囊炎、胆结石等。

肾系统：肾炎、肾结石、膀胱结石、膀胱癌等。

肺系统：哮喘、肺栓塞、结肠炎、结肠癌、直肠癌、痔疮等。

②信息处理机制：

情志是人体与外界信息交流过程中产生的反应，就是信息因素，太过则表现出情志对人体的伤害，伤害的传递则是按照五行相克的顺序进行的。

（1）情志作用：情志通过五行相克对人体发挥作用。

怒：怒伤肝、胸两个系统，表现为金克木。怒为肺脏情志，五行属金，以非常手段改变现状，打破了肝脏按照一定程序进行工作的特性，在社会属性上干扰人们的思考过程，在生理功能上则破坏了肝脏合成各种营养物质、解毒的功能，所以会损伤肝脏。发怒的时候身体会不自主的颤抖就是对胸系统的伤害，中医称为风。

喜：喜伤心系统，表现为水克火。喜为肾脏情志，五行属水，满足的表现，满足弥补了心脏担忧的状态，心脏的神失去依托，表现出了却心愿的状态，失去方向，不知道该做什么。心脏如果迷失方向不知道做什么就是我们的悲哀了，历史上牛皋、程咬金都是喜事降临笑死的，生活中也有类似情况的发生，所以喜伤心。

思：思伤胰、胎两个系统，表现为木克土。思为肝脏情志，五行属木。当我们思考事情的时候就会降低食欲，有些人甚至不想吃东西，无论是降低食欲还是不想吃东西都影响胰系统消化功能，所以思伤胰腺。同样是思考事情也会降低人们的性需求，大多数拥有家庭的人都有体会。

忧：忧伤肺、脑两个系统，表现为火克金。忧为心脏情志，五行属火。有句俗语叫心多烂肺，心的情志为忧，忧心过多就会损伤肺脏，林黛玉就是典型代表。非理性的担忧影响脑决策是心脏对脑系统功能的克制。

恐：恐伤肾系统，表现为土克水。恐为胰腺情志，五行属土。中医说恐则气下，过度恐惧会把人吓尿裤子，恐惧使肾系统功能异常。

恶：恶伤胰、胎两个系统，表现为木克土。人们远离厌恶的事情，挑食会伤害胰系统，恶也会影响性行为的和谐，是造成性冷淡的因素之一。

忍：忍伤肝、胸两个系统，表现为金克木。忍耐虽然可以容纳不喜欢的事情，但是并不是真正的接受，令肝系统的谋划和胸腺系统的决策增加困扰，只有当忍被思维化解以后才不会伤害肝和胸两个系统。

欲：欲伤肾脏系统，表现为土克水。典型的是纵欲行为会伤害肾系统。

（2）调理情志：情志不但是人体对外界信息的本能反应，还具有持续性。自己心爱的人犯了错误发过脾气就完事了，对爱人发脾气，对孩子发脾气持续时间都不会很长，孩子对于父母的责难也不会记在心上；其他人犯了错误就不同了，外向的人可以很容易化解，内向的人内心总有一种不愉快，很难弥合，有些人甚至一辈子不会忘记；有些积怨很深的人即使没有伤害你的意思也会往上面联想。所以一件事情的发生对人的影响是有持续性的，情志的积累就出现好恶、敌友等社会关系的区别。情志引发的疾病也称为心身性疾病。提高自己的修养，懂得人在社会、家庭、自然的地位，知道什么可以做，什么不可以做，就能更好的完成自己的社会责任，这个提升就是在神的作用下完成的，脑系统负责对神的调控，所以调理情志核心就是调理脑系统功能。

首先：调理脑系统是核心，情志异常根源是脑脏掌控事件的能力下降，调理好脑系统也就能够管控好我们的情绪。脑系统对人体的调节是通过神经实现的，对神经的调节就是对脑系统的调节。现代医学已经发现神经—内分泌—免疫网络具有相互调节的功能，可以通过调节内分泌和免疫能够间接调节脑系统。

其次：肝系统主谋略、谋划、构思，按照既定程序进行工作，可以克服异常现象的干扰，肝系统主八系器官，脊髓传到信息功能受到肝系统调控，进而影响脑系统的决策。肝经是六条阴经中唯一上到达头部百会穴与脑相同的阴经。通过对肝系统的调理可以实现对脑系统的调理，进而调控人们的情绪。

第三、肺脏和脑髓为一对五行相同阴阳各异的统一体，肺司呼吸功能，通过呼吸调节脑髓功能，可喜的是这方面古人已经总结出很丰富经验——气功，通过气功修炼达到对脑髓的锻炼，进而稳定情绪。

第四、肾藏志，有稳定的内心世界，是控制情绪的重要力量。

（3）能量处理机制：

人体内能量流动则是按照五行相生次序运行的，肾系统通过水液代谢调节体温，肝系统通过生化反应产生大量的热，心系统则是将热量传输到身体各个部位，这是一个上升过程，胰、肺两个系统则是热量的消费者，有生产有消费实现人体热量循环的平衡。这个原理与中医五脏升降思想如出一辙。

总之，物质、信息、能量这三个因素都是在五行循环中实现平衡的，可以说五行是实现人体物质、信息、能量平衡的核心机制。

（4）八卦天干模型：

八卦天干模型是人体重要的平衡机制，在人体生命结构、八脏系统、功能系统、脑髓结构等方面都是重要的形成和运行机制，当各种病因触发到该机制时候就会发挥作用。例如，雌激素分泌旺盛的时候肝脏就会启动修复机制，西医发现肝脏具有调节内分泌的作用，可以灭活过多的雌激素，八卦天干模型中则是肝与胎两个系统化合平衡过多的雌激素，传统中医则有肝脏是女性先天之本的经验。而肝脏功能下降则无法灭活过多的雌激素，也就引起乳腺增生。同样道理，免疫功能的发挥也是在脑和胸两个系统作用下展开的，是天干乙与庚合在人体的具体体现，这也找到了西医免疫系统运行的深刻机制。模型中的其他机制也是如此。

（5）地支机制：

地支机制主要体现在子女系统，六脏六腑、十二经络、肢体部位等方面的调节作用（见第十部分杂说）。

以上是对几种内生病机的简单介绍，只要我们弄清楚人体运行的机制就能发现病机，也就找到了治病的秘诀。

第四章　外感病机

外感病机是人体抵御外邪侵入的机制，也就是外邪一步步侵入人体的过程。其中外界环境因素对人体侵袭几乎都与病原微生物有关，所以病原微生物就是在外感病治疗过程中不能回避的问题，中西医学都有各自的对策：

一、中医

中医的对策分两部分，一个是伤寒，另一个是温病。

1. 伤寒顾名思义就是受凉了，在寒凉作用下脑系统调节功能下降了，胸系统免疫功能也跟着下降，本来是中性的细菌也开始侵害我们的身体，使我们发病，最大的特点是不具有传染性，是个体功能下降而发病。脑和胸两个系统协同作用（乙庚化合）完成抵御外邪功能，在人体的体表形成保护层，中医称为太阳，是人体之表。研究发现很多解表药都与神经功能和免疫功能有关。当我们免疫力对抗不了恶劣环境时候疾病就会向内发展，这就是《伤寒论》的传遍理论。

2. 温病又是怎么回事呢？温病是对我们有害无益的有害菌侵入我们体内形成的，这种细菌接触皮肤黏膜以后侵入我们的身体引起疾病。注意，并不是我们身体正气不足导致的疾病，而是邪气过盛，就是致病菌太厉害了，具有传染性，例如流感。

这个途径也分成两部分。一个是通过皮肤进入体内，接下来在体液内生存，如果我们这时不能将其杀死就会继续向内发展进入血液。卫气营血辨证就是针对这种传播途径的。

另一个途径是通过口腔、鼻腔、尿道、阴道传入体内，这个传播途径是经过黏膜进入体内的，黏膜比皮肤薄很多，所以传变速度快是显著特点。三焦辨证就是针对这种疾病传播途径的。

以上就是伤寒和温病两类疾病的发病原因和传播途径，懂得其中的道理就可以灵活掌握两类疾病的治疗方法。

麻黄汤、桂枝汤、银翘散是三个典型方剂，麻黄汤针对伤寒，桂枝汤针对中风（不是脑中风），银翘散针对温病。对三个方剂进行剖析发现，杀灭细菌病毒等病原微生物作用一个比一个强，而对人体调节机制的作用一个比一个弱，这就体现出人体发病规律与自然规律是一致的，寒冷导致肌体体表代谢受阻，不出汗，于是用麻黄汤调节皮肤表面代谢，使之恢复正常就可以了，对细菌病毒的杀灭作用小。风邪侵袭人体时候人体调节功能也是下降，但是没有寒冷侵袭严重，于是用桂枝汤进行调节，而温病则是细菌病毒肆虐，银翘散对细菌病毒的杀灭作用就非常明显，而对人体调节机制的作用最小。是中药治疗外感病的经典，也告诉人们中药也是具有很强杀灭病原微生物功能的。

二、西医

西医对致病菌采取的对策是杀死，无情的消灭，缺少对人体调节机制的修复，这就导致一些对人体有益的细菌被无辜杀死，典型的是小儿肺炎，致病菌是肺炎球菌，在用西药杀死肺炎球菌的时候同时也杀死了体内的乳酸菌，于是就有了肺炎发烧，用抗生素退烧，病情恢复，这是我们希望看到的好现象，但是接下来就出现问题了，什么问题呢？拉肚子，乳酸菌被杀死以后肠道菌群失调，有害菌趁机兴风作浪导致拉肚子。

另外：能够伤害我们身体的还有病毒、支原体、衣原体、立克次氏体、原虫、真菌等微生物，所以微生物对我们身体的伤害片面强调细菌病毒是不完整的，称病原微生物更准确。

比较中西医学对外感病用药就可以知道，中医比西医更有优势，但是中医没有把细菌病毒等概念正式纳入中医范围，这就是中医的错误，中医最早发现了青霉素，最早接种疫苗。翻开历史，我们可以看到，早在4世纪初，我国东晋葛洪所著《肘后方》中，就有关于防治狂犬病的记载。此外，中国古人还创造了预防天花的人痘接种法。当时，古代中国人以接种天花病患的脓液来预防自然发生的严重天花疾病。据记载，在明代隆庆年间（1567～1572），人痘已经广泛使用，并先后传到俄国、日本、朝鲜以及英国等国家。这些都说明中医对细菌病毒是有认识的，将细菌病毒等病原微生物纳入中医理论体系将是巨大进步。

第一节 伤寒病机

《伤寒论》寒邪侵入人体的顺序大多数情况尊守太阳→阳明→少阳→太阴→少阴→厥阴这个次序，称为六经传变。这个次序是怎么来的呢？《黄帝内经》也有这方面的记载，《素问·热论》中指出："伤寒一日，巨阳受之"，"二日，阳明受之"，"三日，少阳受之"，"四日，太阴受之"，"五日，少阴受之"，"六日，厥阴受之"，以示为之次第"。这也是认为《伤寒论》与《黄帝内经》具有传承关系的一个原因，至少六经传变是《黄帝内经》和《伤寒论》的共识。六经传变在《黄帝内经》是属于自身热病规律，《伤寒论》则是从外界对人体作用出发，称为伤寒，就是人着凉的规律，是同一病理现象的不同表述。

一、六经传变的一般规律

人体结构有上下、表里、脏腑、经络、肢体部位等多种剖析方法，都是人体规律。寒邪是低温环境对人体的作用，是外因，所以寒邪侵袭人体过程也必然符合人体结构由外到内的规律。

六经之中，三阳主表，三阴主里。寒气的传变也就从阳入阴。三阳之中，太阳为一身之藩篱，主表，阳明主里，少阳主半表半里；三阴之中，太阴居表，少阴为里、厥阴为半表半里。六经理论由外到内次序为，即太阳→阳明→少阳→太阴→少阴→厥阴。寒为阴邪，阴在下，进入体内次序就是从下往上传变，人体结构中身体下肢排列次序是太阳→阳明→少阳，对应表→里→半表半里，寒气在人体的传变规律也符合这个规律，由表入里，渐次深入。如：风寒初客于表，出现发热恶寒、头项强痛、脉浮等为太阳病。若邪气入里，出现身大热，不恶寒、反恶热、口渴、汗出，甚而腹满硬痛拒按、大便秘结或热结，神昏谵语等则为阳明病。若邪正交争于半表半里，出现寒热往来、胸胁苦满、心烦喜呕、不欲饮食、口苦咽干、目眩、脉弦等则为少阳病。三阳经病以热证实证为主，邪气虽盛，正气未衰。若正气已衰，抗邪无力，则病入三阴：如脾虚湿胜而现腹满而吐、食不下、自利、时腹自痛、脉缓弱者，称之为太阴病。如病及心肾而现"脉微细，但欲寐"者，称之为少阴病。由于患者体质不同，少阴病又有寒化和热化之分。寒化证为少阴虚寒本证，除上述主证外，尚有四肢厥逆、下利清谷、恶寒蜷卧等；热化证则尚有心烦不得卧等。病入厥阴，及于肝、胆、心包、三焦，以寒热错杂为其病机特点，出现消渴、气上撞心、心中疼热、饥而不欲食、食则吐蛔、下之利不止等。这种传变规律反映了疾病由表入里，由阳入阴，由轻而重的发展趋势。

六经在人体结构中是脏腑、经络、关节、部位的总称，所以六经传变规律可以分开叙述。

二、脏腑

小肠、膀胱都为太阳，是脏腑传变的源头，小肠在腹部中央，小肠受凉以后上可以传之于胃，下可传之于大肠，都是由太阳传之于阳明；小肠也可以上传于心脏，是由表入里（腑传脏）；还可以横传于胰腺，胰腺为太阴，属于越经传；上传至于肝胆，是由里传至半表半里。膀胱受凉可上传于肾脏，由表入里；可传之于大肠，太阳传之阳明；也可以传之于子宫，子宫属于父母系统，不在六腑之内，但是生活中很多女性都知道小腹是不能着凉的，一定要注意小腹部保暖。以上这些规律就是传统中医总结出的越经传、表里传、直中；一器官未愈另一器官又病称为合病；两个器官同时发病称为并病。

三、经络

经络从属于脏腑，脏腑病变在经络也可以得到体现。

四、肢体部位传变规律（见表9－4）

人体结构中太阳为足部，阳明为小腿，少阳为大腿，太阴为肩关节，少阴为肘关节，厥阴为手，所以肢体部位传变规律是：足部→小腿→大腿→肩关节→肘关节→腕关节，这个规律是寒气从下到上一步步上传，给大家非常直观的感觉，一看就懂，由此可以知道寒气传变规律与人体从下到上、由表入里的次序完全一致，本书又一次证明古人的发现。

表9－4　六经传变与部位对应表

六经传变	太阳	阳明	少阳	太阴	少阴	厥阴
人体部位	足部	小腿	大腿	肩关节	肘关节	腕关节

第二节　温病病机

我们现在的生活条件和医疗条件爆发大规模传染病可能性很少，几年以前出现的"非典"、禽流感都在短期内得到很好的控制，温热派被忽略了。但是在非典期间广东一开始就用中医参与治疗，死亡率仅4%不到（这个数据曾经遭到质疑，但是看到广州中医一开始就参与非典治疗，得到世界卫生组织高度评价，全世界死亡率最低，这些数据认为是可靠的），一墙之隔的香港完全是西医方法治疗，死亡率是17%，由此可以看出中医的贡献多么巨大，具体说是温病理论的巨大贡献。

温病学派的起源自然也是追溯到《黄帝内经》，几千年来也是逐渐发展起来的，金元时期张元素提出脏腑理论以后，中医对人体的认识就从人体生命结构一个角度发展到生命结构和系统两个角度，也就是可以从纵横两个角度剖析人体，经过几百年的努力，到了清代形成温病学派。《伤寒论》主要体现的是寒暑变化给人带来的疾病，温热病则与寒热变化关系不大，温热病的特点是病原微生物对人体的侵袭。温病学派和《伤寒论》思想不同，适应的病症也不同，温病学派中卫气营血辨证打破了六经传变的思路，代之以由外到内的传变思路。三焦辨证则更发现了疾病通过管道内传的患病途径。

温病也是环境因素造成的，只是环境因素中多了细菌病毒等病原微生物。细菌的发现是现代科技对医学发展做出的巨大贡献，找到了很多外感病的真正病因，也发现了解决办法，磺胺类、抗生素等药物可以杀死细菌，为人类健康做出巨大贡献。改善生存环境，提高卫生知识也是有效的预防方法。为什么温热病与细菌病毒等病原微生物有联系呢？这就要了解病原微生物的生活环境，我们人体的环境是非常适宜细菌病毒生长的，但是人体的免疫功能也对病原微生物有相当强的免疫力，只有免疫力下降以后才容易感染疾病。寒冷环境下细菌病毒较少不容易对人体造成威胁，当环境温度适宜细菌病毒生长的时候才会有大量细菌病毒等病原微生物繁殖，进而对人体健康造成威胁。所以寒凉引起的疾病大多与细菌病毒关系不大，而温热环境则适合细菌病毒滋生，容易引起温热病。

中医温病理论与西医细菌病毒侵入人体的规律是一致的，是中西医学对同一事件的不同表述。中西医学治疗手段也是不同，西医通过药物杀死细菌病毒等病原微生物，针对性很强。中药也有杀死细菌病毒等病原微生物的功能，中医理论称为祛邪，同时兼顾培养正气；西药只有杀死细菌病毒的功能，没有培养正气的能力，在非典治疗中中医优势尤其明显。所以温病理论重点是针对细菌病毒等病原微生物对人体侵害的理论。

卫气营血辨证与细菌侵入途径。卫气营血的传变途径是卫→气→营→血，从表皮开始向内一步步传入最后到达血液。这个规律符合人体八脏系统中体液循环的运行规律，用现代医学角度就是皮肤→体液→血管淋巴管→血液途径。这个途径就是病原微生物的传入途径，包括空气传染和接触传染。温病到血液为止是因为病原微生物进入血液以后成为菌血症或毒血症已经到了最危险的时刻，在当时医疗条件下就只有死路一条。卫气营血之中只有卫属于表，气属于里，营是血管淋巴等八系器官属于半表半里，这个传变过程于表→里→半表半里的传变过程一致。

卫气营血辨证分成卫和营两种组织结构，气和血两种体液状态。卫是皮肤及附属物，在人体表面具有卫外功能，营当属于血管和淋巴管等八系管道，具体发挥作用则主要体现在真毛细血管和淋巴管道，传统中医将热入营阴分成直接入营和热入心包两种，直接入营就是直接通过真毛细血管进入血液，热入心包则是进入淋巴管道。

人体温湿度环境非常适合病原微生物繁殖，病原微生物进入体内以后大量繁殖破坏我们的身体机能，但是组织液流动缓慢，病原微生物扩散速度慢，病情有很大的局限性；当病原微生物进入血液以后随着血液快速流动，很快就会传遍全身，出现毒血症和菌血症，也就是温热病危重阶段，危及生命。

中医和西医都有治疗温病的方法，而温病理论对传播途径的描述比西医更详尽，为什么没有被现代医学表述出来呢？这就是中医发展落后了，我们以"陈芥菜卤"为例：明代常州天宁寺，用许多极大的缸，缸中放着的是芥菜，先日晒夜露，使芥菜霉变，长出绿色的霉毛来，长达三到四寸，即"青霉"。僧人将缸密封，埋入泥土之中，要等到十年之后方能开缸应用。这个缸内的芥菜，经过这样长的时日，已完全化为水，连长长的霉毛也不见了，名为"陈芥菜卤"。《本草纲目拾遗》记载陈芥菜卤作法，"以芥卤贮瓮中、埋行人处，三、五年取用"。这种陈芥菜卤，专治高热病症，如小儿"肺风痰喘"，即西医所谓的肺炎。大人的肺病，吐血吐脓，即肺痨病、脓胸症及化脓性的肺系统疾病，都能医得好。《中华本草》记载陈芥菜卤功能主治为："清肺利咽；祛痰排脓。主肺痈喘胀；咳痰脓血腥鼻；及咽喉肿痛"。这就是中国早期发明的青霉素。大家想想看这个"陈芥菜卤"制作过程少则三、五年，多则需要十年，西方工业化以后工厂化制作青霉素需要多长时间呢？不用算出具体数字就可以知道我们的方法落后了。疫苗的出现让我们的身体对致病菌的免疫力大大提高，更是传统中医无法做到的，中医需要突破了，要把现代科学成果吸收进来。

中医需要把病原微生物正式纳入理论之中，使中医理论和实践与现代科学对接，现代医学研究已经发现很多解表中药都具有杀菌功能，很多治疗温病名方含有大量杀菌成份，并且是复方搭配，相互促进，功效与西药比毫不逊色。例如，银翘散、排脓散、透脓散等都是几千年来中医宝贵财富，正视病原微生物的存在必将为中医发展打开更广阔的空间。

第三节　三焦病机

三焦病机也是与细菌侵入密切相关，是病原微生物侵入的途径：细菌病毒等病原微生物侵入人体还有三个特殊途径，就是呼吸、饮食、泌尿（包括女性阴道）三个管道，这三个传播途径对应上焦、中焦、下焦，也就出现了三焦辨证。

本书三焦是八脏理论中胸系统的腑，三焦与骨骼构成人体的体基，外部形成人体结构形态，人体诸窍镶嵌在三焦上面，内部形成颅腔、胸腔和腹腔三个腔体，脏腑器官藏于其中。然而，三焦辨证指的是里面的器官，这就好比八脏理论把烤箱叫三焦，传统中医把烤箱里面的面包叫三焦。原因是三焦理论出现在先，八脏理论出现在后，是古人对《黄帝内经》三焦认识错误导致的，但是并不影响疾病传入体内的规律。

三焦辨证是中医温病学派的疾病传变理论，三焦辨证的上焦是心肺、中焦是脾胃、下焦是肝肾。疾病的传变规律是上焦→中焦→下焦，这实质是疾病沿着口腔、鼻腔向内传变，由外向内，由表及里的过程。

一、上焦病证

上焦病证是指温热病邪，侵袭人体从口鼻而入，自上而下，一开始就出现的肺卫受邪的证候。温邪犯肺以后，它的传变有两种趋势，一种是"顺传"，指病邪由上焦传入中焦而出现中焦足阳明胃经的证候；另一种为"逆传"，即从肺经而传入手厥阴心包经，出现"逆传心包"的证候。温热之邪侵袭人体过程分为侵袭肺卫、犯肺和逆传心包三个阶段。

1. 侵袭肺卫：就是温热之邪侵袭黏膜的过程，包括鼻腔、口腔黏膜，出现发热；微恶风寒，肺合皮毛主表，肺气失宣，开合失司，则无汗或少汗；温热之邪伤津则口微渴。咽为肺之门户，温热之邪侵袭则咽红肿痛；温热之邪侵袭体表，故苔白，舌边尖红，脉浮数。

2. 侵袭肺脏：病情进一步发展是沿呼吸道下行侵袭气管、肺脏，就是温热之邪犯肺，导致肺失宣肃则咳嗽，这是上焦病第二阶段；再进一步发展疾病灼伤津液引起消化道疾病则为顺传中焦。

3. 逆传心包：头胸腔四个器官脑脏、肺脏、心脏和胸脏，逆传也就是围绕这几个器官所属系统展开，脑脏与肺脏同属于金，脑脏为阳肺脏为阴，阴损及阳，出现神昏谵语，或昏愦不语；肺系统与心系统（丙与辛合）共同调节人体体液循环，肺系统有病影响心系统功能，出现心神被扰则舌蹇，热盛于内，阳气郁遏，不达四肢则肢厥；热盛波及营分，则舌红或降；肺系统克胸系统，也就是胸系统免疫功能受到影响，发热就是其中影响之一，由于发热人体需要水分就会增加，出现阴液不足。

二、中焦病证

中焦病症分成上焦顺传而来和由消化道传到中焦两种。

1. 顺传：温病自上焦开始，顺传至于中焦，由于发热引起阴液不足引起燥化，或为无形热盛，或为有形热结，出现阳明失润，燥热伤阴的证候。表现为身热面赤，腹满便秘，口干咽燥，唇裂舌焦，苔黄或焦燥，脉象沉涩。出现这些现象自然与水有关，人体消化道器官用水量最大，三焦是含水量最多的器官，肾脏是代谢水液最多的器官，这三部分之间水液平衡人体就有健康的基础，热病引起三焦缺水，向胃肠道分泌的水液就少，消化道水液不足自然出现疾病。胃和大肠都为阳明，所以与阳明病很难区分，但本病病原体由黏膜侵入，传变快，人体阴液消耗较多。

2. 消化道传入：病情从口腔鼻腔开始通过消化道传入中焦，是西医的消化道疾病。中焦表现出胰腺经湿热证，郁阻太阴胰腺经而致的证候。这时候细菌病毒在我们的消化道作祟，病在体内，出现面色淡黄，头身重病，汗出热不解，身热不扬，小便不利，大便不爽或溏泄，苔黄滑腻，脉细而濡数，或见胸腹等处出现白痦，为湿热郁蒸之象。

三、下焦病证

下焦病证可分成两种，一种是从上焦或者中焦顺传而来，另一种是从阴道尿道上行而致。

1. 顺传而来：是指温邪久留不退，劫灼下焦阴精，肝肾受损，而出现的肝肾阴虚证候。温病后期，病邪深入下焦，真阴耗损（体液相对不足），虚热内扰，可见身热面赤，手中心热甚于手足背，口干，舌燥等阴虚内热之象。阴精亏损，神失所养则神倦。阴精不得上荣清窍则耳聋，肝为刚脏，属风木而主筋，赖肾水以涵养。真阴被灼，水亏木旺。筋失所养而拘挛则出现手脚蠕动甚或痉挛。阴虚水亏，虚风内扰则心中憺憺大动。至于脉虚，舌绛苔少，甚或欲脱，均为阴精耗竭之虚象。

2. 上行而致：脾虚、外感等因素引起细菌病毒感染尿道、阴道，当治疗不及时或效果不好时候沿尿道或阴道上行到达肾脏或卵巢，引起膀胱、肾脏、子宫、卵巢等器官疾病，传变规律也遵守表（尿道、阴道）→里（膀胱、子宫）→半表半里（输尿管、输卵管）→里（肾脏、卵巢）的传变规律。

三焦病的传变与体质阴阳盛衰有关，如病人体质偏于阴虚而抵抗力较强的，感受病邪又为温热、温毒、风温、温疫、冬瘟，若顺传中焦，则多从燥化而为阳明燥化证；传入下焦，则为肝肾阴虚之证。如病人体质偏于阳虚而抵抗力较弱者，感受病邪又为寒湿，若顺传中焦，则多从湿化，而为太阴湿化证；传入下焦，则为湿久伤阳之证。唯暑兼湿热，传入中焦可从燥化，也可以湿化；传入下焦，既可伤阴，也可伤阳，随其所兼而异。

三焦辨证的特点：

1. 传变途径：沿着管道传入体内。病原微生物通过呼吸道、消化道、尿道、阴道向体内传变。

2. 传变速度：由于人体黏膜比皮肤薄很多，细菌病毒等病原微生物传遍速度快。

3. 传变规律：上焦、中焦病气来源于人体上部，传变规律遵守表（窍）→半表半里（系）→里（脏腑器官）。下焦之气主要来自下部，传变规律遵守表（窍）→里（腑）→半表半里（系）→里（脏）。

第十部分　杂　　说

第一篇　《说卦》

《说卦》最早是与《周易》并行的书，后来儒家将它纳入儒家思想体系之中，成了《说卦传》。是一部伟大的著作，虽然文字不多却记载了上古时期华夏文明的精华，也就是三个八卦。

"第三章：天地定位，山泽通气，雷风相薄，水火不相射，八卦相错，数往者顺，知来者逆；是故，易逆数也。"

这段文字讲述的是天地自然之间的对应关系，让人们懂得人与自然关系，顺应大自然规律。是先天八卦的内容，代表伏羲氏时期华夏文明。

"第五章：帝出乎震，齐乎巽，相见乎离，致役乎坤，说言乎兑，战乎乾，劳乎坎，成言乎艮。万物出乎震，震东方也。齐乎巽，巽东南也，齐也者，言万物之洁齐也。离也者，明也，万物皆相见，南方之卦也，圣人南面而听天下，向明而治，盖取诸此也。坤也者地也，万物皆致养焉，故曰致役乎坤。兑正秋也，万物之所说也，故曰说言乎兑。战乎乾，乾西北之卦也，言阴阳相薄也。坎者水也，正北方之卦也，劳卦也，万物之所归也，故曰劳乎坎。艮东北之卦也，万物之所成，终而所成始也，故曰成言乎艮。"

这段文字用植物一年四季的发生、发展、兴旺、衰退、死亡的变化规律讲述自然界各种事物的运行规律。是地球上发生的事情，对应后天八卦的内容，代表农耕文明在我国的出现和发展。普遍认为后天八卦的规律是文王发现的，笔者认为后天八卦的出现要早于文王的年代，周文王的功劳在于六十四卦的解释而不是推演出后天八卦。

"第十章：乾天也，故称父，坤地也，故称母；震一索而得男，故谓之长男；巽一索而得女，故谓之长女；坎再索而男，故谓之中男；离再索而得女，故谓之中女；艮三索而得男，故谓之少男；兑三索而得女，故谓之少女。"

这段文字讲述的是家庭关系，家庭关系的确立是人类文明的一件大事，家庭关系确立以后人与人之间的男女关系得到确立，抚育后代的责任得到明确，同时避免了动物式的争斗，可以把更多的时间用于各种社会活动，促进人类种群的发展。《尸子》说："神农氏夫负妻戴以致天下"，说明在神农氏年代家庭关系已经成为社会重要关系。

家庭关系是中天八卦的内容，所以中天八卦是炎帝神农氏时期文化的结晶。但是很久以来人们没有找到有关中天八卦的文字描述，这是因为中天八卦和先天八卦一样是没有文字记载的年代，黄帝与炎帝（应该是神农氏的后代君王）结盟以后中天八卦思想就融入黄帝文明之中，这也是我们称为炎黄子孙的深刻基础。这里要注意炎黄次序，炎在前面黄在后面，而中医又称为岐黄之学，是后人为了表彰岐伯的功绩，由此我们可以推测黄帝不但以文治武功治理天下，也是一位谦逊敬贤的长者。

先天八卦对应天，后天八卦对应地，中天八卦对应人，体现出天地人三才关系。同时先天八卦、后天八卦、中天八卦都在人体结构中找到具体形态，先天八卦对应八脏器官、后天八卦对应八腑器官、中天八卦对应八窍器官，也就完成了八脏理论与八卦的衔接。人体是宇宙的缩影，三个八卦与人体结构相对应，是天人同构在人体的具体体现，但是人体八脏理论形成以后与传统中医思想还有不一致的地方，传统中医在人体运用的是后天八卦，是古人错了呢？还是人体秘密需要进一步发掘呢？传统中医理论是简化的人体规律，八脏理论是体规律的具体体现，八卦则是人体规律的哲学表述。

第二篇　八卦与热量代谢

在人体八脏器官与先天八卦相对应，能够揭开人体很多秘密，但是与传统中医的一些经验论断还是有差异，在人与太阳系部分已经知道太阳系既符合先天八卦的次序，也符合后天八卦寒热往来的规律。人体也是如此，人体寒热往来遵守后天八卦规律。

一、八脏与热量

一年四季中冬季是极寒季节，对应坎水，夏季是热的代表，对应离火，春季和秋季则是寒热变化的过度季节，一年四季寒暑往来，周而复始，其规律可以通过阴阳、五行、八卦、天干、地支等体现出来。古人通过气功修炼体会到心脏和肾脏是人体热量的两个极点以后，按照天人同构思想，人体寒热变化就与地球的寒热变化联系起来了。

心脏这个热量源泉就对应夏天，调节热量的肾脏就对应冬天，阐释一年四季寒热变化规律的古代哲学观点也就可以在人体得以运用，这就是以《黄帝内经》为代表的传统中医理论重要内容。人体寒热变化影响身体各个器官的功能，通过调理人体寒热也就可以改善人体健康，对寒热的调节与器官解剖位置关系不是很大，只要抓住几个关键因素就可以。

例如：心脏是热量集散地、肝脏是热量供给器官、肾脏是热量调节器官、胰腺是原料供给器官、肺脏是氧气的供给器官，负责人体调节功能的脑和胎系统与肾脏一样都具有调节热量的功能，与肾脏同类，胸系统与心系统关系密切称为相火。这些器官相互协调完成人体五行运转。所以古人在对人体结构还不是很清楚的情况下也能够创造奇迹，现代中医重视人体规律研究而不注重解剖结构也是古人思想的传承。将后天八卦与五行融合在一起对人体热现象进行解读也是对传统中医的解读。

1. 肝系统为震卦，五行属木，是热量的源泉，不断将自身产生的热量输送给心脏，体现木生火。

2. 胸系统为巽卦，五行属木，胸腺本身产热量有限，但是运动的时候三焦会产生大量的热，也体现出木生火。

3. 心系统为离卦，五行属火，心脏是人体热量集散地，本身产生大量的热，又把自身和来自其他器官的热量通过血管输送到身体各个组织器官，是热量的枢纽，极热之地。

4. 胎系统为坤卦，五行属土，卵脏器官群自身产热量有限，但是甲状腺调节人体生长发育、肾上腺调节水盐代谢，这些功能都影响到人体热量代谢。

5. 肺系统为兑卦，五行属金，肺脏是被动呼吸，自身代谢有限，热量多来自于周围组织器官的传导和辐射，是人体散热器官。

6. 脑系统为乾卦，五行属金，脑脏本身是产热量很多的器官，但是经过头部散热和颈部的降温作用，对人体供热有限。

7. 肾系统为坎卦，五行属水，是人体热量调节器官，西医理论没有意识到肾脏对热量的调节作用，中医知道肾脏区域有一个命门是人体生命之火的来源。肾脏通过对水液调节实现对热量的调控则可以在物理学中得到科学的解释。

8. 胰系统为艮卦，五行属土，胰腺也有一定产热功能，主要被周围的胃、大肠、小肠吸收，对全身热量贡献也不大。

二、物质能量与四正四隅

物质能量代谢中八脏系统也表现出后天八卦的规律，肝、心、肺、肾四个系统对应四正卦，物质直接通过这些器官进行代谢，也是能量流动的重要器官。其中震卦肝系统是营养物质进入体内以后经过的第一个脏，也是人体重要的热量生产器官；离卦心系统是物质能量的集散地，也是重要的热量生产器官；兑卦肺系统则是气体代谢的主要器官，也是给人体降温的器官；坎卦肾系统是物质代谢的重要器官，人体代谢产生的垃圾主要经过肾系统代谢，也是热量调节的器官和生产的器官。

四隅对应的系统表现出不同规律，在物质代谢中都通过分泌的物质来完成，艮卦胰系统分泌出消化液参与物质代谢；巽卦胸系统通过免疫细胞、免疫因子等实现身体净化，维护物质代谢；坤卦胎系统则是通过分泌激素调节物质代谢；乾卦脑先天通过分泌神经递质调节物质代谢。在能量代谢中胰、胸、胎三个系统产热量都有限，对人体热量贡献很小，脑系统虽然是产热量很多，但是通过头部散热和颈部的降温作用对人体热量代谢贡献不大。

三、八脏系统与先天八卦和后天八卦（见图 10 – 1）

人体八脏系统功能符合八卦属性，分布符合先天八卦排列规则，物质能量代谢遵守后天八卦规则，也就是八脏系统同时符合先天八卦和后天八卦的规律，也因此更多

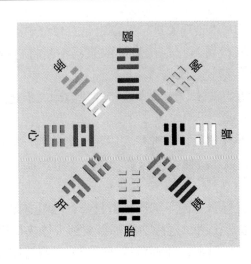

图 10 - 1　八脏系统与先天八卦和后天八卦

的揭开了人体奥秘。核心器官功能更加清晰。

1. 脑系统对应乾卦，居于后天离位，所以脑脏也是产生热量的器官，就好比太阳产生的热只有一少部分能够到达地球一样，脑脏产生的热量也只有一少部分供给其它脏腑器官，大部分通过头部散热，颈部降温作用散失掉；脑脏是心系统输送氧气和各种营养物质的主要目的地，脑脏功能的发挥得到心脏的有利支撑。传统中医认为心主神明本质就是脑脏得到离位心系统的支持。现代医学发现脑脏内含有大量的脂类物质，营养学发现 DHA、AA、DPA、脑磷脂、鞘脂、糖脂、神经节苷脂都与神经功能有密切联系，白骨髓内则有大量脂肪填充，健康杀手脑血管病则是血管发病伤害我们的脑脏，也是脑脏居于离位而受其害的表现，是脑脏居于离位的具体体现。

2. 肺系统对应兑卦，居于后天巽位，所以肺脏有五个肺叶对应巽卦，卦数五，肺脏呼吸是空气流动，也就是风，为巽卦特性。肺脏功能下降则会有痰，痰是胸系统的外液，原因就是肺脏系统居于巽位，协助属于巽卦的胸系统代谢外液。

3. 心系统对应离卦，居于后天震位，但是心脏仍然在离位，不过直接接受来自肝脏的血液获得震卦之气，肝脏是心脏热量的重要来源，肝脏分泌胆汁是心脏获得脂类物资的重要前提，现代医学发现肝脏功能的好坏直接影响血管的健康，出现高血脂、高血压、动脉硬化血管疾病。心脏有左心房、右心房、左心室、右心室四个部分，是震卦卦气。

4. 肝系统对应震卦，居于后天艮位，但是肝脏的位置在腹腔的右上方巽卦位置，这也是古人误认为肝脏与乙木相对应的原因。胰腺分解的精微物质大部分送到肝脏进行加工利用，也就是艮位之气进入肝脏，如果没有胰腺就没有肝脏功能正常进行，中医则有治肝先实脾（胰系统）的说法。肝脏获得的营养素有七大类也是一种对应关系，七是艮卦卦数。

5. 胸系统对应巽卦，居于后天坤位，胸腺本身居于胸腔心脏上方的离位，但是有器官群中的脾脏居于腹腔左上方坤位，脾脏是胸系统最大的器官，贴于胃壁之上，胃也在坤卦位置，脾脏贮藏血液调节胃的供血量，同时也把热量传递给胃，维持胃的体温恒定，这也是在西医引进中国以后中西医无法融合的重要内容。

6. 肾系统对应坎卦，居于后天兑位，所以有两个肾脏对应兑卦卦数二，肺脏氧化分解我们肌体产生的水通过肾脏代谢，肺脏是内源性水的来源。另一方面骨骼是协助脑髓滋养人体器官的，也居于兑位，所以中医有"肾主骨"，现代医学发现肾脏分泌促红素、合成活性维生素 D 等与骨骼有密切关系。

7. 胰系统对应艮卦，居于后天乾位，但是胰腺也没在乾位，所以有唾液腺出现在头部与脑脏对应，还有一个被忽视的重要问题，就是我们胰系统消化食物的多少，也就是饭量大小是由乾卦脑脏决定的。

8. 胎系统对应坤卦，居于后天坎位，位于人体最下方，现代医学已经证实卵脏（原始卵巢）与肾脏同位，随着胎儿发育逐渐下移到骨盆腔，睾丸下移到腹腔下方阴囊内。中医则把睾丸称为外肾，胎系统和肾系统结构及其相似，肾脏对水液调节与胎系统的肾上腺有密切关系，现代医学则直接称为水盐代谢，肾脏本身也具有强大的内分泌功能。传统中医对胎系统疾病的治疗都是从肾脏开始的，这些都是卵脏居于坎卦位置的体现。另一方面坤卦为双数，最小的数字是二，所以卵巢有左右各一个。

通过以上表述可以知道人体与先天八卦和后天八卦的关系，也就能够理解古人用先天卦数和后天方位的合理性。在人体先天八卦代表器官功能，后天八卦则是八脏器官的家（八脏器官的物质能量环境），先天功能的发挥依赖后天家的支撑。这一结果让我们发现传统中医的经验，以及西医一直无法解答的问题都可以轻松解决，尤其是小六合针法、脐针、揉腹等与八卦密切相关的理疗方法都得到科学的阐释，使这些方法得到理论支撑，也为中药配伍指出新的思路。

第三篇　天地之道

伏羲一画开天而有先天八卦，以后又有了后天八卦，人们都会用却不知道是怎么来的，是推演出来的还是经验总结呢？现在探讨这个问题。无极生两仪，两仪生四象，四象生八卦（先天八卦），八卦生万物。每一个事物都有八卦属性，同时每一个事物都可以分成结构和功能两部分，也就是说八卦有功能和结构两个方面，天道循环和地道循环是功能方面的体现。

一、天地循环

人们常用先天八卦和后天八卦两种，先天八卦讲述的是对应关系，后天八卦讲述的是八卦在时间和空间的分布，两种八卦的关系在第二部分见证太阳系中做了简单介绍，从中发现了两个重要规律，先天艮卦居于后天乾位，先天震卦居于后天艮位，先天离卦居于后天震位，先天乾卦居于后天离位，这就形成一个封闭的循环；先天巽卦居于后天坤位，先天兑卦居于后天巽位，先天坎卦居于后天兑位，先天坤卦居于后天坎位，又是一个封闭的循环。于是我们知道八卦中蕴含着两个循环，分别是天道循环和地道循环（图 10 - 2）。

1. 天道循环：乾→艮→震→离→乾，是以乾卦为核心的天道循环。艮卦居于乾位，受乾卦之气；震卦居于艮位，受艮卦之气；离卦居于震位，受震卦之气；乾卦居于离位，受离卦之气。

2. 地道循环：坤→巽→兑→坎→坤，是以坤卦为核心的地道循环。巽卦居于坤位，受坤卦之气；兑卦居丁巽位，受巽卦之气；坎卦居于兑位，受兑卦之气；坤卦居于坎位，受坎卦之气。

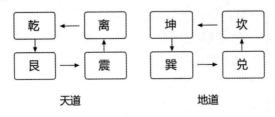

图 10 - 2　天地之道

二、天地循环与天干（见表 10 - 1）：

古人在总结出八卦基础上发现水火具有两重性，也就是通过加热可以使水温度升高而有火性，火也可以因为有水的出现而使温度下降，也就是水有火性火有水性，或者说是水火两重性，于是就可以把八卦演变成天干，《超级中医学》构建了八卦天干模型，使古人智慧更容易理解。本书将八卦的天地运行规律按照八卦天干模型配天干以后发现，天道循环天干为戊、甲、丙、壬、庚，都是阳干；同样，地道循环天干为乙、辛、丁、癸、己，都是阴干。这就回归到天为阳是单数，地为阴是双数的河图洛书规律之中；天干化合则是天地交感的体现，甲与己合应天一对地六，己与庚合应地二对天七，丙与辛合应天三对地八，丁与壬合应地四对天九，戊与癸合应天五对地十的天地对应规律。于是看到河图洛书与天干理论之间的共同渊源。

表 10 - 1　天地循环与天干

天道循环					地道循环			
卦象	艮	震	离	乾	巽	兑	坎	坤
天干	戊	甲	丙	壬	庚	乙	辛	丁	癸	己

三、气机升降

古人认为天在上，天气上升；地在下，地气下降。这就是天地否卦，为不通之意，天地不能交通如何蕴育万事万物呢？于是古人又有了泰卦。在现实生活中的天确实在上方，地也确实在下面，也蕴育了世间万物，这又如何解释呢？通过天道运行可以知道，天道从艮上升到乾是天气上升的过程，艮卦为地上阳气，所以天气从艮上升；地道从巽到坤为地气下降过程，巽卦则是天上一点阴气，地气从天下降，于是就有了地天交泰以表示天气上升地气下降的过程。典型的就是雨水的循环过程，地气受热水气上升，到达天上以后受到寒冷之气开始下降，复归于地，形成水的循环。

四、人体气机升降（见图 10-3）：

天人同构，我们将天道循环变换成八脏系统就得到新的人体规律，乾卦脑系统作用决定了人们的饭量大小，决定了艮卦胰系统消化食物的多少，艮卦胰系统消化作用形成的精微物质被送入震卦肝系统，震卦肝系统加工以后的营养物质送入离卦心系统，离卦心系统将营养物质送入身体各个部位，尤其乾卦脑系统是消耗营养最多的器官，乾卦脑系统又重新作用于胰系统，形成完整的循环。本书第一次提出这个循环，但是中医和现代医学知识都已经发现这个规律。中医认为脾

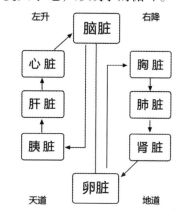

图 10-3　八脏器官气机升降图

（胰腺）主升清，肝主升发，心火炎上，都对应阳气上升，脑为元神之腑，气机至此而转向下运行，从这里可以体会到中医虽然发现了这个规律，但是都是孤立的经验之谈没有形成整体理论体系；现代营养学知道这是营养物质运输途径，营养物质通过饮食进入体内开始被胰腺分泌的消化酶消化，小肠吸收以后大部分进入肝脏初加工，加工以后的营养物质被输送到心脏，心脏则将营养物质输送到全身各个部位，脑髓占身体重量很小，但是有 1/5 的营养物质供给脑髓利用，营养学的思路则是经验总结，缺乏哲理。这些都说明天道循环符合人体规律，更符合哲学道理，是对医学理论的提升。

地道循环则是从胸系统到肺系统，再到肾系统，最后到胎系统的向下过程。胸系统受胎系统之气，胎系统之气分布在颅腔、胸腔、腹腔之内，所以胸系统有头部的扁桃体、胸腔的胸腺、腹腔的脾脏与之相对应；肺系统受胸系统之气有五个肺叶；肾系统受肺系统之气有两个肾脏；胎系统受肾系统之气，有六个内分泌器官，这就是人体的地道循环。与天道循环围绕营养物质代谢不同，地道循环是围绕气体代谢展开的，是人体净化过程，胸系统的扁桃体在咽部，是肺系统的门户，对肺系统有很好的保护作用，肺脏有五个叶则是接受了胸系统之气。有些人动不动就摘除扁桃体是对身体不负责任；肺系统一方面代谢二氧化碳等体内酸性物质，另一方面大肠将肠道产生的垃圾代谢出体外，肺系统也是内源性水的来源，为肾系统提供水，地道循环由肺系统到了肾系统；肾系统则是一方面将体内有毒有害的垃圾代谢出体外，另一方面有灭活激素调节内分泌的功能，将肾系统之气传给胎系统；胎系统的原始卵巢在胚胎早期与肾脏在同一个位置，这一点已经得到现代医学证实；胸系统一方面是由植物及细胞发育而来，另一方面也受到胎系统的调控，尤其是肾上腺素对免疫功能有强大的调节作

用。四个系统形成地道循环。

三才理论有天道左行，地道右迁，人道尚中。天气上升，地气下降。在人体则是左升右降，阳升阴降实现人体气机平衡，是天道循环和地道循环在人体生理功能方面的具体体现。除天道循环和地道循环以外人体内还有一个平衡关系，就是脑和胎两个系统之间的平衡，经络方面是任督二脉循环实现经络平衡，骨髓则有干细胞和脂肪细胞之间的平衡，更主要的是人体神经和内分泌之间的平衡，是脑和胎两个系统之间平衡的体现。天道循环、地道循环、脑胎两个系统之间的平衡是三才思想在人体规律的又一种体现。

天地之气升降符合人体规律，但是有一个让人难以理解的是肝脏长在人体右侧，肺脏在肝脏上方胸腔内，中医却说左肝右肺，分明与解剖结构明显不符，这是什么原因呢？肝脏长在右侧是人体热量平衡的需要，体腔内产热最多的是心脏、肝脏、肾脏三个器官，心脏在左，肝脏在右，肾脏左右两侧各一个，实现人体热量平衡，在哲学方面则体现出人体遵守天道结构和地道结构的规则。肝脏在天道循环，为上升之气，天道循环在左侧，所以肝脏气机变化（功能）服从天道循环在左侧；肺气属于地道循环，为下降之气，肺脏之气在胸腺之气下方，所以在排序上为第二位与肝脏相对应，古人在描述气机升降过程中用肝气上升肺气下降表示人体的气机升降规律，但是不代表肺脏与肝脏器官位置的左右对应关系。

五、开合枢（图 10 - 4）：

《黄帝内经》中有一种理论叫开合枢，是如何产生的却没有进一步阐释，也就是会应用却不知道为什么，从人体规律和天道循环和地道循环可以窥探出其中的奥秘。人体中脏为阴，腑为阳，脏的功能服务于细胞，功能向内，腑辅助脏完成生理功能，功能向外。所以脏从天道，腑从地道，天道顺行，地道逆行，于是天道循环对应开合枢，地道循环对应枢合开，就是《黄帝内经》开合枢理论，也由此可以知道开合枢理论是气机升降变化的理论。

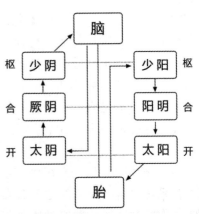

图 10 - 4　开合枢原理图

六、动植物区别

地球环境中肉眼可见的宏观世界有动物和植物两大生物类群，人们固然知道是从原始生物进化而来的，但是都是依据什么进化而来的呢？就是按照天道和地道运行规律进化而来的。动物的主要特点是异养型生物，本身不能通过无机物合成有机物，需要吃食物，通过胰腺对食物进行消化，这个功能对应艮卦；具有运动功能，将营养物质合成身体所需要物质，对应震卦；大多数高级动物是恒温动物，同时需要心脏将营养物质输送到身体各个部位，对应离卦；通过神经功能与外界建立信息联系，也就是向外界释放信息，也决定了营养物质摄入的多少，对应乾卦。于是我们发现这个过程就是艮→震→离→乾的运行规律，是天道循环规律，具有积极、主动、向上的特点，所以《易经》中有天行健君子当自强不息的名言。

与天道循环相对应的是地道循环兑→巽→坎→坤的运行规律，植物则是自养型生物，依靠光合作用合成营养物质并形成植物身体，对应兑卦；通过植物组织内部的导管和筛管与根联系，对应巽卦；根系则对应坎卦深入土壤之中汲取养分；土壤对应坤卦。花对应坤卦，向上开，果实对应乾卦，向下垂，体现天地交感的规律。植物通过光合作用完成由无机物制造有机物以及延续生命的使命，有机物（茎叶）最终返回到地面，称为叶落归根，是地道运行规律，《易经》有地势坤，君子以厚德载物。

第四篇　三阴三阳

三阴三阳有人说是在四象基础上增加厥阴阳明而出现的，本书以为这是曲解了古人三阴三阳思想，但是上古年间没有文字，很多东西演变过程也就无法准确描述，四象到三阴三阳就是其中的谬误之一。无极生太极，太极生两仪，两仪生四象，四象生八卦是自然规律，产生的八卦是先天八卦。四象中的太阴、太阳、少阴、少阳是由阴阳两仪演化而来，阴阳本身也蕴含在四象之中。古人在数理推演过程中又产生了洛书的表现形式，将先天八卦融入洛书就得到后天八卦，这就出现了万物之象按照先天八卦的顺序排列，按照后天八卦的位置分布。本书在先天八卦到后天八卦的推演过程中发现两个循环，一个是以乾卦为核心的天道循环，一个是以坤卦为核心的地道循环，在循环中次序分别是：乾卦、艮卦、震卦、离卦为天道循环，其中艮卦为太阴、震卦为厥阴、离卦为少阴；坤卦、巽卦、兑卦、坎卦为地道循环，其中巽卦为少阳、兑卦为阳明、坎卦为太阳，这里面就涵盖了三阴三阳。天道结构和地道结构则是由四象演化而来，也是在乾坤两卦统帅下，通过三阴三阳发生相互作用。所以三阴三阳相互作用是在乾坤两卦主宰下的阴阳作用，或者说代表天地的乾坤两卦退居二线以后三阴三阳在阴阳调解中发挥作用，是在阴阳相互作用过程中表现形式更具体，是阴阳作用的另一种表现形式。

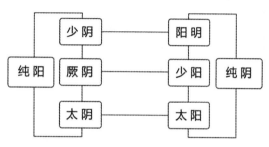

图 10-5　三阴三阳结构图

一、三阴三阳定位

乾卦行天道，纯阳之气统帅，以阴应之，阴一分为三，艮卦应太阴，震卦应厥阴，离卦应少阴，出现天道之三阴；坤卦行地道，纯阴之气统帅，以阳应之，阳一分为三，坎卦应太阳，巽卦应少阳，兑卦应阳明，出现地道之三阳，所以，在天道和地道这个大阴阳之间就出现了三阴三阳平衡。三阴三阳出现以后纯阴纯阳则退到幕后起调节作用，三阴三阳成为阴阳平衡的主要形式（图 10-5）。六气结构是三阴三阳结构的其中一种形式，大家可以体会纯阴纯阳退到幕后，三阴三阳走上前台形成的新结构。这种结构与道家一气化三清的思想如出一辙，说明道家思想已经参悟透了自然界的这种规律。

二、三阴三阳的结构

三阴三阳的结构有六种形式（见图 10-6），前面的天道循环、地道循环，和天道结构、地道结构只是体现了其中的两种。在人体构成中则有六脏结构、脏腑六经结构、脏腑别通、脏腑旁通四种规律。自然界中六气变化也是三阴三阳的运行规律，表现在六气逐年变化规律，每一对阴阳关系都对应司天在泉，决定一年气候变化。

		脏腑别通			六脏结构
太阴	太阳		太阴	太阳	
① 少阴	少阳		② 少阴	阳明	
厥阴	阳明		厥阴	少阳	
太阴	阳明		太阴	阳明	脏腑六经
③ 少阴	少阳		④ 少阴	太阳	
厥阴	太阳		厥阴	少阳	
太阴	少阳	脏腑旁通	太阴	少阳	
⑤ 少阴	阳明		⑥ 少阴	太阳	
厥阴	太阳		厥阴	阳明	

图 10-6　三阴三阳全图

三、三阴三阳与四象区别

四象和三阴三阳都是阴阳作用的表现形式，四象中少阳为木，太阳为火，少阴为金，太阴为水，三阴三阳中厥阴为木，少阴为火，太阴为土，少阳为木（相火），阳明为金，太阳为水。四象是同一事物阴阳强弱变化规律，但是五行不全，也就没有完整的五行表述，后来把土放在中央才有了五行齐备，也就把四象融入到五行之中。三阴三阳与四象的五行不一致，三阴三阳是纯阴纯阳退居二线以后阴阳作用的体现，三阴三阳的五行属性成为运气学研究和应用的重要工具。由此可以推断古人对四象的定义重在方位，三阴三阳重在事物规律，两者不能混为一谈。只是因为语言很难区分两者之间的微妙差异才造成混淆。

四、三阴三阳应用

1. 三阴三阳的人体规律：

天地结构对应人体八脏器官结构，天地循环对应八脏系统的功能，既体现了人体的精美，也证实了传统哲学的科学性。八脏系统又如何体现三阴三阳规律呢？人体以八脏为核心形成八个系统，脑和胎两个系统为父母，其他六个系统为子女，父母对子女有调节作用成为调节系统，子女系统则分成生长系统、质能代谢和质能供给三个系统，也就是完成人体自身的生长发育和与外界进行物质能量交换是在生长系统、质能代谢、质能供给三个系统协同下完成的，脑和胎两个系统形成的调节系统则退居二线，完成具体工作的是子女系统的脏和腑，脏为阴，腑为阳，于是就出现了三阴三阳。但是三阴三阳都有两个，例如少阴有手少阴和足少阴两种，阳明有足阳明、手阳明两种，这样就使人体结构更加复杂（见图10-7）。

三阴三阳虽然阴阳相同，但是五行属性却不相同，例如肺和胰两个系统同属于太阴，肺系统五行属金，胰系统五行属土，所以在六气中五行属性是要选择的，传统中医已经给出答案，太阴对应湿土，少阴对应君火，厥阴对应风木，太阳对应寒水，少阳对应相火（五行属木），阳明对应燥金。古人同样没有给出理由，这也是把中医看成神秘医学的原因之一。

八脏器官受到脑和胎两个系统调控，神经调节对全身发挥作用，许多内分泌腺直接或间接地接受中枢神经系统的调节，在这种情况下，体液调节可以看作神经调节的一个环节。另一方面，内分泌腺所分泌的激素也可以影响脑系统的发育和功能，如幼年时甲状腺激素缺乏（如缺碘）就会影响脑的发育，成年时甲状腺激素分泌不足会使神经系统的兴奋性降低。所以八脏系统主要是由脑系统负责调控，也就是神经调节为主内分泌调节为辅。脏为阴，所以脑系统调控脏，与厥阴、少阴、太阴形成对应关系，符合天道循环规律，于是太阴对应肺脏和胰腺，以胰腺为主，称为太阴湿土；少阴对应心脏和肾脏，以心脏为主，称为少阴君火；厥阴对应肝脏和胸腺，以肝脏为主，称为厥阴风木。

八腑器官则是胎系统负责调控，与太阳、少阳、阳明形成对应关系，符合地道循环规律，就有太阳对应小肠和膀胱，以膀胱为主，称为太阳寒水；少阳对应胆囊和三焦，以三焦为主，称为少阳相火；阳明对应大肠和胃，以大肠为主，称为阳明燥金。这就是中医三阴三阳存在的人体基础。

2. 三阴三阳与人体系统：

人体子女系统中，厥阴与少阳属于生长系统，少阴与太阳属于质能代谢系统，太阴与阳明属于质能供给系统，这就是子女系统的脏腑对应规律，传统中医称为六经的关系，是三阴三阳在人体的表现形式之一，有以下两个方面：

（1）脏腑对应（见图10-7）：阴经属于脏，阳经属于腑，形成脏腑对应关系，子女系统的脏在六经中都对应阴经，腑在六经中都对应阳经，形成六经对应关系，是图10-6④4在人体的具体表述。

（2）气机流动：太阴、少阴、厥阴是营养物质从体外运动到体内进入细胞以及垃圾毒素进行代谢过程的核心要素，其中胰脏、肝脏、心脏是营养物质进入人体的途径，肺脏、胸腺、肾脏是氧气进入体内以及垃圾代谢的途径；阳明、少阳、太阳是这个过程的辅助因素，其中胃、胆囊、小肠完成营养物质进入体内，三焦、膀胱、大肠完成垃圾毒素代谢。脏腑之间通过十二经络形成人体重要的经络循环。

六经理论是中医人体系统理论的重要内容，子女系统的脏腑、经络、肢体部位都与六经有密切关系，其中十二经络是子女系统中脏腑运行规律的整体体现，也是应用最广泛的中医理论。

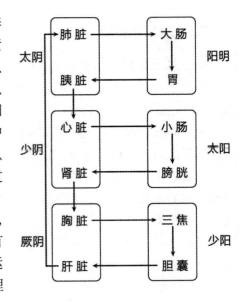

图 10 - 7　六经与十二脏腑经络循环

3. 脏腑别通关系（见图 10 - 8）：厥阴对阳明，少阴对少阳，太阴对太阳。中医称为别通关系，反应人体生理功能。本书用现代医学重新对开合枢理论进行解读，使之与现代医学融合在一起，并且发现开合枢的次序应该做一下调整，修改为开枢合更符合人体规律。通过对开合枢的推演发现了六腑分布结构和功能的规律，成为人体理论重要组成部分（详见：六腑结构精要），是图 10 - 6①在人体的具体体现。

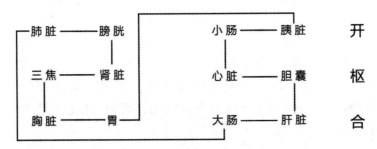

图 10 - 8　脏腑旁通关系

3. 脏腑旁通关系（图 10 - 9）：旁通关系是本书发现的人体又一重要规律，分成源、化、生三种情况。心与胃通，肾与大肠通：心脏是血液热量之源，胃是水谷之源，肾脏是尿液之源，大肠是粪便之源，四个器官都通过物理因素发挥作用，是人体之源；胰腺与三焦通，肺脏与胆囊通：胰腺转化食物精微，三焦转化水液，肺脏氧化各种营养物质，胆囊转化脂肪，四个器官都通过完成营养物质的转化，称为化；胸腺与膀胱通，肝脏与小肠通：胸腺生免疫功能，膀胱生尿液，肝脏则是生命的起点，小肠细胞吞咽营养物质并送到体内，四个器官中有三个器官通过生物功能来完成，称为生。六对器官形成两组源化生。

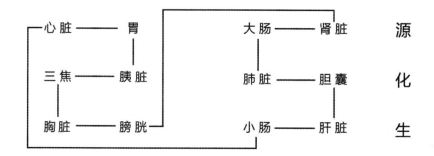

图 10 - 9　脏腑别通关系

脏腑、别通、旁通三种关系相互作用，共同完成对人体生理功能的调节，脏腑关系是基础，别通和旁通关系都借助于脏腑关系形成循环，与脏腑循环一道形成人体功能循环，旁通关系是图 10 - 6⑤在人体的具体体现。

4. 人体结构（见图 10 - 6 中②）：厥阴对少阳，少阴对阳明，太阴对太阳。在人体则表现出子女系统六脏对应关系，心脏位于胸腔左侧，肺脏左侧两个叶右侧三个叶重心在右侧，都位于胸腔高下之间，符合应少阴对阳明；脾脏位于腹腔左上方，肝脏位于腹腔右上方，也是同一个高下之间，需要注意的是肝脏之气在左侧，器官在右侧，是由于肝脏属于天道循环器官，气在左侧，同时肝脏又遵守地道结构规律在右侧，符合厥阴对少阳；胰腺腹部中央伸向左侧，肾脏分布在腹后壁两侧与胰腺同一个高下之间，符合太阴对太阳。是人体六脏器官对应规律，也是古代哲学思想成功运用于人体结构的直观实证，是不需要借用任何仪器就可以看到的真实人体规律。

5. 缺省结构：在三阴三阳中有两种结构省略下来（图 10 - 6 中③、⑥），包含六种对应关系，仔细研究就会发现六种对应关系已经包含在其它四种关系之中。图 10 - 6③中太阴对阳明表现在脏腑关系之中，少阴对少阳表现在开合枢关系之中，厥阴对太阳表现在旁通关系之中。图 10 - 6⑥中太阴对少阳表现在旁通关系之中，少阴对太阳表现在脏腑结构之中，厥阴对阳明表现在开合枢结构之中。说明这两种结构可以缺省，人体脏腑关系由脏腑、别通、旁通三种关系得到了全面体现。

通过三阴三阳在人体的表现发现人体构成的科学性，六脏结构符合三阴三阳结构形式，别通、旁通、脏腑关系都不属于人体结构关系，但是却是人体生理规律的重要内容，这也就证明人体除了空间结构以外还有无形的规律发挥作用，也就证明中医理论中气的存在有深刻人体基础。如果说《超级中医学》打开了连接人体科学和古代哲学的桥梁，三阴三阳则实现了人体结构的精准定位，是人体理论的再一次大幅提升，把医学变成真正的人体科学。

第五篇 六十甲子

六十甲子（见表10-2）是黄帝命大挠氏所做，用以计算时间，是古代历法中重要的计算单位，可以用分钟、时辰、日、月、年等时间单位与六十甲子结合，分别得到不同的时间周期，是自然规律在不同时间层次上的缩影。六十甲子由十天干（甲、乙、丙、丁、戊、己、庚、辛、壬、癸）和十二地支（子、丑、寅、卯、辰、巳、午、未、申、酉、戌、亥）相配而成，用第一个天干配第一个地支，第二个天干配第二个地支，于是得到奇数配奇数，偶数配偶数，进行不重复的排列组合，也就是从甲子到癸亥，称为六十甲子。每个天干各分得六次相配地支的机会；每个地支则得到五次相配天干的机会，以甲子循环周期为单位则可以推演出更多周期规律。这就是六十甲子的玄妙。

天干、地支形成的六十年周期，是五运六气的精粹，对推测预报天象、物候、病候有独特意义。《黄帝内经》记载："《太史天元册》曰：丹天之气经于牛女戊分，黄天之气经于心尾己分，苍天之气，经于危室柳鬼，素天之气经于亢氐昴毕，玄天之气经于张翼娄胃，所谓戊己分者，奎壁角轸，则天地之门户也。夫候之所始，道之所生不可不通也"。五运规律是古人观察天上有丹、黄、苍、素、玄五色六气在不同方位的天象，六气指天体运动产生的三阴三阳的消长转化，及其相应的风、寒、湿、燥、火、暑六气的推移，说明甲子六十周期有着深远的天体背景。本书对天干、地支、三阴三阳、五运六气等哲学原理剖析以后，也就为破解六十甲子奥妙提出新的思路。

表10-2 六十甲子周期表

01 甲子	11 甲戌	21 甲申	31 甲午	41 甲辰	51 甲寅
02 乙丑	12 乙亥	22 乙酉	32 乙未	42 乙巳	52 乙卯
03 丙寅	13 丙子	23 丙戌	33 丙申	43 丙午	53 丙辰
04 丁卯	14 丁丑	24 丁亥	34 丁酉	44 丁未	54 丁巳
05 戊辰	15 戊寅	25 戊子	35 戊戌	45 戊申	55 戊午
06 己巳	16 己卯	26 己丑	36 己亥	46 己酉	56 己未
07 庚午	17 庚辰	27 庚寅	37 庚子	47 庚戌	57 庚申
08 辛未	18 辛巳	28 辛卯	38 辛丑	48 辛亥	58 辛酉
09 壬申	19 壬午	29 壬辰	39 壬寅	49 壬子	59 壬戌
10 癸酉	20 癸未	30 癸巳	40 癸卯	50 癸丑	60 癸亥

一、天人周期循环

天体运动具有周期性，气候变化也具有周期性，周期规律在现代科学高度发达的今天也早就为世人所熟知，天人同构思想让人们从自然界寻找人体周期规律，发现天体与人体之间存在着十分密切的联系。《黄帝内经》中对此有精辟论述。

1. 日周期规律：

是生物、生命对日节律的一种适应反应。《灵枢·营卫生会》"夜半为阴陇，夜半后而为阴衰，平旦阴尽而阳受气矣，日中为阳陇，日西而阳衰，日入阳尽而阴受气矣"。《灵枢·顺气一日分为四时》"夫百病者，多以旦慧昼安，夕加夜甚"。"以一日分为四时，朝则为春，日中为夏，日入为秋，夜半为冬。朝则人气始生，病气衰，故旦慧；日中人气长，长则胜邪，故安；夕则人气始衰，邪气始生，故加；夜半人气入脏，邪气独居于身，故甚也"。子午流注则是人体日周期规律的经典表述。

2. 月周期规律：

是月球围绕地球周期运动引起人体气血变化的反映。由于月引力的变化，对人体气血必然发生影响。《素问·八正神明论》"月始生，则血气始精，卫气始行；月廓满，则血气实，肌肉坚；月廓空，则肌肉减，经络虚，卫气去形独居，是以因天时而调血气也"。月球的周期运动对每一个人都发挥作用，所以每个人的病理变化都与月球周期变化有关，尤其是女性生理周期、人们情绪周期都与月周期规律有密切关系。

3. 年周期规律：

是人体对天体运动周期导致四季寒暑变化的一种节律性反应。主要表现在一年四季阴阳消长呈周期性变化对人体的影响，如冬至一阳生，夏至一阴长。与地球围绕太阳公转有关。《素问·厥论》"春夏则阳气多而阴气少，秋冬则阴气盛而阳气衰"。《素问·六节脏象论》则有：心者，通于夏气；肺者，通于秋气；肾者，通于冬气；肝者，通于春气；脾胃大小肠、三焦膀胱者，通于土气。在人体病理方面：《素问·金匮真言论》"故春气者，病在头；夏气者，病在脏；秋气者，病在肩背；冬气者，病在四肢。故春善病鼽衄，仲夏善病胸胁，长夏善病洞泄寒中，秋善病风疟，冬善病痹厥。故冬不按蹻，春不鼽衄；春不病颈项，仲夏不病胸胁；长夏不病洞泄寒中，秋不病风疟，冬不病痹厥，飧泄而汗出也。"

4. 逐年周期规律：

人们生活在地球自然环境中，每年都会遇到不同的气候现象，但是地球围绕太阳运行年年如此，何以每年都不同呢？现代科学高度发达的今天也只能用现象证明现象，没有完整的预测理论对未来进行预测，更谈不上对人体生理病理变化的预测，《黄帝内经》的五运六气则是古老却非常优秀的预测理论。

表 10 – 3　　脏腑八气天体对应图

八卦	乾	坤	震	巽	坎	离	艮	兑
脏腑	脑脏	卵巢	肝脏	三焦	膀胱	心脏	胰脏	大肠
八气	阳气	阴气	厥阴	少阳	太阳	少阴	太阴	阳明
天体	太阳	月亮	火星	木星	土星	金星	天王星	水星

二、六十甲子的时间层次

周期规律是时间变化的规律，现代科学用统计方法找到了大量的周期规律，例如，天文大潮是 18.6 年、太阳黑子 11 年，月球会合周期是 29.53 天，地球一年是 365.2425 天。古人没有现代仪器设备，但是也发现了日、月、年等周期规律，在认识到自然界这些周期规律基础上，进一步发现这些周期的共性，都与六十甲子有密切关系，也就有了对周期进行定量分析的方法。

1. 以一分钟为单位，1 个小时是 1 个甲子，1 个时辰是两个甲子，24 个甲子是一天，72 个甲子是三天，三天是小肠黏膜更新的周期，也是许多白细胞的寿命。小时是现代时间单位，时辰是古人的时间单位，两者成倍数关系并且和六十甲子关系密切必然有其深刻道理，只是人们在这方面还缺乏研究。

2. 以一个时辰为单位，一个甲子是 5 天，古人称为一候；两个甲子为 10 天，为一旬；三个甲子是一个节气（15 天），古人谓之气，每个节气进行更替的时候都会发生气候变化，称为迎节气，体现六十甲子与气候之间的密切关系；六个甲子是一个月（30 天），这是与太阳和月亮平均周期相对应的时间概念，与天文学建立联系了；十八个甲子就是一个季节（90 天），古人称为六气谓时；七十二个甲子就是一年（360天），古人称四时（四季）谓岁。《素问·六节脏象论》中记载"五日谓之候，三候谓之气，六气谓之时，四时谓之岁，而各从其主治焉。五运相袭而皆治之，终期之日，周而复始，时立气布，如环无端，候亦同法"。说明《黄帝内经》成书年代就以时辰为单位推演时间规律，并且知道地球气候随时间变化的规律（五运六气）。可见古人对自然规律认识之深刻。

按照时辰推算的时间无论是月、季还是年都与实际存在差异，出现这个现象说明理论与实际情况仍需探讨。从前面太阳系天体数据以及人体规律和古代哲学可以知道月亮周期应该是 28 天，实际是 28.425 天，太阳平均周期应该是 32 天，实际是 32.468 天，也就是说太阳和月亮都受到影响而没有与理论数值一致。现代天文学已经知道太阳系是银河系一份子，银河系是总星系一份子，银河系、总星系都对太阳系天体运行发挥作用。五行、八卦、天干、地支等运行规律主要来源于太阳系运行规律，所以不全面，也就出现微小差异。太阳平均自转周期的实际测量值与理论值之比为 1.01519，月亮自转周期的实际测量值与理论值之比为 1.01518，两个比值极其接近说明太阳和月亮受到共同的宇宙因素制约，出现周期延迟现象。我们地球也一定受到宇宙因素的制约出现周期延迟，参考太阳和月亮延迟现象，将二者的平均值 1.015185 乘以 360 就等于 365.47 天，与地球一年 365.2425 天就非常接近了，说明地球周期每年都比理论周期 360 天延迟 5.2425 天；同样道理一个月的实际时间是 30.46 天，一个季节是 91.37 天，在《黄帝内经》五运六气划分中五运每一运为 73.05 天，六气每一气为 60.87 天，就是延迟以后的实际时间。更精准的校对则需要天文学家来完成。一年四季时间周期能够从一个时辰（两个小时）这样短的时间推算出来堪称奇迹，不得不佩服古人的伟大智慧。

3. 以一天为单位，一个甲子是两个月，六气中每一气时间也是两个月；两个甲子是 120 天，是人体大多数细胞的寿命就是 120 天；六个甲子是一年，年更是重要的时间概念；72 个甲子是十二年，是重要的时间周期。

4. 以一个月为单位，一个甲子是五年，两个甲子是十年，五年周期和十年周期是两个非常重要的周期，72 个甲子是 360 年。

5. 以一年为单位，60 年是一个甲子，也就是 60 年周期，这个周期非常重要，是太阳、月亮、地球三者复合运动形成的周期，也就是太阳、月亮、地球运行 60 年以后，第 61 年才又回到初始位置，表明太阳、月亮、地球三者之间是相互制约的平衡关系，也是现代科学与古代哲学再一次殊途同归；两个周期是 120 年，与人类寿命有密切关系。以 60 年一个甲子为单位的周期计算方法，60 个 60 年就是 3600 年为一个周期，从黄帝八年开始到现在是第 79 个甲子；更大周期是以 60 年一个甲子周期 "扩而大之"，以 6 个 60 年，即 360 年为单位（一个大运），形成 21600 年周期；以 3600 年为单位，形成 216000 年的更大周期。

三、历法

历法本质是周期规律的体现，我国目前采用的历法是阴阳合历，就是以阳历为基础，把阴历（月历）进行润月，使之与阳历一致。就是与太阳历的年序相一致，也就是说以朔望月计月，以太阳年计年，因朔望月和太阳年不能互相公约，故必须三年一润月。阴历以朔望月计每月 29.5 天，每年为三百五十四日，阳历以回归年共计三百六十五日，因此，月份常不足，节气常有余。每年余十一日，为使月份与节气复归一致，因此，每三年必润一月，十九年中置七个润月，平均 32 月置一润月。这样节气与月份相符合方能适用于生产及生活实践，此为阴阳合历，现在的日历就是这种历法。但是《超级中医学》发现地球、太阳、月亮之间的阴阳平衡以后，阴历对应月亮周期无可非议，所谓的阳历则是太阳和月亮共同作用的结果，是阴阳历，现行的历法是阴历和阴阳历的合历，不是真正的阳历，真正的阳历则是一个空白，需要我们重新补上这一页。

四、六十甲子的应用

在自然科学领域里六十甲子的作用也是巨大的。由于六十甲子主要体现在时间方面，所以周期规律就是六十甲子的主要特征，主要在天文历法以及自然灾害等方面，这方面我国从黄帝开始用甲子纪年，历朝历代对天文、地理、大灾、大疫、战争等都有连续记载，为我们对六十甲子研究提供丰富资料，在前几年（己丑年）"甲流"发生后，李维贤先生（中医主任医师，原中国中医科学研究院基础所副所长）从大量史籍中抓住了规律性的现象，从晋朝以后查找己丑年的疫情，居然有八次大的疫情，是六十甲子周期规律的体现。百度百科记载："中国科学院院士、著名科学家翁文波教授，从1966年3月8日邢台大地震开始，与著名科学家李四光一道，二人受周恩来总理之命，研究地震灾害。李四光先生去世后，翁文波教授肩负重任，通过无数次的科学实验而均告失败。但翁教授没有灰心，历经艰辛二十多年，最后请"天书"下凡，潜心研究《周易》原理，"紧紧抓住天干地支的周期性，以此为突破口进行研究，"终于推导出"甲午乙未沙中金，庚辰辛巳白蜡金"两个地震时间的经验公式，用于对地震、天灾的预测，其准确率达到80%以上"。任何人只要翻开历史大事时间表都可以发现很多与六十甲子有关的周期现象。而五运六气有效预测自然灾害也是六十甲子规律的体现。

六十甲子在时间上有时候会与实际情况出现少许偏差，但仍不失其科学性，现代科学还无法破译六十甲子的科学原理，由其衍生出来的《黄帝内经》之五运六气理论及四柱命理学理论是探索人体奥妙、预测、诊断、治疗人体疾病的重要学问。

第六章　五运六气

本书通过现代科学分析知道五运六气基础是八气，八气是太阳、月亮对地球作用形成的，遵守八卦运行规律，太阳系八卦结构也是在太阳和月亮（代表众多卫星）之间建立的，两者之间气息相通，所以地球环境变化与太阳系天体之间也就有一种特别的内在联系，本书在天人同构基础上将脏腑、八气、天体有机的联系在一起（见表10－3）发现《黄帝内经》五运六气的真谛，是传统中医预测理论的经典。本章用现代语言对五运六气做简单的阐释，从而使五运六气以现代的角度重新展示在世人面前。

一、五运六气伟大成就

随着社会的发展人们生活水平不断提高，生活环境、卫生条件、医疗条件都有了很大的改观，很少有大的疫情发生，但是非典流行为人们敲响了警钟，而这也成了很多人认识五运六气的开始，原因就是现代医学破解不了非典发生的深刻原因，但是中医却可以通过五运六气推演出当年会有疫病的发生，是预测。再追溯一些例子，1956年（丙申年）全国爆发乙型脑炎，老中医蒲辅周根据当年年运属火运太过，是少阳相火司天、厥阴风木在泉的岁气特点，拟出重用性味辛寒的石膏，以解肌清热为主的处方，在全国推广使用，疫情很快得到控制，死亡率下降，后遗症减少。1958年（戊戌年）再度发生乙脑流行，大家再度使用蒲老当年的处方却收效甚微，请教蒲老，他指出1956年年运以火为主，1958年却是年运属土以湿为主，是太阳寒水司天、太阴湿土在泉，属寒湿岁气，必须重用性味苦燥的苍术，重在散寒燥湿，蒲老据此调整处方后，再次取得了神奇的疗效，显示了中医的威力。2009 年甲型流感的发生，2007 年冬季的南方大范围冰冻，2016 年 1 月份的突然降温，通过五运六气得到很好的解释。这些都是近些年发生的事情，晚清有一位名医叫陆懋修，依据薛应旂《甲子会纪》思想从黄帝 8 年开始，按照 60 年一个周期（一个甲子）统计到 77 个周期（到 1923 年），将中医各个流派与之对比，发现中医各个流派的出现于五运六气有密切关系。按照他的推演方法我们正处在第 79 个周期（1984 年 – 2043 年），是厥阴风木和少阳相火主事，五十岁以上的人都赶上 1978 年开始的改革开放大潮，人们生活显著改善，接踵而来的就是富贵病，现在大家已经知道是营养过剩造成的，营养过剩增加肝脏负担，肝脏疏泄功能受到损伤，出现心脑血管病，这几年癌症病人又悄悄增加成为健康第一杀手，进一步分析就会发现 1984 年到 2013 年厥阴风木负责（司天），对应肝系统，也就出现心脑血管病增加，2014 年到 2043 年是少阳相火负责（在泉），胸系统的免疫功能下降引发的疾病将成为主流。现代科学也预感到癌症是未来主要致病因素。

二、客观认识季节变化

每年五运六气分布本质是对季节的划分方法，人们习惯将一年的寒热变化描绘成为四季，区分方法则是以寒热变化为基础，寒冷的季节为冬季，炎热季节为夏季，气温从寒转热的过渡阶段为春季，气温从热转冷为秋季。这种划分方法的标准就是温度变化，没有考虑水对气候变化的影响，气候变化过程中水的影响是巨大的，水的比热非常大，是地球气温寒热变化的调节剂，是直接参与调节气候变化的重要因素，所以在季节变化过程中应该考虑水的因素。

在地球八气分析过程中我已经指出气候变化主要因素是热量和水，也就是说季节的划分缺少水因素是不全面的，评判空气中水含量多少的指标称为湿度，也就是还应该考虑湿度因素，加入湿度因素以后的季节会是什么样子呢？我们中国是典型的大陆性气候，尤其在北方四季分明，其中在夏季后期进入雨季，高温高湿是显著的气候特点，古人将这一阶段称为长夏，于是一年四季就有了春、夏、长夏、秋、冬五个阶段，春天风多，应木；夏天炎热，应火；长夏湿热，应土；秋天干燥，应金；冬天寒冷，应水。这就是一年四季的气候变化，也就是说一年除了四季划分方法以外还可以分成五个阶段，并且与五行相对应，也称为五季。古人总结风寒暑湿燥火六气也是气候变化的体现，只是在五季中多了一个暑，暑是湿和热共同作用的结果，高温高湿，病原微生物大量滋生，需要提高免疫功能以应对的季节。于是在四季之中多了五个阶段和六个阶段的划分，都是温度和湿度对地球大气作用的结果。

从全球角度看，非洲热带草原一年只有旱季和雨季两个季节，旱季属火雨季属水，也是一种季节类型，其它热带地区也没有冬夏之分。我国每年降雨量从春天开始增多，并逐渐北移，七八月份到达北方。所以在一年四季的习惯思维基础上我们还要客观认识气候变化，允许不同气候类型进入我们的思维世界。

人们都知道每年的气候变化都不同，但是有一定周期性。现代气象学已经发现地球气候变化受到银河系、太阳系，尤其是太阳和月亮影响非常大，表现出周期性规律，目前正处在变暖的周期，所以仅仅考虑地球本身的因素还不能做到准确预报天气变化，尤其是灾害性天气的发生与太阳和月亮周期变化有密切关系，这一点在现代气象科学中已经得到普遍认可。所以宇宙的运动规律同样影响地球气候的变化，只是影响不是按照四季变化的规律，而是按照年度变化来计算的。

地球气候每年的寒热往来规律和宇宙运行规律是影响气候变化的两大重要因素，尤其太阳系天体对地球气候影响是发生灾害性天气的重要因素。而这些规律在几千年以前的《黄帝内经》中就已经有详细的论述，分成年周期规律和逐年规律两种，称为主气和客气。主气和客气又分别分成对应五行的五分法和对应六气的六分法两种分类方法，称为五运六气，是天文、气象、人体规律的高度总结，是古人智慧的结晶。现代科学发现与太阳活动有关的气候周期有 5～6 年、11 年、22 年、80～90 年和 180 年等周期，还有更长的周期规律。这几个和太阳有关的周期中最基础的是 5～6 年，其它周期几乎都与 5～6 年周期呈现倍数关系，而 5～6 年恰好与五运六气显示的周期一致，也就为五运六气找到了现代科学的基础。

三、五运规律

八气与八卦对应，通过八卦天干模型找到八气与天干对应关系，出现天干与八气对应关系（见表 9－2）。天干是事物运行规律的体现，自然界运行规律也与天干相对应，古人认为是地气运行规律，实质是太阳系天体对地球环境的作用。分成风、热、湿、燥、寒五种自然现象，这五种现象的变化规律称为五运，分别是木运、火运、土运、金运、水运。由天干化合而来，甲与己合化土运，乙与庚合化金运，丙与辛合化水运，丁与壬合化木运，戊与癸合化火运。

1. 五运年周期规律（见图 10－10）：

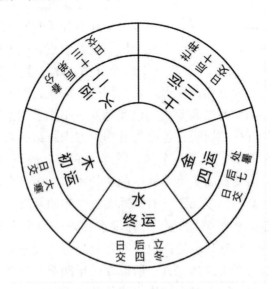

图 10－10　五运年周期规律

五运年周期规律称为主运，将一年分成五等分，分别是木运、火运、土运、金运、水运，每份73.05天。从大寒开始，按照五行相生的次序运行，也就是从木运开始，经过火运、土运、金运、水运，一年循环完成，接下来进入新一年五运循环。这个规律年年不变，循环往复。

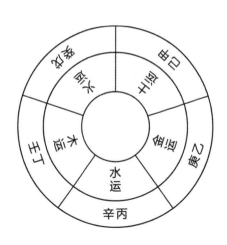

图 10 - 11 五运逐年规律

2. 五运逐年周期规律（见图10 - 11）：依据天干化合规律，一个十年天干分成两个五年小周期，每个小周期对各个年份的影响分为大运和客运两部分。

（1）大运：就是为每年定一个基调，比如今年雨水多，明年雨水少，后年风调雨顺，这些都是一年主要气候特征。大运是主管每年全年气候变化的岁运，又叫中运、岁运。大运有太过与不及。太过即主岁的岁运旺盛而有余；不及即主岁的岁运衰少而不足。

（2）大运规律（见表10 - 4）：大运以天干化合为基础，体现出逐年周期规律。甲年和己年五运为土，乙年和庚年五运为金，丙年和辛年五运为水，丁年和壬年五运为木，戊年和癸年五运为火。

表 10 - 4 大运规律表

天干	甲	乙	丙	丁	戊	己	庚	辛	壬	癸
大运	土	金	水	木	火	土	金	水	木	火

（3）客运：客运是每个运季中的特殊变化，每年的客运也分为木运、火运、土运、金运、水运。它以每年的大运为初运；当年的值年大运确定后，循着五行相生的次序，分五步运行。客运是与主运相对而言的，因为主运的初运为木、二运为火、三运为土、四运为金、五运为水，年年不变。而客运则以每年的值年大运为初运，客运随着大运而年年变化。

五运之气有盛衰及平气变化（见图10 - 12）。盛，即五运之气太过而有余。衰，即五运之气不及而衰少。若五运之气既非太过，又非不及，为平气之年。平气是由运太过而被抑制，或运不及而得资助所形成的。平气之年，气候平和，疾病很少流行。《黄帝内经·五常政大

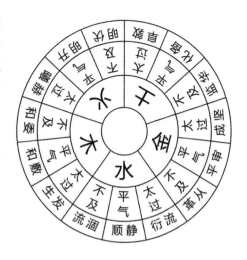

图 10 - 12 五运盛衰变化图

论》中对太过、平气、不及有更详细阐释，现在节录如下：

"黄帝道：宇宙深远广阔无边，五运循环不息。其中有盛衰的不同，随之而有损益的差别，请你告诉我五运中的平气，是怎样命名？怎样定其标志的？

岐伯答道：你问得真有意义！所谓平气，木称为"敷和"，散布着温和之气，使万物荣华；火称为"升明"，明朗而有盛长之气，使万物繁茂；土称为"备化"，具备着生化万物之气，使万物具备形体；金称为"审平"，发着宁静和平之气，使万物结实；水称为"静顺"，有着寂静和顺之气，使万物归藏。

黄帝道：五运不及怎样？

岐伯说：如果不及，木称为"委和"，无阳和之气，使万物萎靡不振；火称为"伏明"，少温暖之气，使万物暗淡无光；土称为"卑监"，无生化之气，使万物萎弱无力；金称为"从革"，无坚硬之气，使万物质松无弹力；水称为"涸流"，无封藏之气，使万物干枯。

黄帝道：太过的怎样？

岐伯说：如果太过，木称为"发生"，过早地散布温和之气，使万物提早发育；火称为"赫曦"，散布着强烈的火气，使万物烈焰不安；土称为"敦阜"，有着浓厚坚实之气，反使万物不能成形；金称为"坚成"，有着强硬之气，使万物刚直；水称为"流衍"，有溢满之气，使万物漂流不能归宿。"

此外，《黄帝内经》借用宫商角徵羽五音表述五运分析（详见《黄帝内经》第七十一篇六元正纪大论），以"太"和"少"区别太过和不及而融入五运（见表10-5）。太就是太过，少就是不及，这就出现了10年的周期规律。

表 10-5　五音与五运

五行	土		金		水		木		火	
五运	甲	己	庚	乙	丙	辛	壬	丁	戊	癸
五音	太宫	少宫	太商	少商	太羽	少羽	太角	少角	太徵	少徵

甲与己合五运为土，甲太过对应太宫，己不及对应少宫。
乙与庚合五运为金，庚太过对应太商，乙不及对应少商。
丙与辛合五运为水，丙太过对应太羽，辛不及对应少羽。
丁与壬合五运为木，壬太过对应太角，丁不及对应少角。
戊与癸合五运为火，戊太过对应太徵，癸不及对应少徵。

3. 主运客运叠加（客主加临）：

主运每年固定不变，但是客运每年都变，主运和客运叠加作用使每一年五运出现不同的规律，是五运分析的重要环节。这一规律与现代科学的叠加原理是一致的，体现了古老智慧和现代科学的同一性。

主运、大运、客运，以及大运区别太少以后，五运规律就体现了年周期、五年周期、十年周期规律变化。

4. 五运与八脏系统：

五运在天源于八气变化，在人则属于八脏系统之间相互作用，也就是通过八脏与天干关系演化出五运。

甲与己合：肝与胎两个系统化合，肝系统调节内分泌使内分泌更加均衡稳定，内分泌五行属土，所以甲与己合化土。

乙与庚合：胸与脑两个系统化合，胸系统负责对脑系统的保护，没有胸系统的保护脑系统功能就不能正常进行，所以乙与庚合化金。

丙与辛合：心与肺两个系统化合，心系统负责血液循环与肺系统负责经络循环，两者共同点就是水，另外肺脏氧气进入细胞分解身体产生水的过程必然经过心脏的作用，所以丙与辛合化水。

丁与壬合：心与肾两个系统化合，心和肾两个系统都是水火之脏，生命孕育的基础就是水火，没有水和火就没有生命，所以丁与壬合化木。

戊与癸合：胰和肾两个系统化合，胰系统负责精微物质，肾系统负责水液代谢，精微物质必需溶解在水里才能被人体利用，所以对营养物质分解释放能量的过程也必然在水里，所以戊与癸合化火。

四、六气规律

《黄帝内经》很早就发现六气的存在，对六气运行规律也有着精辟的阐释，但是长期以来一直被忽视，直到唐朝时候王冰对六气进行精辟的阐释才引起人们重视，到了宋朝以后已经成为中医必修课，足见古人对六气认识之深刻。现代医学从人体自身角度研究人体，缺乏对人与自然关系的研究，很少有人知道六气，不知道六气的运行规律，但是，按照马克思主义原理，事物是普遍联系的，人与自然之间必然有密切联系，自然界的六气必然影响人们身体健康，中医发现很多疾病都与六气有关。

1. 六气年周期规律（见图 10-13）：

六气每年有固定规律，称为主气。从大寒开始，将一年分成六等份，分别为初之气、二之气、三之气、四之气、五之气、终之气，每份 60.87 天。主气的排列是在五运年周期基础上增加一个高温高湿的阶段，气温升高进入夏季以后，高温多雨空气湿度大，雨季过后土壤仍保存一定湿度，这个特点也就是六气比五运多一个阶段的客观基础。主气排列为：厥阴风木、少阴君火、少阳相火、太阴湿土、阳明燥金、太阳寒水。

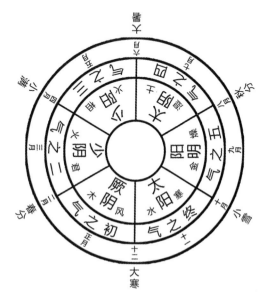

图 10-13　六气年规律

主气是从初之气开始的，初之气为厥阴风木，对应水瓶座和双鱼座，相当于每年的冬末初春大寒、立春、雨水、惊蛰四个节气，气候变化多风，疾病流行以肝病居多。二之气为少阴君火，对应白羊座和金牛座，相当于每年的暮春初夏春分、清明、谷雨、立夏四个节气，气候逐渐转热，疾病流行以肝病和心病居多。三之气为少阳相火，对应双子座和巨蟹座，相当于每年夏季的小满、芒种、夏至、小暑四个节气，气候炎热，疾病流行以心病、暑病居多。四之气为太阴湿土，对应狮子座和处女座，相当于每年的暮夏初秋大暑、立秋、处暑、白露四个节气，气候变化以湿气为重，疾病流行以脾病居多。五之气为阳明燥金，对应天平座和天蝎座，相当于每年秋冬之间秋分、寒露、霜降、立冬四个节气，气候变化以燥气较重，疾病发生以肺病居多。终之气为太阳寒水，对应射手座和摩羯座，相当于每年的严冬小雪、大雪、冬至、小寒四个节气，气候严寒，疾病发生以关节病和感冒居多。接下来就进入下一年的周期循环。

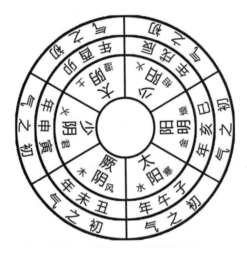

图 10 - 14 六气逐年规律

2. 六气逐年规律：

六气逐年运行循环不息，称为客气。有的年份雨水少，有的年份雨水就多，有的年份会出现干旱，有的年份会出现剧烈的风暴，也就是说六气每年固有规律基础上还有逐年变化的规律（见图 10 - 14），《黄帝内经》描述为地支化六气：

子、午——少阴君火司天　　阳明燥金在泉

丑、未——太阴湿土司天　　太阳寒水在泉

寅、申——少阳相火司天　　厥阴风木在泉

卯、酉——阳明燥金司天　　少阴君火在泉

辰、戌——太阳寒水司天　　太阴湿土在泉

巳、亥——厥阴风木司天　　少阳相火在泉

司天对应的位置是三之气，主管上半年客气；在泉对应终之气，主管每年下半年客气；其它四气则称为间气。客气排列次序与年周期规律不同，首先建立司天在泉对应关系，有厥阴对少阳、少阴对阳明、太阴对太阳三个对，按照阴阳消长规律排列出六气循环次序。即：厥阴→少阴→太阴→少阳→阳明→太阳。由于每年客气不同，对主气的影响也就不同，所以不同年份出现不同气候现象。六气对应六年周期规律，但是十二地支化六气有正化和对化之别，所以也体现十二年周期规律。

3. 客主加临：

主气是每年季节变化规律，年年如此，固定不变。客气则是每年都变，六年形成一个小循环。客气与主气之间相互作用称为客主加临。客主之气相生，客气克主气为相得，说明本步所主的气候异常变化不大，影响人体发病时病情轻而缓。由于"主胜逆，客胜从"（《素问·至真要大论篇》），如果主气克客气，则为不相得，表示气候变化很大，影响人体发病时病情急而重。如果出现客主同气，仍然属于相得的范围，但要防其亢盛。

4. 六气与六脏系统关系：

太阳和月亮作用于地球形成六气，人体脑胎两个系统为父母，其他六脏系统为子女，子女系统与六气之间形成对应关系。对应规则是：脑系统为父亲统帅肝、心、胰三个系统，遵守天道循环规律，脑系统为阳，肝、心、胰三个系统以阴应之，对应脏；胎系统为母亲统帅胸、肺、肾三个系统，遵守地道循环规律，胎系统为阴，胸、肺、肾三个系统以阳应之，对应腑，于是就有如下对应关系。

厥阴风木对应肝脏和胸脏，主要功能体现在肝脏；少阴君火对应心脏和肾脏，主要功能体现在心脏；太阴湿土对应胰脏和肺脏，主要功能体现在胰腺；少阳相火对应胆囊和三焦，主要功能体现在三焦；阳明燥金对应胃和大肠，主要功能体现在大肠；太阳寒水对应小肠和膀胱，主要功能体现在膀胱。也就是说六气主事的时候人体对应脏腑器官负担也会加重，要注意保养。

五、运和气的关系

运生气或运克气叫运盛气衰，运盛气衰当以运为主，气为次。

气生运或气克运叫气盛运衰，气盛运衰当以气为主，运为次。

气生运为顺化，顺化之年变化较平和。

气克运为天刑，天刑之年变化特别剧烈。

运生气为小逆，运克气为不合，小逆和不合之年变化较大。

五运六气是《黄帝内经》重要内容，揭示了天地自然之变化，以及对人体生理功能的影响。通过对五运六气剖析让人们知道五运六气也是自然规律，通过相互作用影响自然界气候变化，进而影响人们健康。运用五运六气分析可以提前预知自然环境对我们的影响，进而采取积极防御措施，是古人预防医学领域的巨大成就。本书从现代科学角度找到了五运六气的现代科学依据，为五运六气纳入科学轨道铺平道路，但是本书对五运六气的阐释只是抛砖引玉，倡导大家精研《黄帝内经》，使之与现代科学有机融合，完成古今合璧，成就现代科学。

第七篇　系统　六经　开阖枢

系统是从西方传到中国的现代气息浓厚的词汇，六经是东汉医圣张仲景《伤寒论》中的重要概念，开合枢则是《黄帝内经》的理论。三个概念分别在人体发挥各自的作用，而人体只有 ·个，本书在古代哲学理论的指导下构建了新的人体系统，实现古今中西医学的有机融合，也就完成了三个概念的统一。

一、系统

人体有八脏系统，其中脑和胎两个系统是父母，其余六脏系统为子女。系统内部则由脏腑窍系体五种组织器官构成的，其中脏腑居于体腔之内为里，相互协作完成将营养物质送入细胞，同时将细胞代谢产生的垃圾毒素代谢出体外的功能；窍和体据于外为表，完成人与外界进行物质信息交流；系在表里之间为半表半里，具有传输作用，所以人体内物质代谢主要由脏腑器官完成。其中脏是核心器官，腑是辅助器官。脏是为细胞提供营养和代谢垃圾的器官，腑是营养物质进出体内的器官，脏的功能向内为里，为阴；腑的功能向外，外为表为阳，这就与古人脏腑器官的表里关系实现对接。子女系统分成生长、质能代谢、质能供给三个系统，每个系统都有脏腑两种器官形成表里关系，于是就有了三阴三阳，生长系统的脏腑器官分别对应厥阴和少阳，质能代谢系统的脏腑器官对应少阴和太阳，质能供给系统的脏腑器官对应太阴和阳明，这就是六经。

二、系统与六经

《黄帝内经·热论》讲述了热病传变过程，实质就是《伤寒论》六经传变的过程，也因此有人认为《伤寒论》承袭了《黄帝内经》思想，但是两者的思想是有区别的。《黄帝内经·热论》"黄帝问曰：今夫热病者，皆伤寒之类也。或愈或死，其死皆以六、七日间。其愈皆以十日以上者何也"。这段话表明《黄帝内经》把人体发热作为疾病的主体，是以人为主的思想。《伤寒论》则是从外界寒冷对人的侵袭开始的，重点在外界对人体的作用。这就是两种理论同中有异的地方。六经思想与现代系统之间的关系让我们进一步了解自己。

1. 生长系统：

生长系统由肝和胸两个系统共同形成，完成人体的生长发育和保护。一个负责生长，一个负责免疫。生长系统中的脏对应厥阴，腑对应少阳，都是由两对器官形成的。

（1）厥阴：阴气到达尽头阳气开始转归的时候称为厥阴，是阳灭阴的状态，就是生命的开始。在人体就是细胞开始生长发育，肝脏和胸腺为厥阴，以一阳始生为界，伴随阳气生长之阴对应肝脏，肝脏将无生命的精微物质转化成核酸，也就具备了由阴转阳的转化基础，是扶阳灭阴。而伴随阴气达到鼎盛状态之阴对应胸腺，胸腺吞噬垃圾毒素净化人体内环境，就是阻滞阴邪的发展，使阴邪达到极限而阳气转归，就是祛邪。从现代科学角度讲扶正就是合成我们的身体，祛邪就是清除体内的垃圾毒素，是生长系统的功能。

（2）少阳：阳气尚少，不足以释放光明，仍然在积蓄力量阶段，这时人体满足对微观系统发挥作用。是人体休息睡觉的时间，所以不提倡熬夜，熬夜伤害的是我们的微观系统。三焦和胆囊为少阳，三焦经活跃的亥时完成人体气血输布，为细胞分裂繁殖做准备，这时的阴气已经达到尽头，胆经活跃的子时人体细胞开始分裂繁殖，是一阳始生的时间。少阳是人体微观系统开始生长发育的时候。

厥阴和少阳相表里体现了阴气耗尽，阳气发展的阴阳转化过程，是人体微观系统完成工作的时间。

2. 质能代谢系统：

质能代谢系统是由肾和心两个系统共同构成的，完成人体代谢。一个负责营养物质供给，一个负责垃圾毒素代谢。质能代谢系统的脏对应少阴，腑对应太阳，也是由两对器官形成的。

（1）少阴：阴气尚少，助阳气达到鼎盛的阴气对应心脏，为人体输送营养。阳气盛极而衰产生的阴气对应肾脏，代谢体内垃圾毒素。

（2）太阳：阳气盛大达到极限，也是开始步入衰退的开始，所以此时的阳气虽盛大，力量已是强弩之末，容易受到阴气的伤害。小肠和膀胱为太阳，人体小肠将阳明（胃）所化之阳进一步过滤吸收，使阳气更清纯，进入血液为细胞利用，膀胱接收来自肾脏代谢出来的尿液，并排出体外。太阳是物质出入人体内环境的关卡。

少阴和太阳相表里体现了物质出入人体内环境的过程，心系统将营养物质送入体内，肾系统将垃圾排出体外。

3. 质能供给系统：

质能供给系统由胰和肺两个系统共同构成，完成人体物质能量供给。质能供给系统的脏对应太阴，腑对应阳明，也是由两对器官形成的。

（1）太阴：阴为物质，现代语言就是物质形态。物质为阴，功能为阳，我们人体是一个阴阳平衡的统一体，既有物质属性又有功能属性，而我们吃的食物已经不具备功能了（都是死的，进入到我们体内的几乎都失去了生命），所以是纯阴的，称为太阴，包括食物、水、氧气。也就是肺脏和胰腺是对食物、水、氧气发挥作用。

（2）阳明：《黄帝内经·素问·至真要大论》："阳明何谓也？岐伯曰：两阳合明也。"现代医学认为是两个阳气加在一起，阳气最盛的时候，这是曲解古人意思，两阳合明是两个阳明共同作用。阳明在脏腑为胃和大肠，胃将有形的食物化为无形的精微物质，是阳灭阴，大肠将小肠传输过来的小肠液浓缩成粪便，是阴灭阳。两阳合明就是这两种功能共同作用蕴育了我们的身体，让我们的身体一天天长大，所以阳明发挥作用的时候就好比一天的开始，太阳出来了，光明照亮大地人间，所以叫阳明，阳气带来光明。

太阴与阳明表里体现了物质出入人体人工环境的过程。

人体质能供给、质能代谢、生长发育三大系统担负着人体生长发育和物质代谢的重任。《伤寒论》六经是三大系统脏腑器官之间的关系，太阴阳明是物质出入人工环境，对应人体质能供给系统的脏和腑。少阴太阳是物质出入人体内环境，对应人体质能代谢系统的脏和腑。厥阴少阳是物质进入微观系统进行代谢的过程，对应人体生长发育系统的脏和腑。三个系统是营养物质从体外进入人工环境，再进入人体内环境，到细胞进行利用，以及细胞代谢废物排出体外的过程。

三、系统与开阖枢

《黄帝内经》开阖枢理论则是质能代谢、质能供给、生长发育三大系统之间运行的规律，开对应太阴和太阳，连接质能供给和质能代谢两个系统，是人体与自然界之间进行物质代谢的全过程；阖对应厥阴和阳明，连接质能供给和生长发育两个系统，满足细胞生长发育的物质需要；枢对应少阴和少阳，连接质能代谢和生长发育两个系统，满足细胞代谢的需要。而连接的奥秘则被董景昌老前辈进一步阐释，称为脏腑别通。

传统中医用门来表示，开就是开门，阖就是关门，枢是门轴，这样的理解很简单，没有更进一步说明为什么开门，为什么关门，为什么要有门轴，这里就为大家进一步解析开阖枢。

开：是开门营业，太阴太阳为开，太阴就是肺脏和胰脏，属于质能供给系统，肺脏开门营业就是呼吸，胰脏开门营业就是分泌消化液，他们都需要把门打开才能工作，无论是肺脏的气管不通还是胰腺的胰腺管不通，他们都不能正常工作；太阳就是小肠和膀胱，属于质能代谢系统，小肠细胞张开大嘴吞噬营养物质，并将营养物质转运到血液和淋巴液的过程就像口腔吃东西一样要首先张开嘴。膀胱排尿更需要开门了。这四个器官一个共同特点就是工作的时候要把门打开，所以称为开。

阖：是关门工作，就像一个工厂的工人工作时候不准外出一样。厥阴阳明为阖，厥阴就是胸脏和肝脏，属于生长系统，胸脏制造免疫细胞，合成胸腺激素，这些过程都是加工出成品以后才输送到身体各个部位，肝脏在合成营养物质的时候也是在合成以后输送到外面，他们都是像工厂生产一样是封闭管理的；阳明就是大肠和胃，属于质能供给系统，大肠关门工作的过程就是微生物发酵和浓缩粪便的过程，这个过程将来自小肠的碱性食物残渣转变成酸性的粪便，酸性的粪便则会进一步将矿物质转化成容易吸收的金属离子状态，让食物残渣二次利用，胃的贲门除了食物进入胃内的过程是开着的其余时间都是关着的，而胃分泌胃酸腐熟食物的时候幽门也是关闭状态的，只有这样胃内的食物才能得到充分搅拌，腐熟。这几个器官的工作状态都是在封闭状态下进行的，就是阖。

枢：输转阴阳，就像转动的门轴，在人体工作状态就是运输，少阴少阳为枢，少阴是心脏和肾脏，属于质能代谢系统，心脏将营养物质输送到身体各个部位是运输过程，肾主水，水是营养物质的载体，同时肾脏也通过滤过和分泌功能调节血液循环，心脏和肾脏是血液循环中的动力和载体；少阳为三焦和胆囊，属于生长系统，三焦是人体最大的器官，承载人体脏腑器官，八系器官则是穿行在三焦之中，是营养物质运输的基础；胆囊分泌胆汁，胆汁乳化脂肪使脂肪具有溶解在水里的能力，也就可以将脂溶性营养物质带到体内，也是人体营养物质的载体。四个器官都工作都与营养物质运输有密切关系。

开就是店铺开门营业；阖就是工厂闭门生产；枢就是运输部门转运物资。说明人体器官进行工作和我们社会的物资生产和流通是一个道理，证实了开阖枢理论符合人体规律，人体内营养物质的合成和转运与人类社会物资生产和流通具有同样的规律。

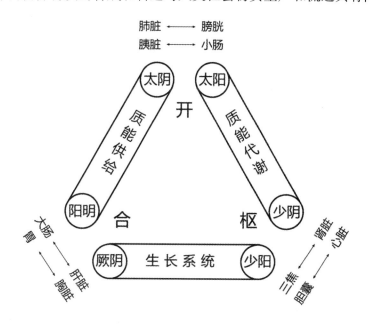

图 10 - 15　系统六经开合枢

无论是《伤寒论》的六经还是《黄帝内经》的开阖枢，已经不是在六脏系统框架下发挥作用，而是在质能供给、质能代谢、生长发育这个更高层次对人体生命活动发挥作用。由此我们可以知道古人虽然不知道人体结构的层次性，但是通过六经和开阖枢却表现出人体的不同层次。是古人智慧的又一次体现，让我们再一次感受到古人的伟大。

《黄帝内经》有开阖枢，《伤寒论》按照六经传变规律治疗外感病，本书则有质能供给、质能代谢、生长三个系统，将开阖枢、六经、三个系统有机的联系在一起（见图 10 - 15），使传统中医理论与现代医学进一步融合，是中医史上具有里程碑意义的大融合。质能供给系统的太阴与质能代谢系统的太阳为开，表现出胰腺与小肠、肺脏与膀胱的对应关系，质能供给系统的阳明与生长系统的厥阴为合，表现出大肠与肝脏、胃与三焦的对应关系，生长系统的少阳与质能代谢系统的少阴为枢，表现出三焦与肾脏、胆囊与心脏的对应关系。

第八篇　六腑结构精要

在子女系统中六腑器官的分布是胃、小肠、大肠、胆囊连接在一起形成一个大的器官群体，膀胱在这些器官的下面，三焦则是一个大的口袋把这些器官都装在里面，这些器官连接在一起的作用是什么呢？都知道是辅助八脏器官进行物质代谢，其深刻机制又是什么呢？今天就给大家揭开这个谜团。

《黄帝内经》开合枢理论是对子女系统脏腑关系的具体描述，董景昌前辈演变出脏腑别通理论，用起来很好，也受到人们的追捧，原因就在于符合人体规律，见效快。《超级中医学》问世以后对开合枢理论剖析发现这是一个非常正确的理论，限于古人对人体的认识有限，不能全部揭开人体奥秘，而脏腑别通理论是对开合枢理论的推广，自然而然是正确的，但还是没有完全阐释人体奥秘，下面就运用《超级中医学》思想阐释开合枢理论与人体深刻关系。

一、理论延续

在《黄帝内经·阴阳离合论》中有太阳为开，阳明为合，少阳为枢；太阴为开，厥阴为合，少阴为枢的理论。《灵枢·根结》也有："太阳为开，阳明为阖，少阳为枢；太阴为开，厥阴为阖，少阴为枢"的论述。开对开、阖对阖、枢对枢。就有了太阴与太阳互通，表现为肺脏与膀胱通、胰脏与小肠通；厥阴与阳明互通，表现为胃与胸腺通、肝脏与大肠通；少阴与少阳互通，表现为心脏与胆囊通、肾与三焦通。这种通与脏腑表里相通不同，是另一种通，叫别通。就是一个规则，体现了人体内阴阳转化的规律，开合枢理论和脏腑别通固然正确，但是没有准确的人体结构做支撑，就是没有根。《超级中医学》则为这个理论找到了现代医学基础，现在我们就可以把其中的奥秘展现给大家。

二、脏腑别通

邓铁涛教授在考证中医脏腑关系时候发现，古人除了明确肯定脏腑表里关系以外，还发现了人体脏腑之间有另外一种关系，在唐宋时期将这种关系称为旁通关系，是中医借用了易经理论的旁通概念，后来失传了，到了明朝时期有人提出"五脏穿凿论"来解释这种关系，并且记载在《医学入门》（明朝时期的医学书籍）这本书里面，这也就是脏腑别通理论最早记载，再后来董景昌老前辈进一步发展这一理论，肯定了脏腑别通理论的理论基础是《黄帝内经》开阖枢理论。

脏腑别通是有别于脏腑表里关系的相通关系，肺脏别通膀胱、心脏别通胆囊、胸腺别通胃、胰脏别通小肠、肾脏别通三焦、肝脏别通大肠，他们相通的理论基础是同类器官之间的阴阳对应。

开：肺脏、胰脏、膀胱、小肠四个器官为开，肺脏别通膀胱，胰脏别通小肠。

合：胸腺、肝脏、胃、大肠四个器官为阖，胸腺别通胃，肝脏别通大肠。

枢：心脏、肾脏、胆囊、三焦四个器官为枢，心脏别通胆囊，肾脏别通三焦。

别通的规律是同类器官内部对应规律，开对开，合对合，枢对枢。胸腔三脏对应腹腔三脏的腑，腹腔三脏对应胸腔三脏的腑。下面对此进行进一步解读。

三、多元协作关系

我们做一个简单的变换，将脏腑别通的脏都换成对应的腑，使之都在同种类器官之间进行分析，于是就出现如下对应关系。

1. 二元协作关系：体现六腑中两个器官之间的协作关系，是初级协作关系。

（1）小肠与胃：共同协作完成消化功能。

（2）三焦与膀胱：是人体两个大水库，膀胱代谢三焦之水。

（3）大肠与胆囊：则体现在消化脂肪的功能方面，胆囊功能不好，脂肪消化不彻底，就会影响大肠对水和矿物质的吸收。

（4）胆囊与小肠：胆囊协助小肠完成消化吸收食物。

（5）胃与三焦：胃受纳五谷，三焦受纳人体脏腑器官。

（6）膀胱与大肠：都是排泄器官，具有相互调节水液代谢的功能。

2. 三元协作关系：从二元协作关系可以看出每一个器官都和两个器官发生联系。于是就有三个器官之间的联系，是中级层次协作关系。

（1）小肠与胆囊和胃：人体结构小肠接受来自胃的食物，和胆囊分泌的胆汁才能够对脂类物质进行消化吸收。

（2）膀胱与大肠和三焦：膀胱代谢的水液是在内环境三焦和人工环境肠道水液平衡之后多余的水液。

（3）大肠与胆囊和膀胱：胆囊协助小肠对脂类消化吸收以后的残渣进入大肠代谢，吸收到体内的物质通过膀胱代谢，是垃圾代谢方面的调控作用。胆囊和膀胱减轻了大肠负担。

（4）胃与小肠和三焦：这里没有胆汁的参与也就不体现对脂肪的消化吸收，而是溶于水的营养物质的消化吸收，体现了溶于水营养物质的流动方向，进入体内三焦满足人体需要。

（5）三焦与胃和膀胱：水通过胃的吸收作用进入体内以后通过膀胱进行代谢，三焦是中间环节，是人体水液代谢的路径。

（6）胆囊与小肠和大肠：胆囊作用下脂类物资被消化吸收以后，残渣通过大肠的代谢通路，实现营养物质和糟粕的分离。

通过二元关系推演出三元关系就明朗了，人体六腑器官之间相互协作关系完全符合解剖关系，这一事实充分证明了开合枢、脏腑别通理论的正确性。

3. 四元协作关系

就是在三元协作关系基础上加入对应的脏形成的，更进一步体现了人体规律。是高级协作关系，是脏腑理论的大发展。

（1）心脏——小肠与胆囊和胃：小肠、胃和胆囊协同作用才能够对脂类物质进行消化吸收，之后就是脂肪通过乳糜管供应给心脏。也就是说我们治疗心脏疾病在考虑脏腑关系的同时，还要考虑胆囊和胃，胃酸刺激胆囊分泌胆汁，胆汁消化脂肪，小肠将脂肪吸收以后送到心脏，这又是中医人体规律与现代医学的统一，这也就比脏腑别通更全面具体，是对心脏疾病进行治疗的全新指导思想。

（2）肾脏——膀胱与大肠和三焦：三焦、膀胱和大肠是人体垃圾代谢方向，三者之间是相互协调的。我见到一位糖尿病肾病患者，这个人每天排尿已经很少了，明显的肾衰症状，吃了我提供的产品以后每天排尿次数没有明显增加，但是大便次数明显增加，并且是稀便，秽臭难闻，身体状态明显好转，这就是本来应该在肾脏代谢的垃圾毒素经过大肠排出体外了，体现了肾脏代谢与膀胱与大肠和三焦之间的协调关系。

（3）肺脏——大肠与胆囊和膀胱：胆囊、大肠和膀胱代谢垃圾过程中，吸收到体内的物质通过膀胱代谢，未被吸收的通过大肠代谢，是垃圾代谢方面的调控作用。肺脏排出的主要是二氧化碳和水蒸气，大肠排泄有形的固体垃圾，膀胱代谢水液，胆囊减轻大肠负担。是器官之间相互协作代谢气体、液体、固体三类垃圾的体现。

（4）胰脏——胃与小肠和三焦：胃、小肠、三焦协同作用将溶于水的营养物质送入身体各个部位，而胰腺则能够通过胰岛素把营养物质送入细胞，是营养物质进入细胞的途径。

（5）胸脏——三焦与胃和膀胱：胃是营养物质的入口，膀胱是垃圾毒素的出口，中间就是三焦，三焦内环境的好坏需要胸腺等免疫器官提供的免疫细胞和细胞因子来维持，是胸脏的工作范围。

（6）肝脏——胆囊与小肠和大肠：胆囊作用下脂类物资被消化吸收以后，残渣通过大肠的代谢通路。这个过程是在肝脏分泌胆汁的前提下才能做到的。

通过二元关系推演出三元关系再到四元关系人体规律就更加明朗，六腑器官之间相互协作关系完全符合解剖和生理关系，而脏与六腑关系更是生理规律的体现，这一事实进一步证明了中医理论的科学性。

四、旁通规律

四元关系确立以后我们发现，脏与腑之间的关系一下子复杂起来了，不是只有简单的表里关系，还有别通关系，除此之外还有第三个腑与脏之间建立了联系，这第三个腑与脏之间的关系在传统中医理论没有论述，本书将脏腑之间的这种关系定义为失传的旁通关系，以示对古人成就的纪念。

1. 心脏旁通胃：心脏是八脏器官中唯一由肌肉组织构成的，肌肉组织的主要成分就是蛋白质，胃是人体消化蛋白质的重要器官，所以心脏旁通胃。

现代医学有一种病叫胃心综合征，造成本病的原因不清，可能与植物神经功能紊乱有关，并且所有的胃部疾病均可引起，常见的原因有消化溃疡、慢性胃炎、胃黏膜脱垂、胃癌以及吸烟等，食管的病变如反流性食管炎、食管或幽门狭窄也可引起。这段文字证明了心脏与胃之间确实存在密切关系，印证了心脏与胃旁通的客观规律。西医的原因不清则可以用胃与心脏旁通体现出来。

2. 肾脏旁通大肠：肾脏和大肠都有代谢水液的功能，具有相互协调水液代谢的作用。

3. 肺脏旁通胆囊：胆囊分泌胆汁促进脂肪吸收，脂肪氧化则是在肺脏氧气的作用下完成的，在脂肪代谢中两者功能实现对接。胆囊分泌胆汁使脂类物质在小肠充分吸收，进入大肠的脂类物质很少，于是为乳酸菌提供良好的条件进行酵解，改善大肠环境的同时也为人体提供更多的营养，大肠与肺脏是表里关系，所以胆囊与肺脏旁通。

4. 胰脏旁通三焦：三焦将营养物质送到细胞周围，胰腺分泌胰岛素将营养物质送入细胞，是胰腺和三焦的协作关系，也是由宏观到微观的过程。

5. 胸脏旁通膀胱：膀胱代谢尿液的同时也带走大量垃圾毒素，减轻免疫细胞的工作压力，也就减轻胸脏的负担。

胸腺瘤可以引起肾脏病变，但是关系尚不明了，可能的解释是，胸腺瘤与肾小球肾炎的抗原抗体复合物形成交叉反应。肾脏与膀胱为表里关系，膀胱旁通胸腺，肾脏是胸腺和膀胱之间的枢纽，于是胸腺瘤引起肾小球病理变化。

6. 肝脏旁通小肠：肝脏合成胆汁就是为小肠消化吸收脂肪服务的，小肠吸收的营养物质通过门脉循环送到肝脏进行加工利用。

旁通关系也是脏腑之间的一种协作关系，目前资料还不是很多，但是在针灸实践中就会发现一些线索，比如，足三里是胃经穴位却可以治疗心脏疾病。现代生理学发现这些关系是成立的，但是缺乏理论支撑。本书运用古代哲学思想进行剖析，使人体中医六腑理论与现代医学充分对接，也使旁通理论再次展现。

五、总结

从《黄帝内经》开阖枢到脏腑别通是传统中医理论的巨大提升，在缺乏解剖基础的传统中医里面作为人体规律而存在，运用的效果也是很好，这就是现代中医只是从人体规律角度不断阐释中医却忽视解剖基础的原因，严重制约了中医的发展，也留给人们很多争议。脏腑别通有人认为是气化功能，有人认为是通联关系，根本原因就是没有现代医学人体结构和功能做支撑，不能完全解释脏腑别通，《超级中医学》找到人体解剖基础以后就弥补了这个遗憾。重新解读开阖枢，让人们知道了开阖枢的真正含义是人体器官工作情况，也就从器官生理结构上升到生理功能的发挥，这是《黄帝内经》思想用现代语言的科学解读。

脏腑别通是在开阖枢理论发展而来的，是对脏腑器官生理功能之间关系的进一步阐释，但是还是没有现代解剖和生理知识的支持，我通过脏腑变换将脏腑关系变成腑与腑之间的关系，进而破解了人体六腑器官的关系。六腑器官之间关系明确以后，引进脏腑关系则是对人体脏腑理论的进一步提升，确定了脏腑关系有表里关系、别通关系、旁通关系三种，与现代医学研究更加贴近，更符合人体规律，为医学临床应用打开了一扇新的大门。

第九篇　系　募原膜原　半表半里

　　系是传统中医和西医都没有的医学名词，就是联系的意思，人体脏腑器官是如何沟通的呢，就是系来帮助沟通的。具有连接、联系、传递物质和信息的功能。

　　《超级中医学》成书以后一个疑问一直困扰我，中医历经数千年发展，对脏腑窍体四类器官组织都有明确的定义，对生理功能也有很高的认识，为什么没有发现"系"，系在人体也是非常重要的器官，经过深入研究综合历代对募原、膜原、半表半里的研究，可以确定他们与《超级中医学》中的系有密切关系。

　　"募原"一词最早出现在《黄帝内经》中。在《素问·疟论篇》中讲，疟"其间日发者，由邪气内薄于五脏，横连募原也，其道远，其气深，其行迟，不能与卫气俱行，不得皆出，故其间日乃作也。"《素问·举痛论篇》中讲，"寒气客于肠胃之间，膜原之下，血不得散，小络急引故痛，按之则血气散，故按之痛止。"《素问》有膜原和募原两个词汇，后世医家认为膜原就是募原，道理是对的，但是缺乏现代解剖结构的支撑。现代医学发现《黄帝内经》中募原指连接五脏与体腔的部分，主要结构是血管、神经和淋巴管。膜原则是连接肠胃和体腔之间的部分，现代医学称为肠系膜，内部也是血管、淋巴管、神经，外面由筋膜包绕，说明募原和膜原有共同的解剖结构，也就是血管、淋巴管、神经，说明膜原就是募原。《太素》曰五脏皆有募原。《灵枢集注》进一步说：邪留而未发者，留与脏腑募原之间，说明脏腑皆有募原。《内经评文》谓："募原夹膜之中空者也"。《素问·疟论篇》中讲的疟就是疟疾，由疟原虫引起的疾病，现代医学研究非常清楚表明疟原虫寄生在红细胞中，红细胞运行于血液中。《类证治裁·疟》认为：疟邪伏于募原，浅者客三阳经。这些都说明募原是连接脏腑、中空的器官，现代医学知道这种器官就是血管、淋巴管等管道器官。

　　经过以上分析可以确认血管、淋巴管、食管、气管都是募原，八系之中的神经、胎管、输尿管、胆管是不是募原我还没见到古人在这方面的描述，但是《读医随笔》认为人体空腔之处皆是募原，这种说法有些泛泛而谈，但是肯定了募原是空腔器官。胎管、输尿管、胆管都是空腔器官也符合募原的特点。这些器官都是《超级中医学》中的系，也就是募原膜原就是系。

　　也有认为募原与经络有关，《难经》六十七难曰：五脏募皆在阴，而俞在阳者，何谓也？然阴病行阳、阳病行阴，故令募在阴，俞在阳。现代针灸学知道募穴为补、腧穴为泻，募原则可以理解为募穴的本源，是为脏腑器官提供气血的器官，也说明募原是系。

　　在《伤寒论》中人们发现了一种病理现象即不在表也不在里，后来有人说是半表半里，半表半里也就指的是部位，什么器官在半表半里这个部位呢？到了清代温病理论形成，薛生白等人提出了膜原就是半表半里的理论，吴又可《瘟疫论》提出邪伏募原说："邪自口鼻而入，则其所客，内不在脏腑，外不在经络，舍于伏脊之内，其邪去表不远，附近于胃，乃表里之分界，是为半表半里，即《针经》所谓横连膜原是也。邪在膜原，正当经胃交关之所，故为半表半里"。这段论述明确指出邪气在口鼻与脏腑之间，现代解剖学已经知道口腔与胃之间有食管，鼻腔与肺脏之间有气管，也就是说食管和气管都是募原，位置在半表半里。胡荣昕：《膜原学说之思考》里面说，半表半里即《内经》所谓横连募原是也。经过几千年的磨合终于得到了统一，而募原、膜原、半表半里属于哪一类器官却没有更清楚的描述。

《超级中医学》系的提出，为募原、膜原、半表半里找到了归属，丰富和发展了中医理论，实现中医对募原、膜原、半表半里真正统一，完成了传统中医应该完成而没有完成的工作，解决了古人的悬案，使中医理论更加完美。

对《黄帝内经》募原、膜原的肯定，对《伤寒论》半表半里的确定，则说明两种对人体结构的表述是不同的，《黄帝内经》没有半表半里，《伤寒论》也没有募原和膜原，由此可以知道两种理论来源是不同的，不具有简单的传承关系。而《黄帝内经》传承过程明确记载岐伯、黄帝、伊尹、商汤、文王、太公、医和、扁鹊、华佗，这个排序从黄帝一直到三国时期的华佗，却没有对与华佗同一个时期的张仲景这样的医学大家做任何记载，也间接证明了张仲景不是简单继承《黄帝内经》的人。这一怀疑也不是《超级中医学》一家之见，已经有人考证《伤寒论》来源于《汤液经》，所以《超级中医学》对古代医学书籍研究也具有一定借鉴意义。

第十篇　表　里　半表半里

传统中医有表、里、半表半里三个人体部位的概念，体现了人体结构、部位、经络的内外关系，直观理解位于人体表面附近的部位就是表，位于身体内部的就是里，在表里之间的就是半表半里，但是叙述的很模糊，尤其是半表半里没有具体解剖位置，完全靠人们的想象掌握这个概念。本书对人体结构剖析中发现三个概念的深刻道理。

一、结构

人体结构中八脏为核心，腑窍系体是辅助结构，八脏藏于内部，腑窍系体则是窍和体位于表面，腑藏于体内，系属于半表半里。这种结构的道理是什么呢？腑窍系体分别由四个系统进行调空，脑系统调控窍，胎系统调控腑，胸系统调控体，肝系统调控系。我们将四个结构放在八卦天干模型（见图8-23）中就会发现，窍体在表，腑和系在里。系是半表半里又是为什么呢？脑、心、胸三个系统的系都藏于八体组织之内，八体组织属于表的范围。肺、胰、肝、肾、胎五个系统的系都通过管道与外界相通，所以，我们可以认为系属于里而藏于表，古人称为半表半里应该就是这个原因。所以表、里、半表半里在器官结构可以表述如下：

1. 上消化道：口腔、舌、咽三个窍对应表，食管对应半表半里，胃、小肠对应里。

2. 呼吸道：鼻、咽、喉三个窍对应表，气管对应半表半里，肺脏对应里。

3. 下消化道：直肠对应表，大肠对应里。

4. 泌尿道：尿道对应表，膀胱对应里，输尿管对应半表半里，肾脏对应里。

5. 生殖道：

（1）女性：阴道对应表，子宫对应里，输卵管对应半表半里，卵巢对应里。

（2）男性：尿道对应表，尿道球腺、前列腺、精囊腺对应里，输精管对应半表半里，附睾、睾丸对应里。

以上表述看出人体上部器官从外到内顺序是表→半表半里→里。人体下部器官从外到内顺序是表→里→半表半里→里。这个次序就是病原微生物通过器官向内侵害人体的次序，相当于传统中医的三焦辨证次序，也符合六经传变的次序。

二、部位

人体体表结构没有各个器官的独立性，只有部位和关节的模糊区分没有实质的界限，是连接在一起的有机整体，但是与脏腑器官也具有对应关系，四肢结构则分成三段对应关节和部位六个部分，脏是实体器官对应中空的关节，腑是空腔器官对应实体的部位，是人体结构对应的完美体现。四肢结构表、里、半表半里关系则是与系统与脏腑器官的表里关系相对应。

1. 部位：部位对应腑，六腑太阳、阳明、少阳对应表、里、半表半里。其中上臂、足部对应表，手部、小腿对应里，前臂、大腿对应半表半里。上肢由表入里次序是：上臂→前臂→手的走向，对应表→半表半里→里；下肢由表入里次序是：足部→小腿→大腿走向，对应表→里→半表半里。

2. 关节：关节对应脏，六脏太阴、少阴、厥阴对应表、里、半表半里。其中肩关节、胯关节对应表，肘关节、膝关节对应里，腕关节、踝关节对应半表半里。上下肢都是从躯干到肢端的走向，表（肩关节、胯关节）→里（肘关节、膝关节）→半表半里（腕关节、踝关节）。

三、脏腑经络

十二正经与六脏六腑相通，表里关系与脏腑相同。十二正经分成阳经和阴经两种，阳经对应六腑，阴经对应六脏。表、里、半表半里关系也服从六经传变次序，是中医六经理论的重要内容。

1. 阳经分成太阳、阳明、少阳。太阳对应表，阳明对应里，少阳对应半表半里。传变规律是：表（小肠经、膀胱经）→里（大肠经、胃经）→半表半里（三焦经、胆经）。

2. 阴经分成太阴、少阴、厥阴。太阴对应表，少阴对应里，厥阴对应半表半里。表（肺经、胰腺经）→里（心经、肾经）→半表半里（胸腺经、肝经）。

四、上下差异

综合以上分析可以知道人体上部和下部的表、里、半表半里关系是有差别的，这也是上下阴阳差异。

1. 上部：上部属阳。消化道、呼吸道、上肢部位关节的传变排序都是相同的，即：表→半表半里→里的次序，这个次序把半表半里放在表里之间是符合自然规律的。部位从躯干到手部的排列次序，与从外到内的次序正好相反。为什么会这样呢？肩部解剖结构就是答案，肩关节主要与肩胛骨链接，锁骨只是辅助结构，在肢体结构中肩胛骨是头部漂移到肩部的骨骼，不属于躯干，肩胛骨没有与躯干的关节链接就是证明，所以上肢的次序是从肩关节上臂开始的。事实上上肢寒气往往是从肩关节和上臂开始的，与人体实际情况一致。

2. 下部：下部属阴，所以下部表现出不同规律。

（1）泌尿道、生殖道、下肢部位、十二经络以及脏腑传变规律都是表→里→半表半里→里，与《伤寒论》表、里、半表半里的传变规律一致，而寒冷从足部向上传变次序就是这个规律，是人体结构与自然规律一致性的体现。

（2）下肢的关节表现与上肢部位相同的规律，就是表、半表半里、里的传变次序，都是从躯干开始向四肢末端传递。

另外，营养物质进入人体的次序是窍→系→腑→脏→细胞，一步步从外到内最后到达微观细胞，细胞是人体生命结构的基础对应表→半表半里→里的规律。人体四肢营养物质则是从躯干向肢端，最后到达次级结构手和足。手和足是四肢生长的起始点，也是人体与外界进行物质交流的主要器官，这种关系证实了中医针灸实践中有深刻体会却解释不了的现象，就是肢端穴位治疗疾病的效果非常好，原理是手足次级结构与细胞微观结构相对应。

第十一篇　体基号脉五输穴

体基是由三焦和骨骼构成的，《超级中医学》八体组织确定以后，体基中各种组织结构也就固定了，按照从内到外排序是：骨髓（干细胞）、软骨组织、筋膜组织、淋巴组织、红细胞、肌肉组织、脂肪组织、上皮组织。这个排序是现代医学研究发现的，是人体的客观存在，我们将这个结构次序与天干进行匹配以后就得到下表（表10－6）：

这个表中天干丁和壬都是虚位，没有组织对应，说明体基中丁和壬只有属性而没有实质组织，而人体系统天干分布中丁和壬也是只有属性没有器官的，体现出人体规律的一致性。淋巴细胞和红细胞是分布在整个体基各个部位的，其重心位置分布在中央乙和丙位置。也就更加肯定了体基中八体组织与天干之间的关系。

表 10 - 6　体基号脉脏对应关系

天干	庚	壬	癸	甲	乙	丙	丁	戊	己	皮肤
系统	脑	肾		肝	胸	心		胰	胎	肺
体基	干细胞	软骨组织		筋膜组织	免疫细胞	红细胞		肌肉组织	脂肪组织	上皮组织
号脉		至骨		十二菽				九菽	六菽	三菽
脏		肾脏		肝脏				胰腺	心脏	肺脏

一、号脉

中医号脉是千古之谜，为什么号脉能判断疾病呢？《伤寒论》平脉法："经说，脉有三菽、六菽重者，何谓也？师曰：脉者，人以指按之，如三菽之重者，肺气也；如六菽之重者，心气也；如九菽之重者，脾气也；如十二菽之重者，肝气也；按之至骨者，肾气也"。这段文字讲述的就是号脉，本书找到人体规律以后也窥探到号脉的玄机。号脉是在体基之上诊断疾病的方法，体基能与八脏系统相对应的就是八体组织，现在比较平脉法脉气次序八体组织排序会发现两者很接近，脑和胎两个系统为父母不体现脉上，心和胸两个系统的八体组织遍布各个部位，所以也没有与八体组织之间的固定对应关系，肺、胰、肝、肾四个系统脉相都与体基一致，这就肯定了号脉的解剖基础。运用天干原理进行分析就会发现心系统与肺系统丙与辛合，心系统的脉气出现在皮下脂肪组织位置，胸系统与脑系统乙庚化合，脉气在肾系统更深层次位置，切之入骨方可体察到，就是习惯说的肾阳，这也就出现了号脉中有肾阴肾阳的双重性，肾阴是肾系统本身的位置，肾阳为胸系统的位置，传统中医称为相火。肾脏与原始卵巢在同一位置，脑系统与胸系统通过乙庚化合都在肾阳得到体现，另外，脑和胎两个系统又有阴阳之分，也就使肾阴肾阳脉气变化更加复杂。这就是号脉的解剖基础，通过按压力度大小判断八体组织气血的多少，进而推断各个系统的疾病。

二、五输穴

五输穴是井荥输经合五种穴位，《灵枢·九针十二原》指出："所出为井，所溜为荥，所注为输，所行为经，所入为合"。这段话是用水流比喻五输穴，井是水的源头，荥是流淌的小溪，输是注入大河的地方，经就是水流在大河流淌，合是汇入大海。是对五输穴气血流注特点的概括。五输穴是中医经络理论的重要基础，人们知道它的正确性却不知道他与体基结构有密切关系。以输为界，前面的井荥是源头支流，后面是大河入海。我们四肢结构中手足为次级结构，手足与腿和胳膊的交汇点就是腕关节和踝关节，这也正是输穴分布的主要位置。说明五输穴理论是有人体结构做支撑的。另外，五输穴有阴井木阳井金的区别，由此派生出原穴的位置，是五输穴理论的发展。

1. 阴井木阳井金（表 10 - 7）：

我们观察表 10 - 1 就会发现体基结构与五输穴的密切关系，五输穴中阴经井穴为木，阳经井穴为金。在阴阳转化中，由阴转阳称为一阳生，以震卦为始生，所以阴井木。阳气转阴的过程称为一阴生，以巽卦为始生，应以巽木为井，但是巽卦乙木性质为风，飘忽不定，需要以乾卦庚金合之，使巽木有根，把巽木栓住，所以实际以庚金为井，也就是阳井金。体基结构中从内到外次序恰好起于庚金乾卦骨髓，按照体基结构次序可以轻松排列出五输穴次序，于是，井荥输经合就清楚的表现出来了。

表 10 - 7　五输穴

	井	荥	输	原	经	合
阳经	金	水	木	木	火	土
阴经	木	火		土	金	水

2. 原穴：

原有本原的意思，也就是起始点，在人体来说就是生命的开始，与之相对应的穴位就是原穴，生命形成以后就会按照自然规律完成生老病死的循环，所以原穴也就具有促进生长发育的功能，脏腑器官功能衰弱就可以通过刺激原穴来激发脏腑器官的功能。

阴经原穴是五输穴中的输穴，阴经井穴为甲木，己土合之，己土本身属于坤卦，有孕育万物的功能，所以原穴为土。

阳经另有一原穴，阳经井穴为庚金，乙木合之，但是乙木还是无根之木，为阴木，只能起到辅佐的功能，不足以生万物，所以另寻一有根之木为原穴，也就是另有一原穴。

阴井木阳井金，阴经原穴五行属土，阳经原穴五行属木，表明井穴和原穴的五行属性为木、土、金，都具有生长功能。本书发现脑、胎、肝、胸四个系统都能够为其它器官合成细胞，也就是有生命力，这四个系统五行属性也是木、土、金，这也就为五输穴的井穴和原穴具有生长功能提供了理论支持，针刺元穴也就可以促进相应脏腑器官功能的恢复。

第十二篇　八脏与发音

发音与健康的关系已经被发现几千年了，《庄子·刻意》篇中说："吹呴呼吸，吐故纳新，熊径鸟伸，为寿而已矣。"在西汉时期《王褒传》一书中，则有"呵嘘呼吸如矫松"的记载。南北朝时代陶弘景发明长息法，他在《养性延命录》一书中说："凡行气，以鼻纳气，以口吐气，微而行之名曰长息。纳气有一，吐气有六。纳气一者谓吸也，吐气六者谓吹、呼、嘻、呵、嘘、呬，皆为长息吐气之法。时寒可吹，时温可呼，委曲治病，吹以去风，呼以去热，嘻以去烦，呵以下气，嘘以散滞，呬以解极"。隋代天台高僧智顗（yǐ）大法师，在他所著的《修习止观坐禅法要》一书中，提出了六字诀治病方法。他谈到：但观心想，用六种气治病者，即是观能治病。何谓六种气，一吹、二呼、三嘻、四呵、五嘘、六呬。此六种息皆于唇口中，想心方便，转侧而坐，绵微而用。颂曰：心配属呵肾属吹，脾呼肺呬圣皆知，肝脏热来嘘字治，三焦壅处但言嘻。传至唐代名医孙思邈，按五行相生之顺序，配合四时之季节，编写了卫生歌，奠定了六字诀治病之基础。

> 春嘘明目夏呵心，秋呬冬吹肺肾宁。
> 四季常呼脾化食，三焦嘻出热难停。
> 发宜常梳气宜敛，齿宜数叩津宜咽。
> 子欲不死修昆仑，双手摩擦常在面。

由此可知经过数千年养生探索发现六个对人体非常重要的字，体会到中华文化的历史积淀是多么深厚。本书对六字诀进行剖析，进而体会发音与人体器官的内在联系（见表10-8）。

汉语拼音有a、o、e、i、u、ü六个单韵母（英文叫元音），其中a、e、i、u、ü发音都是体内气流外放形成的，顺应肺部呼气动作，可以调动脏腑气机；o是内收之气，没有调动脏腑气机的功能；声母（英文叫辅音）都是唇、舌、鼻音，本身不能调动脏腑气机，只能辅助韵母发音，六字诀选取h、s、c、x四个声母，这四个声母发音特点都很轻，发音部位由内向外依次为舌根（h）、舌（s）、舌尖（c）、唇（x）四个部位，与韵母组合发音时候声音大都来自韵母。

表 10 - 8　八音生成表

	a	e	i	u	ü
h		呵		呼	
x			嘻		嘘
c				粗	
s			呬		
	啊				喻

知道这个道理以后我们大声读六字诀时候就会发现，当一个字发音达到一定限度时候就会震动相应器官，其中呼震动胰腺、嘻震动胸腺、呵震动心脏、嘘震动肝脏、呬震动肺脏，说明通过发音震动器官才是六字诀的真谛，吹字是如何被选入六字诀呢，吹字通过震动耳达到强肾的目的。

根据这一原理将a、e、i、u、ü五个韵母与h、s、c、x四个声母组合在一起选取对八脏有益的字，其中六字诀中的呼、嘻、呵、嘘、呬五个字入选，吹则与上述原理存在差异，另外啊、喻、粗三个音也入选其中。于是得到与八脏器官有关的啊、喻、嘘、唏、粗、呵、呼、呬八个字音。

啊：通过大声诵读可以震动脑髓，促进脑髓代谢。

喻：通过大声诵读可以震动卵巢，促进卵巢代谢。

嘘：通过大声诵读可以震动肝脏，促进肝脏代谢。同六字诀。

唏：通过大声诵读可以震动胸腺，促进胸腺代谢。同六字诀。

粗：通过大声诵读可以震动肾脏，促进肾脏代谢。六字诀发音为吹，肾音吹和粗存在差异，原因是粗音直达肾脏，吹音到耳，耳是肾脏的窍，以窍养脏。古人也许是为了区别呼与粗才有吹肾，呼音在前，粗音在后，声母都属于 u 音。胰腺与肾脏一个在前一个在后，高下位置相当。

呵：通过大声诵读可以震动心脏，促进心脏代谢。同六字诀。

呼：通过大声诵读可以震动胰腺，促进胰腺代谢。同六字诀。

咽：通过大声诵读可以震动肺脏，促进肺脏代谢。同六字诀。

哈哈大笑：人们最开心的时候往往哈哈大笑，这个"哈"音就是"呵"音与"啊"音的组合，"呵"属于心脏，"啊"属于脑髓，火炼真金，使头脑更加清醒、兴奋、心情愉悦。一声大笑可以驱走无限困意、一声大笑充满无数包容、一声大笑带来无数欣喜……

百病生于气而止于音，不良信息传入会让人生气，进而引起疾病，通过八音锻炼平衡阴阳是康复的有效手段，是人体信息系统在现实生活中的具体体现和运用。

第十三篇　能量辐射

能量最早是物理学名词，生态学发现生物也具有能量现象，比如，运动、辐射等都是能量现象，人体是生态环境的重要组成部分，也具有物质属性，所以也具有能量现象，能量在人体主要表现为运动、热量的传导、辐射几个方面，运动属于功能系统这里不进行讨论，本部分主要讨论热量的辐射和传导。

一、体温调节

人是恒温动物，对体温的要求很高，正常人体温在 36℃～37℃之间，高出这个温度细胞代谢就会加快，进而引起一系列病理变化，成年人体温达到 40℃以上会有生命危险，儿童体温达到 42℃也会有生命危险。低于 36℃细胞代谢减弱，满足不了人体代谢正常需要，出现功能下降，体温每下降一度免疫力下降 30%，35℃的体温则是癌症高发的体温，这就是体温变化对细胞的影响。地球平均气温在 15℃附近，与人体体温之间有明显的温差，这就需要我们人体不断制造热量以满足维持体温的需要，我们身体也就是一个热源，通过辐射和传导不断向外界释放热量。身体内部热量也不是均匀分配的，有些器官产热量多，有些器官产热量就少，脑脏产热量占 16%，是人体产热量大户，但是经过头部散热和颈部的降温作用对人体热量贡献不多，心脏是人体热量集散地，是产热最多的器官，心脏五行属火当之无愧，肝脏也是产热大户，这些热量是肝脏合成各种营养物质的副产物，热量主要通过血管输送给心脏，所以五行属木，木生火。胸脏产热有限，但是胸系统的三焦在运动时候产生大量的热量，也是通过热量的枢纽心脏向各个组织器官传输的。血管是热量传输的管道，通过血管将热量带到身体各个组织器官，维持器官功能的正常发挥，组织器官又会向外面辐射和传导热量，使人体维持恒定的体温。肾脏是热量调节器，通过对水液调节实现对人体热量的调节，这一点很少有人注意到，人们关注的是肾脏的水盐代谢，水盐代谢的调控器官是肾上腺，肾上腺素具有调节水盐代谢的功能。这也就说明肾系统的调节功能包括水、热量、矿物质三个大的方面。

现代医学研究已经发现人体体温是在脑系统调控下完成的，在西医理论中重视皮肤对体温的调节，寒冷时候通过收紧皮肤保暖，体内热量过多时候排汗散热，这是正确的，但是排尿也是对体温进行调节的代谢行为。脑脏内部对水、矿物质和热量的调节都在下丘脑进行，与肾脏调节水、矿物质、热量遥相呼应，是脑脏为人体主宰的体现（传统中医认为脑系统的功能属于肾）。热量调节另一个中心是心系统，心系统一方面通过汗液排出体内多余的热量，另一方面通过分泌心房利钠素对肾脏水液代谢进行调节，维持体温的恒定。心与肾两个系统对热量的调节中医称为心肾相交，真火在肾，真水在心。也就是在脑系统调控下心和肾两个系统协同作用完成对体温的调控，心系统是热量传输的枢纽，肾系统是调节热量的器官，这两个系统功能的强弱直接影响到体温变化。

二、辐射与传导

我们冷了的时候可以烤火取暖，距离火源越近就越热，可是我们没有接触到火为什么能感觉到热呢？这就是辐射，是热能的释放。人体之中，细胞也辐射能量，把热量传递给周围组织器官，形成相对稳定的人体体温环境。细胞是人体最基本的功能单位，无论中西医学都无法忽视这一点。为什么西医是研究细胞的，还要提醒不能忽视呢，因为讲的不是细胞结构，而是能够辐射的细胞，如果认识不到这个辐射，医学理论就是一个不完整的理论。而现在的细胞理论主要研究细胞的物质代谢，对辐射的研究则相对不足。

辐射是物理学名词，是物质向外界释放热能的一种形式，任何物体只要高于绝对零度（-273℃）就有辐射，我们人体的体温是36.8℃，这个温度显著高于绝对零度，也就有人体辐射存在，根据热力学定律可以计算出人体辐射的波长在9.67～9.64um，中心波长为9.65um。在军事上用的夜视仪就是根据人体红外线辐射原理开发出来的，所以辐射是人体重要生理现象。

人体的空间结构是细胞构成的，辐射归根到底是细胞的辐射，人体有多少细胞呢，40～60万亿个细胞，这样庞大的数量我们很难记数，由于同类细胞具有相近的辐射能量，所以我们可以对细胞进行归类，现代医学知识知道同类细胞构成组织，组织又形成器官，这样我们就可以将辐射按照器官的不同进行归类，人体有脏、腑、窍、系、体五大类器官和组织，分成八个系统，人体辐射至少有40种。我们再进一步对辐射进行分析，辐射是一种热现象，对应中医语言辐射强度高属于热，辐射强度弱属于寒。从整体看人体向外界辐射能量，称为外辐射，从人体器官看，每一个器官都向周围的器官辐射能量，称为内辐射。

人体器官产生的热量通过辐射影响周围器官的功能只是热量传播的一个方面，器官之间的直接接触也会传导热量，比如胃上面有肝脏，下面有胰腺，旁边有脾脏贴在胃壁之上，后面下方还有肾脏，肝脏和脾脏都是藏血的重要器官，贮藏血液做什么用呢，一方面调节血量，另一方面温暖胃也是重要的功能，一杯凉水进入胃内以后，胃本身的热量不足以很快把水加温到37℃，要依靠肝脏、脾脏、肾脏、胰腺的帮助来温暖，也就是热量的传导和辐射共同帮助胃维持体温环境，如果胃把凉水排入十二指肠是什么感觉呢，小肠很快就会把这些凉水送入大肠，大肠则会继续向下排出体外，这就是着凉拉肚子。

在脑系统调控下心和肾两个系统维持体温的恒定，其中心系统将热量输送到身体各个组织器官，这就是热量的运输，这不只是一个概念，微循环血管中有吻合支、直通毛细血管、真毛细血管三种，吻合支和直通毛细血管都是传输热量温暖组织器官的，只有真毛细血管才是传输营养物质的结构，也就是说热量的传输作用在心系统中占2/3，营养物质传输作用占1/3。各个组织器官通过热辐射向外界释放能量，温度高辐射强度就大，于是就确定了心为君主之官，肾系统是人体热量的调解器。在北方，当寒冷的时候人们通过排尿升高体温，如果寒冷情况下又喝了凉水，排出的尿液比喝进去的水还要多，就是因为凉水使体温下降，肾脏为了维持体温就要排出更多的尿液。通过以上分析可知传统中医认为心为君主之官实质是从人体热量角度入手的，而附子回阳救逆则是对心脏功能的修复，这一点在心衰病人中屡屡发生奇迹（不要盲目用附子）。

在前面人体生命结构中将经络循环作为人体生命结构的一部分，内部运行的是人体体液，也称为经水，也就是说经络内运行的也是水，水的运行就会引起温度变化，筋膜学则是告诉我们经络内气血运行是通过筋膜长距离运输实现的，从筋膜的组织结构看就像一个管道，但不是人为修建的管道，而是依靠周围组织形成的，或者说筋膜组织结构不属于经络，而是属于周围组织，这也就肯定了经络没有固定组织结构的事实，经络内经水带着热量、各种营养素、活性物质运行才是气的运行，让我们感受到经络的存在。祝总骧运用声音、电探测到经络的存在就是探测到经水的存在空间，遗憾的是没有从温度变化的角度探测经络的存在，但是气功修炼增加人们对温度变化的敏感性，是人们感知经络存在的途径之一（气在经络内运行也会产生压力），因为筋膜组织就像一堵墙把经水和周围组织分开了，经水的运行与周围组织关系不是很大，也就可以通过感知经水温度变化的移动探测到经络的存在，这种探测理论写在这里的时候是假说，但是现实生活中一层塑料隔开两面的温度就不同，筋膜把经水和周围组织分开，两面的温度是固然不会相同的，即使是隔了一层细胞也会有温差出现，只要有高精度仪器存在就可以探测到温差变化。所以才会有古人对经络的发现，李时珍《奇经八脉考》直接告诉我们通过气功修炼可以探测到奇经八脉，也就是探测到经络的存在，经络内气血运行产生热传导现象，但是不完全是热传导现象，还有辐射以及压力等现象，所以在练气功时候能够感觉到热气团，但是认为热气团是气就错了，其中的奥秘只有修炼过才会体会深刻。

三、命门之火

中医有一个论点是肾虚则泄，就是说肾气虚容易引起大便泄，肾脏和大便有什么关系呢？对这个问题现在的中医也没有完全搞清楚，只懂得肾虚容易使胃肠消化不好，只知道治五更泻需要补肾。中医又讲肾藏命门之火，是说肾脏藏生命之火，大门在命门穴这个位置，所以命门穴可以理解为生命之火的大门。火是能量辐射的代表，身体的能量辐射从命门处开始发动，是能量辐射的源头。命门在什么地方？就在左右两肾之间，换句话说肾脏是通过筋膜组织悬挂在命门穴这个位置，肾脏具有调节体温的功能，于是我们就可以知道中医肾藏命门之火本质是肾脏对体温的调节功能，肾脏调节体温能力强人体温度就稳定，细胞环境就稳定，细胞工作状态就好，器官的功能就好，也就是命门火旺，反之就是命门火衰。肾脏对体温调节需要代谢出寒凉的尿液才可以，将寒凉的尿液排出体外就是升高体温，那么什么因素能引起肾脏有寒凉的尿液出现呢，前面已经讲过产热量少的器官，这些器官的温度低，尤其在脐部以下的器官产热量少，就表现出寒象，与这些器官接触最近的产热器官就是肾脏（肾脏的下缘比胰腺低很多），从这个意义上讲肾脏就是下腹部器官的热源，肾脏有通过辐射和传导为这些器官提供热量的职责，这些器官也会把寒气传递给肾脏，这样的结果就是肾脏具有调节寒热的重要使命，腹部器官占有空间最大的是大肠和小肠，如果肾脏对大肠和小肠的温煦作用不好，大肠和小肠温度就会下降，也就会出现五更泻。肾脏向上辐射能量就是对胃的温煦作用，使胃壁平滑肌兴奋，收缩能力增强，增强胃的消化功能，不会出现胃下垂，由于肾脏辐射是从下面来的，可以理解成是托举作用，如果没有下部能量的推托，就会发生胃下垂，中医认为胃下垂的原因是下焦气衰，元气不足，根本原因是肾脏对体温的调节作用。肾脏通过排尿提高体温使三焦温度升高，对于脏腑器官来讲三焦就是一个保温瓶，三焦体温的恒定就可以更好的保障脏腑器官有稳定的温度环境，或者说内脏器官得到三焦的温煦就像用火烤东西，这就是三焦名称的由来，焦字，甲骨文中上面一只鸟，下面一堆火，就是用火烤东西的意思，说明古人明白其中含义。

火炎上，在人体肾脏是八脏器官中最下方重要产热器官，又具有调节体温的重要功能，可以认为肾脏是火源，向上是肝脏和脾脏，肝脏脾脏上面是心脏，心脏上方和两侧是肺脏，这样就形成了水生木、木生火、火炼金的自下而上的五行运转模式，火燃烧以后产生的灰分（土）落下来对应心脏正下方有胰腺（土）承接（见图5－1）。这就说明人体是一个大熔炉，肾、肝、心三个系统是人体的供热系统，心和肾两个系统负责调节人体的炉温，是人体热量调节的核心器官，肝脏生产热量，而其他器官则是热量的接受者，通过热量循环和辐射维持人体体温平衡。

命门之火与肾脏调节水液功能密切相关，但是肾脏对水的调节是受到脑、胎、心三大系统调控的，脑系统一方面通过抗利尿激素进行调控，另一方面通过下丘脑—垂体—肾上腺通路进行调控，心脏则是通过分泌心房利钠素协助肾脏调节水液，所以命门之火的意义也就不只是一个肾脏的问题，而是脑、胎、心、肾四个系统功能的综合体现，也就知道传统中医为什么重视命门之火了。

四、气功与《黄帝内经》

古人没有现代仪器的支持如何探知人体热量变化的呢？这就是热量的吸收问题，现代科学已经知道吸收红外线辐射可以升高温度，家庭用的微波炉、红外线烤灯都是用热辐射原理工作的，我们身体器官除了能够辐射热量以外还能够接受来自其他器官或者他人的辐射信息，所以一个器官除了在生理功能方面对另一个器官产生影响，还可以通过辐射场对另一个器官产生影响。这方面我们中国古老文明中出现了另一只奇葩，就是气功。人体内有各种矿物质，有机物中很多都是有极性的（带电），人体则是电中性，这就说明人体是一个等离子体，在气功状态下可以增强向外界辐射能量的能力，同时也会增强对外界信息的感知能力，也就是接收到来自自身或者是他人的热辐射信息。共振现象现已经被大家熟知，就是具有同频率电磁波叠加产生的，可以显著增强信号的强度，雷达接收外界信息、核磁共振诊断疾病、手机接收信息等都是通过共振实现的，我们人体是如何体现共振现象的呢，就是通过接受他人相同器官的辐射信息实现的，比如一个人的心脏接受另一个人的心脏信息，两者信息发生共振，这时候如果一方心脏不好另一方就可以通过共振作用感知到，细心的人会体会到周围有这种情况发生，这就是人体遥感功能。经过气功修炼的人对辐射信息的感知能力尤其明显，称为气功遥感。气功修炼中除了能够感知他人信息以外，还能够感知自己身体内部辐射的变化，称为内景感受。通过气功导引等方法获得他人信息和自身内景感受是获得中医知识重要途径之一，也就是说中医的来源不只是对人体的初步认识和套用《易经》理论，也有具体的实证和修炼在里面。而《黄帝内经》记载上古之人寿命很长，到《黄帝内经》成书时候人们的寿命已经很短了。

《黄帝内经》开篇："昔在黄帝，生而神灵，弱而能言，幼而徇齐，长而敦敏，成而登天。乃问于天师曰：余闻上古之人，春秋皆度百岁，而动作不衰；今时之人，年半百而动作皆衰者，时世异耶，人将失之耶？

岐伯对曰：上古之人，其知道者，法于阴阳，和于术数，食饮有节，起居有常，不妄作劳，故能形与神俱，而尽终其天年，度百岁乃去。今时之人不然也，以酒为浆，以妄为常，醉以入房，以欲竭其精，以耗散其真，不知持满，不时御神，务快其心，逆于生乐，起居无节，故半百而衰也。"

这段经文告诉我们上古之人遵守自然规律所以能尽天年，《黄帝内经》不是延续伏羲神农八卦思想，而是从五行研究人体，结合现代科学对人体辐射的深入研究，可以推测《黄帝内经》成书与气功修炼有很大关系，是气功修炼和对人体结构认识的总结，只是当时还没有气功修炼的名词，不能直面告知我们气功修炼的重要性。这不是我的个人臆测，《黄帝内经》接下来就有这样的讲述：

"黄帝曰：余闻上古有真人者，提挈天地，把握阴阳，呼吸精气，独立守神，肌肉若一，故能寿敝天地，无有终时，此其道生。

中古之时，有至人者，淳德全道，和于阴阳，调于四时，去世离俗，积精全神，游行天地之间，视听八达之外，此盖益其寿命而强者也。亦归于真人。

其次有圣人者，处天地之和，从八风之理，适嗜欲于世俗之间，无恚嗔之心，行不欲离于世，被服章，举不欲观于俗，外不劳形于事，内无思想之患，以恬愉为务，以自得为功，形体不敝，精神不散，亦可以百数。

其次有贤人者，法则天地，象似日月，辨列星辰，逆从阴阳，分别四时，将从上古合同于道，亦可使益寿而有极时。"

我们从社会发展的角度客观剖析这段经文，黄帝时代还是原始社会，生产力极其低下，可以说连一条像样的公路都没有，更谈不上有现代的信息传输设备，中古之人拿什么游行天地之间，视听八达之外呢？只有气功修炼达到极高程度才可以通过气功遥感做到这一点。"圣人无恚嗔之心，行不欲离于世，被服章，举不欲观于俗，外不劳形于事，内无思想之患，以恬愉为务，以自得为功"也是放下世俗琐事潜心修炼的状态。这些都说明气功修炼对祖国医学研究的重要性。

翻开中医典籍就会发现很多医学大家都与道家有密切关系，道家修炼实质就是气功，到了隋朝更是把气功修炼纳入中医理论之中，李时珍就是通过内景感受肯定了奇经八脉，现代也不乏通过气功修炼使中医水平迅猛提升的高人，这些都说明气功与中医密不可分的关系。

第十四篇　精气神血

人是由物质构成的，这一点已经得到现代科学的证明，那么古人对人体构成基础是如何认识的呢？古人人体构成观念与现代科学对人的认识有很大差异，现代科学把人体构成局限于物质态方面，很单一，虽然知道心理和社会因素对人体有影响，但是离不开物质结构的圈子。古人就不同，《黄帝内经》对此有深刻认识，《素问·经脉别论篇》"食气入胃，散精于肝，淫气于筋。食气入胃，浊气归心，淫精于脉；脉气流经，经气归于肺；肺朝百脉，输精于皮毛；毛脉合精，行气于腑；腑精神明，留于四脏，气归于权衡；权衡以平，气口成寸，以决死生"。这段文字明确将人体基础分为精、气、神三个方面。八脏理论对此重新解读，使人们更好地理解古人。

一、精

《素问·金匮真言论》说夫精者，身之本也。说精是人立身之本，就是精构成我们的物质基础。分为水谷之精、先天之精、后天之精等，它们构成人体的具体形态，现代营养学研究发现人体的具体形态是由营养物资构成的，所以精也是由营养物资构成的，现代营养学为精找到了具体的物质结构和存在形式。本书认为营养物质在分子水平分成八大类，符合八卦天干模型规律，也就为营养物质参与生命活动提供了哲学基础。但是营养素只是精的一种存在形式，碱基、酸根、离子、基因等也都是精，同样对人体发挥作用，表现形式符合传统中医的味觉理论。而神经递质、激素、酶、细胞因子、抗体、补体等精微物质则是精的更复杂表现形式。

二、气

气是一个很难理解的东西，既有物质态，也有功能态，让人捉摸不透，为此我举几个例子：

氯气和氢气遇到光就发生爆炸，产生氯化氢气体，其中氯气和氢气都是物质，光是什么呢，光是促使氯气和氢气发生爆炸的物质。

大米和水经过加温变成香喷喷的米饭，大米和水都是不会散发饭香味的物质，经过加热就成了香喷喷的米饭，这个热量是使大米散发饭香味的物质。

食物经过我们体内消化酶的作用分解成容易吸收的小分子营养物质，消化酶又是使食物分解的物质。

关节炎病人用红外线照射患病关节就可以缓解病痛，这个红外线是缓解疼痛的物质。

现代科学已经知道人体内的化学反应无时无刻不在进行，反应所需要的温度就是我们的体温，在自然环境下有很多反应需要上千度高温才能进行，我们身体仅需要体温就完成了，我们的身体依靠的是什么呢？中医认为是气，西医认为是酶、激素等作用下完成的。

两种认识有什么关系呢？这里的光、热、红外线、酶、激素是使物质改变状态和功能的物质，而不是物质本身的组成成分，在物质形成转化过程中却发挥重要作用，通过物质态、功能态等多种形式参与物质的形成或转化过程。于是我们应该可以清楚什么是气了，在我们的生命过程中，气不一定构成我们的身体组成成分，但是参与人体各种生化反应，使各项生理功能顺利进行的物质。古人用气来描写这一类物质是非常贴切的。对我们身体构成有影响的物质非常多，表现形式有激素、酶、热量、电磁场、天体引力、辐射等，包含了宇宙间非常多的物质，这些物质都可以称为气，反应过程称为气化。

在写这篇文字的时候恰好见到《和讯财经》等多家网站有这样一则报道："2015年1月7日，来自挪威的科学家公布了一项特别的研究，他们发现，太阳活动安静期出生的人可能活得比较久，相较于太阳活跃期出生的人，他们的平均寿命多出5年"。这则报道说明太阳对人类寿命是有影响的，印证了古人认为宇宙天体对人类活动有影响的判断，在前面对人体与太阳系关系已经有了详细介绍，一些天体、地球环境都对人体有巨大影响，这些都可以归结为气。人体与自然之间、八脏系统之间发生一切关系都是在气的作用下完成的。

人体内气可以分为元气、宗气、营气、卫气、水谷之气等，大自然中还有天气、地气、花草树木之气、日月星辰之气等多种形式。气的运行遵守羲黄原理，也就是阴阳、三才、五行、八卦、地支等，不因为我们人类的存在而存在，人类则是在气的运行中孕育产生的。传统中医的起源和发展与人体内气的运行有着密不可分的关系，通过对体内气的运行规律探索发现了经络，构建起以人体规律为核心的庞大中医体系。

三、神

人体对外界发挥作用的能力（见功能系统）。

四、血

血是流淌在血管里的物质统称，具有运送物质的功能。是心系统内液和八体组织（红细胞）构成的。

气和血：中医认为："血中有气，气中有血。气为血帅血为气母"。血只存在于血管内，但是血液是运动的，运动属于气的功能，所以血中有气；血液循环是人体体液循环的一部分，体液的运动状态属于气的功能，所以气中有血。气为血帅血为气母则是人体体液运动状态能推动血液将营养物质输送到身体各个部位供细胞利用，血液所含的营养物质是确保人体体液保持运动状态的前提。

第十五篇　气功之谜

一、历史与现代科学交融

我国是气功发源地，自上古时代即在流传，通常被称为吐呐、行气、布气、服气、导引、炼丹、修道、坐禅等等。原始的气功一部分称为"舞"，如《吕氏春秋》所说的"筋骨瑟缩不达，故作为舞以宣导之"。中医专著《黄帝内经》记载"提挈天地，把握阴阳，呼吸精气，独立守神，肌肉若一"、"积精全神"、"精神不散"等修炼方法。《老子》中提到"或嘘或吹"的吐纳功法。《庄子》也有"吹嘘呼吸，吐故纳新，熊经鸟伸，为寿而已矣。此导引之士，养形之人，彭祖寿考者之所好也"的记载。湖南长沙马王堆汉墓出土的文物中《却谷食气篇》是介绍呼吸吐纳方法为主的著作。《导引图》堪称最早的气功图谱，其中绘有44幅图像，是古代人们用气功防治疾病的写照。经过几千年的发展，气功文献资料在道家、佛家、儒家、医家书籍中都有大量记载，是古人对人体科学研究的巨大贡献。

气功修炼的高级状态是出现特异功能。现代医学还无法解释气功现象，把气功现象称为特异功能，也就给气功增加了神秘色彩。特异功能是客观存在的事实，现代科学无法解释，说明现代科学还不是很完美。人是自然界产物，人类的气功现象也是自然现象，该如何解释气功现象呢？现代科学发现人体辐射是身体能量的自然释放，本质就是细胞向外界释放能量。冬天进入没有暖气和空调的屋子里给人的感觉就是冷，随着屋子里人员的增多，寒冷的感觉就会消退，屋子里的温度也开始升高，这就是人体向外界辐射能量使温度升高的结果。有些人通过气功修炼可以人为的向外界辐射出强大的能量，这也是人类的自然现象，遵守自然规律。

我们先了解一下激光，激光技术是 20 世纪发现并运用的，是基于爱因斯坦在 1916 年提出了的一套全新的理论。这一理论是说在组成物质的原子中，有不同数量的粒子（电子）分布在不同的能级上，在高能级上的粒子受到某种光子的激发，会从高能级跳到（跃迁）到低能级上，这时将会辐射出与激发它的光相同性质的光，而且在某种状态下，能出现一个弱光激发出一个强光的现象。这就叫做"受激辐射的光放大"，简称激光。

人体可以辐射出波长在 9.67～9.64um 的红外线，如何像激光器一样增强自己的辐射能呢？这就是气功修炼。正常情况下人体辐射能量是很小的，两个人之间很难感觉到对方的辐射信息，现代医学是在正常情况下研究人体的，对气功状态下人的功能认识不足也就不足为奇。气功师在气功状态下辐射能会大大增强，比如：气功师的辐射场达到十米，你在十米以内就是在气功师的辐射场范围之内，这时候你的辐射场和气功师的辐射场之间就应该出现干涉现象，或者说出现了共振，你会感觉到气功师的气场对你发挥作用，气功师也会知道你的身体状况，这就是气功遥感测病。

二、气功的人体基础

儒释道医各家都有气功修炼方法，它们的共同基础就是我们的身体，达到高级境界的时候都能够出现各自的特异功能，中间的差异就是各家修炼方法的不同，也就是说开发人体潜能的方法不同，就好比去北京，不论多远，用什么交通工具，选择什么样的路径，只要努力早晚会到达北京的。《超级中医学》将人体分成宏观系统和微观系统以后，也就界定了宏观系统为外，微观系统是内，对气功中内景、内视也就有了更清楚的认识，气功修炼是宏观系统对微观细胞发挥调节作用，微观细胞对基因发挥作用，基因又对什么发挥作用呢？总之，是不断深入人体微观世界，这就是气功修炼层次的不断提升。

宏观系统对微观细胞发挥作用是通过八脏系统实现的，中医的表述是脏具有贮藏精气藏而不泻，营养学认为只要细胞健康人体也就健康了，也就是说为细胞补充营养是最重要的。气功也是对细胞发挥作用，初期主要是通过神经调节发挥作用，神经是如何支配微观细胞的呢？神经细胞释放神经递质，细胞接收来自神经递质的信息引起反应，这就是神经对细胞发挥作用，细胞则通过分泌、代谢、辐射等对外界发挥作用。宏观系统作用于细胞，细胞向外界辐射能量，这个原理与激光原理是非常相似的，我们只要提高人体向外界辐射能量的功率就可以了，方法就是气功，气功状态下的人体就是一个激光器。人体向外界辐射能量叫内气外放，做到内气外放都必须是健康的细胞，也就是说人体健康是百日筑基的目的。为什么要求是健康细胞呢？人体是由一个受精卵发育形成的，健康状态下每个器官的细胞都有同样的结构、形态和功能，形成的辐射就可以产生共振现象，非健康细胞就不能实现共振，所以气功修炼第一步就是百日筑基，完成对细胞的修复工作。

人是生态系统中一部分，也就具有物质循环、能量流动、信息传递三种功能，气功状态下也离不开人的生物本质，物质循环和能量流动容易做到，信息转递（特异功能）则是需要更高层次的修炼，没有名师指点不可盲目修炼。

分泌、代谢现象现代医学研究的很透彻，就是我们学到的各种生理知识。对人体辐射的研究也主要在普通人群之中，气功状态下人体辐射的发生基础是什么呢？是通过升高体温激发热辐射么？人是恒温动物，不可能通过升高体温激发辐射，只能在恒温状态下激发辐射，这又与激光辐射原理接近。人体不是激光器，但是可以形成等离子状态，变成一个等离子体，这样就可以增大辐射而不用升高体温，这可能就是内气外放的原理，只是研究的较少还不能成为定论。

气的运行。在气功修炼过程中气沿着经络线运行是古人发现经络的重要手段，《奇经八脉考》就是通过气功修炼肯定了奇经八脉的运行规律，是气功内视功能，有的气功师修炼到一定层度会发现人体内有一条通路，这条通路则不是按照经络线在运行，而是直接从会阴穴经过下丹田到中丹田再到上丹田，最后到达百会穴实现与天地之气相接。这个途径被称为中脉，有些人在通中脉过程中会出现自发动，这是某些器官还处于病态，气冲病灶的体现，是对器官功能的修复。进一步修炼人体会做到内气外放，说明人体素质得到进一步提高，细胞功能都处于健康状态，如果人体疾病还没有修复就可以内气外放是气功修炼不平衡的体现，切不可盲目内气外放，只有各个器官都处于健康状态才可以内气外放，这是气功修炼中一定要注意的。

与外界进行信息交流则是气功修炼的更高级层次，这时候气功师可以感知外界信息，比如遥感测病，佛家的神通等。这一阶段对应人体层次是基因，基因含有大量遗传信息，记录了生物进化的全过程，对基因信息的开发就可以知道古今各种信息，也就有了前知五百年的说法，佛祖讲经说众生皆有佛性可以理解为生物都是由共同的原因形成的，有共同的祖先。这应该是气功的最高级境界了，再往更高层次修炼就到了道家飞升、佛家涅槃的层次。

现代医学不断发展也是从宏观到微观不断深入人体微观世界，也就是人是由系统构成的，系统是由器官构成的，器官是由组织构成的，组织是由细胞构成的，再深入就是细胞器、基因、蛋白质、核酸等等。气功修炼和现代医学都在向人体构成的最深层次探索，现代科学发现动物都是从原生动物进化而来的，有着共同的祖先，佛教则有众生皆有佛性，提倡吃素；现代医学发现精子是蝌蚪形的，气功内视时候发现精子像小鱼，现代医学知道营养物质被分解以后才能被吸收利用，古人认为人死后要被肢解，现代科学借助显微镜观察我们的微观世界，气功用内视来观察我们的微观世界，现代科学探索宇宙之谜，气功探索人体之谜。

三、未解之谜

《庄子》说：通天下一气耳。气功修炼的谜团主要是气，气是人体功能态的体现，人体宏观系统、微观系统、外界自然环境都具有相同的结构模式，就是八卦天干模型，它们为什么有相同的结构模式呢？相同结构的事物之间是如何进行信息交流的呢？我们知道月亮和女性生理周期是一致的，月亮和女人是如何进行交流的呢？气功理论认为女人生理周期与月亮周期是相通的，如何实现沟通的呢？这些还无法解释。但是地球 12 个月与太阳和月亮周期之间的关系则被本书破解了，是一种平衡关系，现代天文学则用万有引力进行表述，而太阳和地球之间引力与地球和月亮之间的引力大小明显不同。本书提出关联值概念破解了一些自然现象，与现代天文学之间形成一种对应关系（见第二部分天地人），八卦天干模型中一个结构与另一个结构之间发生作用的原理是什么呢？比如人体结构与植物结构之间的信息有交流吗？交流的媒介是什么？人体与自然之间也具有同样的结构，交流的媒介又是什么呢？古人知道天人同构就有信息交流，直到今天也不知道是如何交流的，声光电热磁究竟是哪一种呢？可以说现代科学也是谜团，所以才成为未解之谜，气功状态下人体与外界确实实现了交流，只是现代科学还弄不明白。

交流的本质就是信息的传递，信息究竟是什么呢？信息可以对物质世界发挥作用，也可以对精神世界发挥作用，如果我们接到宇宙中心的信息会是什么样，接收到史前文明留下的信息又会是怎么样，中国古人相信死后要到阎王殿，一路上磨难多多，最后还会被肢解，如果这是人死后细胞崩解的过程怎么理解呢？是古人先进还是迷信呢？宏观系统死亡以后很多细胞还没有死，否则就不会有器官移植了，人死后活的细胞释放出的信息又是什么呢？为什么有的人会死而复生，是什么因素刺激的呢？不要告诉我只有电击这一种方法。这些疑问看似不着边际，都围绕一个问题，就是信息。气功态最重要的也就是信息传递问题，从宇宙到人体，从宏观系统到微观细胞，从微观细胞到基因，他们传递信息的介质是什么呢？现在人们已经知道从基因到细胞，细胞到组织器官，组织器官到系统，系统形成人体，这是一个顺向过程，逆向过程会是什么样子呢？

信息的传递方式很多，但是都借助媒介来实现，声音信息依靠空气，微笑传递出去的信息则是通过光线，随着科学的发展传递信息的物质越来越多，打电话时候传递信息的媒介最早是电话线，后来是电磁波，现在是光纤通信。人体内也发现了传递信息的信使，无论是人体固有的还是借助工具传递信息都需要媒介，气功信息的传递介质又是什么呢？是暗物质吗？暗物质是一种比电子和光子还要小的物质，不带电荷，不与电子发生干扰，能够穿越电磁波和引力场，是宇宙的重要组成部分。但是暗物质这些特性都是猜测出来的，现在人们还没找到暗物质，所以破解气功之谜任重道远。

附录：人体奥秘百问

　　一个科学的人体理论应该对人体生理结构、生理功能和社会功能进行全面科学的阐释，无论是中医还是西医都忽略了人们能看得见的外在结构，一下子进入到身体内部去研究，所以一些司空见惯的问题却无法阐释。本部分以问答的形式告诉人们人为什么长成这个样子，内部结构为什么是这样，揭示人体与社会功能的关系，人体与古代哲学的关系。最终让人们从知道人是自然一份子，到理论上明白人为什么是自然一份子。对于人体来讲一百个问题并不多，但是这些都是司空见惯又很难回答的问题，通过这些问答让人们体会人体结构、羲黄原理，以及中医的科学性。

一、人体结构

　　1. 为什么头部长在人体最上方位置？

　　答：脑脏是人体指挥调节中心，对应乾卦，为纯阳器官，所以位置在人体最上方阳气最旺的位置。动物头部在前方，前方的阳气显然没有上方阳气旺盛。

　　2. 为什么有两个眼睛？

　　答：眼睛是肝脏的窍，肝脏有两个叶与之对应，所以有两个眼睛，由于两个肝叶大小不一，两个眼睛大小也略有差别。

　　3. 为什么有两个耳朵？

　　答：耳朵是肾脏的窍，人体有左右两个肾脏，所以有左右两个耳朵与之对应。

　　4. 为什么一个嘴？

　　答：嘴是口腔暴露在体表的部分，口腔是胰腺的窍，人有一个胰腺，对应一个口腔。

　　5. 为什么两个鼻孔？

　　答：鼻子是肺脏的窍，肺脏分成左右两部分，所以鼻子有两个鼻孔。

　　6. 五官为什么有六个器官？

　　答：五官是两个眼睛、两个耳朵、一个口腔，一个鼻子六个器官。眼睛、耳朵、口腔与腹腔肝脏（两个叶）、肾脏、胰腺一一对应，有五个器官，加上一个鼻子是胸腔器官的代表，所以五官有六个器官。

　　7. 五官为什么长成这样？

　　答：眼睛、耳朵、鼻子对应腹腔脏器，肝脏在上方，肾脏在两侧，胰腺与鼻子同为艮卦在面部中央，肺脏与口腔都为兑卦在鼻子下方，由于胸腔器官只有肺脏的窍暴露在体外，按照平衡原理，口腔功能与鼻子功能交换（艮兑交感），于是鼻子完成呼吸功能，口腔完成进食功能，但是外形特征没有变化，所以面部长成这个样子。

　　8. 为什么乳腺长在胸部？

　　答：乳腺是胎系的窍，由于卵巢为纯阴之脏不能接收过多阳气，所以藏于胸腔前面。

9. 右撇子为什么多？

答：人体结构中右上肢属木，木有生长特性，代表人体生命力，所以右撇子生命力旺盛，生存概率大，人类长期发展下来右撇子就比左撇子多。

10. 左撇子为什么聪明？

答：人体结构中左上肢五行属火，火炼金，金为脑髓，脑髓得到锻炼的机会多，所以左撇子聪明。

11. 人肢体结构为什么是这样？

答：人肢体结构分为头颈、四肢五部分，与人体五行结构和八脏系统对应。头颈对应金、左上肢对应火、右上肢对应木、左下肢对应水、右下肢对应土。头部对应脑髓、颈部对应卵巢，上肢肩关节对应肺脏、肘关节对应心脏、腕关节对应胸腺，上臂对应膀胱、前臂对应胆囊、手对应胃。下肢胯关节对应胰腺、膝关节对应肾脏、踝关节对应肝脏，大腿对应三焦、小腿对应大肠、足部对应小肠。

12. 为什么肩胛骨与躯干没有关节连接？

答：肩胛骨是头部结构漂移到体腔的骨骼，所以没有关节与体腔连接。

13. 为什么有五个手指？

答：手部是人体结构的次级结构，与肢体、躯干是一一对应关系，肢体结构分成五部分，所以人有五个手指。

14. 为什么膝盖会有一块髌骨？

答：四肢构成原理中各个关节部位之间是相克关系，但是下肢的膝关节与大腿骨是相生关系，增加一个髌骨就可以调和这种不和谐规律，所以膝关节有一块髌骨。

15. 为什么骨骼结构要重新划分？

答：西医人体结构划分很简单，不能体现出人与自然的规律，八脏理论重新划分骨骼结构以后各个部分的骨骼基本相同，平均每部分的骨骼数量是 30.5 块，与阳历每个月平均 30.5 天对应，体现了人与自然的微妙关系。

16. 为什么新生儿骨骼是 305 块？

答：经过十月怀胎，新生儿是从母体内（阴）来到世界（阳）的人生阶段，是阴阳平衡点，对应太阳和月亮之间平衡，10 ∗（太阳平均周期＋月亮平均周期）/2 ＝ 305。

17. 人为什么需要睡觉？

答：人体分为宏观系统和微观系统两部分，宏观系统又分为功能系统和基础系统两部分，宏观系统活跃时候人体处于觉醒状态，微观系统活跃时候人体处于睡眠状态。三个系统维持人体生命过程，其中微观系统占 1/3 时间，所以一天要 8 小时睡眠才理想。

18. 为什么肢体部位的划分不完全依照骨骼结构？

答：肢体部位是由体基形成的，体基是由骨骼和三焦形成的，所以不能单独按照骨骼规律划分。

19. 为什么颅腔是封闭的?

答:颅腔在人体最上方,纯阳,阳性刚强,完全由骨骼封闭而成。

20. 为什么胸腔有肋骨保护?

答:以膈肌为界,上方为阳,胸腔在膈肌上方,颅腔下方是阳中之阴,胸腔由肋骨和软组织保护,阴阳相间符合阳中有阴的规律。

21. 为什么腹腔没有肋骨保护?

答:腹部为阴,阴性柔软,所以没有肋骨保护,通过骨骼发出的气形成带脉保护腹腔。

22. 为什么有六个内分泌腺?

答:坤卦由三个阴爻组成,每一个阴爻由一对阳爻组成,六个小的阳爻组成坤卦,内分泌系统与坤卦对应,所以有六个内分泌腺。并且颅腔、胸腔、腹腔各一对形成一一对应关系。

23. 为什么有三个体腔?

答:三才是八卦的基本结构,人体八脏系统符合八卦规律,也有三才结构,就是人体三个体腔。

24. 为什么脑脏、胸脏、心脏、肺脏都是单数?

答:膈肌上方为阳,单数为阳,所以脑脏、胸脏、心脏、肺脏为单数。

25. 为什么肝脏、肾脏、卵巢是成对的?

答:腹腔在膈肌下方为阴,双数为阴,所以肝脏两个叶,肾脏和卵巢成对出现。

26. 为什么胰脏分成胰腺和唾液腺二部分?

答:胰腺(艮卦)横卧于肾脏高下之间,是没入水中之土,而胰腺为阳土,要浮出水面才合理,所以,胰腺之气在口腔形成唾液腺,胰腺和唾液腺构成一对,体现艮土浮出水面的规律,所以胰脏分成胰腺和唾液腺二部分。

27. 为什么卵巢藏于体内而睾丸却暴露体外?

答:卵巢为坤卦之阴,藏于腹腔下方是正当位置,非常合理。睾丸为坤卦阴中之阳,阳气太盛不能藏于体内,所以藏在身体下方外面的阴囊内,既符合生殖系统为坤为地的理论,也符合阳气泄出的理论。

28. 为什么骨骼长在肉里?

答:人体脏腑器官都生长在三焦(软组织)上面,并且藏于体内,骨骼是脑系统的腑也应该长在三焦上面,藏于体内,又由于骨骼与三焦化合(结合)形成体基,骨骼不能暴露于体外,所以骨骼长在肉里。

二、医学理论

29. 为什么四肢关节对应脏,部位对应腑?

答:脏满而实对应空腔的关节,腑为空腔器官对应部位为实体。

30. 八脏器官为什么如此排列?

答:人体是自然界的产物,是地球上最高级动物,有最优秀的结构与自然对应,八脏器官是人体核心器官，所以八脏器官严格按照自然规律排列，从头部向下依次为脑脏、肺脏、心脏、肝脏、脾脏（胸腺）、肾脏、胰腺、卵巢。脾脏是最大的免疫器官，免疫系统的核心器官是胸腺。这个排列顺序与先天八卦之数完全相同。

31. 八腑器官为什么如此排列？

答：八腑器官是人体辅助器官，受到胎系统的调控，所以在腹腔按照后天八卦顺序排列。

32. 为什么皮肤属于肺系统？

答：肺系统为兑，兑为泽，为江河湖泊、盛水之物，可以润泽万物，人体细胞是生活在水里的，皮肤就是一个盛水的容器，所以皮肤为兑，属于肺系统。

33. 为什么红细胞携带氧气？

答：红细胞属心系统（丙火），氧气属于肺系统（辛金），丙与辛合，所以红细胞携带氧气。

34. 中医为什么有奇恒之腑？

答：中医将五行理论运用于人体以后取得极大成功，由于无法判断脑髓、骨骼、脊髓、子宫、血管、胆囊属于脏还是属于腑，在人体又具有非常重要作用，根据这些器官藏于阴而象于地的特点，称之为奇恒之腑，成为五行理论的补充。根本原因是由于科学水平限制在古代无法将奇恒之腑纳入八脏系统的权宜之计，八脏理论出现以后将奇恒之腑纳入八脏系统，奇恒之腑成为历史名词。

35. 为什么肾主骨？

答：骨骼的基质是软骨，软骨是肾系统的八体组织，又由于肾脏合成活性维生素D 促进骨骼形成，合成促红素促进骨骼形成血细胞，所以肾主骨。

36. 为什么中医的脏和西医的脏不同？

答：中医的脏代表的是系统，比如肾代表以肾脏为核心的包括肾脏、膀胱、耳、输尿管等器官和环境因素形成的肾系统。西医的肾就是肾脏器官本身。

37. 为什么中医混淆胰腺和脾脏？

答：由于科学的限制，古人无法分辨脾脏和胰腺的功能，在西医引进中国以后才发现其中的问题，但是在翻译过程中还是出现错误，现在不得不把脾主运化修正为胰腺主运化。

38. 为什么中医有心包的概念？

答：中医发现胸腺的作用，但是没有发现胸腺这个器官，只好用心包代表胸腺的作用，八脏理论确定心包就是胸腺，还心包以本来面目。

39. 为什么脑脏没有调节免疫的中枢？

答：脑系统为庚，胸系统为乙，乙与庚合共同完成免疫功能，所以骨骼和胸腺共同完成免疫细胞的合成，二者是合作关系，神经中枢与各个系统是指挥关系，关系不同，所以没有调节免疫的神经中枢。

40. 为什么中医没发现八脏规律？

答：由于科学的局限，古人没有发现胸腺、卵巢两个器官，在数量上就不足，所以无法找到八个核心器官，也就没有发现八脏规律。

41. 为什么西医没发现八脏规律？

答：西医对人体研究的非常详尽，但是西医的研究方法不全面，所以西医没发现八脏规律。

42. 为什么中医能流传千年？

答：中医基础阴阳五行理论是非常正确的，虽然解剖基础不牢固但是治病效果很好，所以可以流传数千年。

43. 为什么中医不能完全诠释生命现象？

答：中医没有对脑髓、卵巢、胸腺、胰腺等器官功能进行科学定位，所以无法完全诠释生命现象。

44. 为什么西医不能完全诠释生命现象？

答：西医从物质角度研究生命显然方法不全面，所以不能完全诠释生命现象。

45. 为什么营养学不能完全诠释生命现象？

答：营养学局限于对物质需求的研究，缺乏对人体运行机制的探讨，所以不能完全诠释生命现象。

46. 为什么《超级中医学》能完全诠释生命现象？

答：《超级中医学》从物质基础、运行机制入手，吸收现代医学科研成果，全方位对人体进行探索，终于找到人体运行的内在机制，所以能完全诠释生命现象。

47. 中医理论可以运用在《超级中医学》里面吗？

答：中医理论大多数是正确的，通过羲黄原理可以推导出很多中医论断，这些论断都可以运用在《超级中医学》里面。

48. 西医理论可以运用在《超级中医学》里面吗？

答：西医通过研究总结出的论断都是正确的，证明了《超级中医学》理论的科学性，在实践上要依靠西医研究手段。

49. 为什么环境因素纳入人体系统？

答：人是环境的产物，离开环境孤立的看待人体是不科学的，所以环境系统要纳入人体系统。

50. 为什么肝脏再生能力强？

答：肝脏五行属木，木有生长特性，所以肝脏再生能力强。

51. 为什么胸腺、扁桃体、脾脏能合成免疫细胞？

答：胸腺、扁桃体、脾脏属于胸系统，五行属木，木有生长特性，所以能合成免疫细胞。

52. 为什么骨髓能合成血细胞？

答：脑髓为纯阳之脏，为父，本身不能合成细胞，骨髓内藏有大量干细胞，干细胞是脑髓的八体组织，有协助脑髓合成细胞的功能，所以骨髓能合成血细胞。

53. 为什么卵巢能形成卵子？

答：卵巢为坤母，土有孕育万物的功能，所以卵巢能形成卵子。

54. 为什么中医重视命门穴?

答：命门穴在第二腰椎和第三腰椎之间位置，上面是脊髓末端，身体内侧与肾脏和肾上腺连接，对命门穴施治可以同时调节脑、胎、胸、肾四个系统的功能，所以中医重视命门穴。

55. 为什么生殖和内分泌是一个系统?

答：胎盘是孕育胎儿的器官，也负责胎儿的内分泌调节，胎盘可以分泌人体所有激素，出生以后胎盘被抛弃了，留下来的内分泌系统负责人体内分泌调节，其中卵巢（睾丸）也是重要的内分泌器官，同时具备产生卵子（精子）繁衍后代的功能，而繁衍后代也是在内分泌调节下完成的，内分泌和生殖两个系统是胎盘在出生以后的继承者，所以生殖和内分泌同属于一个系统。

56. 中医为什么有奇经八脉?

答：中医经络研究中发现奇经八脉与十二正经运行规律不同，但是由于对脏腑器官认识还不是很全面，无法将奇经八脉纳入脏腑经络循环，称为奇经八脉，八脏理论确定人体脏腑结构，奇经八脉与脏腑器官科学对接。脑脏对应督脉、阴跷脉、阳跷脉、阳维脉，骨骼对应带脉，卵脏对应督脉、冲脉，子宫对应任脉，胸腺对应阴维脉。体现了脑脏和卵脏作为父母之脏的重要性，胸腺作为免疫器官对全身发挥作用。

57. 体循环和肺循环结合的原理是什么?

答：体循环属于心系统（天干为丙）的体液循环，肺循环属于肺系统（天干为辛）的体液循环，丙与辛合形成人体血液循环。

58. 经络与血液循环的关系是什么?

答：心系统（天干为丙）负责人体八液循环，血液循环也包括在内，肺系统（天干为辛）负责经络循环，丙辛化合完成人体体液循环。

59. 为什么有十二正经?

答：人体胸腺、心脏、肺脏、肝脏、肾脏、胰腺六脏系统是子女系统，脏腑器官总计有十二个，每一个器官都有一个与四肢联系的经络，所以有十二正经。

60. 西医为什么没有发现经络?

答：由于经络循环借助于筋膜存在，没有属于自己的固定管道，所以西医没有发现经络。

61. 为什么阴维脉和阳维脉形成组合?

答：阴维脉属于胸系统（天干为乙），阳维脉属于脑系统（天干为庚），乙庚化合，所以阴维脉和阳维脉共同调节人体气血。

三、男女差异

62. 女人为什么爱说?

答：发音器官在颈部，颈部是卵巢（睾丸）在肢体的对应部位，女性的生理结构比男性更完美，所以女性爱说。

63. 为什么女性脂肪偏多?

答：脂肪组织是卵巢（睾丸）的八体组织，女性生理结构比男性更符合自然规律，有利于脂肪沉积，所以女性脂肪偏多，男性功能下降以后也会有脂肪堆积。

64. 为什么女性有月经？

答：女性排卵后如果不能受孕子宫内膜就会快速老化脱落，但是各部位老化速度不是完全一致的，为了内分泌调节的一致性用血液帮助子宫清理脱落的内膜，表现出火生土的特性，血液为火，子宫为土。

65. 女性月经周期为什么是 28 天？

答：女性属阴，与月亮运行规律对应，月亮平均周期是 28 天，所以女性生理周期是 28 天。

66. 为什么女性初潮是 14 岁？

答：少女为兑，初潮天癸居于坎位，生理周期遵守后天八卦规律，天癸运行需要经过艮位子宫才能到达坎位，从兑位到坎位是七，以七为单位两个周期是 14 天。

67. 为什么女性孕期是 280 天？

答：女性生理周期是 28 天，孕育生命需要一个天干循环，就是十个二十八天，$28 * 10 = 280$ 天。

68. 为什么女性长寿？

答：女性卵巢居于腹腔，符合阴在下，闭藏的特性，纯阴特征明显，与脑脏阴阳平衡，男性睾丸在体腔之外，为阴中之阳，与脑脏的平衡不是很理想，很容易出现阴阳失衡，所以女性寿命比男性长。

69. 为什么肝脏是女性先天之本？

答：肝脏是女性先天之本是中医总结出来的经验，现代医学发现肝脏与内分泌关系密切，女性内分泌比男性内分泌更复杂，八脏理论发现肝脏（甲）与卵巢（己）化合，这种化合作用可以很好的调节卵巢内分泌功能，所以肝脏是女性先天之本很有道理。

70. 为什么纵欲会伤肾？

答：胎系统为坤，五行属土，土克水，所以纵欲过度会伤肾。

71. 为什么女人喜欢健壮的男士？

答：女性为坤，五行属土，肌肉为艮，五行也属土，同气相求，所以女人喜欢健壮男士。

72. 为什么女人喜欢有领导力的男士？

答：女性为坤，五行属土，乾卦脑脏属金，是领导力的表现，土生金，所以女人喜欢有领导力的男士。

73. 为什么女人喜欢会说话的男性？

答：女性为坤，五行属土，乾卦脑系统属金，喉是发音器官，脑脏是语言的指挥中心，土生金，所以女性喜欢会说话的男士。

74. 为什么女性比男性矮？

答：女性为阴，生长之气弱，男性为阳，生长之气旺盛。女性为坤土，生长之气五行属木，木克土，限制女性生长。两个因素都表明女性比男性矮是自然规律。

75. 为什么男士喜欢皮肤好的女人？

答：男士属于乾卦位置，五行属金，皮肤为兑卦，五行也属金，同气相求，所以男士喜欢皮肤好的女性。

76. 为什么男人喜欢爱笑的女人？

答：男士属于乾卦位置，五行属金，笑代表喜事，是肾系统的情志，肾脏五行属水，金生水，所以男士喜欢爱笑的女人。

77. 为什么女人更关心男人？

答：女士为坤土，男士为乾金，乾坤交感，所以男女容易交往，土生金，所以交往中女士更关心男性。

78. 为什么感觉不到男性生理周期？

答：男性为阳，对应太阳，太阳自转周期我们能推算出来却看不到，所以男性生理周期也能推算出来却看不到。

79. 为什么男左女右？

答：肝脏在右侧，男性为阳，所以男性右侧生长之气旺盛，左侧生长之气中等；女性为阴，生长之气偏弱，女性右侧生长之气中等，左侧生长之气偏弱。男左女右是选取中等平和之气，以利于诊断身体气血盛衰，所以男左女右。

四、人体功能

80. 为什么运动系统不属于基础系统？

答：运动系统没有脏、腑、窍、系、体等结构，所以运动系统不属于基础系统。

81. 为什么人体宏观系统要分成基础系统和功能系统？

答：人体是由细胞构成的，要满足细胞需要，人也是自然界的产物，与自然界有密切关系，需要与自然界进行交流，两方面需要都要满足，所以分成基础系统和功能系统。

82. 为什么功能系统的核心器官是脑脏？

答：功能系统是人与外界进行交流的系统，处理外界信息的功能集中在脑脏，所以功能系统的核心器官是脑脏。

83. 为什么情志能影响健康？

答：功能系统是人与外界进行交流的系统，人体对外界的直观反应是情志，反应剧烈时候会对人体系统造成伤害，所以情志能影响健康。

84. 为什么心情愉快有利于健康？

答：心情愉快为喜，是肾脏的情志，愉快的心情有利于肾脏排毒功能的发挥，有利于健康。

85. 为什么思考问题就没有了欲望？

答：思考问题就是对事情的谋划过程，是肝系统的神，五行属木，木克土，克制了胎系统功能的发挥，也就没有欲望了。

86. 为什么脑力劳动者往往寿命短？

答：脑脏五行属金，生命力属于肝脏，五行属木，金克木，所以脑力劳动者往往寿命短。

87. 为什么中医情志是错误的？

答：中医认为肝脏情志为怒，怒伤肝；心脏情志是喜，喜伤心；胰腺情志是思，思伤胰腺；肺脏情志是忧，忧伤肺；肾脏情志是恐，恐伤肾。表面看起来很合理，但是我们仔细分析就会发现，情志对脏器自身是伤害作用，这种伤害就象自残一样是违背规律的，而且也不符合八卦规律，所以中医情志是错误的。

五、人体与哲学

88. 为什么人体有八个系统？

答：按照老子《道德经》宇宙生成理论，道生一、一生二、二生三、三生万物，人体经过三次演化形成八个系统以后，就无法在分出新的系统，继续分出的是器官而不是系统，所以人体有八个系统。

89. 天人合一的深刻道理是什么？

答：八脏理论发现八卦天干模型可以解释自然现象、社会现象、动物、植物、微生物的生命现象，更能解释人体生命现象，将感性的天人合一上升到理性，是天人合一的深刻道理。

90. 为什么膈肌是阴阳平衡位置？

答：膈肌上方有脑髓、胸腺、心脏、肺脏四个核心器官，下方有肝脏、肾脏、胰腺、卵巢四个核心器官，并且形成准确的对应关系，所以膈肌是人体阴阳平衡位置。

91. 人体结构的阴阳、三才、五行、八卦是如何体现的？

答：阴阳是以膈肌为界分出阴阳的，三才是通过三个体腔表现的，五行是通过肢体肢体现的，八卦是通过八脏体现的。

92. 人体天干运行规律体现在哪里？

答：人体从受精卵到长大成人具有孕育后代的能力是天干运行的体现，人体血液循环分成十个阶段也与天干运行规律密不可分。

93. 人体地支运行规律体现在哪里？

答：人体内环境中气血运行的经络，消化道人工环境都体现出地支运行规律，四肢结构和功能更是地支运行规律的经典。

94. 为什么五行理论运用于中医？

答：中医发展历程中发现心肝脾肺肾五脏都具有贮藏精气，藏而不泄的功能，各自的特性与五行规律相符，所以将五行理论纳入医学体系。

95. 为什么说医易同源？

答：中医的很多理论观点都来源于易经，所以有医易同源的说法。

96. 为什么通过人体规律可以确定中天八卦结构？

答：中天八卦有图无文，是千古之谜，各家版本也非常多，通过人体器官结构发现除了先天八卦和后天八卦排列规则以外，人体器官还有一种排列规律，并且能够很好的揭示人体规律，这种八卦结构与中天八卦的一个版本一致，所以确定了中天八卦的结构。

97. 为什么八腑器官按照后天八卦规律运行?

答：九宫图中土居于中央，后天八卦分布在土周围形成九宫图，是自然规律的体现，八腑器官受到胎系统的调控，胎系统五行属土，所以八腑器官按照后天八卦规律运行。

98. 为什么八窍、语言和运动系统按照中天八卦规律运行?

答：八窍、语言和运动系统受到脑系统的调控，脑系统是与外界进行信息交流的系统，与中天八卦的开放性一致，所以八窍、语言和运动系统按照中天八卦规律运行。

99. 阴阳、五行、八卦等古代哲学是迷信吗?

答：阴阳、五行、八卦等古代哲学思想在人体结构和功能得到很好的运用，说明这些规律是科学的，是古代先民智慧的结晶，不是迷信。

100. 人体科学与中国传统哲学思想统一的意义是什么?

答：人体科学与中国传统哲学思想的统一标志着自然科学与社会科学的融合，两种科学相互促进、相互协调必将为人类社会发展注入新的活力，科学发展必将达到更高的高度，中医必将重新成为世界医学体系的核心。

参考文献

《超级中医学》，郭玉臣著，中国炎黄文化出版社。

《黄帝内经》，（唐）土冰著，北方妇女儿童出版社。

《营养健康教育指南》，蒋峰主编，人民日报出版社，2007

《维生素及矿物质必备书》，杜冠华、李学军著，河南科学技术出版社，2003

《创立中国新医学》，凌国枢著，中医古籍出版社，2009

互联网百度百科、医学百科。

后　记

　　《超级中医学》是以细胞构成的这一简单常识为基础，找出为细胞服务的八个器官和器官群，也就找到了与传统中医和古代哲学的联系纽带，从人体生命结构和系统纵横两个角度建立起新的人体结构模型，进一步发现人体的运行规律与八卦、天干、地支、三才、五行等古代哲学原理相吻合，演绎出复杂的人体功能态，揭示了人的生理、心理、社会多方面属性和规律，为医学发展指明了方向。本书推演出人体系统构建模式、功能模式，以及人体形成和发育过程，涵盖了中医、西医，以及其他地方医学的成果，一方面推演出整个中医体系，将几千年来套用哲学发展起来的中医学理论上升到揭示哲学规律的中医学理论，使中医摆脱了神秘色彩走上科学道路；另一方面通过先天八卦与人体八脏器官的一致性，找到西医与古代哲学的关系，使现代科研成果能够用古代哲学思想加以解读，于是搭建了中西医学的桥梁，证实中医理论体系的科学性，把传统中医理论进行科学的提升，看到了中医回归世界医学前沿的曙光。本书则是在《超级中医学》基础上进一步对人体规律和古代哲学进行剖析，证实了古代哲学思想的正确性，用古代哲学思想进一步破解动物、植物、微生物、自然环境、宇宙环境，以及我们吃的食物，无不符合古代哲学思想，更加肯定了古人天人同构的科学性，也就将人体科学融入到自然宇宙科学之中，是自然宇宙中不可分割的一部分。

　　新中国成立以来，以毛主席为代表的几代共产党人为中医发展不断加力，从保留中医到中西医结合，再到中医药立法使中医和传统文化不断发扬光大。在这个大背景下，中西医结合为本书形成积累了丰富的素材，马克思唯物主义思想让我能够从科学角度客观对待古代哲学，是找到古代哲学和现代科学之间桥梁的基础。现代科学、古代哲学、中医、西医等学科相互交融，也就有了本书的问世。由于水平有限，一家之言不能揭示医学全貌，望有识之士共同努力发扬光大祖国医学，为中医引领世界医学潮流而努力。

郭玉臣　温用祥